积水潭

手部先天性畸形诊断图谱

主　　编　田　文　赵俊会　田光磊　郭　源

编　　者（以姓氏笔画为序）

于龙彪　马　炜　卢　鹏　田　文
田光磊　朱　瑾　刘　坤　刘　波
孙丽颖　杨　勇　李　淳　赵俊会
钟文耀　殷耀斌　郭　阳　郭　源
薛云皓

编写助理　杨　勇

人民卫生出版社

图书在版编目(CIP)数据

手部先天性畸形诊断图谱/田文等主编. —北京:人民卫生出版社,2017

ISBN 978-7-117-25128-0

Ⅰ. ①手… Ⅱ. ①田… Ⅲ. ①手-骨先天畸形-诊断-图集 Ⅳ. ①R682. 104-64

中国版本图书馆 CIP 数据核字(2017)第 218155 号

人卫智网	**www. ipmph. com**	**医学教育、学术、考试、健康,购书智慧智能综合服务平台**
人卫官网	**www. pmph. com**	**人卫官方资讯发布平台**

版权所有,侵权必究!

手部先天性畸形诊断图谱

主　　编: 田文 等
出版发行: 人民卫生出版社(中继线 010-59780011)
地　　址: 北京市朝阳区潘家园南里 19 号
邮　　编: 100021
E - mail: pmph @ pmph. com
购书热线: 010-59787592　010-59787584　010-65264830
印　　刷: 三河市宏达印刷有限公司(胜利)
经　　销: 新华书店
开　　本: 889×1194　1/16　　**印张:** 16
字　　数: 484 千字
版　　次: 2017 年 10 月第 1 版　2017 年 10 月第 1 版第 1 次印刷
标准书号: ISBN 978-7-117-25128-0/R · 25129
定　　价: 139. 00 元
打击盗版举报电话:010-59787491　E -mail:WQ @ pmph. com
(凡属印装质量问题请与本社市场营销中心联系退换)

主编简介

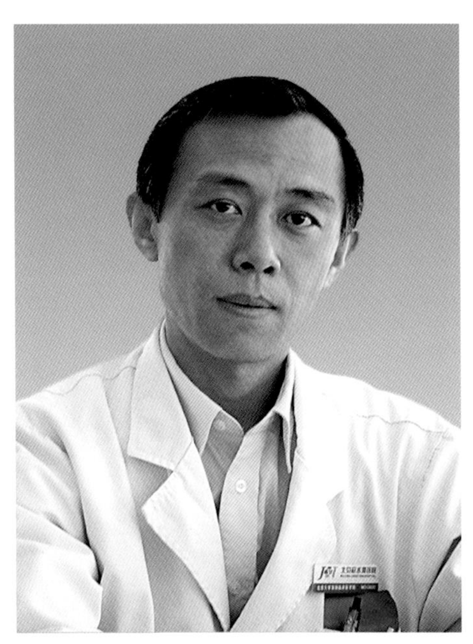

田文　教授

主任医师，北京大学医学部教授。现任北京积水潭医院手外科副主任，中华医学会手外科学分会候任主任委员，中国医师协会手外科医师分会副总干事，北京医学会手外科学分会主任委员，中华医学会手外科学分会骨关节学组组长，华北地区手外科学术委员会副主任委员。《中华手外科杂志》编委，《实用手外科杂志》编委，《中国修复与重建外科杂志》编委，《中国骨与关节杂志》编委，《中华骨与关节外科杂志》编委，《中华医学杂志英文版》编委，《中华外科杂志》通讯编委，《中华骨科杂志》审稿专家，《Orthopedics(Am)》审稿专家等。

曾先后在美国路易斯安那州 Tulane 大学医学院外科系显微外科实验室任访问学者，美国俄克拉荷马骨科与重建外科中心手外科任临床及研究访问学者，兼实验室主任，美国路易斯安那州 Ochsner 基金会临床医院血管外科博士后 Fellow。

目前主要从事先天性手部及上肢畸形、腕关节疾患和手部肿瘤的临床及研究工作。北京市十百千卫生人才"十层次"基金获得者。

主编简介

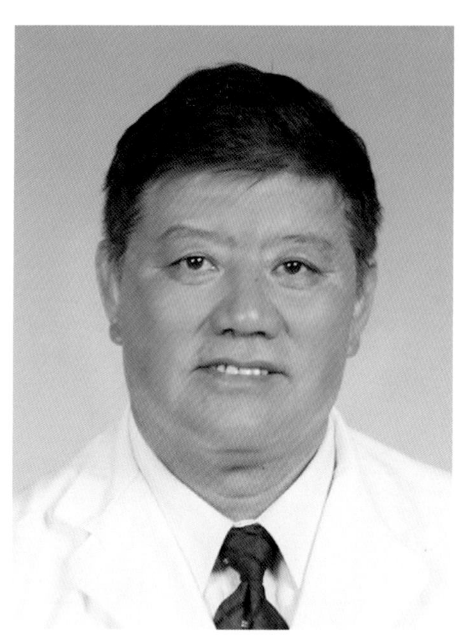

赵俊会　教授

北京积水潭医院手外科副主任医师。从事手外科临床医疗工作30余年,在临床工作实践中积累了大量丰富的临床经验。目前主要从事手部先天性畸形诊断与治疗的相关研究。曾荣获北京市卫生局优秀临床医师一等奖,“瘢痕皮瓣(片)与腹部带蒂皮瓣互换的修复方法”荣获北京市卫生局科技成果一等奖,“游离末节拇指和末节拇指甲皮瓣移植再造拇指”获北京市卫生局技术改进一等奖,“软组织扩张术在手外科的应用”获北京市卫生局技术改进一等奖,“指浅屈肌移位重建屈肌功能”获北京市科技三等奖。参与十余部专著的编写,包括《手外科检查》、《手部创伤的修复》、《手外科手术学》、《手外科学》、《手外科手术图谱》、《手部先天性畸形》、《手外科诊断学》、《中华骨科学》、《残缺肢体的修复重建》、《临床技术操作规范》、《小儿矫形外科》,担任《手部先天性畸形》副主编,共发表论文24篇。

主编简介

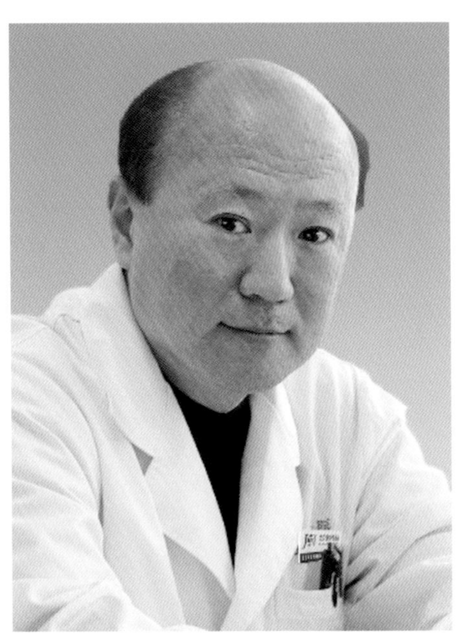

田光磊　教授

北京积水潭医院手外科主任、主任医师。北京大学医学部教授、硕士生导师，清华大学骨科医学院兼职教授、博士生导师。兼任中国医师协会手外科分会候任会长，中华医学会手外科学分会前任主任委员。《中华外科杂志》编委，《中华骨科杂志》编委，《中华手外科杂志》副总编辑，《实用手外科杂志》副总编辑。

参与编写了《手部创伤修复》、《手外科学》、《骨科学》、《手外科手术图谱》、《手外科诊断学》、《手外科手术学》、《积水潭实用骨科学》、《临床技术操作规范：手外科分册》、《临床诊疗指南·手外科分册》、《实用腕关节镜学》、《手和腕关节手术技术》、《腕关节外科学——高级理论与手术技巧》、《格林手外科手术》上、下卷、《骨科特殊病例大讨论丛书-手外科》等10余部书籍的撰写与翻译工作。并承担卫生部及国家十五攻关项目的基金资助。获得首都医学发展基金，北京市十百千人材基金等多项科研项目。在国内外的手外科专业期刊上发表了近40余篇学术论文。1989年获北京市卫生局优秀临床青年医师三等奖、1992年，获北京市政府优秀青年知识分子奖。1995年“腕三角纤维软骨先天性穿孔”获北京市科委北京市科技进步三等奖。

主编简介

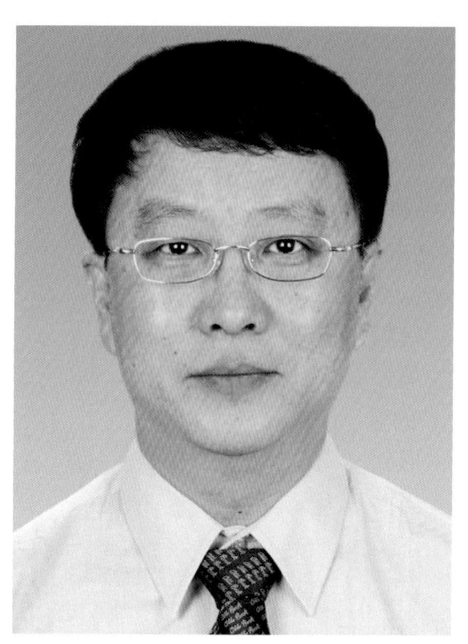

郭源　教授

北京积水潭医院小儿骨科主任、主任医师。北京大学医学部副教授、硕士研究生导师。中华医学会小儿外科学分会常委、骨科学组组长，中华医学会骨科学分会儿童创伤与矫形学组组长，《中华骨科杂志》编委，《中华小儿外科杂志》常务编委，《临床小儿外科杂志》编委。

1982 年 12 月毕业后分配到北京积水潭医院骨科工作。作为一名小儿骨科医生在积水潭医院工作近 35 年，始终坚持临床一线工作。特别是领导着国内最大的小儿骨科专业科室，在后备人才培养、疑难病例诊治、教学及科研以及对外交流等方面做出突出的贡献，科室学术水平始终处于国内的领先地位。2007 年获北京市总工会“北京市经济技术创新标兵”，2012 年获北京市卫生局“创先争优优秀共产党员”，2013 年获北京大学医学部“优秀教师”，2016 年北京市医院管理局优秀共产党员，2017 年获北京市卫计委及首都卫生计生系统精神文明建设协调委员会第六届“首都十大健康卫士”提名奖。

前 言

五十多年前，王澍寰院士为首的一批手外科先驱们，在北京积水潭医院创建了中国第一个手外科专业科室，历经半个世纪的努力、奋斗与拼搏，在全国手外科同仁们的辛勤耕耘下，手外科事业在中国大地上蓬勃发展，由小到大、由弱到强，在创伤后组织修复与重建的显微外科应用和研究、周围神经损伤和疾患诊断治疗的研究、手外伤后功能重建的研究与治疗等领域，取得了令世人瞩目的成果，中国的手外科事业已成为世界临床医学研究领域的一颗明珠！随着手外科专业在我国的不断发展壮大，其各个亚专业的发展也突飞猛进，手部先天畸形虽然在手外科专业病种内仅占有少部分，但近十年来，其求治的数量、畸形的种类、畸形的复杂程度、治疗的方法等，均发生了巨大的变化。目前，北京积水潭医院手外科年平均手术治疗手部先天性畸形约600例(次)，并且求治的数量仍呈上升趋势，畸形的复杂程度也在不断变化。数十年来，在洪光祥、王炜、韦加宁等前辈的开拓和引领下，专业内的部分临床医师逐渐开始从事固定的手部先天性畸形的临床与研究工作，他们坚持不懈地在这个“偏僻弱小”的领域辛勤地耕耘着，其诊疗水平已取得了长足的进步和快速的发展。但就全国范围而言，手部先天性畸形领域的发展仍不平衡，从事该项工作的医疗人员少、区域分布不均匀、诊断水平相对较低、治疗方法单一，当面对大量新的病例、新的畸形种类时，许多临床医生尚不能做出准确的判断，尤其是手部先天性畸形的形态学特点极其复杂，即使是同一种畸形，其临床表现也千差万别，简单与复杂、轻与重，相互间的跨度之大难以想像，由此造成了对畸形诊断的不准确和不统一，特别是对畸形引起的病理解剖改变判断不准确，将会导致最终治疗方案存在偏差，严重影响治疗结果，同时也无法为评判治疗方法提供一个科学的标准。因此，提高手部先天性畸形的诊断水平成为了一个迫在眉睫需要解决的问题。为此，我们决定编写这本专著，以北京积水潭医院手外科多年对先天性手部畸形诊疗的临床经验和研究结果为依据，同时参考国外相关领域的研究，特别是形态学分型的相关经验，全部使用自己的临床病例，采用彩色图片的形式，配合简单扼要的文字描述，系统、全面地向广大读者介绍各种手部先天性畸形的形态学特点、分型，并简要地将我们的治疗经验和相关治疗原则介绍给读者。期望我们的编写工作未来能在提高先大性手部畸形的诊断水平上发挥一定的作用，为广大的手外科、整形外科、小儿骨科同仁的临床工作提供参考。

我们深知，该编写工作仅为一家之言，其涉及的内容不可能涵盖所有，书中观点也不完全正确，甚至可能会有错误或偏颇，恳请同仁们能够给予批评和指正，以便将来进一步完善书稿。同时，我们也深深的感谢我们的前辈们在手部先天性畸形领域所做出的巨大贡献，引领着我们一步步向前进步。

更要衷心地感谢我们诊疗过的每一位孩子和家长，是他们的不幸和痛苦，是他们坚定和不懈的求治信念，是他们对健全身体的渴望给了我们知识，给了我们战胜疾病的动力，真诚地谢谢他们！

田文　赵俊会　田光磊　郭源

2017 年 9 月

目 录

第一章

手及上肢先天性畸形概述

英文文献中，用不同的词来描述"先天性畸形"，如"congenital deformities""congenital malformations""congenital disorders""birth defects""anomalies"等，虽然英文字面上其意义有所不同，但基本意义接近，究竟如何用中文来表述不同器官或组织结构在形态发生过程中某一个环节发生异常而产生的结果，比如"缺陷""畸形""畸变""疾患""形成障碍""扰乱"等，尚需胚胎学、解剖学、病理学、遗传学及相关的临床学家等共同研讨后来确定。手是一个解剖形态学特点显著的外露器官，其功能与手的组织结构及形态学特点有着密切的关系，而形态学结构的异常是做出先天异常这种病理状况诊断的主要依据，手的任何外在形态学特点的改变，都预示着其解剖或组织结构发生了明显的异常，均可导致相应的功能障碍甚至功能丧失。因此，用"畸形"来描述手部形态发生过程中产生的异常及其结果，似乎是可以接受的，鉴于此，国内多数临床学者称其为"手部先天性畸形"似可理解。当然，许多学者更赞同用"出生缺陷"来描述人体形态发生过程中所产生的问题，笔者认为，这仍然是一个值得探讨的问题。

从临床诊疗学角度看，手部先天性畸形一般涉及手外科、小儿外科、整形外科、临床遗传学等相关领域，其内容复杂而又丰富。近十年来，手部先天畸形的发生率、病因学、流行病学规律、诊疗及预防策略等均发生了显著地变化，特别是其有关遗传学规律的研究越来越受到重视，手部先天性畸形的诊断水平逐步向基因诊断靠近，部分手部先天畸形已经达到基因诊断的水平，在此基础上，人们对未来由常规治疗过渡到基因治疗的渴望也越来越大，为未来防治和从根本上治愈手部先天畸形带来了希望。

第一节　手及上肢先天性畸形的病因

与其他器官的先天畸形一样，引起手部先天性畸形的原因也比较复杂，有些畸形的确切原因及致畸机制至今仍不是十分清楚。一般可分为内在因素（即遗传因素）和外在因素（即外界环境因素）。目前的研究结果表明，引起畸形的最终原因很可能是遗传因素与环境因素互相作用的综合结果，或多种环境因素共同作用的结果。

一、遗传因素

其遗传规律主要表现为以下几种：①常染色体遗传，此种遗传与性别无关系，家族中不同性别的人患病机会均等；②家族中表现为连续几代的人患病；③患病者与正常人结婚，其下一代的患病概率为50%，如配偶双方均为病人，下一代发病的概率可达75%；④同一基因型的不同个体中，其表现的程度可不一致；⑤近亲结婚畸变发病的概率可高达25%～50%，为正常情况下发生畸形率的250～500倍。

二、环境因素

1. 营养因素　如某些维生素的缺乏可导致机体发育不良。

2. 药物因素。

3. 放射线因素。

4. 内分泌因素　如糖尿病病人的后代发生畸变的可能性较正常人高5～7倍。

5. 病毒感染　特别是孕早期的病毒感染尤其容易引起先天畸形。

6. 创伤因素　外伤可导致正常胚胎发育的抑制。

7. 酒精中毒。

8. 吸烟及毒品　尤其是母亲吸烟或吸食毒品。

9. 环境污染　如空气污染、食物污染等。

10. 精神因素，甚至肥胖等。

上述病因仅仅为我们熟知的一部分原因，实际上手部先天性畸形的病因远比我们已知的要复杂，许多未知因素以及致畸过程仍有待去研究发现。特别是环境因素与遗传因素交互作用机制的研究，环境病因因果理论模式向生命历程理论和发育可塑性理论的延伸，已经大大拓宽了先天性畸形领域的研究视野，其中理所应当包括手部先天畸形。

第二节　手部先天性畸形的分类

手是人体中组织结构特点最为复杂的器官之一，错综复杂的致畸原因导致最终形成的手部畸形的多样性和复杂性，其形态学特点至今仍令人难以精确地了解和掌握，因此，对手部先天性畸形进行精确的形态学分类也就显得十分困难。过去，曾有不同的手部先天性畸形分类方法，但各自存在不足，学者们对此看法也不尽一致。美国手外科协会、国际手外科联合会、国际假肢和矫形器协会所采用的分类，是目前为止最为详尽和广为接受的先天性肢体畸形分类法，该分类在充分吸收和总结前人经验的基础上，依据肢体畸形的解剖和胚胎学特点制定。Swanson（1983）对于这种分类有详细的论述。即使如此，在我们的临床应用中，仍发现其存在一定的局限性，比如，仍然无法涵盖所有的手部畸形类型，尤其是对某些多发的或复杂的手部先天性畸形，仍无法归类到上述分类方法中。

一、肢体形成障碍

肢体形成障碍属于肢体完全或部分形成障碍的先天性缺陷，这类缺陷分为两型：横向和纵向。

（一）横向缺陷

1. 先天性缺肩。
2. 先天性缺臂。
3. 先天性缺肘。
4. 先天性缺前臂。
5. 先天性缺腕。
6. 先天性缺腕骨。
7. 先天性缺掌（图 1-2-1）。

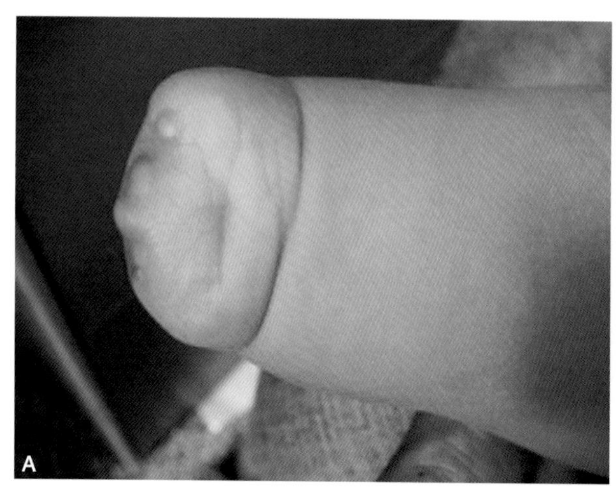

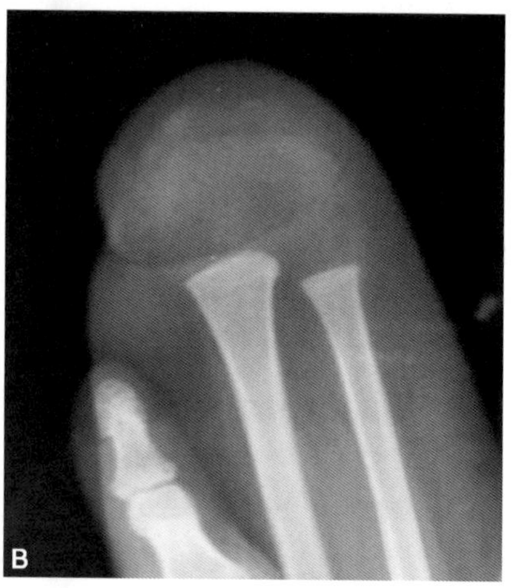

图 1-2-1　先天性缺掌病例

A. 右手掌以远缺如；B. X 线片显示腕关节以远骨关节结构未发育（也可能为腕缺如）

8. 先天性缺指（图 1-2-2）。

（二）纵向缺陷

1. 桡侧纵列缺如

（1）桡骨发育不良（图 1-2-3）。

（2）桡骨部分缺如（图 1-2-4）。

（3）桡骨完全缺如（图 1-2-5）。

（4）拇指发育不良（图 1-2-6、图 1-2-7）。

2. 尺侧纵裂缺如

（1）尺骨部分缺如（图 1-2-8）。

（2）尺骨全部缺如。

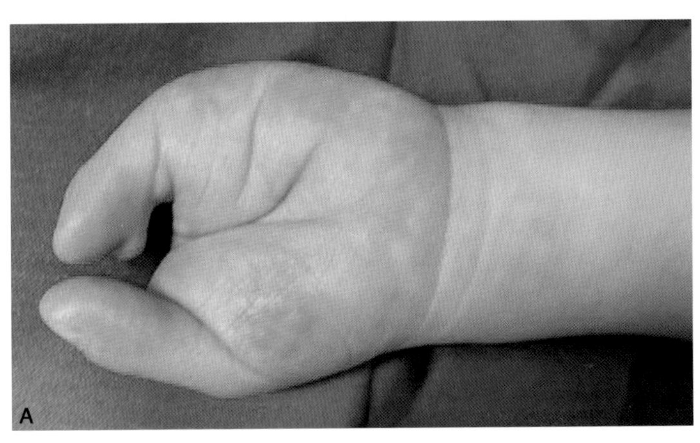

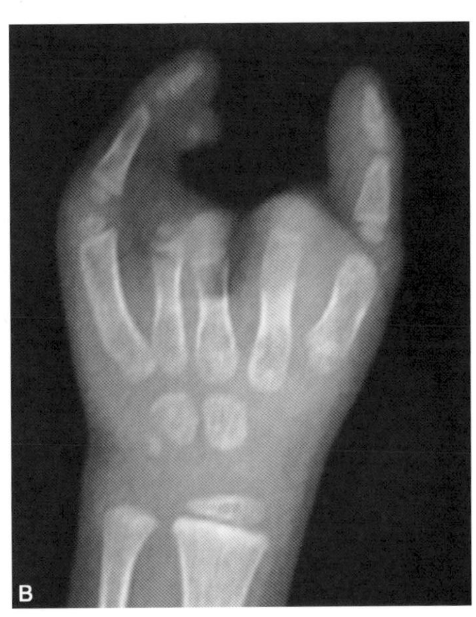

图 1-2-2　先天性缺指病例

A. 左侧先天性手示、中、环指掌指关节水平缺如，小指远侧指间关节桡侧“肉赘样”赘指；B. X 线片显示示、中、环指掌指关节以远骨关节结构未发育

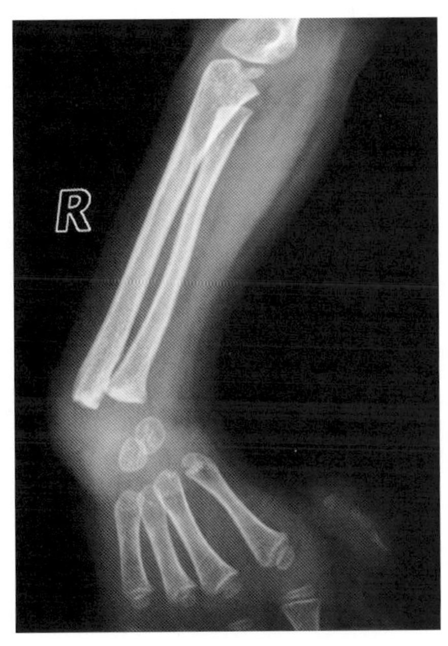

图 1-2-3　桡骨发育不良病例

X 线片显示先天性右前臂桡侧纵列发育不良，桡骨外形存在，但发育短小，合并漂浮拇

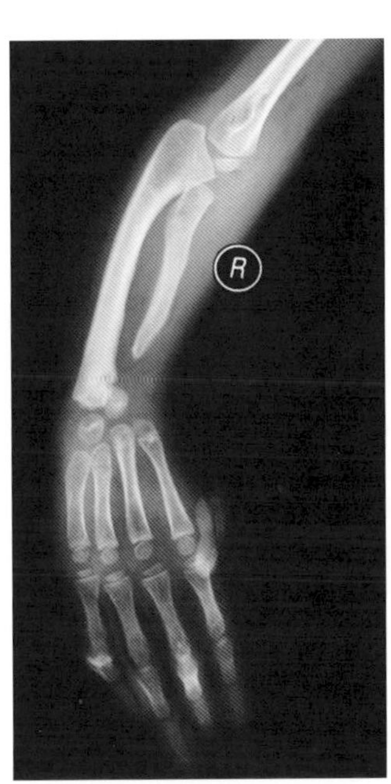

图 1-2-4　桡骨部分缺如病例

X 线片显示右侧桡骨远端部分缺如，尺骨短粗，拇指漂浮拇

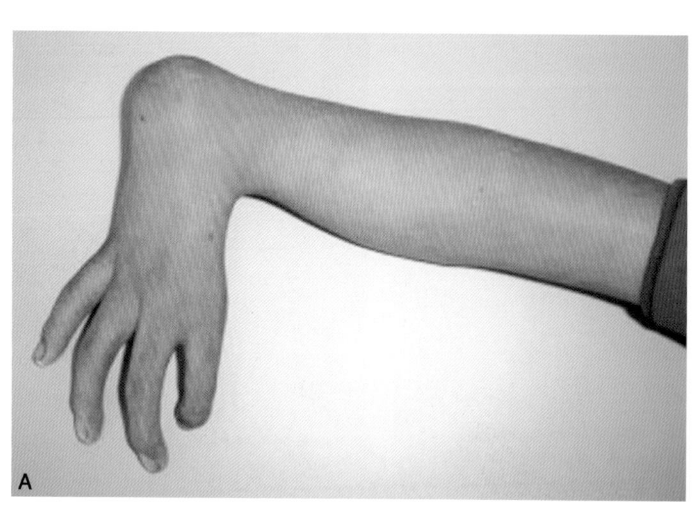
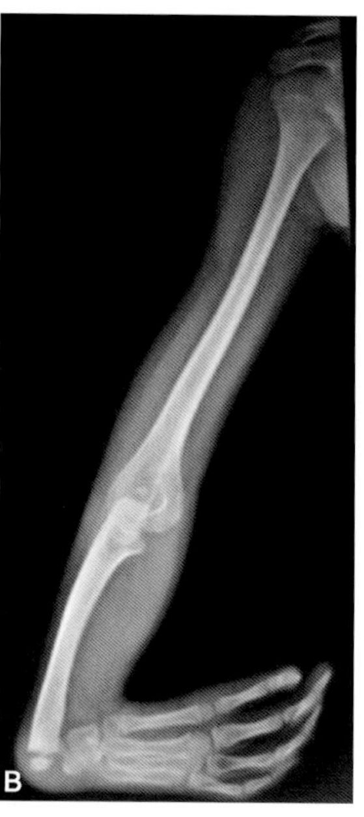

图 1-2-5　桡骨完全缺如病例

A. 右侧前臂桡侧纵列发育不良，拇指完全缺如；B. X 线片显示桡骨完全缺如，腕关节极度桡偏、脱位

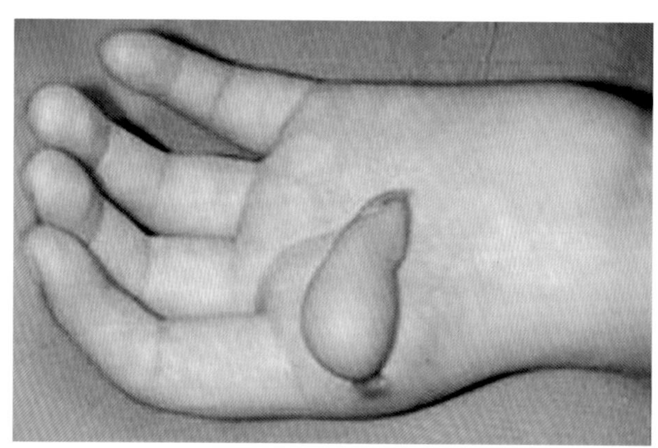

图 1-2-6　左侧拇指发育不良（漂浮拇）

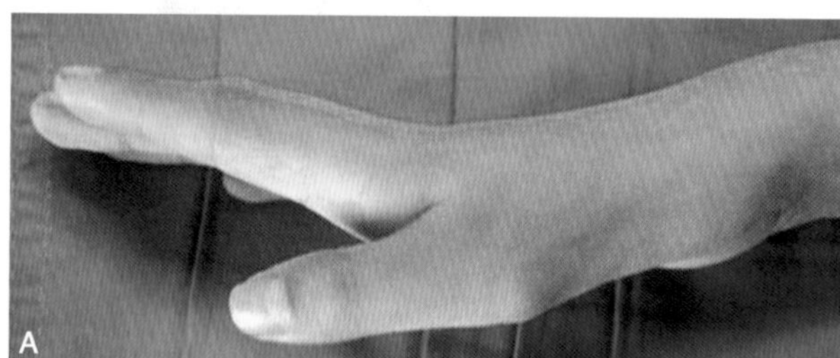
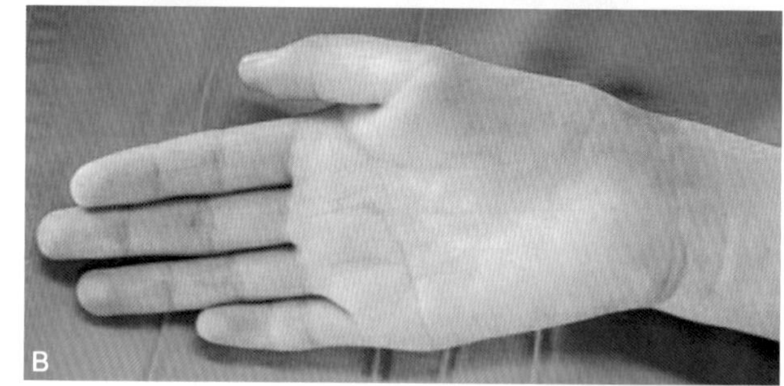

图 1-2-7　右侧拇指发育不良及大鱼际缺如

A. 右侧拇指发育不良，大鱼际缺如（侧面观）；B. 掌面观显示大鱼际缺如，拇指内收、旋后

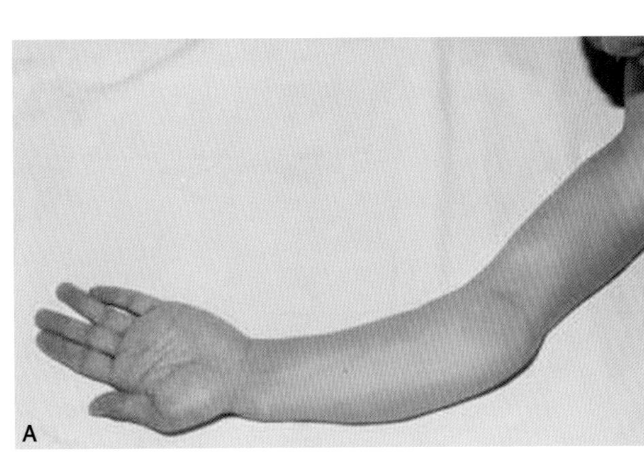

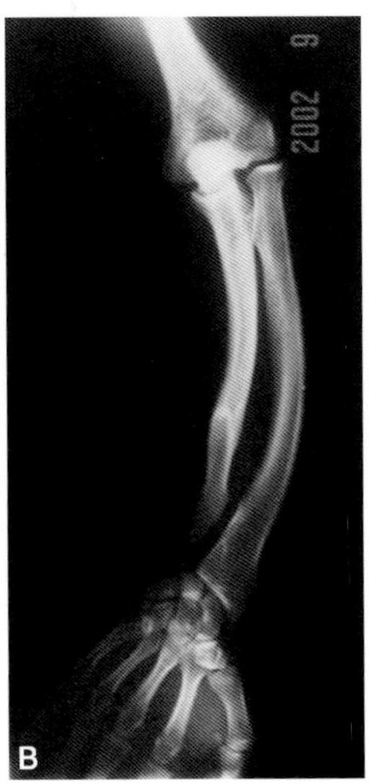

图 1-2-8　尺骨部分缺如

A. 左侧前臂尺侧纵列发育不良；B. X 线片显示尺骨远端缺如，桡骨继发性侧弯

（3）尺骨缺如或发育不良合并肱骨、桡骨骨性联合或桡尺骨联合（图 1-2-9）。

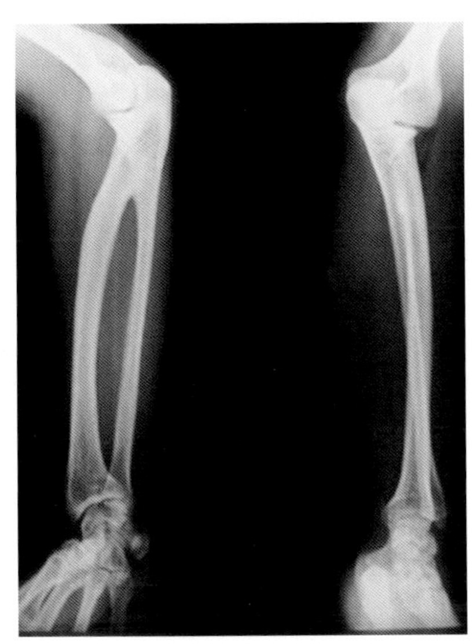

图 1-2-9　左侧前臂尺骨发育不良合并桡尺骨近端融合

（4）小鱼际发育不良。

3. 中央纵列缺如（分裂手）

（1）典型：见图 1-2-10。

（2）非典型：包括并指型和多指型（图 1-2-11）。

4. 中央纵向停止（海豹手）　是肢体中段在胚胎发育过程中空缺所致畸形。

（1）完全性海豹手：上臂及前臂未发育，手直接附在肩上（图 1-2-12）。

（2）近端型海豹手：上臂没有发育，手附在前臂上，而前臂附着在躯干上。

（3）远端型海豹手：前臂缺如，手直接附在上臂末端。

二、肢体分化障碍

在分化障碍类中，上肢基本成分的形成主要在胚胎早期，从第 3 周开始，至第 7 周已基本形成。肢体分化障碍的不同临床表现，被认为是产生胚胎侧壁外胚间质团的不同程度的破坏，影响正常肢芽分化成单独的骨骼、皮肤、筋膜或神经、血管组织成分。任何因素、环境或其他原因，在此期间干扰这种分化都将产生相对应的肢体缺陷。

（一）软组织受累

1. 先天性多发关节挛缩症　分为重度、中度和轻度（图 1-2-13）。

2. 肩部

（1）肩下降不全。

（2）胸肌缺如：分成胸大肌缺如及胸大肌和胸小肌均缺如（图 1-2-14）。

3. 肘和前臂

（1）伸肌腱滑脱。

（2）屈肌腱滑脱。

（3）固有肌腱滑脱。

4. 腕和手

（1）皮肤并指：

1）桡侧皮肤并指：第一、二指间。

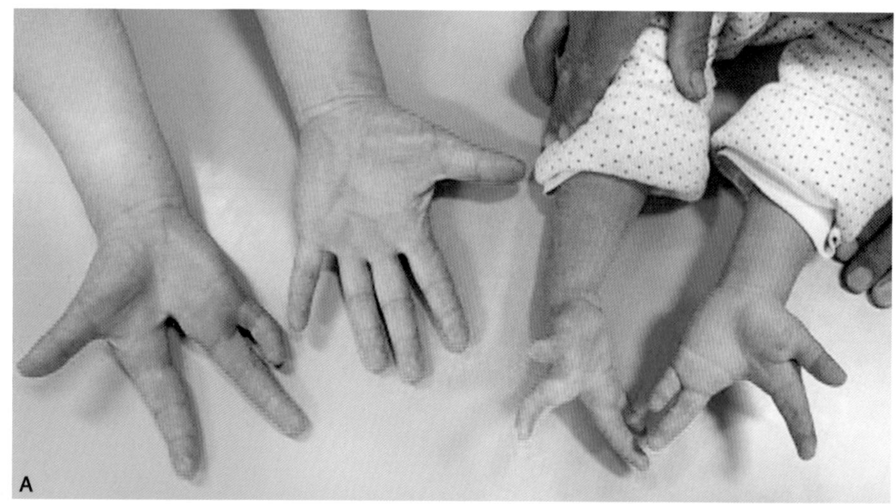

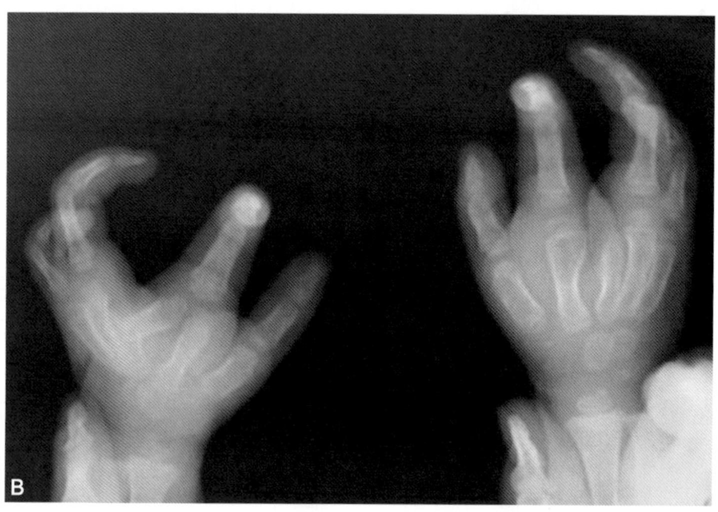

图 1-2-10　典型中央纵裂缺如病例

A. 双手分裂手，病人母亲（图左侧）右手分裂手畸形；B. X 线片显示病人双手中央列骨发育不良或缺如

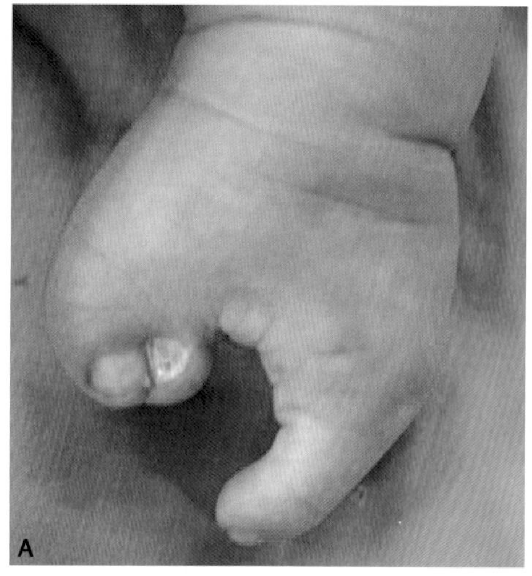

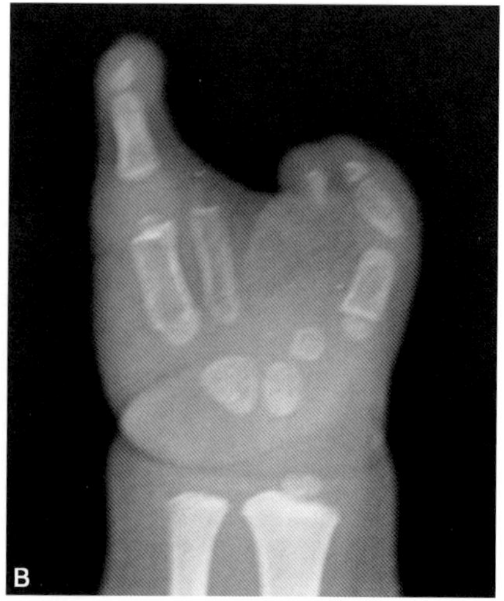

图 1-2-11　非典型中央纵裂缺如病例

A. 左手分裂手合并并指畸形；B. X 线片显示中央列骨发育不良或缺如，拇指、小指骨关节发育不良

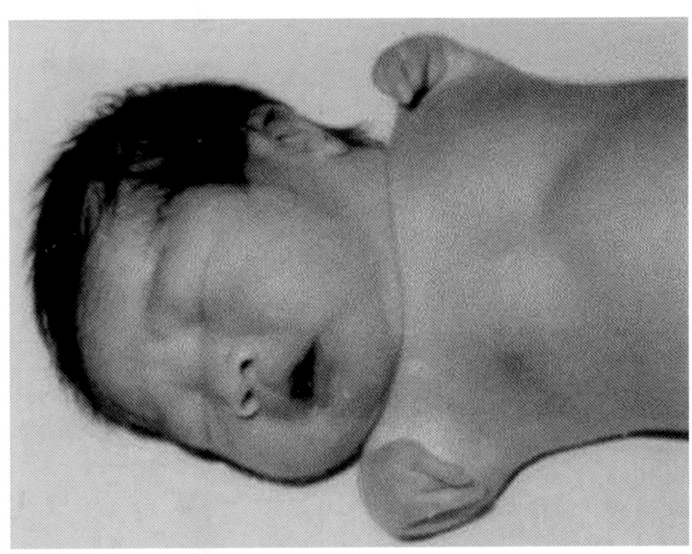

图 1-2-12　完全性"海豹手"畸形

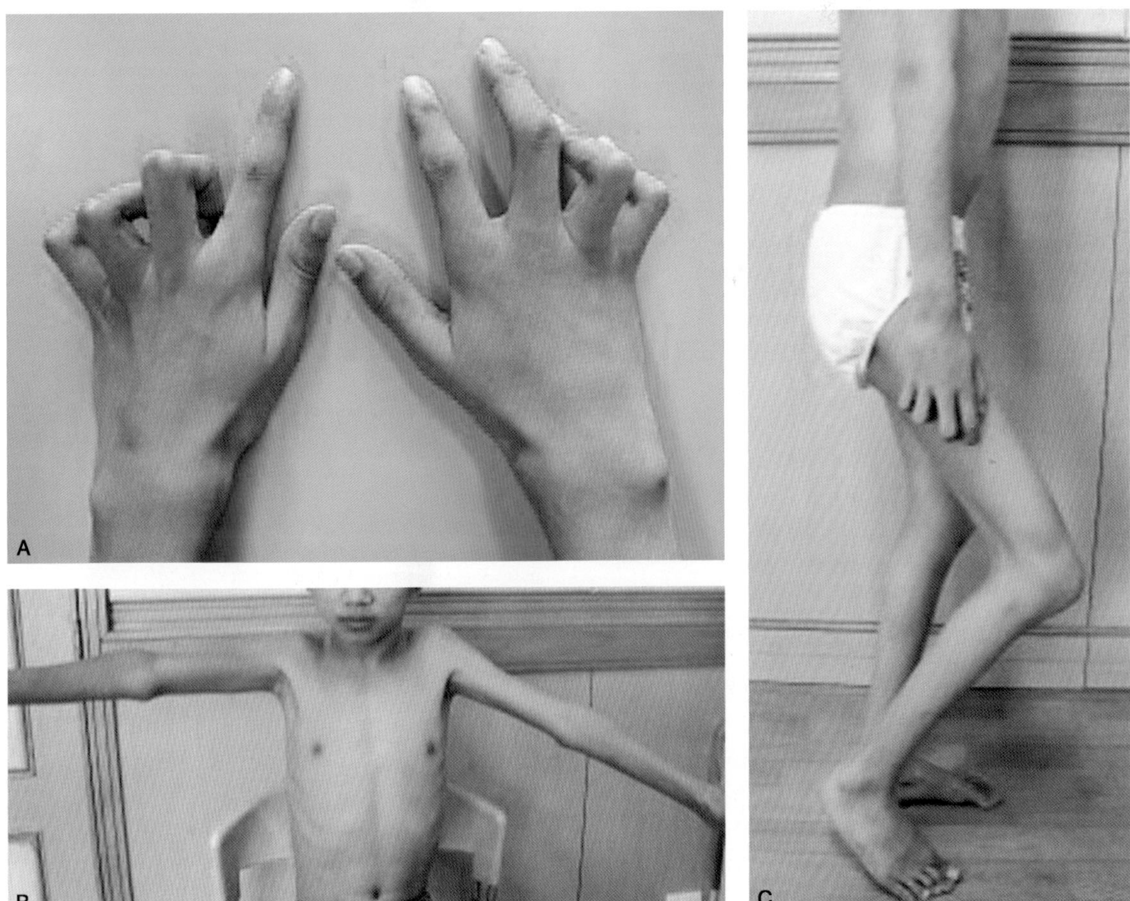

图 1-2-13　先天性多发关节挛缩症病例

A. 先天性多发关节挛缩症，累及双手关节；B. 同时合并有肩关节、肘关节挛缩；C. 该病例还合并有膝、踝关节挛缩

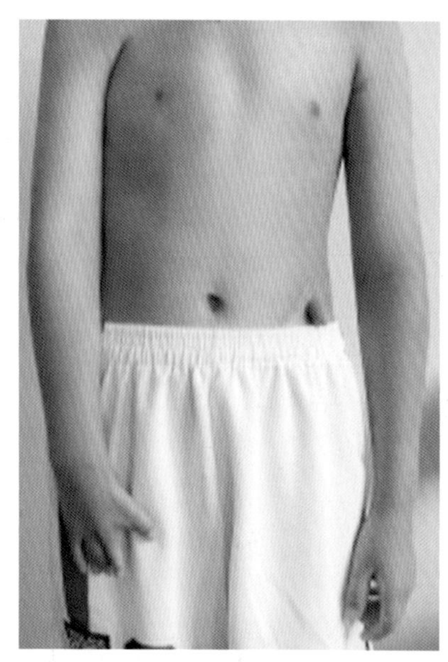

图 1-2-14　胸肌缺如
右侧先天性胸大、小肌缺如，患肢短小，手短小并指（该例为 Poland 综合征）

2）中央皮肤并指：第二、三指及第三、四指间（图 1-2-15）。

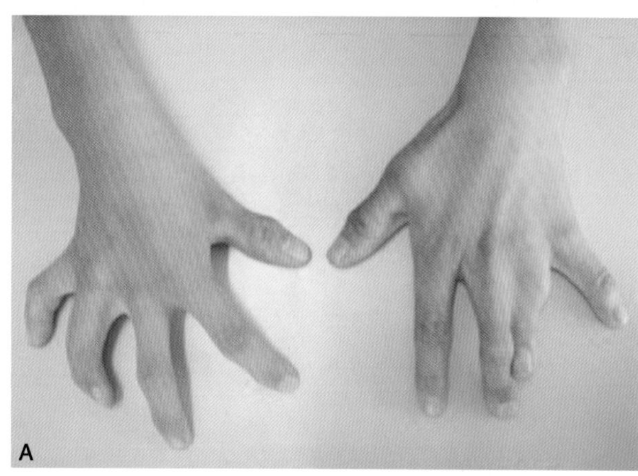

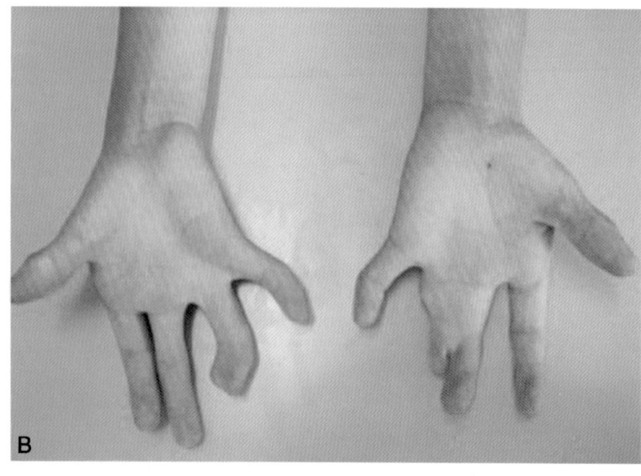

图 1-2-15　中央皮肤并指病例
A. 左手中、环指并指；B. 右手环指多指并指畸形

3）尺侧皮肤并指：第四、五指间。

4）混合型（图 1-2-16）。

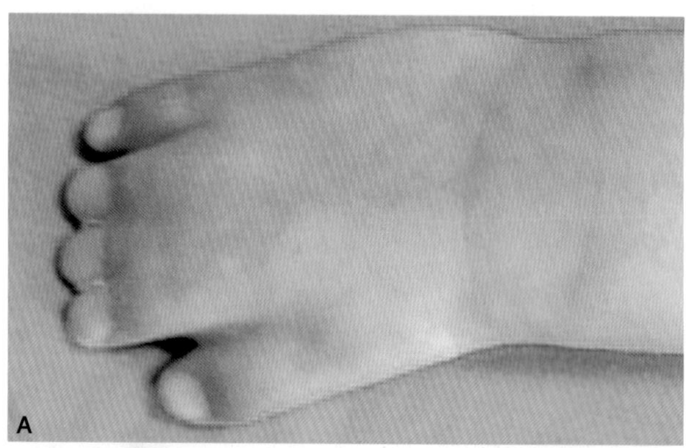

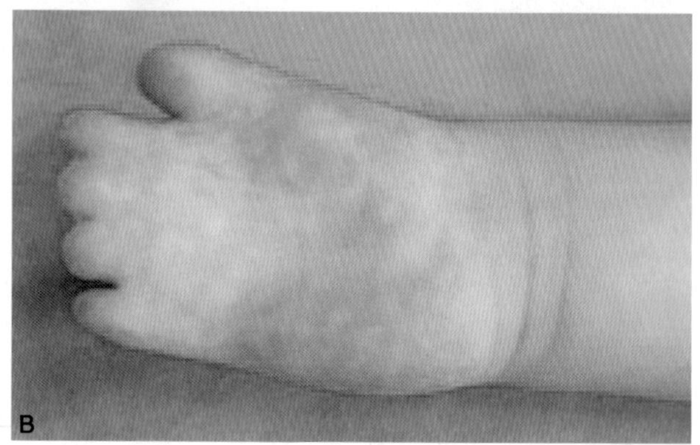

图 1-2-16　混合型皮肤并指病例
A. 右手拇指至小指并指，全手短小；B. 掌面观

（2）挛缩继发于肌肉、韧带、关节囊分化障碍：

1）第一指蹼挛缩（图 1-2-17）。

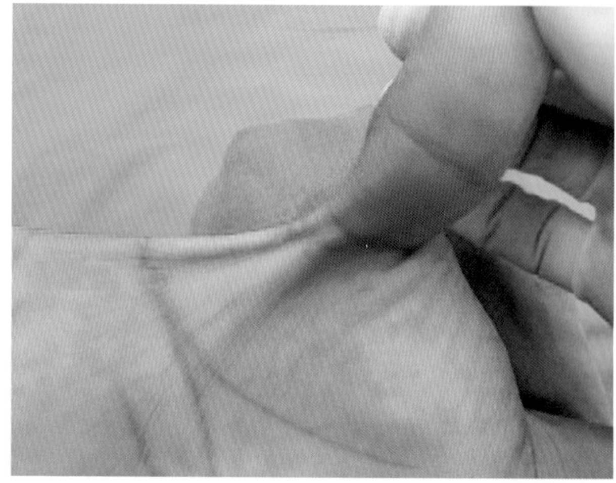

图 1-2-17　第一指蹼挛缩
右手拇指蹼挛缩，合并掌指关节屈曲畸形（扣拇畸形）

2）关节屈曲畸形（图 1-2-18）。

3）手指屈曲畸形（图 1-2-19）。

4）扳机指：先天性狭窄性腱鞘炎。

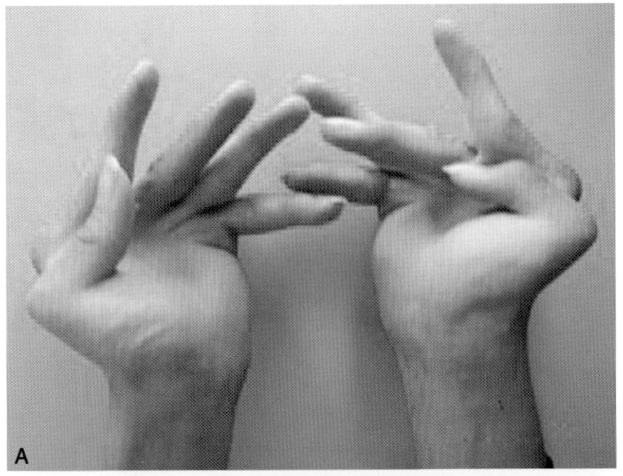

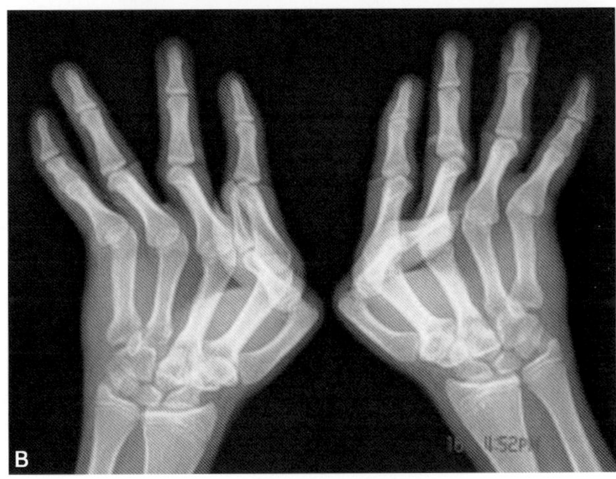

图 1-2-18　关节屈曲畸形病例

A. 先天性吹风手畸形（双侧）掌指关节屈曲挛缩、尺偏；B. X 线片显示掌指关节屈曲、尺偏明显

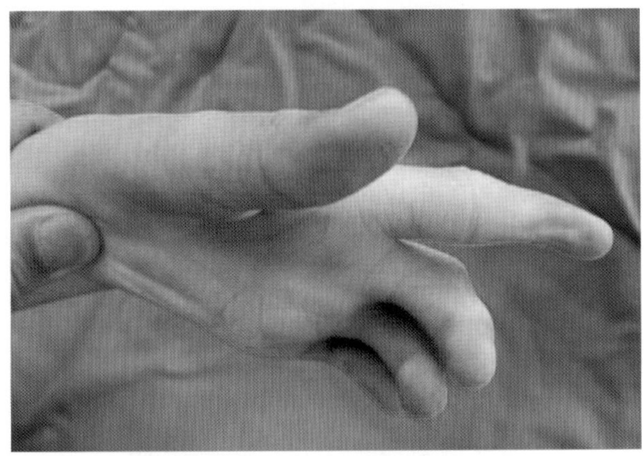

图 1-2-19　手指屈曲畸形

左手中、环、小指指间关节屈曲挛缩

（二）骨骼受累

1. 先天性肱骨内翻。

2. 肘关节骨性融合

（1）肱骨桡骨骨性融合（图 1-2-20）。

（2）肱骨尺骨骨性融合。

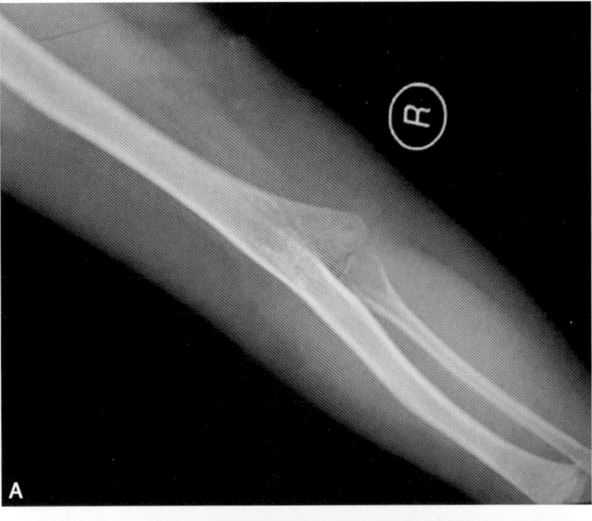

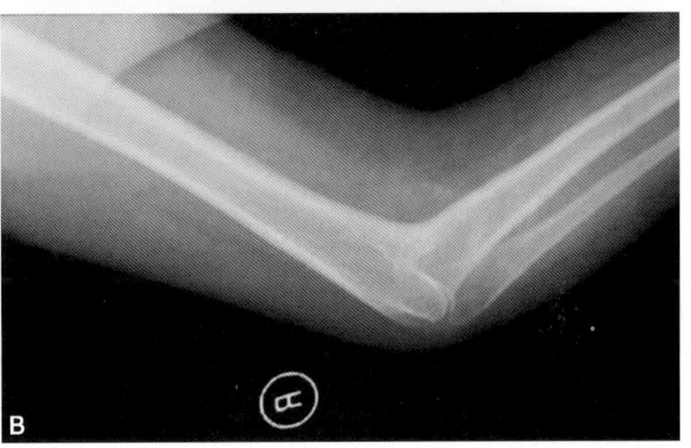

图 1-2-20　肱骨桡骨骨性融合病例

X 线正位片（A）和侧位片（B）显示右侧前臂肱桡骨骨性融合，合并尺骨发育不良

（3）全肘关节骨性融合（图 1-2-21）。

3. 前臂

（1）近端桡、尺骨骨性融合（图 1-2-22）。

（2）远端桡、尺骨骨性融合

（3）桡、尺骨全长融合（图 1-2-23）。

4. 腕和手

（1）骨性并指：

1）桡侧：第一、二指间。

2）中央：第二、三及三、四指间（图 1-2-24）。

3）尺侧：第四、五指间（图 1-2-25）。

4）拳击手：包括 Apert 综合征（图 1-2-26）。

（2）腕骨间骨性融合：

1）月骨、三角骨骨性融合（图 1-2-27）。

2）头状骨、钩骨骨性融合。

3）舟骨、月骨骨性融合。

（3）掌骨间骨性融合（图 1-2-28）。

（4）指间关节融合（图 1-2-29、图 1-2-30）。

1）近节指间关节。

2）远节指间关节。

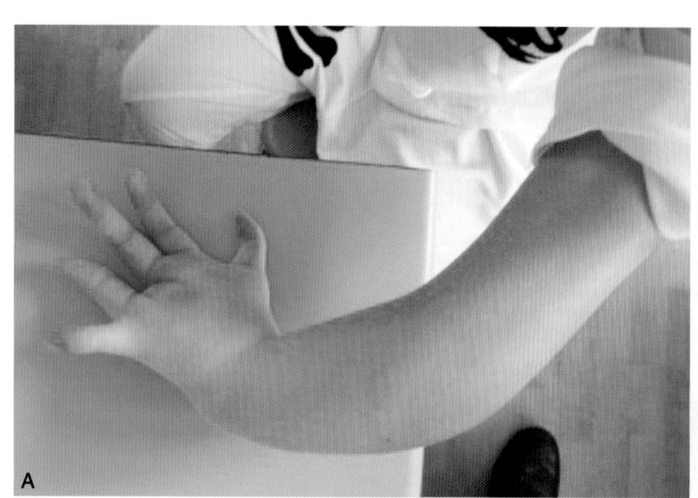

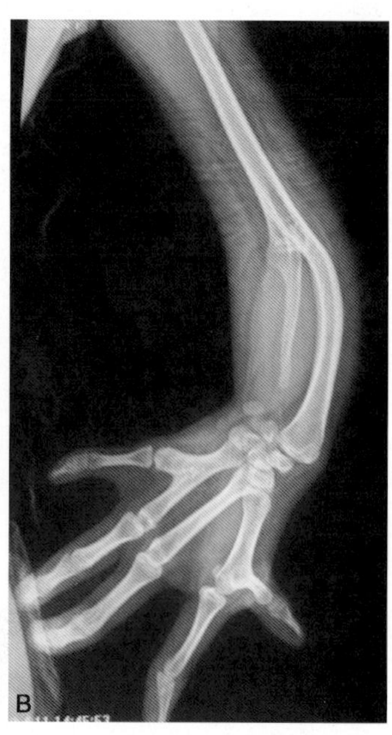

图 1-2-21　全肘关节骨性融合病例

A. 左侧前臂尺侧纵列发育不良；B. X 线片显示左侧肱骨桡尺骨融合（全肘关节融合），合并尺骨发育不良（尺骨远端部分缺如），桡骨继发性侧弯，第Ⅰ、Ⅱ及第Ⅳ、Ⅴ掌骨融合

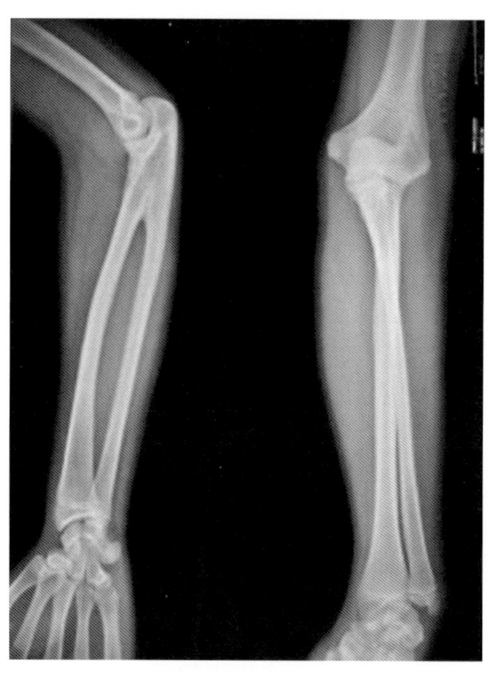

图 1-2-22　先天性前臂桡、尺骨近端骨性融合

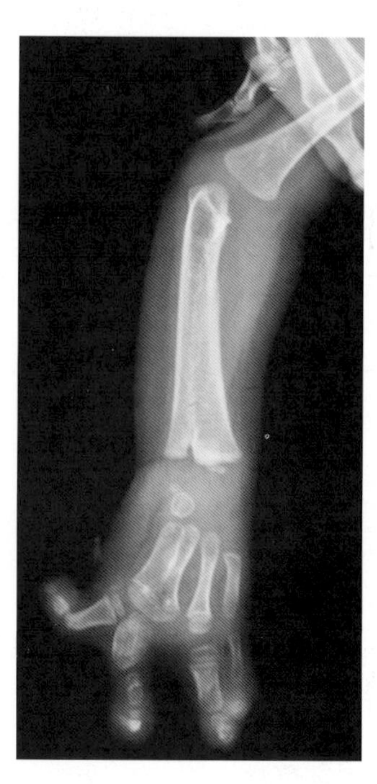

图 1-2-23　右前臂桡、尺骨全长融合

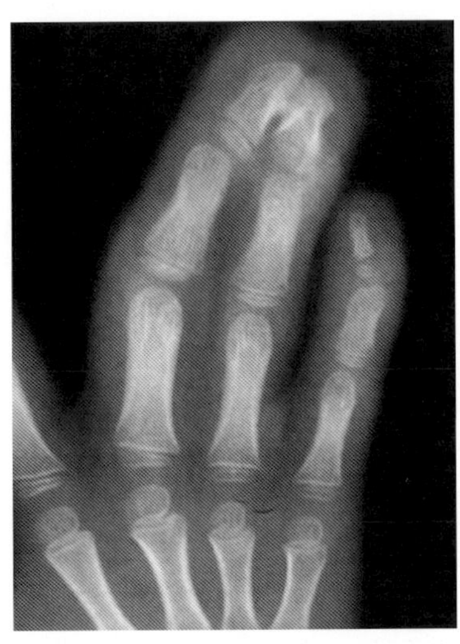

图 1-2-24　右手中、环指远节指骨融合并指

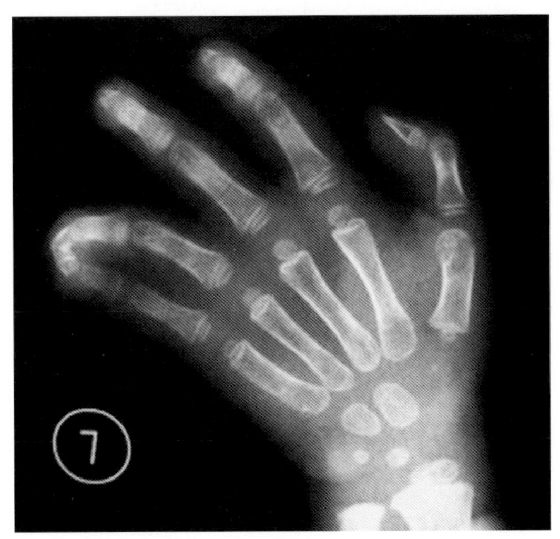

图 1-2-25　左手环、小指远节指骨融合

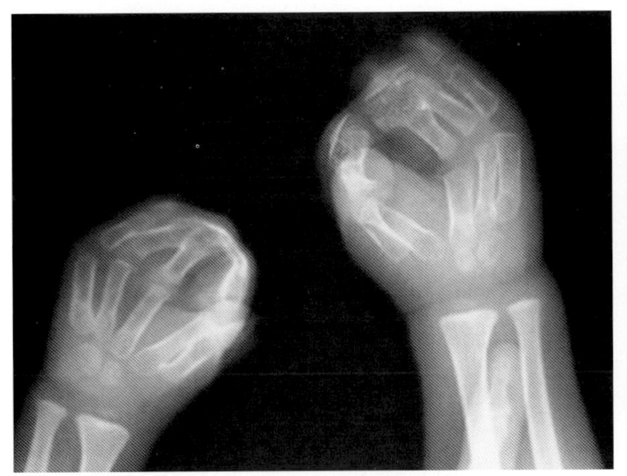

图 1-2-26　Apert 综合征指骨末端骨性融合

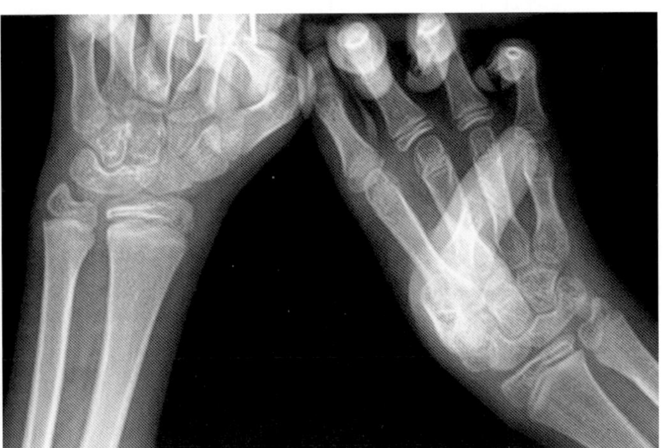

图 1-2-27　先天性双腕关节月骨、三角骨融合

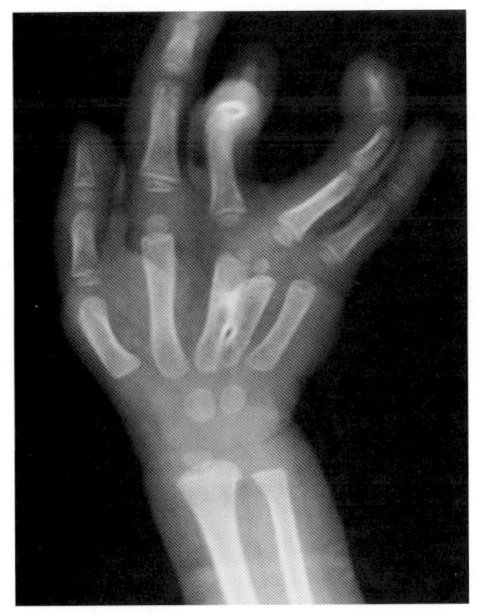

图 1-2-28　右手第Ⅲ、Ⅳ掌骨骨性融合

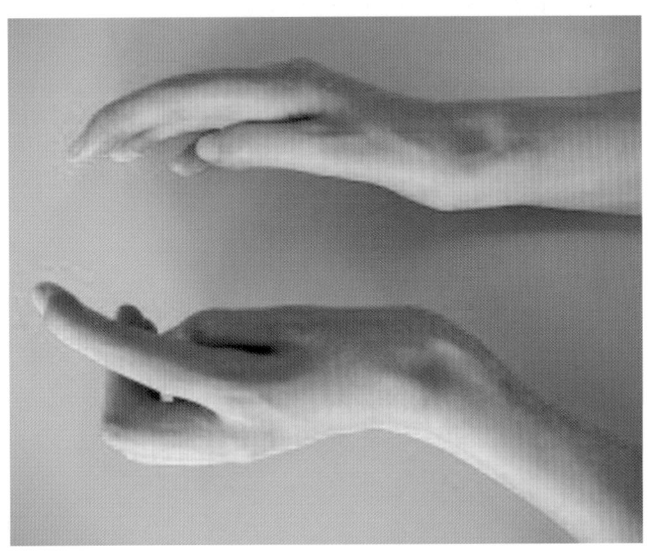

图 1-2-29　指间关节融合

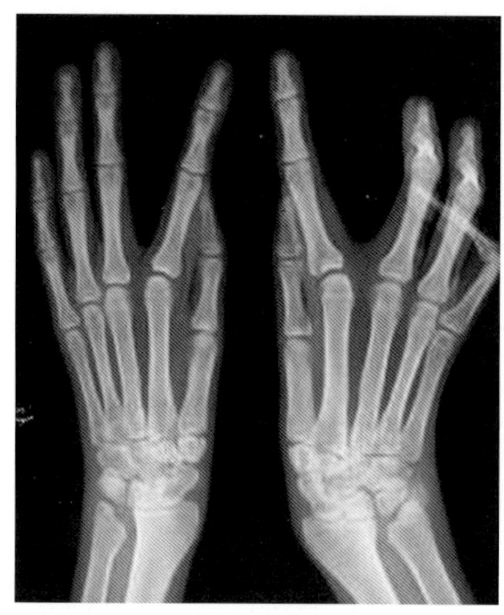

图 1-2-30　指间关节融合 X 线片
先天性双手指间、掌指关节纤维性(或软骨融合)融合

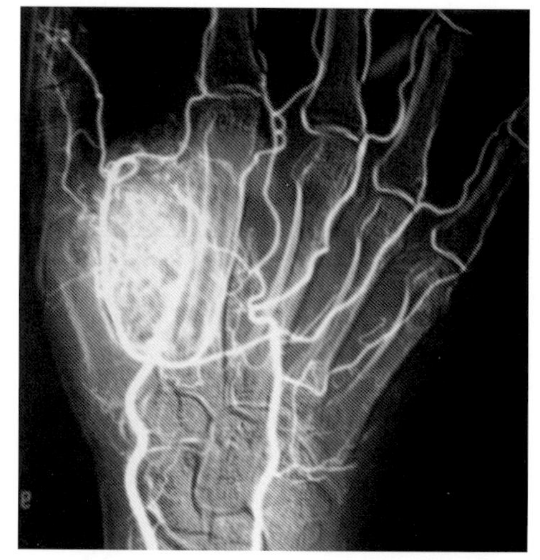

图 1-2-32　海绵状血管瘤血管造影
血管造影显示拇指蹼内血管瘤

（三）先天性软组织肿物

1. 血管瘤性肿物

（1）毛细血管瘤。

（2）海绵状血管瘤(图 1-2-31、图 1-2-32)。

（3）动静脉瘘(图 1-2-33)。

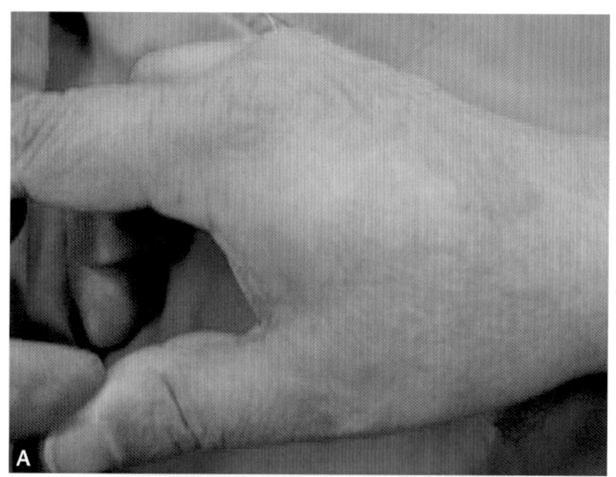

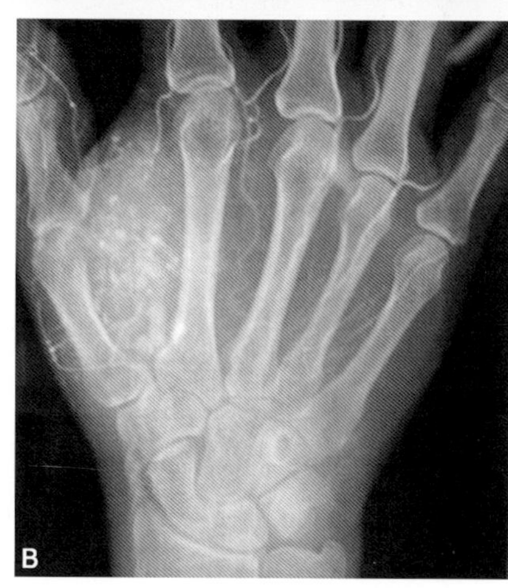

图 1-2-31　海绵状血管瘤病例
A. 手体位像显示右手拇指蹼内有界限不清的肿物;B. X 线片显示右手拇指蹼内海绵状血管瘤、散在的静脉石

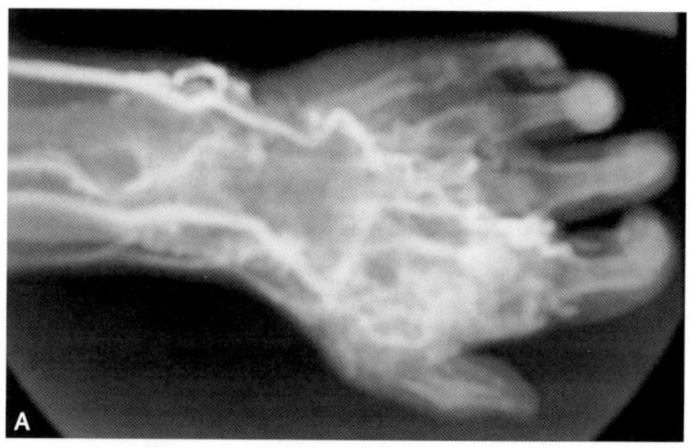

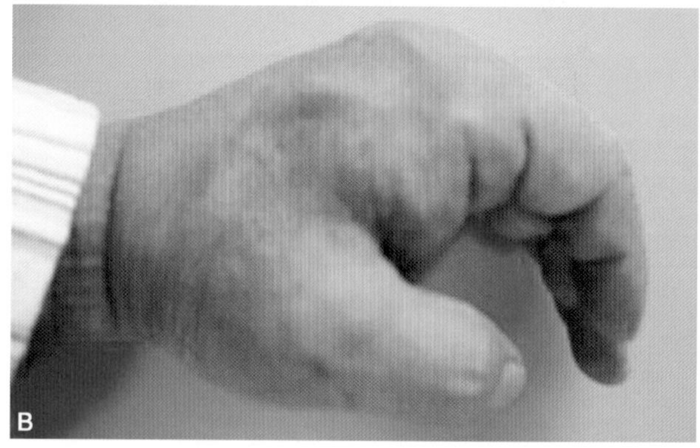

图 1-2-33　动静脉瘘病例
A. 先天性左前臂远端动静脉瘘(血管造影);B. 手部体位像

2. 淋巴管瘤、淋巴性肿物。

3. 神经源性肿物

（1）成神经细胞瘤。

（2）多发性神经纤维瘤(图 1-2-34)。

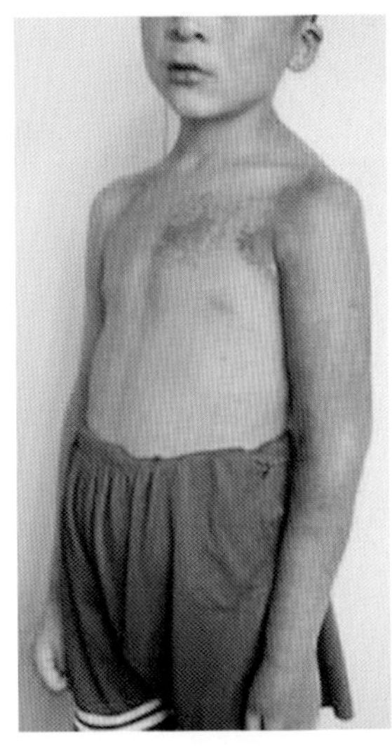
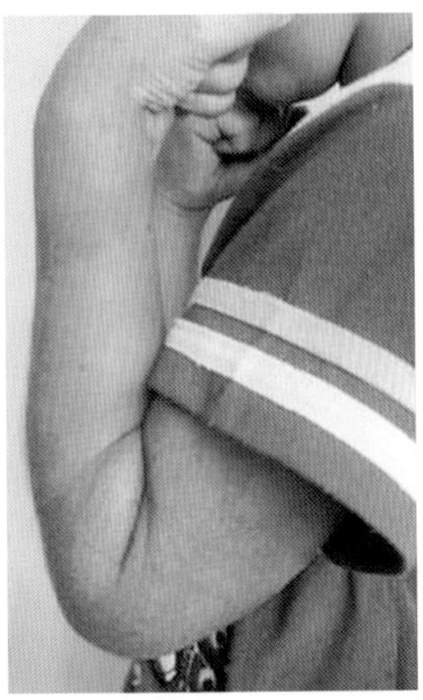

图 1-2-34　多发性神经纤维瘤病例
左上肢神经纤维瘤病，前胸及后背多发牛奶咖啡斑，患肢广泛皮肤色素沉着、患肢明显增粗

4. 骨性肿物

（1）骨软骨瘤病（图 1-2-35）。

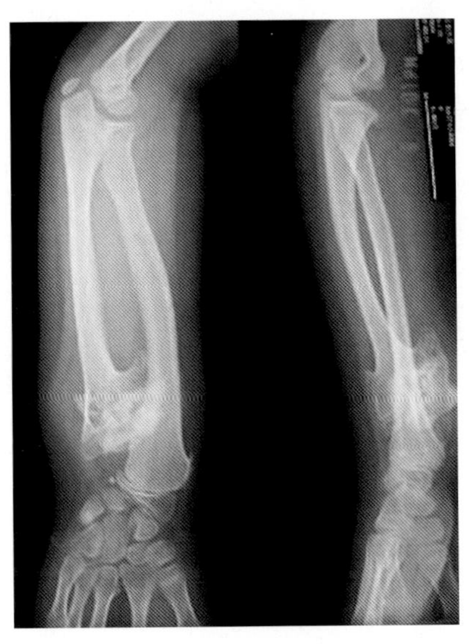

图 1-2-35　右侧桡、尺骨骨软骨瘤病

（2）内生软骨瘤病（图 1-2-36）。

三、肢体重复畸形

肢体重复的发生，可能是由于肢芽和外胚层冠在形成的早期受到某种损害，使原始胚胎部分发生分裂。有多指、孪生尺骨及镜影手等畸形。学者根据重复的组织结构来分类，其中多指畸形最常见。多指畸形分为桡侧（拇指部分或完全重复）、中央（中间 3 个手指）或尺侧（小指部分或完全重复），以拇指重复畸形较为常见。

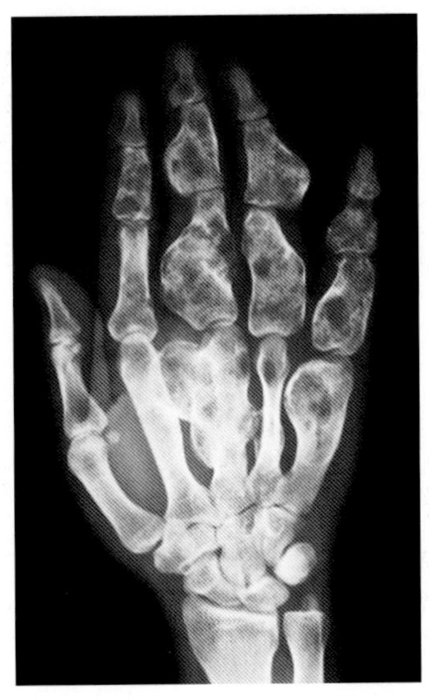

图 1-2-36　右手内生软骨瘤病

（一）多指畸形

1. 桡侧多指（图 1-2-37）。

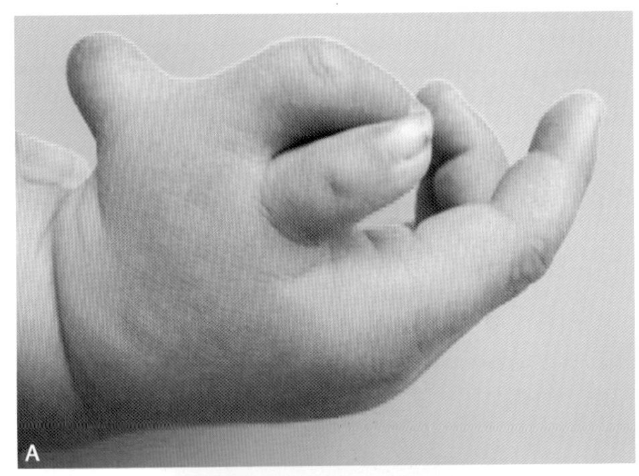
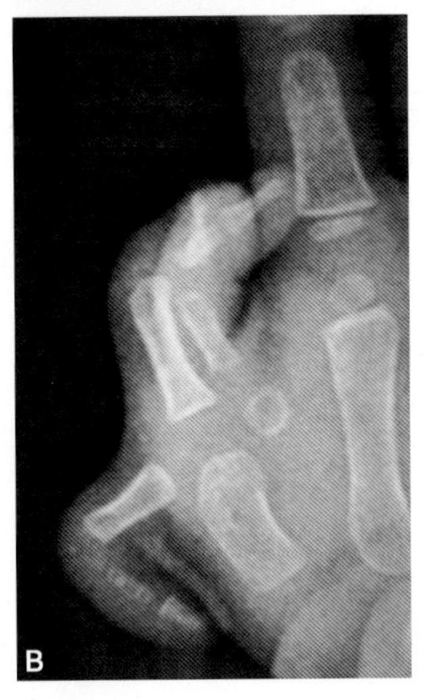

图 1-2-37　桡侧多指病例
A. 右拇指多指畸形（三拇指多指）；B. X 线片显示多拇指的骨关节发育不良

2. 中央多指(图 1-2-38)。

3. 尺侧多指(图 1-2-39)。

(二) 孪生手畸形

孪生手畸形也称镜影手(图 1-2-40)。

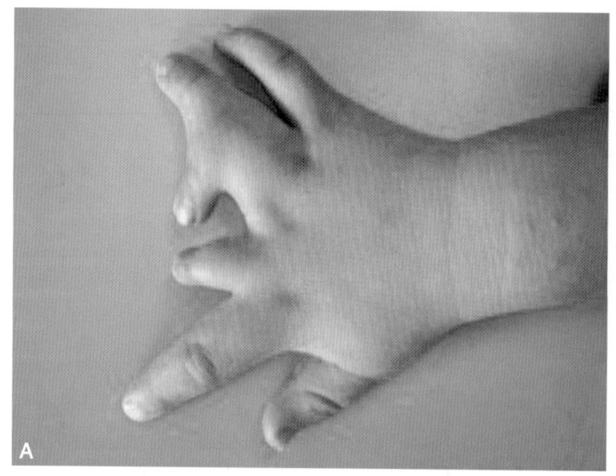

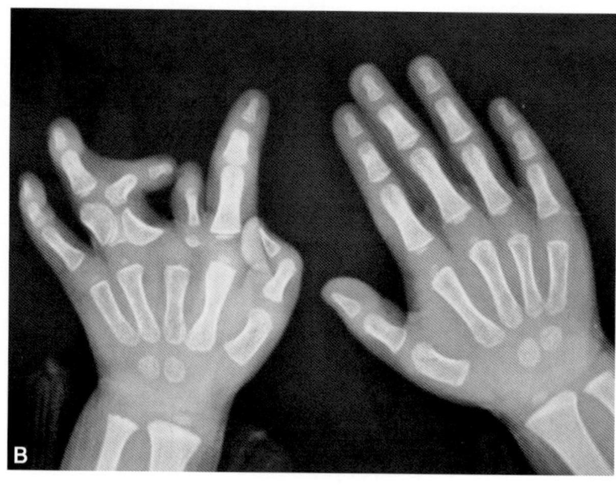

图 1-2-38　中央多指病例

A. 右手中指近节指骨水平多指合并并指畸形;B. X 线片显示多指骨关节发育不良

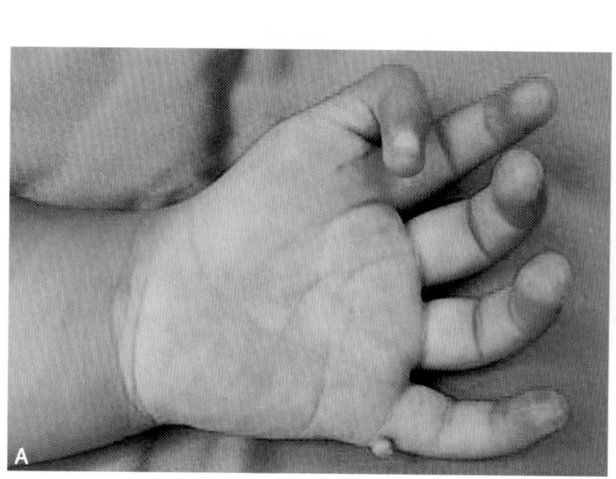

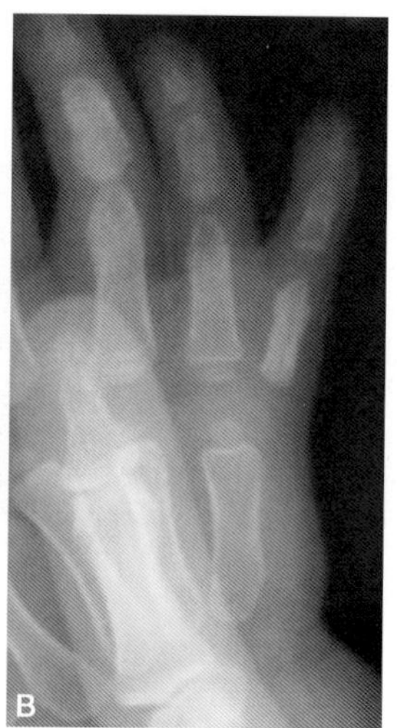

图 1-2-39　尺侧多指病例

A. 双手小指多指,其中左侧小指多指仅为“肉赘”,同时拇指发育不良;B. 右侧小指多指结构及外形相对完整,多指发生在掌指关节

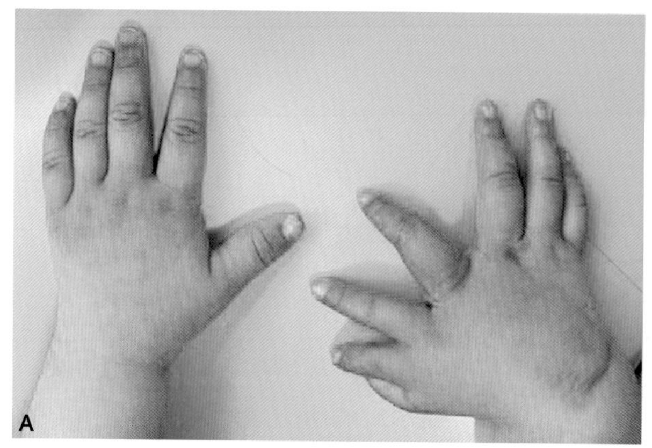

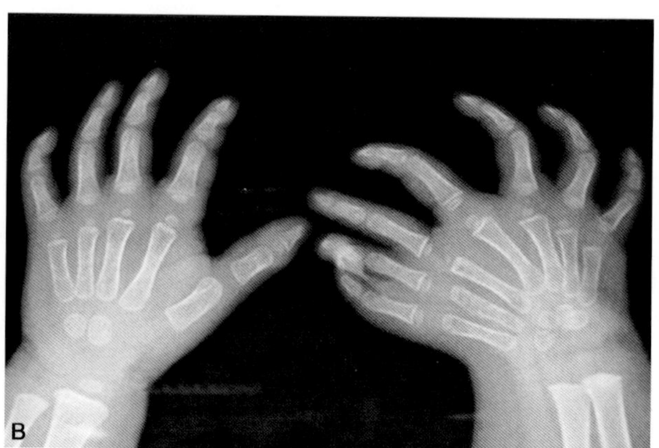

图 1-2-40　孪生手畸形病例

A. 右手镜影手(患手共 7 个手指);B. X 线片显示双尺骨畸形

（三）孪生尺骨畸形

镜影手患儿多同时表现为双尺骨畸形（图 1-2-40）。

四、生长过度

可能是整个肢体或单一部分生长过度，某些是骨骼生长过度而软组织正常。其他的表现有过多的脂肪、淋巴和纤维组织。神经纤维瘤或血管瘤可在这类病例中出现。这类中最常见的畸形为巨指（肢）症。

1. 全部肢体生长过度（图 1-2-41）。
2. 部分肢体生长过度。
3. 巨指（图 1-2-42、图 1-2-43）。

五、生长不足

生长不足也可称生长低下，表示肢体形成不完全，可以出现在整个肢体或其末梢。生长不足可累及皮肤、指甲、肌腱、骨、血管、神经或肢体（上臂、前臂、手）等组织结构。常见的为短指畸形（掌骨或指骨异常短小，但形态完整），以及拇指发育不全等。

（一）肢体全部生长不足

如 Poland 综合征。

（二）手全部生长不足（图 1-2-44）

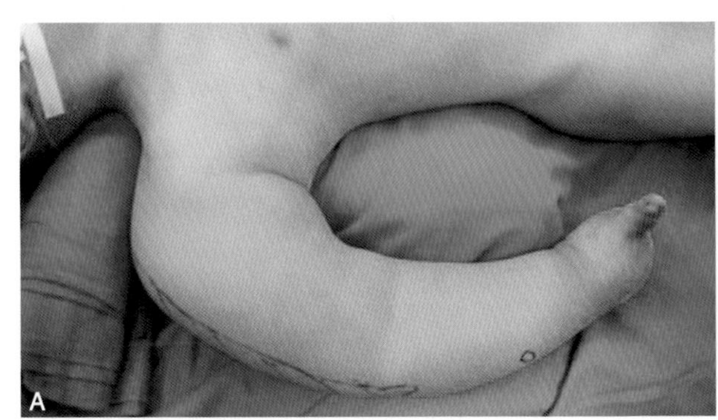
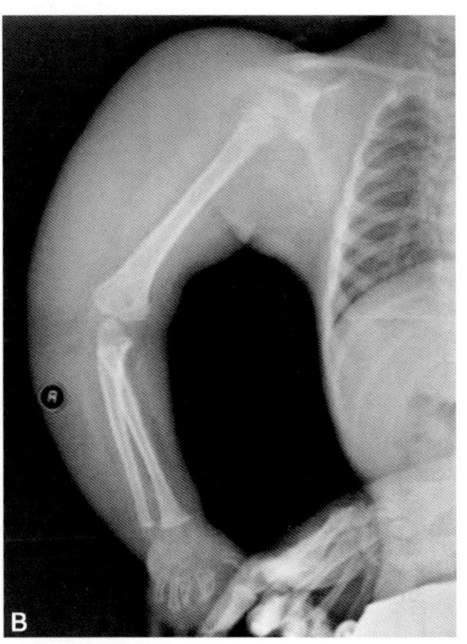

图 1-2-41 全部肢体生长过度病例
A. 右上肢巨肢症，病变波及腋窝及胸壁；B. X 线片显示右上肢广泛软组织阴影

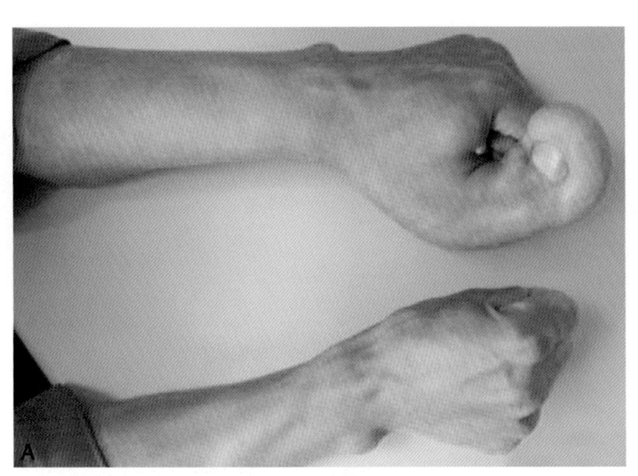
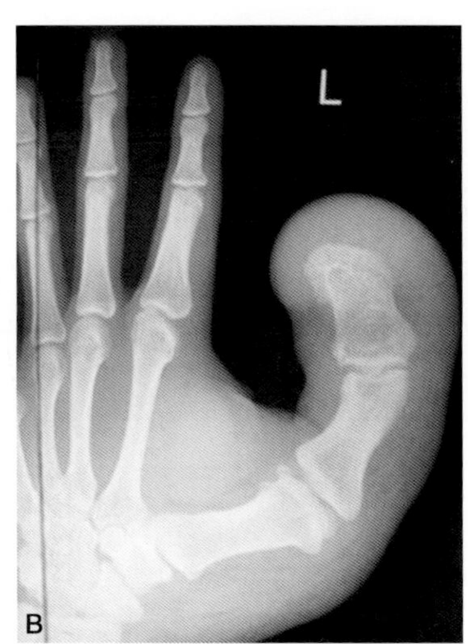

图 1-2-42 原发性巨指症病例
A. 左拇指原发性巨指症；B. X 线片显示拇指骨关节肥大，软组织阴影广泛

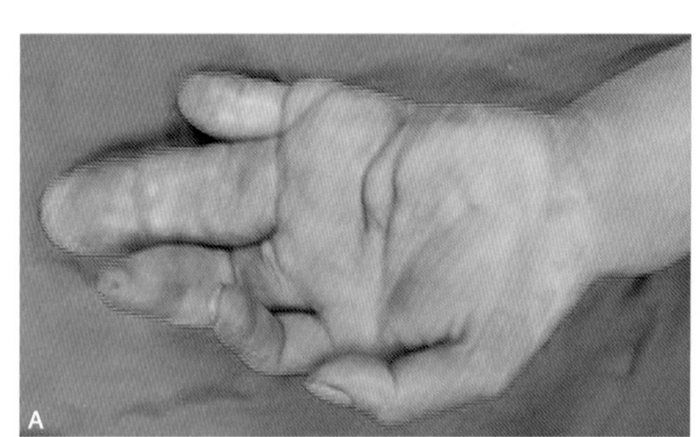

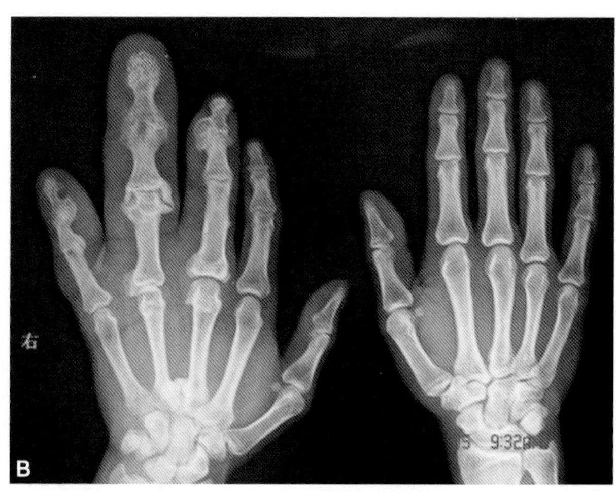

图 1-2-43　继发性巨指症病例

A. 左中、环、小指继发性巨指症（骨软骨瘤病），波及手掌；B. X 线片显示右手多发骨软骨瘤

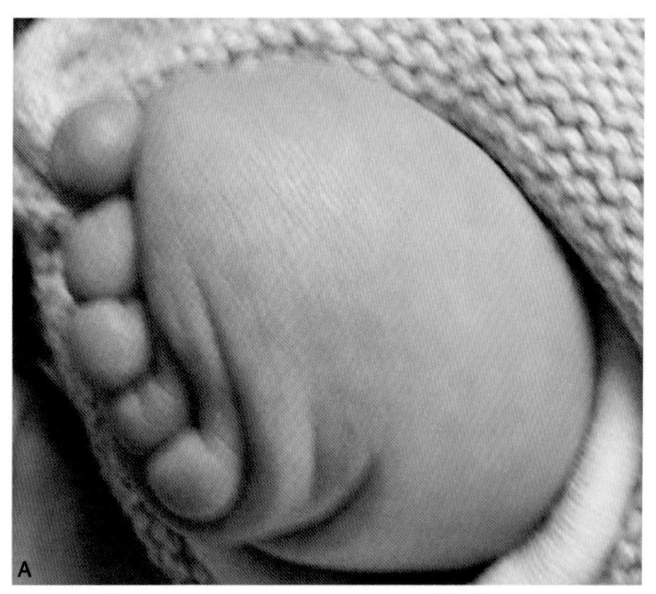

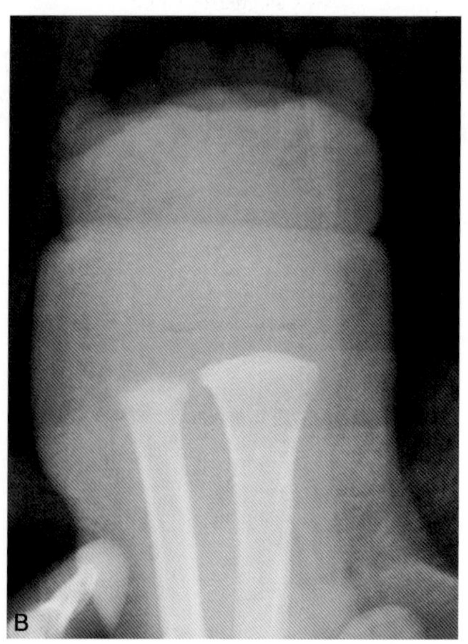

图 1-2-44　手全部生长不足

A. 左手全手短小畸形；B. X 线片显示腕以远骨关节结构全部缺如

（三）掌骨生长不足（图 1-2-45）

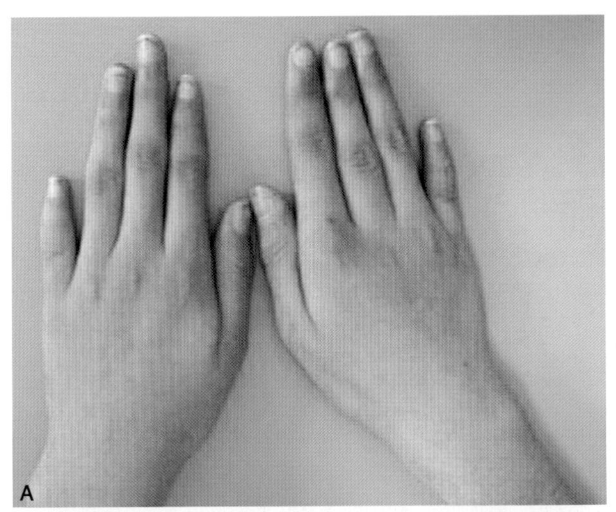

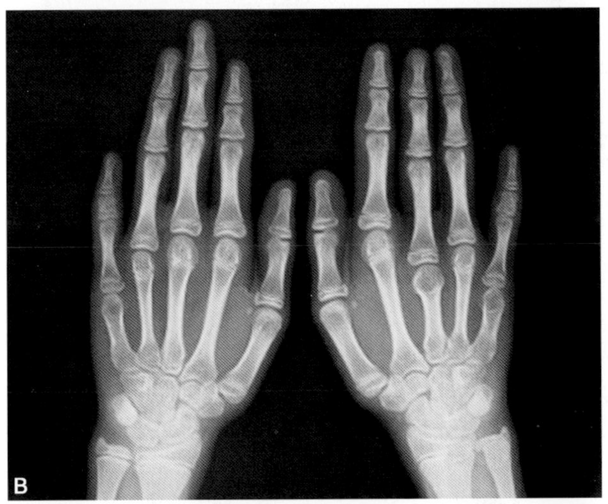

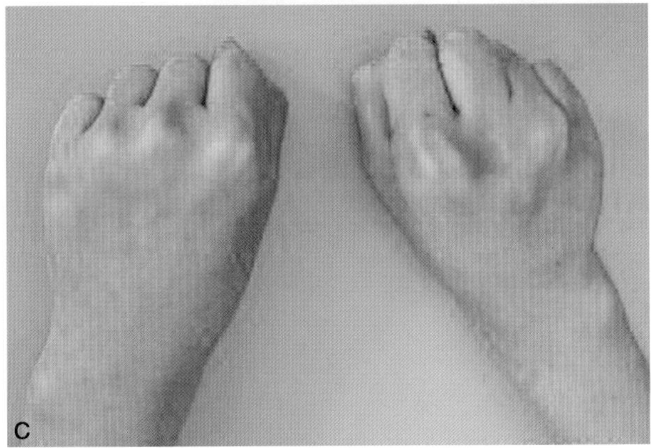

图 1-2-45　掌骨生长不足病例

A. 双手手指短小（右侧中、小指，左侧示、小指）；B. X 线片显示右侧第Ⅲ、Ⅴ掌骨短小，左侧第Ⅴ掌骨短小，左示指中节指骨、双小指中节指骨短小；C. 患手握拳时可见掌骨短小的手指掌指关节塌陷，关节屈曲受限

（四）手指生长不足

1. 短指并指畸形（图 1-2-46）。

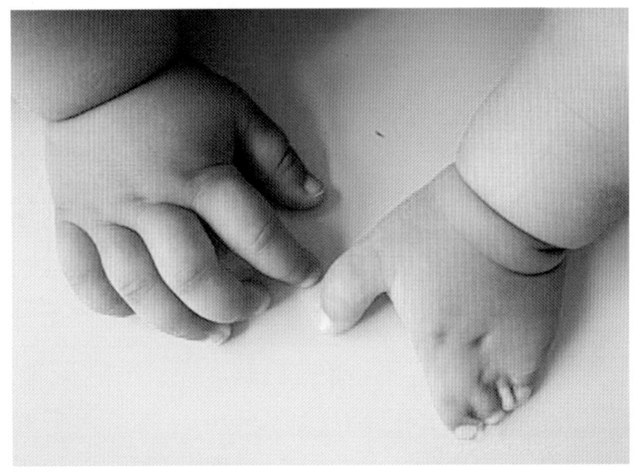

图 1-2-46　左手短指并指畸形

2. 短指畸形　包括近节、中节、远节指骨（图 1-2-47）。

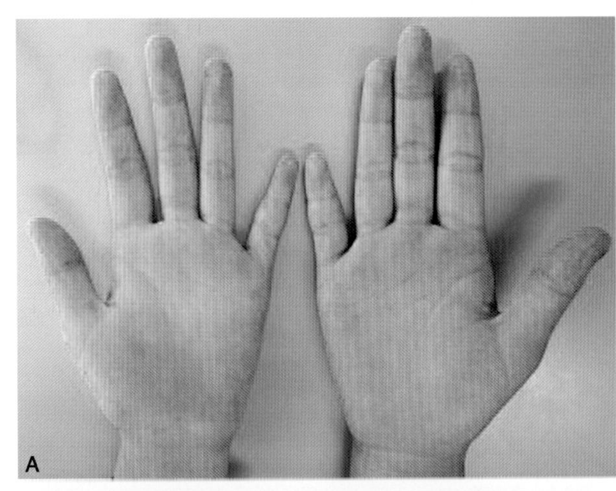

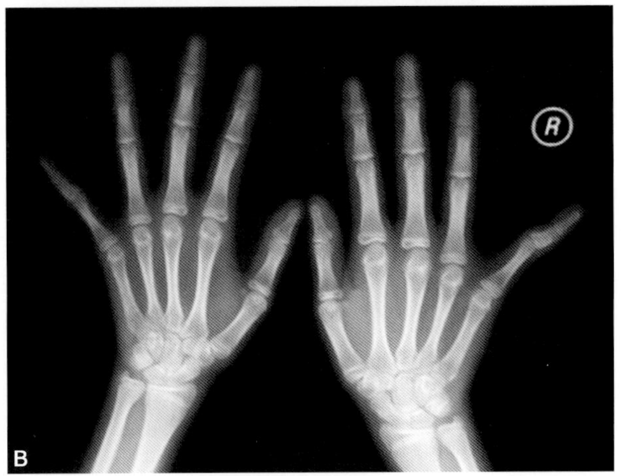

图 1-2-47　短指畸形病例

A. 双手小指短指畸形；B. X 线片显示双侧小指中节指骨短小

六、束带综合征

在肢体上有索条状横行凹陷，有周全性的，也有部分性的，犹如扎带的压痕，其深浅程度不一，有时可深达筋膜和骨膜。压迹过深者甚至可引起先天性截肢(指)。此类畸形至今不能肯定是否继发于羊膜索发育缺陷或器质性挛缩，也有人认为与胎儿宫内损伤有关。

(一) 束带

1. 不合并淋巴水肿。
2. 合并淋巴水肿(图 1-2-48)。

(二) 指端并指畸形(图 1-2-49)

(三) 宫内横断或宫内截指(图 1-2-50)

(四) 联合型

包括束带、肢端并指畸形和宫内横断等同时发生(图 1-2-51)。

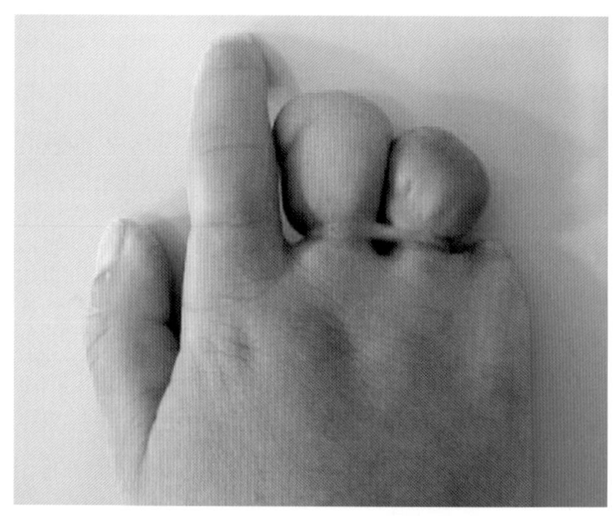

图 1-2-48 合并淋巴水肿病例
右中、环指近节束带畸形，环、小指淋巴水肿，合并皮肤桥并指及小指宫内截指

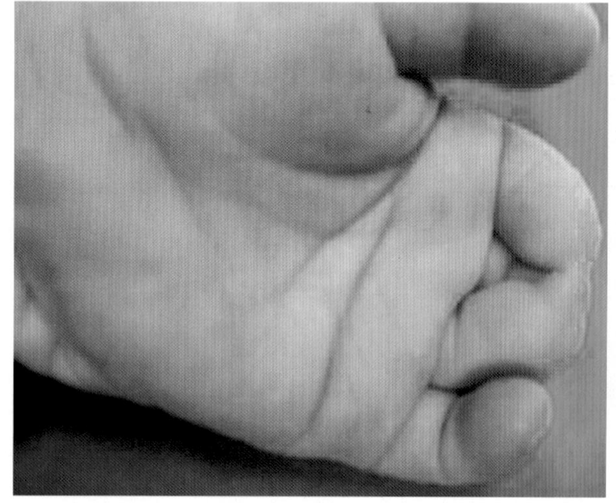

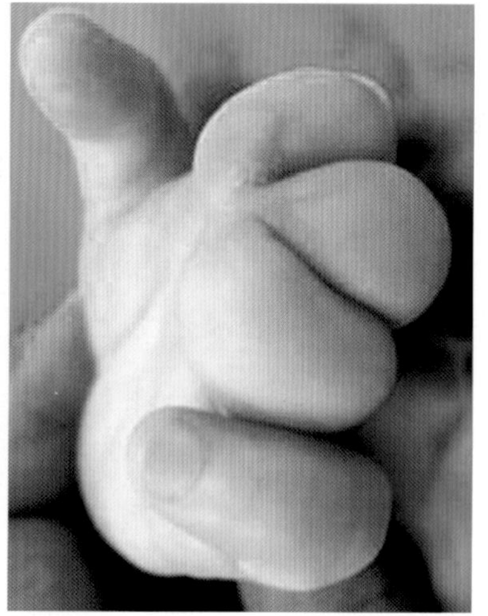

图 1-2-49 指端并指畸形
左手束带综合征，指端并指畸形

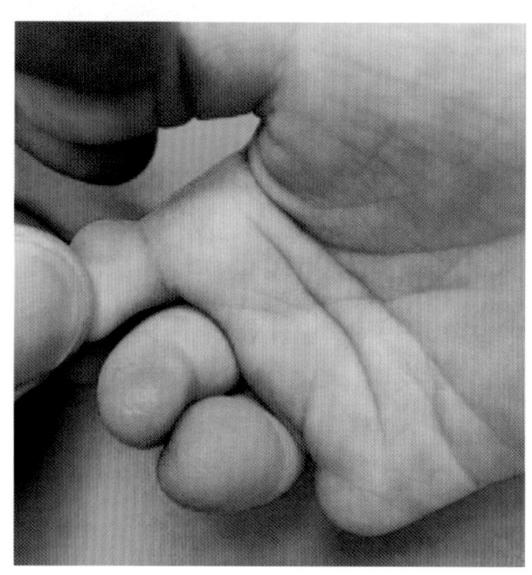

图 1-2-50 宫内横断病例
右手束带综合征，中、环指远节，及小指近节以远宫内截肢

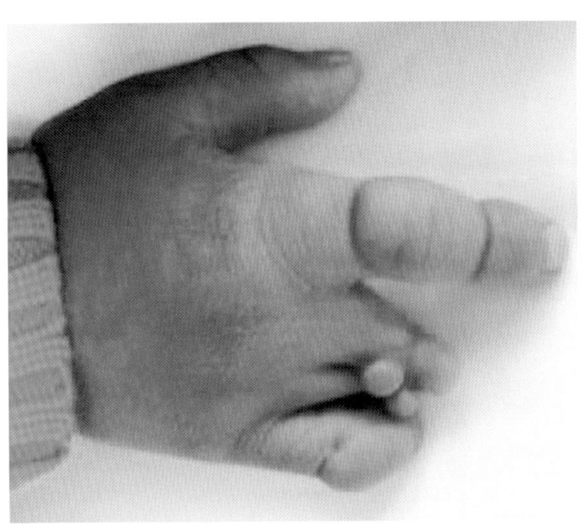
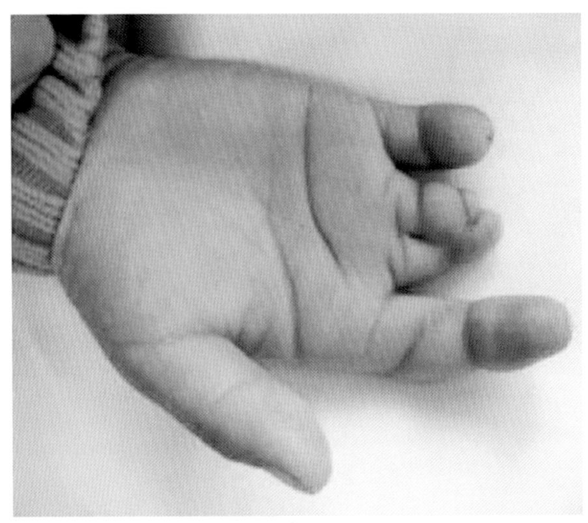

图 1-2-51 右手先天性束带综合征，合并多种畸形

七、广泛骨发育异常

包括许多遗传性发育异常。

1. 发病机制不明确的全身性骨病 如骨软骨的发育异常、发育障碍、特发性骨溶化和原发性生长紊乱。

2. 发病机制明确的全身性骨病 如染色体异常、原发性代谢异常、黏多糖和其他代谢性骨外紊乱。

3. 继发于骨外系统紊乱的骨异常

即使上述分类已经十分详尽，临床工作中仍有相当多的手部先天畸形无法归类到某一类别中，经常遇到的情况是同一病人手部畸形可能合并上述分类中一种以上的类别，如何归类？目前尚无答案。某些病人除手部畸形外，还合并其他器官或脏器畸形，这种状况可能是属于某一种畸形综合征，手的畸形只是整个综合征的表现之一，往往与家族遗传或基因突变有关。对于临床医生来说，常常对畸形综合征的认识较少，需要查阅相关教科书，或需要与相关的遗传学家合作来明确其诊断（图 1-2-52、图 1-2-53）。

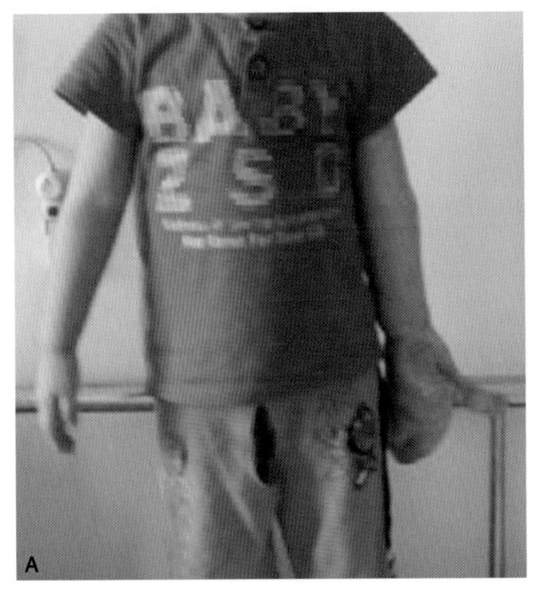

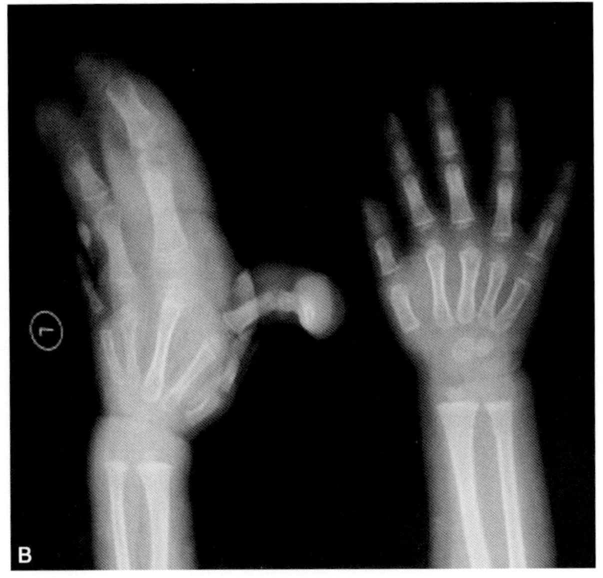

图 1-2-52 巨肢症合并并指畸形
A. 左上肢巨肢症，合并并指畸形；B. X 线片显示左手骨关节结构肥大

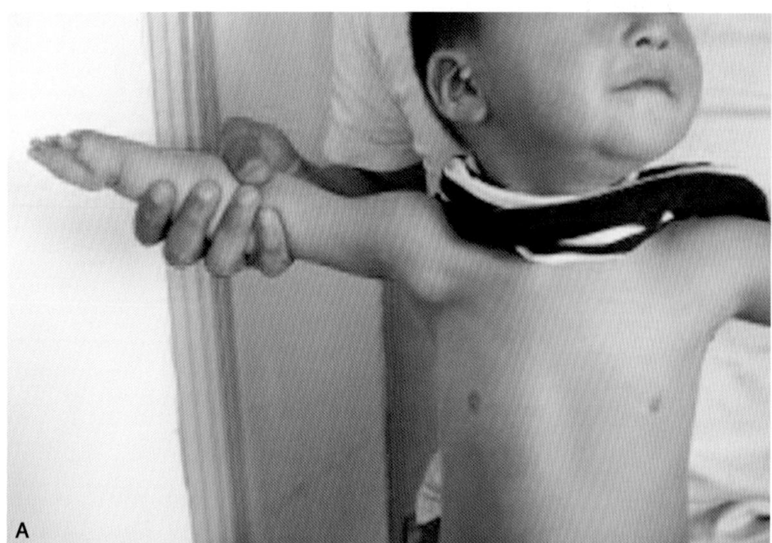

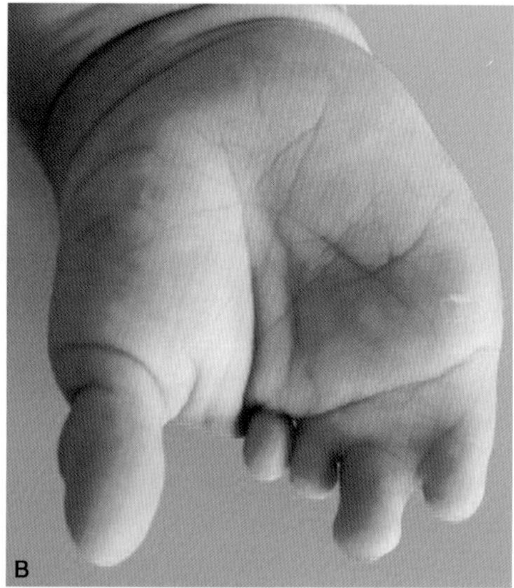

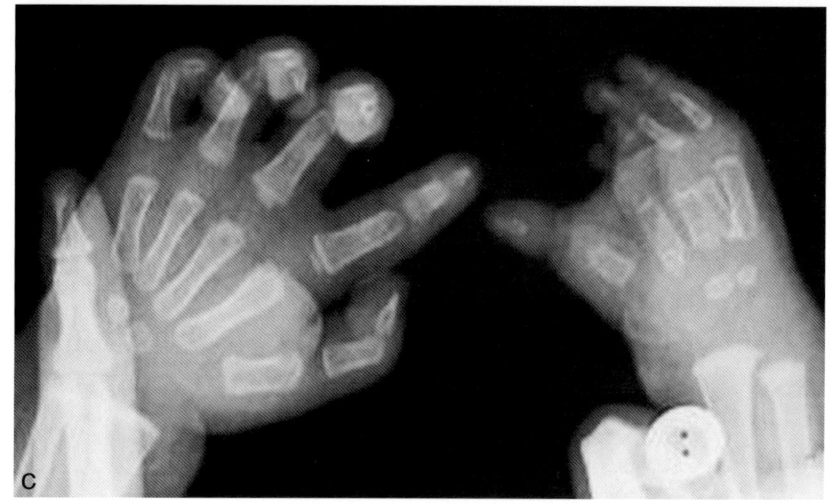

图 1-2-53 Poland 综合征合并束带

A. 右侧 Poland 综合征;B. 拇指可见"束带"畸形;C. X 线片显示患手骨关节发育不良

第二章

多　指

已有的统计学及流行病学数据表明，先天性多指畸形的发生率在手和上肢先天畸形中是最高的，可独立存在，也可合并其他手部先天畸形或综合征，部分病人可双侧发病，畸形手指的外形和大小均有异常。按其发生的解剖部位的不同，分为桡侧多指（多余手指位于手的桡侧即拇指）、尺侧多指（多余手指位于手的尺侧即小指）和中央多指（示、中、环指），桡侧多指最为多见，后两者少见。根据多指所含组织结构的情况，又有下列三种类型：①Ⅰ型：多余指仅由皮肤软组织组成，类似“肉赘”，连接部不包含肌腱及骨组织，仅以一个狭细的皮肤软组织蒂与相对正常手指相连；②Ⅱ型：多余指包含指骨、指甲及肌腱等组织，但发育很不完全，外形及功能上也有相当的缺陷；③Ⅲ型：具有相对完整的类似正常手指的结构，如指骨、指甲、肌腱及神经血管束等，具有相对好的外形及功能。

第一节　桡侧多指

一、概述

桡侧多指即多拇畸形，根据拇指解剖结构分裂和重复发生的解剖位置及治疗的难易程度，桡侧多指畸形分为五型（积水潭医院）：①远节指骨型；②近节指骨型；③掌骨型；④三节指骨型；⑤漂浮拇指型。

Wassel 将桡侧多指分为七型：①Ⅰ型：远节指骨未完全分开，其远端分叉，近端为一个骨骺，与正常或相对正常的近节指骨相关节；②Ⅱ型：远节指骨完全分开，各自的骨骺与正常或相对正常的近节指骨相关节；③Ⅲ型：远节指骨完全分开，近节指骨远端分叉或部分分开，近节指骨近端为一个骨骺，并与正常或相对正常的掌骨相关节；④Ⅳ型：远节及近节指骨均完全分开，两节近节指骨各自拥有独立的骨骺，并与正常或相对正常的掌骨相关节，掌骨有不同程度的增宽；⑤Ⅴ型：掌骨远端分叉或部分分开，每一个掌骨头分别与相应的已完整分开的远、近节指骨相关节；⑥Ⅵ型：两个独立的拇指形成；⑦Ⅶ型：三节指骨型拇指或具备三节指骨型拇指的某些成分同时伴随一个相对正常或不正常的拇指。

桡侧多指畸形通常又称为复拇指或双拇指畸形，临床上也可见到三个或四个畸形拇指同时存在，因此建议将桡侧多指畸形称谓为多拇指畸形似合理。多数情况下，桡侧多指畸形中的两个拇指在大小和外形上均不一致，将形态接近正常或较好者称为“主拇指”，一般需保留，另外一个称为“次拇指”或“副拇指”，一般需切除，当两者形态及大小一致或十分接近时，将其称为“镜影拇指”，分别称为桡侧拇指或尺侧拇指。也有一律将桡侧者称为“主拇指”，尺侧者称为“次拇指”或“副拇指”。当多拇指形态复杂时，也有称多拇指为多拇指桡侧部分及多拇指尺侧部分。笔者习惯使用桡侧拇指及尺侧拇指这种称谓，如多拇指为三个，则称其为桡侧拇指、中央拇指和尺侧拇指；如为四个，则称其为桡侧拇指、中央桡侧拇指、中央尺侧拇指和尺侧拇指。

二、形态学特点

Wassel 分型是目前应用最为广泛的多拇指分型系统，虽然 Wassel 分型并不能涵盖所有的多拇指畸形，但目前仍为多数学者所接受，其分型主要依据为多指放射学形态学特点：X 线片骨骼分裂程度及赘生部位。

1. Ⅰ型　末节指骨未完全分裂，近节指骨正常或不正常，共用一个骨骺，并与近节指骨远端形成关节（图 2-1-1 ~ 图 2-1-4）。

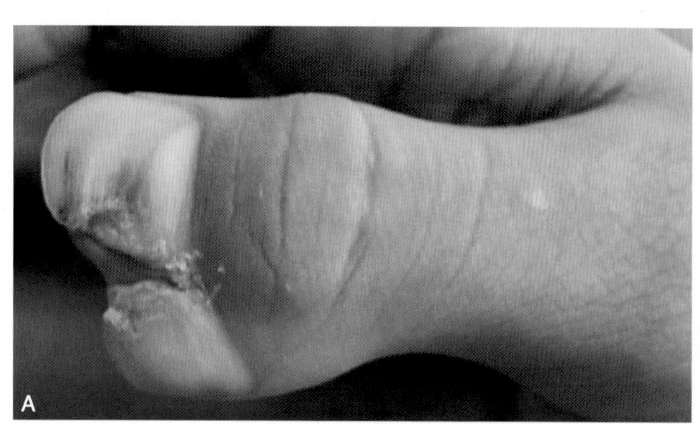

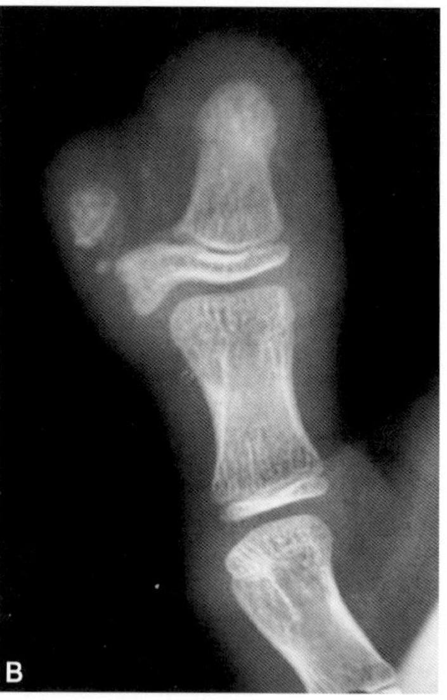

图 2-1-1 Ⅰ型病例 1

A. 主拇指与次拇指外形差异较大，各自有独立的指甲，远节尺偏（左侧）；B. X 线片显示，虽然指骨远端分开，但基底共用一个骨骺，重建时需手术切除部分桡侧骨骺板，远节指骨尺偏需行近节指骨远端桡侧闭合楔形截骨，以纠正远节手指的尺偏畸形

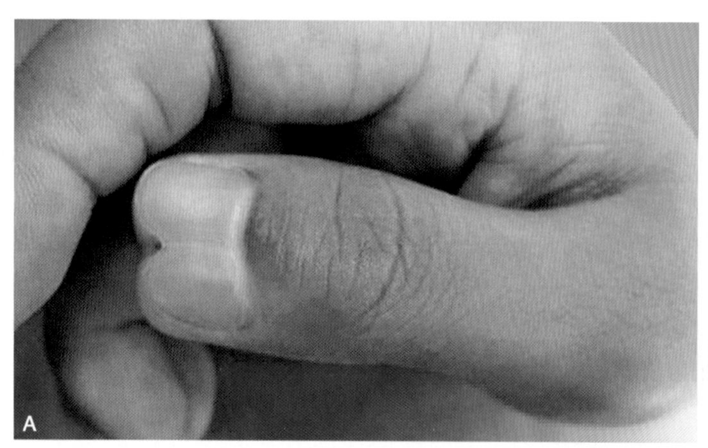

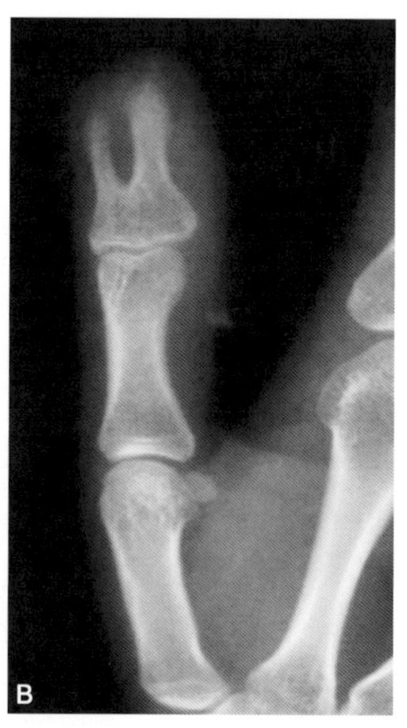

图 2-1-2 Ⅰ型病例 2

A. 主、次拇指外形差异较小，各自的指甲外形尚好且大小基本接近，融合在一起，可以选择切除任何一侧拇指，同时重建甲沟，或行主、次拇指融合；B. X 线片显示主次拇指远节指骨近端融合，远端分叉，分叉部分指骨大小差距较大，从 X 线片结果看，可以切除桡侧拇指，也可行主、次拇指融合

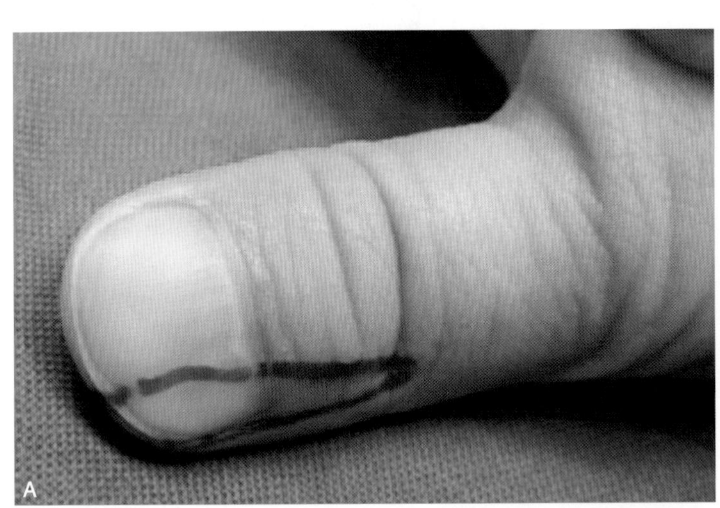

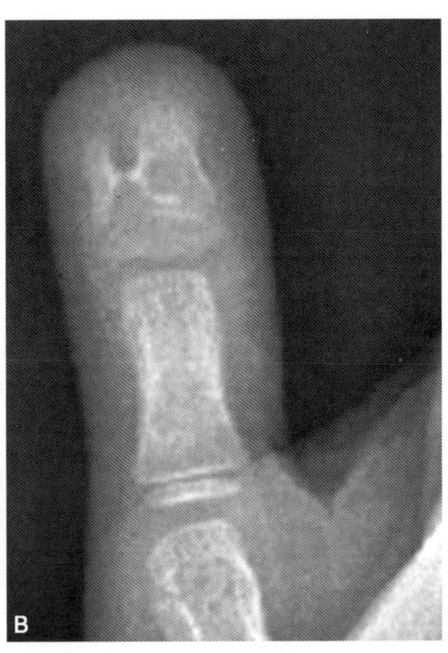

图 2-1-3　Ⅰ型病例 3

A. 体位像显示主、次拇指指甲完全融合在一起，似一个指甲，应选择切除桡侧赘拇，然后需重建甲沟，并尽可能与对侧对称；B. X 线片显示，远节指骨分叉，桡侧部分细小，切除容易，但切除后应注意保持主拇指基底桡侧骨骺板开放。由于远节指骨基底骨骺为不正常的倒 V 形，术后骨骺生长仍可能异常，导致保留下来的远节指骨偏斜，需进一步截骨矫正

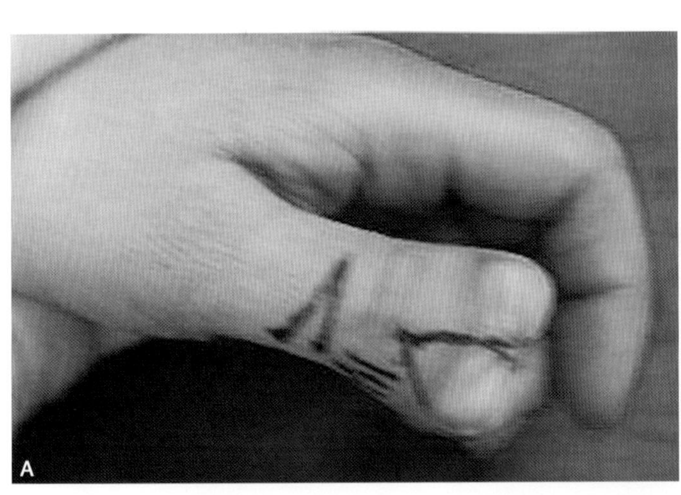

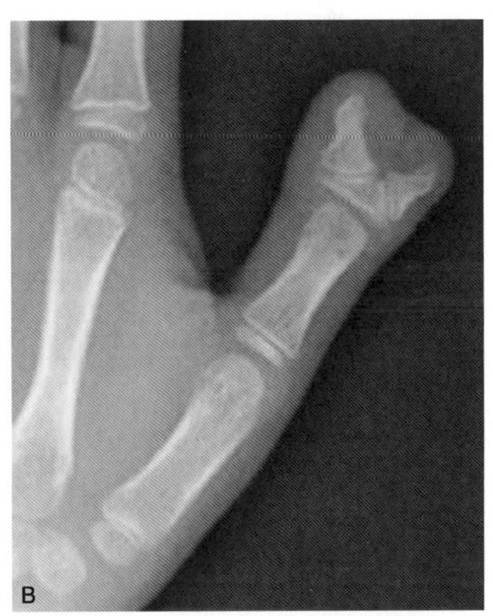

图 2-1-4　Ⅰ型病例 4

A. “镜影拇指”，主、次拇指外形及大小几乎一致；B. X 线片显示主、次拇指远节指骨几乎等大，是主、次拇指融合的适应证。也可切除桡侧拇指，保留尺侧拇指，同时行保留的尺侧远节指骨基底骨骺端的桡侧闭合楔形截骨，但需保护骨骺板

2. Ⅱ型 远节指骨完全分开，两个骨骺，近节指骨增宽，远端有两个关节面与近节指骨形成两个关节（图 2-1-5 ~ 图 2-1-11）。

3. Ⅲ型 双末节指骨，近节指骨不完全分裂，掌骨正常（图 2-1-12 ~ 图 2-1-19）。

4. Ⅳ型 双远节、近节指骨，双骨骺与掌骨构成 2 个掌指关节，掌骨较正常增宽（图 2-1-20 ~ 图 2-1-29）。

5. Ⅴ型 掌骨不全分裂，末节、近节指骨独立（图 2-1-30 ~ 图 2-1-36）。

6. Ⅵ型 主、次拇指完全独立，往往大小不等（图 2-1-37 ~ 图 2-1-45）。

7. Ⅶ型 又称三节拇指型，结构相对正常的拇指合并三节指骨的拇指，或两个三节拇指（图 2-1-46 ~ 图 2-1-51）。

8. 其他复杂的多拇指畸形（图 2-1-52 ~ 图 2-1-64）。

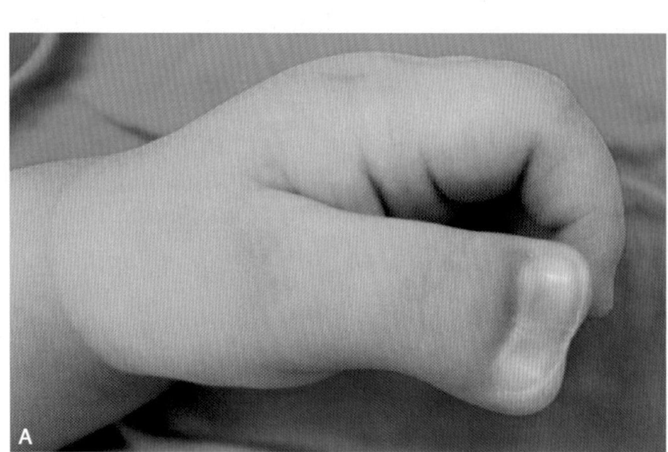
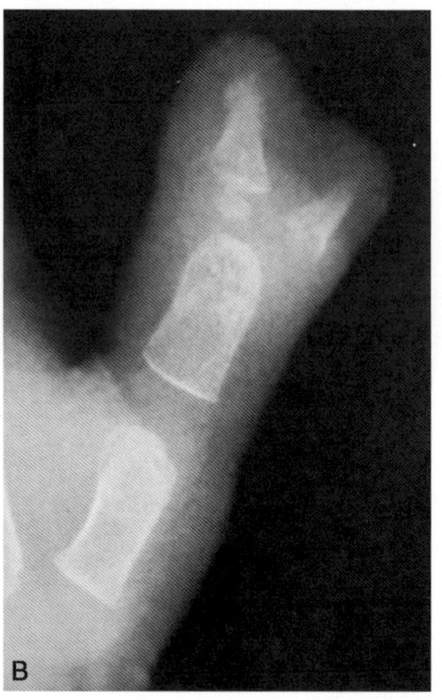

图 2-1-5 Ⅱ型病例 1

A. 主、次拇指外形及大小接近，尺侧拇指指甲稍大于桡侧拇指，指甲完全融合；B. 从 X 线片远节指骨的形态看，尺侧远节指骨发育好于桡侧，可以选择切除桡侧拇指，修复远侧指间关节关节囊和韧带，同时修复桡侧甲沟，也可行主、次拇指融合术

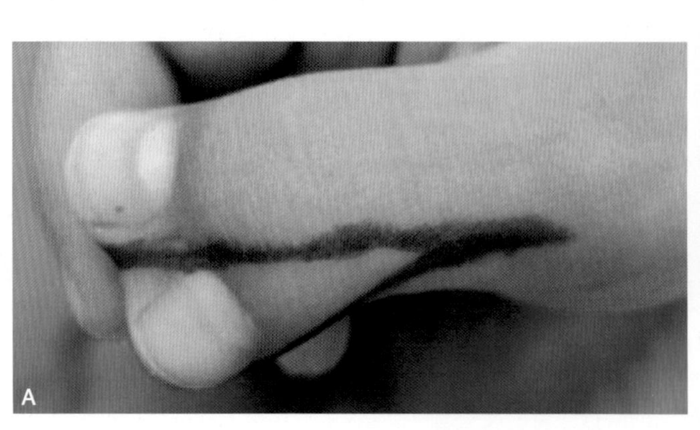
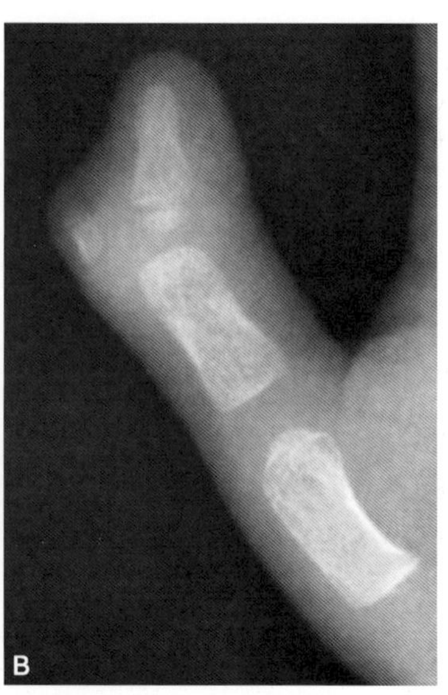

图 2-1-6 Ⅱ型病例 2

A. 主、次拇指指甲外形及大小接近；B. X 线片显示主、次拇指指骨完全分开，但桡侧指骨发育明显差于尺侧，可选择切除桡侧部分，同时行近节指骨远端桡侧楔形闭合截骨纠正骨关节力线，其次也可选择主、次拇融合，仅保留尺侧远节指骨即可

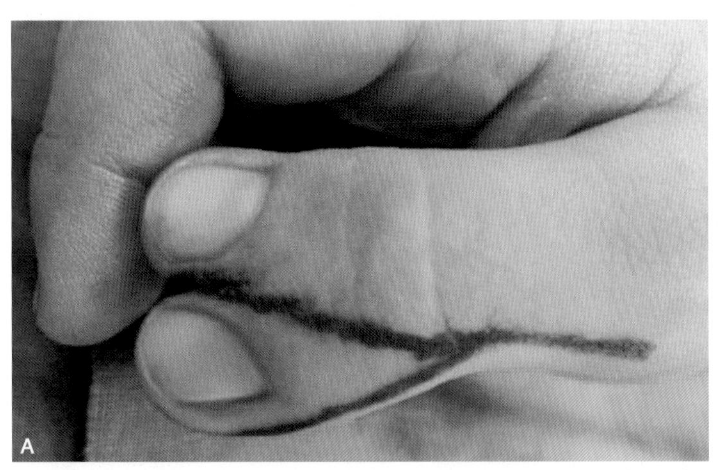

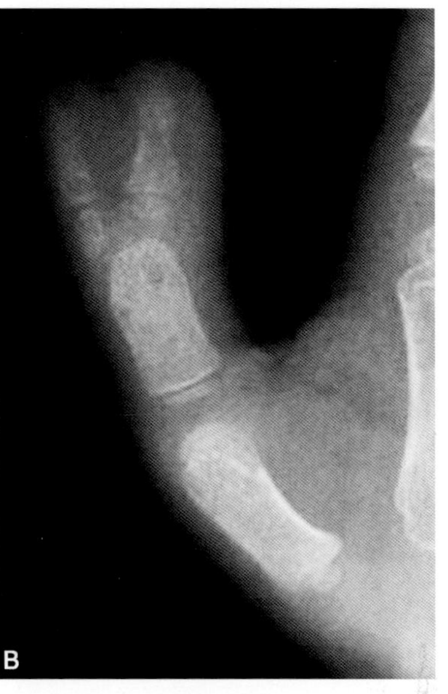

图 2-1-7 Ⅱ型病例 3

A. 主、次拇指外形、大小一致，选择主、次拇指融合术式为好；B. X 线片显示桡侧远节指骨近侧尚有一椭圆形骨（或发育不良的骨骺端），两者难以融合为一个规整的指骨，因此从 X 线片看，切除桡侧拇指为好，同时近节指骨远端桡侧行闭合楔形截骨纠正力线，但甲皱襞倾斜，需行甲板部分增容，以改善指甲外形，也可行主、次拇指融合，但骨骼处理较为困难

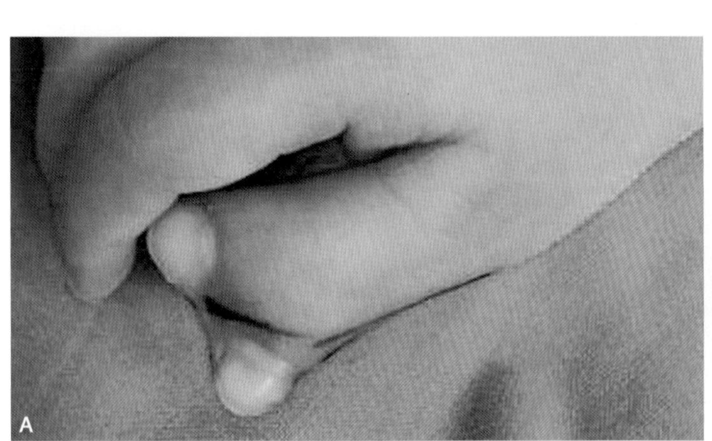

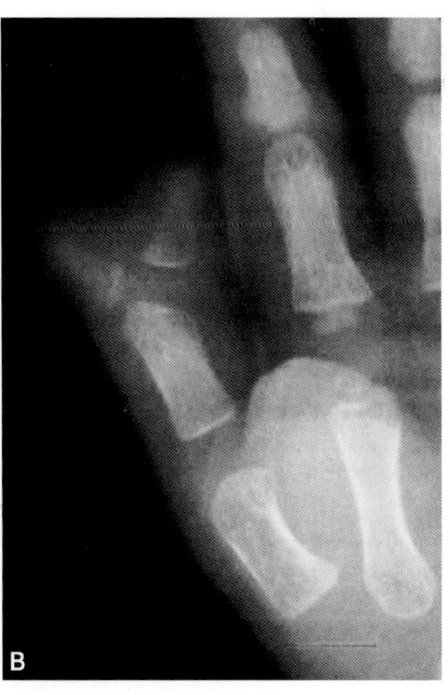

图 2-1-8 Ⅱ型病例 4

A. 主、次拇指指甲外形、大小接近，似可行主、次拇指融合术式；B. 从 X 线片看，虽两个远节指骨可以融合为一个规整的指骨，但近节指骨远端存在两个独立关节面，且两个关节面有明显成角，与融合后的远节指骨难以互相匹配，因此切除桡侧拇指，保留尺侧拇指（尺侧关节面发育较好），同时行近节指骨远端桡侧楔形闭合截骨纠正力线更为合理。如选择主、次拇指融合，也需要同时行近节指骨截骨纠正骨关节力线

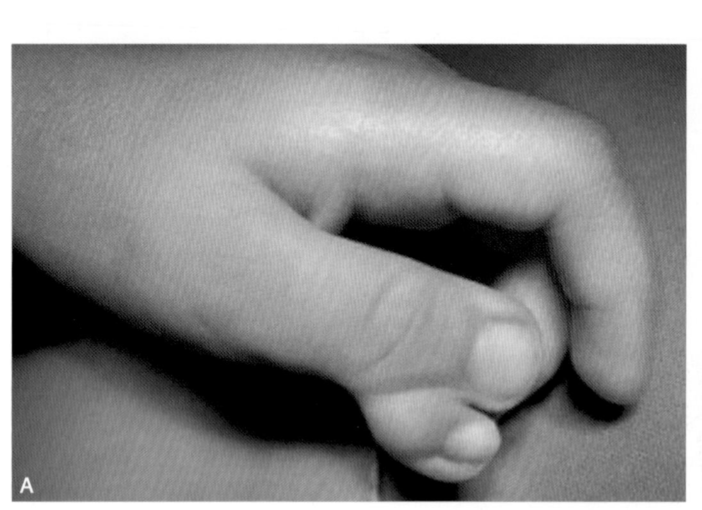

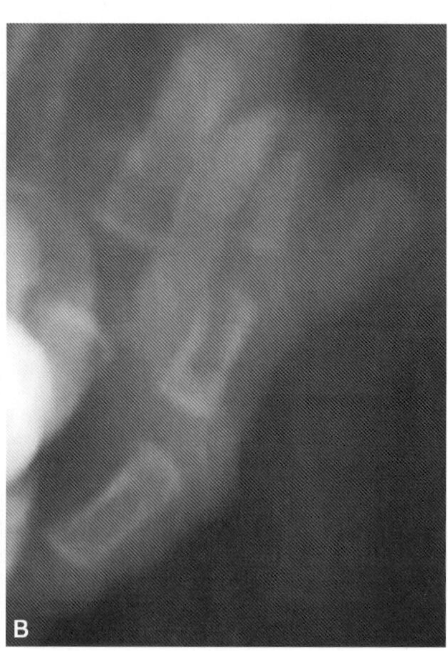

图 2-1-9 Ⅱ型病例 5

A. 主、次拇指外形相差较大；B. X 线片显示，桡侧拇指远节指骨发育极差，切除桡侧部分为唯一选择

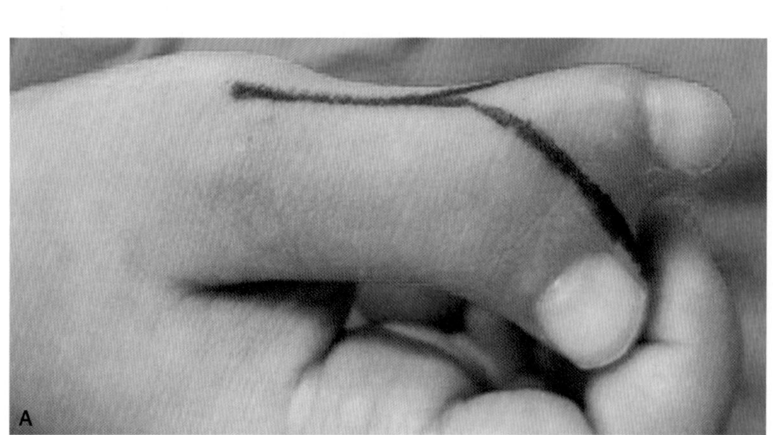

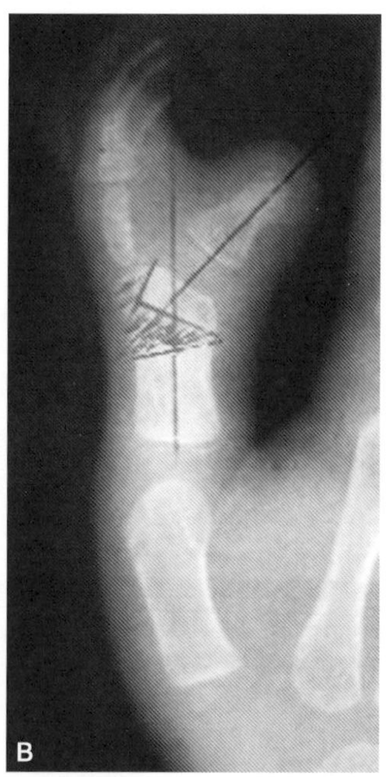

图 2-1-10 Ⅱ型病例 6

A. 主、次拇指指甲外形、大小相近，但侧偏明显；B. X 线片显示桡侧拇指远节指骨为两节（近侧为发育不良骨骺端或为中节指骨），且细小，不适宜保留，因此选择切除桡侧部分，保留之尺侧拇指近节指骨远端关节面倾斜严重，可行近节指骨远端桡侧闭合楔形截骨纠正力线

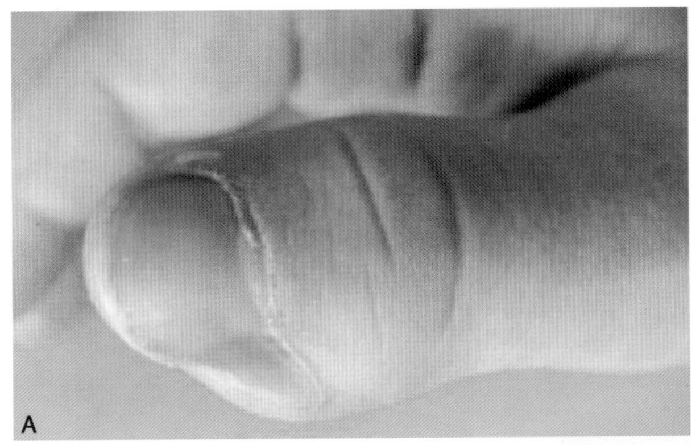

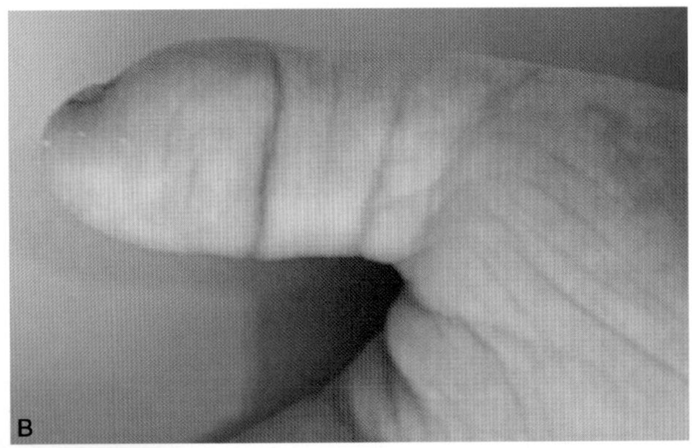

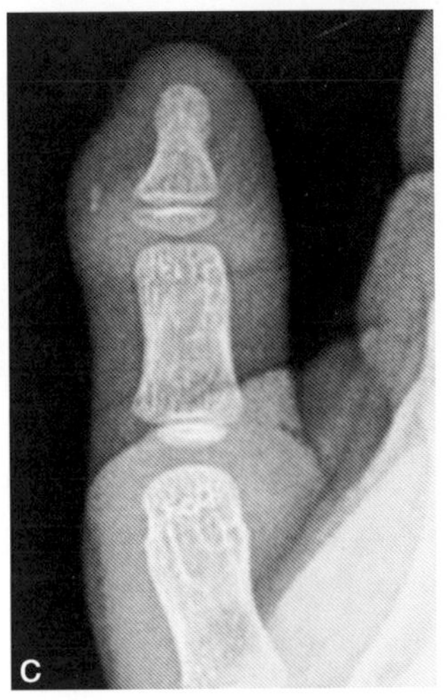

图 2-1-11 Ⅱ型病例 7

A. 主、次拇指外形及大小相差十分明显，指甲融合一起；B. 掌侧面；C. X 线片显示桡侧拇指远节指骨仅为细小骨片，选择治疗较为容易，切除桡侧拇指后需重建甲沟，保留的尺侧拇指力线好，不需要截骨

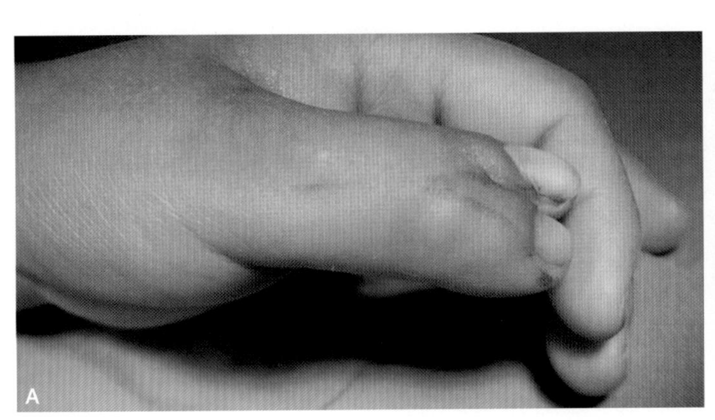

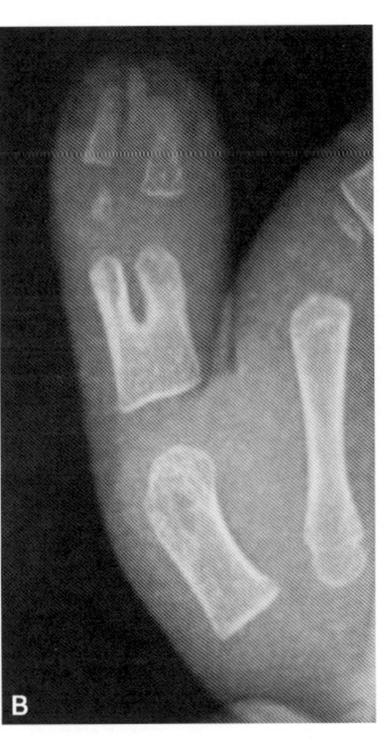

图 2-1-12 Ⅲ型病例 1

A. 主、次拇指外形及大小接近，可以选择主、次拇指融合术式；B. X 线片显示桡侧末节指骨较小，其近端可见一个细小骨，与尺侧远节指骨难以融合为一个规整的指骨，尺侧拇指骨关节形态及力线均可，因此切除桡侧拇指保留尺侧拇指更合理

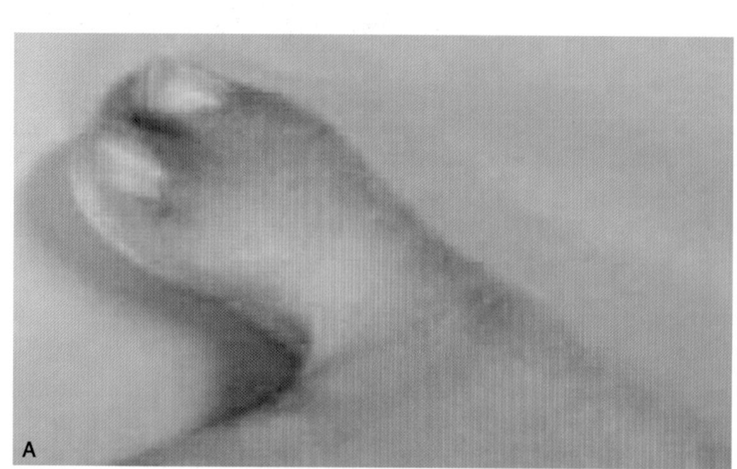

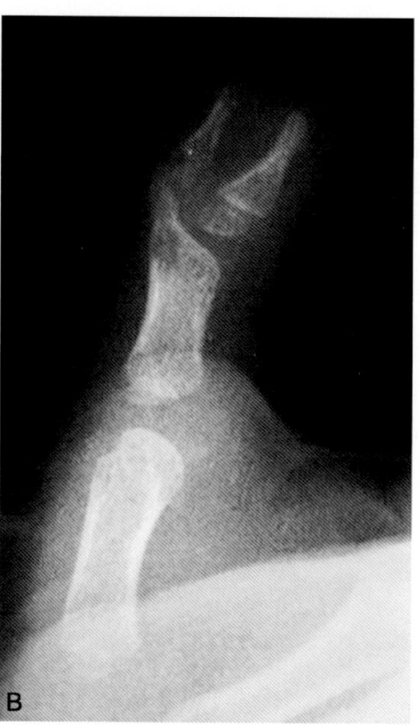

图 2-1-13 Ⅲ型病例 2

A. 左侧多拇指畸形，主、次拇指指甲外形、大小接近，可选择主、次拇指融合；B. X 线片显示桡侧拇指远节指骨明显较尺侧小，近节指骨远端桡侧伸出一细小骨突与桡侧拇指远节相连，其关节面严重倾斜，选择桡侧拇指切除加近节指骨远端桡侧楔形闭合截骨为宜，此例或也可归在Ⅱ型

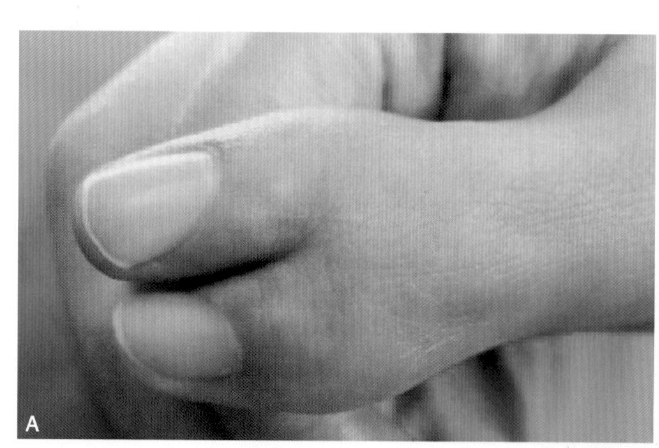

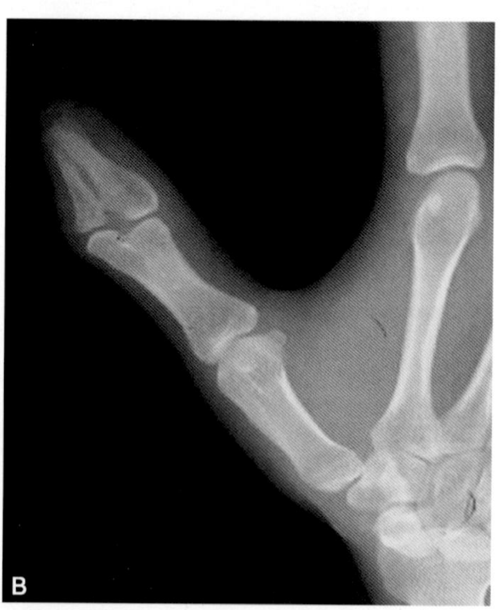

图 2-1-14 Ⅲ型病例 3

A. 右侧拇指多指，末节完全分离，指甲皱襞发育不良（此例为成人）；B. X 线片显示与图 2-1-13 病例相似，可切除桡侧拇指，保留之尺侧拇指力线好，因此不需要近节指骨截骨，保留的尺侧拇指应行部分甲增容，以改善指甲外形，同时修复指间关节桡侧关节囊韧带

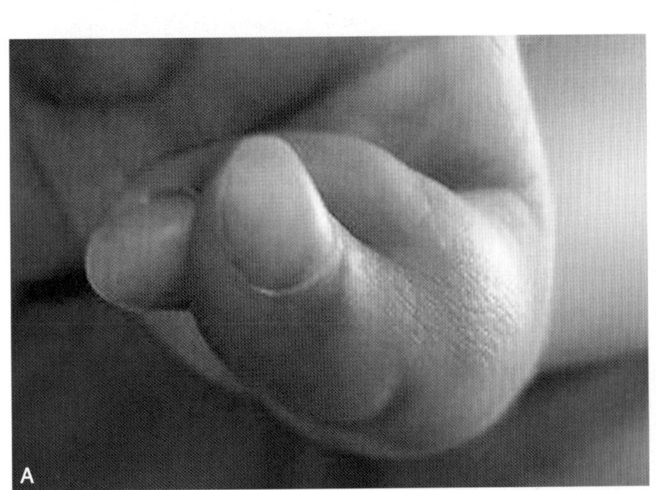

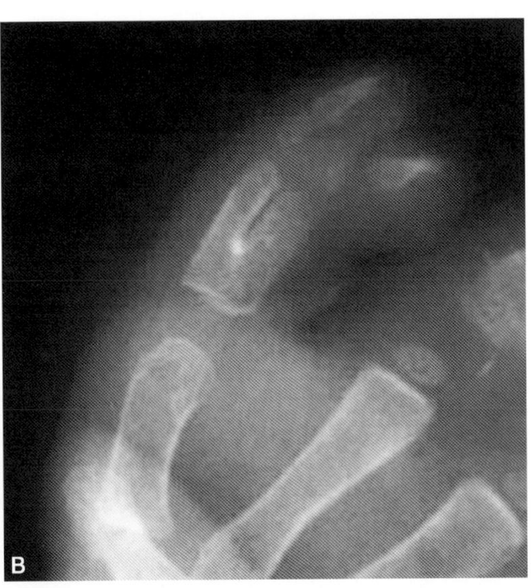

图 2-1-15 Ⅲ型病例 4

A. 右拇指多指，主、次拇指相互交叉，提示各自的拇长屈肌腱止点偏移，即桡侧拇指指屈肌腱偏尺侧，尺侧拇指指屈肌腱偏桡侧，保留的拇指需行肌腱止点移位；B. X 线片提示可选择切除桡侧拇指，但保留尺侧拇指需行拇长屈肌腱止点尺侧移位重建，或桡侧拇指拇长屈肌腱止点缝合固定在保留的尺侧拇指远节基底尺掌侧，以确保保留其指间关节应力平衡，减少偏斜复发

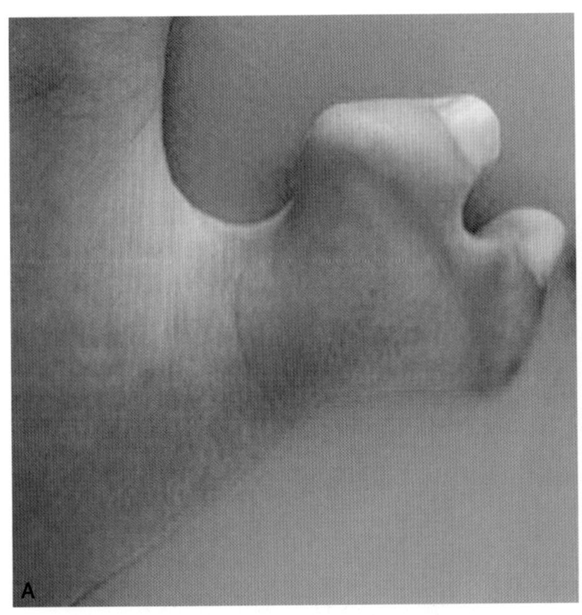

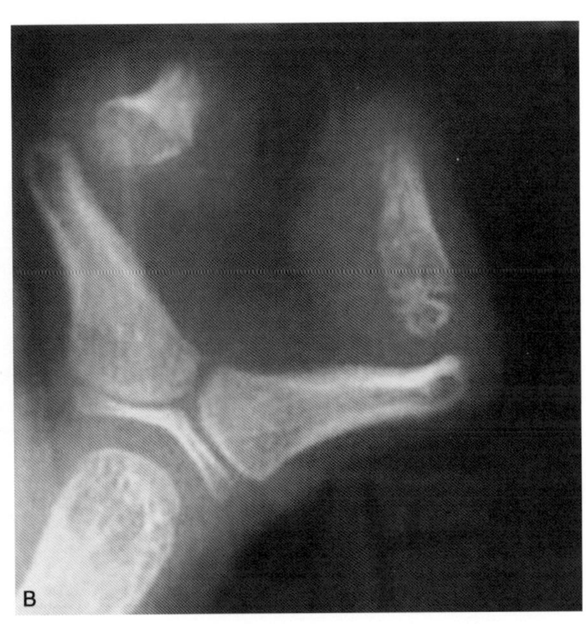

图 2-1-16 Ⅲ型病例 5

A. 左手"蟹爪"样多拇指，桡侧拇指较小；B. X 线片显示分离的近节指骨共用一个宽阔的骨骺，选择切除桡侧拇指及其对应的骨骺，保留的尺侧拇指近节指骨基底，楔形截骨纠正尺偏畸形。掌指关节向桡侧复位、指间关节复位，同时行关节囊和侧副韧带紧缩。拇长屈肌腱止点向尺侧移位进行止点重建，或桡侧拇指拇长屈肌腱止点缝合固定在保留的尺侧拇指远节基底尺掌侧，成人可考虑指间关节融合，此例拇指蹼狭小，二期仍需重建

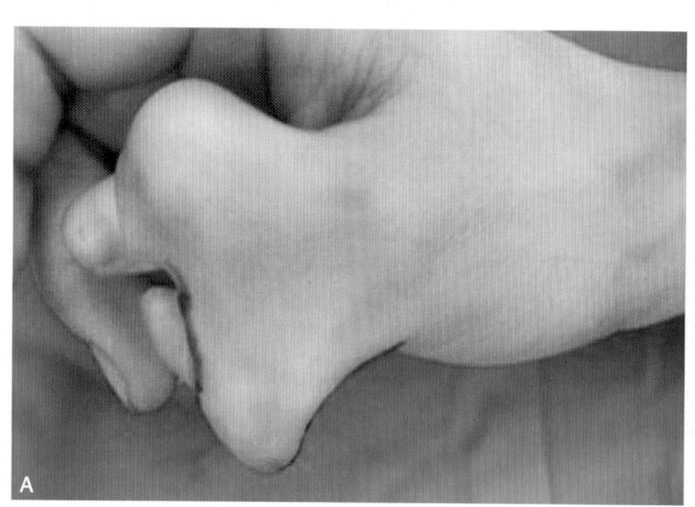

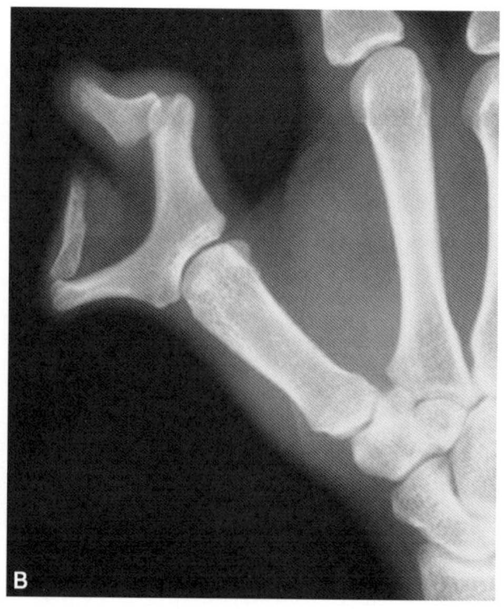

图 2-1-17　Ⅲ型病例 6

A. 右手(成人)“蟹爪”样多拇指,桡侧拇指外形差;B. X线片显示指骨骨骺已完全融合,可选择切除桡侧拇指,保留的尺侧拇指近节指骨基底桡侧楔形截骨,指间关节可选择融合固定于功能位

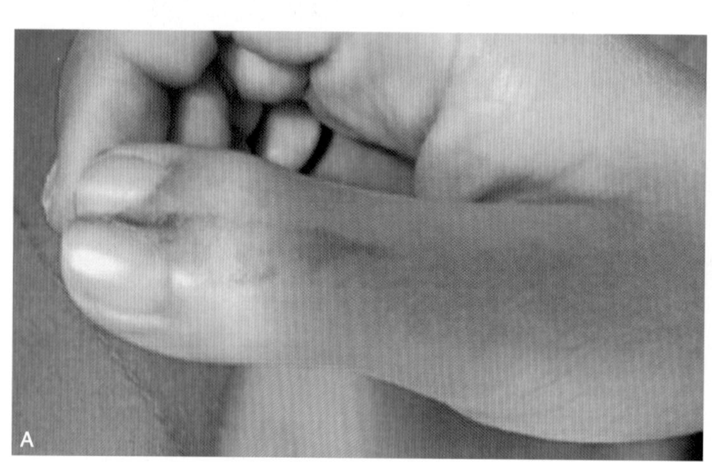

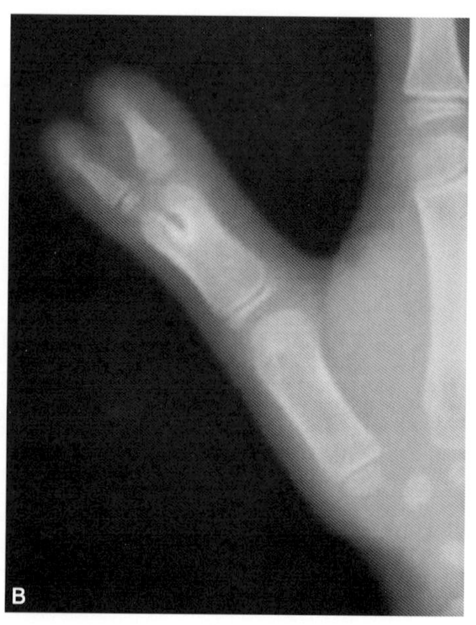

图 2-1-18　Ⅲ型病例 7

A. 右侧多拇指,主、次拇指对称;B. X线片显示近节指骨分叉位于远端,远节桡、尺侧指骨骨骺对称,近节指骨远端桡、尺侧对称,可选择主、次拇指融合术式,或切除一侧拇指保留另一侧拇指也可

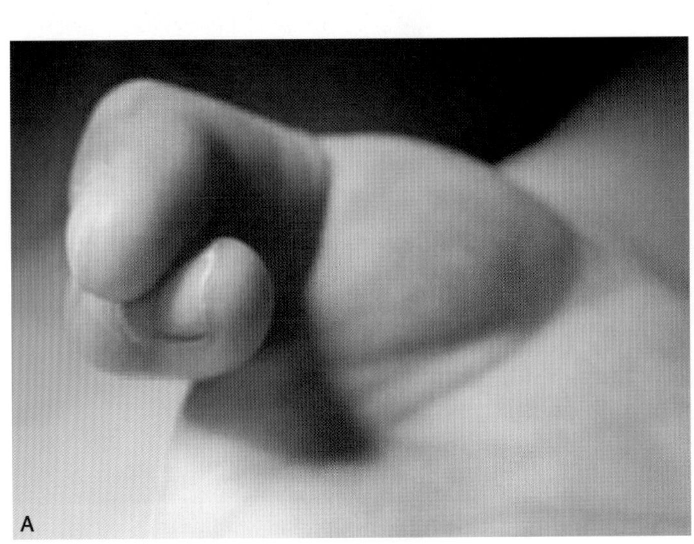
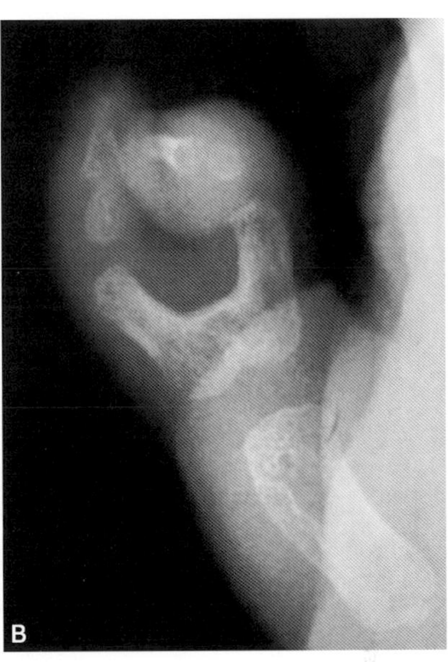

图 2-1-19 Ⅲ型病例 8

A. 右侧多拇指，主、次拇指交叉明显；B. X 线片显示，也可归类于Ⅶ型，可切除其中一侧拇指，保留的近节指骨基底需楔形截骨，远侧指间关节复位后关节囊侧副韧带紧缩缝合，是否行拇长屈肌腱止点移位重建应视术中探查情况决定，成人建议行指间关节融合

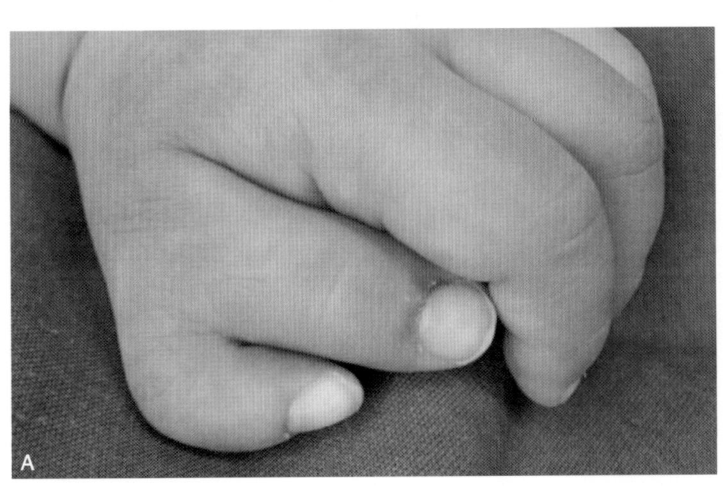
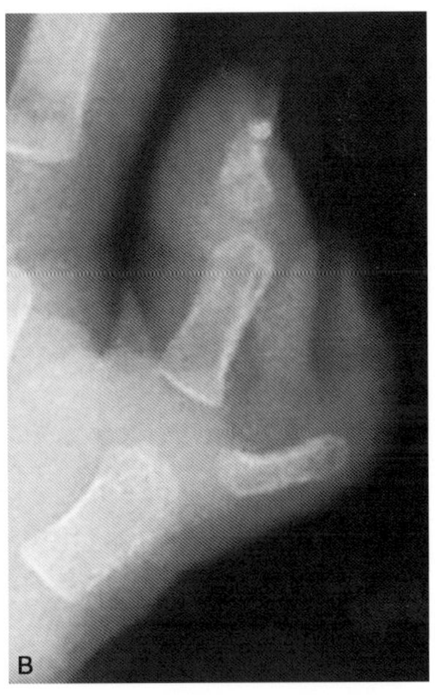

图 2-1-20 Ⅳ型病例 1

A. 左手多拇指，主、次拇指外形及大小相差较大；B. X 线片显示桡侧拇指骨关节结构明显发育不良，应切除桡侧拇指，术中重建保留的尺侧拇指的拇短展肌止点并紧缩掌指关节桡侧关节囊和侧副韧带

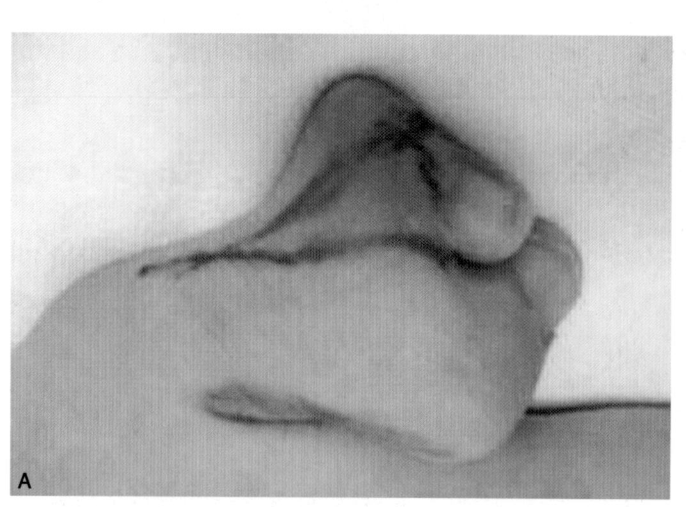
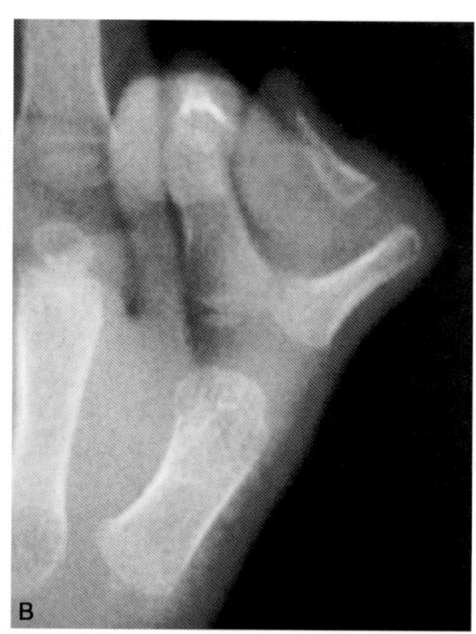

图 2-1-21 Ⅳ型病例 2

A. 右侧“蟹爪”样多拇指，桡侧发育较小；B. X 线片显示尺侧拇指指骨发育显然好于桡侧，选择切除桡侧拇指，掌骨远端行桡侧闭合楔形截骨，尺侧拇指拇长屈肌腱止点由桡侧移位于尺掌侧，如桡侧拇指拇长屈肌腱存在，也可将其移位于尺掌侧指间关节复位后行尺侧关节囊及侧副韧带紧缩缝合，也可同时行近节指骨远端尺侧楔形截骨，纠正指间关节桡偏畸形，拇短展肌止点需重建，成人可选择指间关节融合

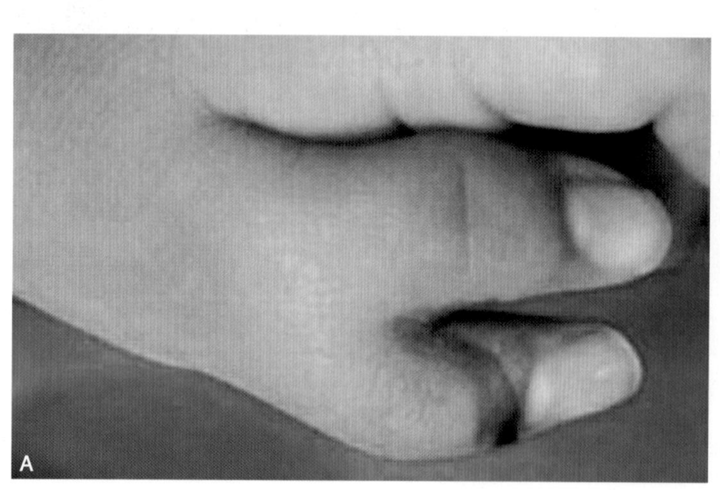
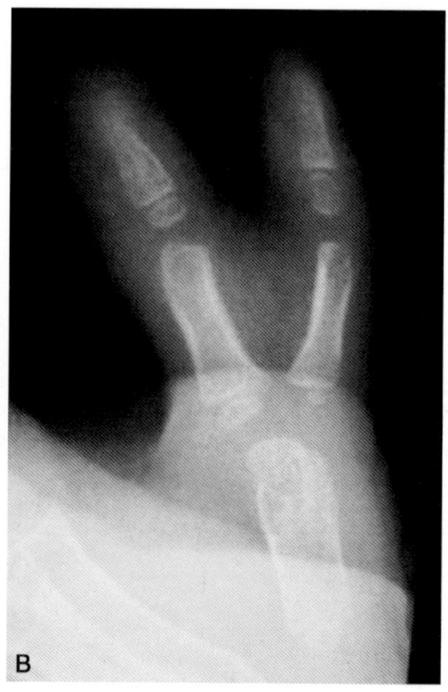

图 2-1-22 Ⅳ型病例 3

A. 左侧多拇指，主、次拇指外形及大小基本对称；B. X 线片显示桡侧拇指为三节指骨（也可认为是远节指骨发育不良之骨骺端），且近节指骨骨骺发育不良，选择桡侧拇指切除，术中需探查保留的尺侧拇指拇长屈肌腱止点有无桡侧偏移，如有可行止点尺侧移位，同时重建拇短展肌

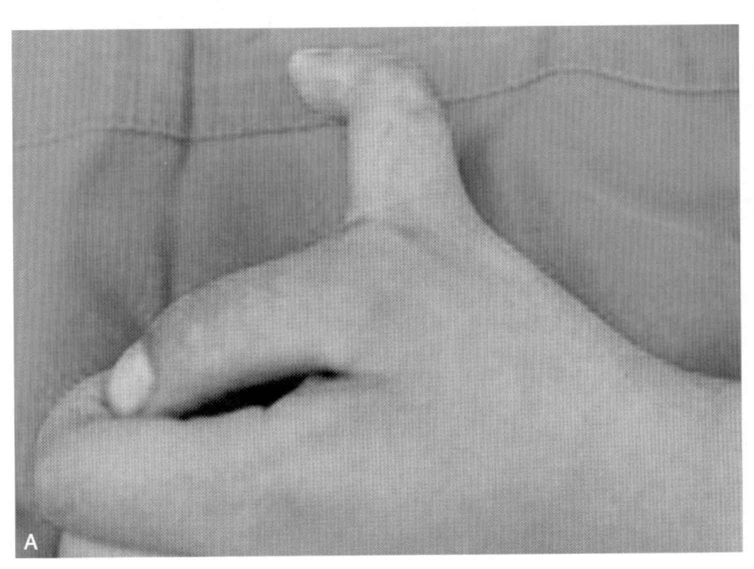

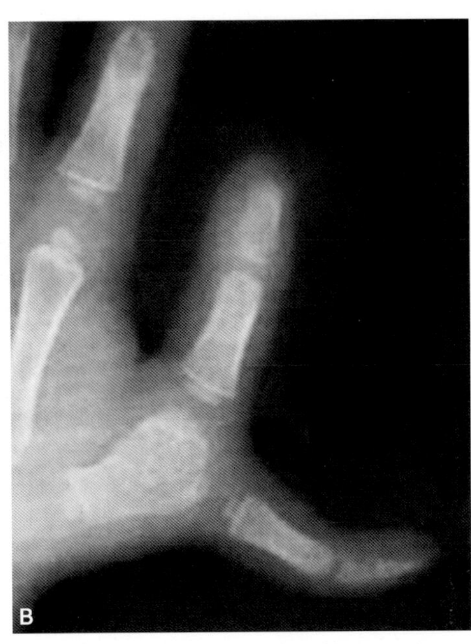

图 2-1-23 Ⅳ型病例 4

A. 左侧多拇指，主拇指与次拇指在掌指关节水平呈直角，桡侧拇指细小，尺侧拇指外形好；B. X 线片显示近节指骨以远完全分离，掌骨远端膨大，有两个关节面，切除桡侧拇指时应修整膨大之掌骨远端，完整保留尺侧的关节面，同时行掌骨远端桡侧楔形闭合截骨纠正掌骨力线，紧缩关节囊韧带，并重建拇短展肌止点

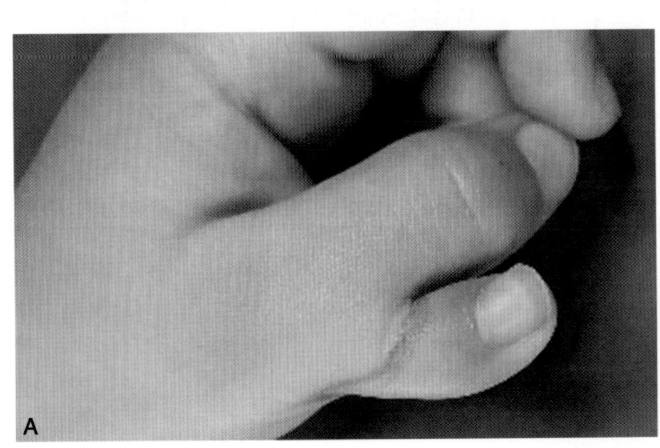

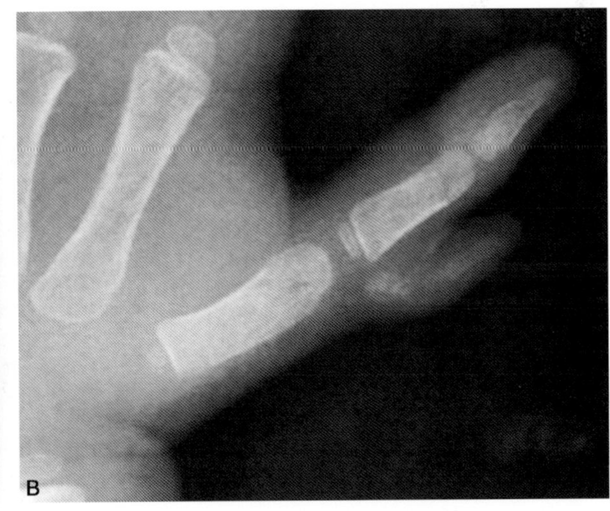

图 2-1-24 Ⅳ型病例 5

A. 左拇指多指，主、次拇指外形及大小差距明显；B. X 线片显示桡侧拇指骨关节结构发育极差，尺侧拇指骨关节结构发育和力线均良好，切除桡侧部分即可，注意拇短展肌止点的重建

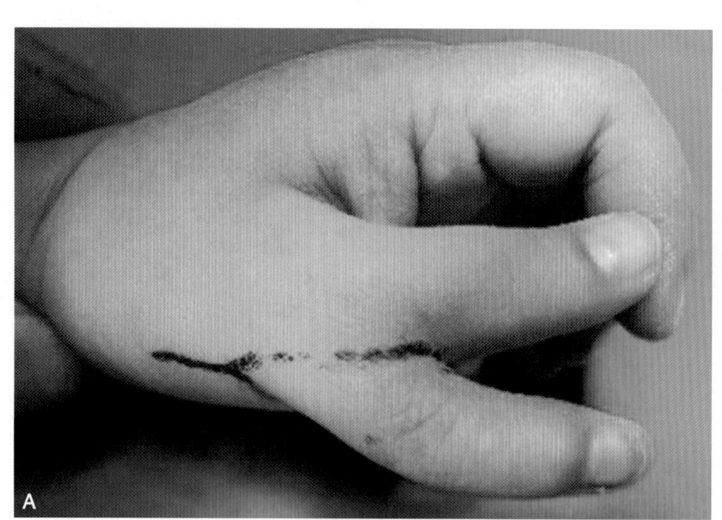

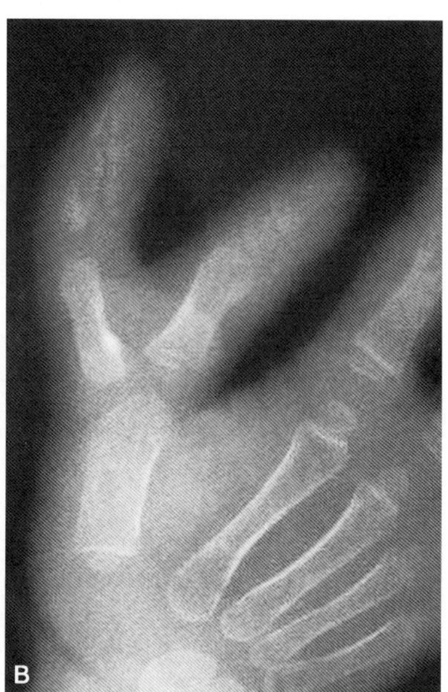

图 2-1-25 Ⅳ型病例 6

A. 左侧多拇指，外形上看，主、次拇指都比较细长，尺侧拇指发育更好；B. X 线片显示主、次拇指均为三节指骨（也可认为是远节指骨发育不良的骨骺端），尺侧拇指骨关节发育较好，力线基本正常，也可将其归为Ⅶ型，无论哪一型，治疗无区别。切除桡侧拇指，保留尺侧拇指。保留的尺侧拇指在指间关节水平有轻度尺偏畸形，手术后随着生长发育仍可能畸形加重，可能需二期进一步截骨矫形，术后佩带支具可控制畸形发展

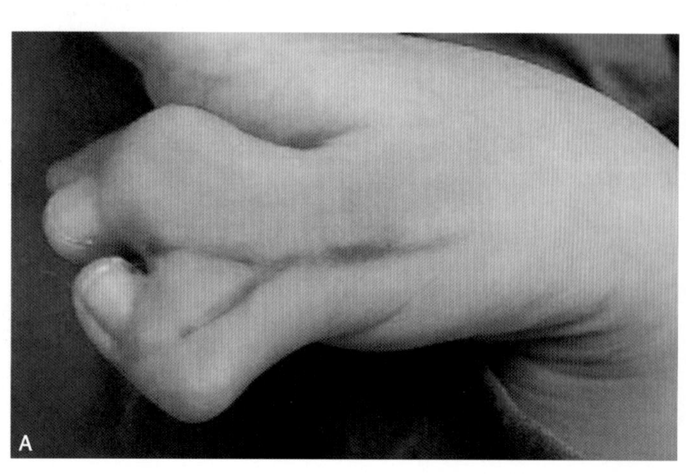

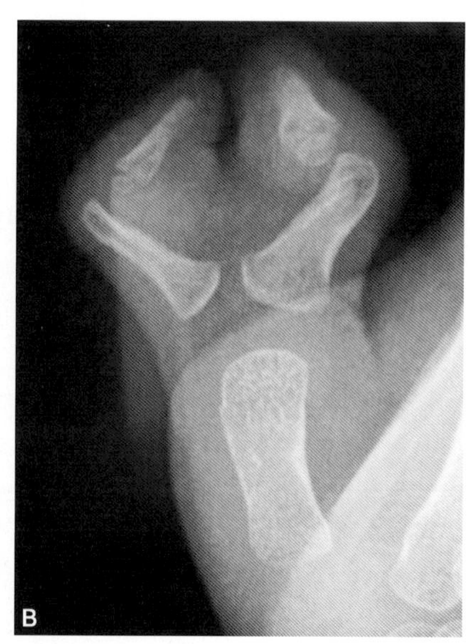

图 2-1-26 Ⅳ型病例 7

A. 右侧"蟹爪"样多拇指，尺侧拇指发育细小；B. X 线片显示桡侧拇指骨关节结构发育差，选择切除桡侧拇指，保留的尺侧拇指近节指骨近端桡侧行楔形截骨纠正力线，指间关节复位，同时紧缩关节囊和侧副韧带，拇长屈肌腱止点移位于尺掌侧，拇短展肌止点重建，成人时可融合指间关节

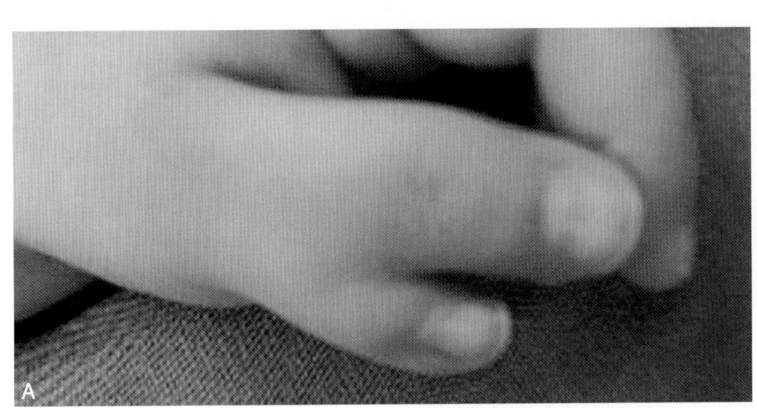

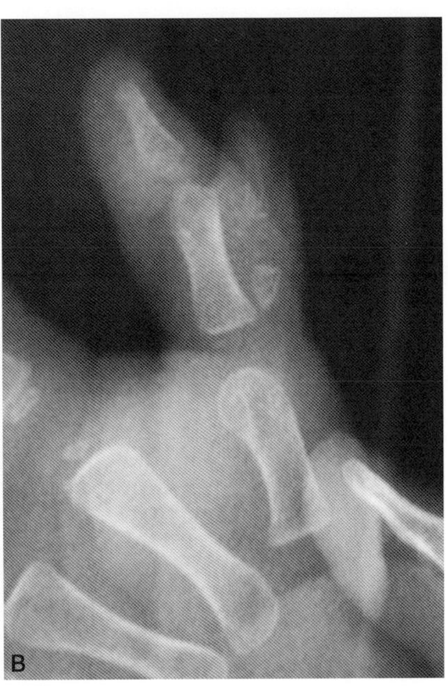

图 2-1-27 Ⅳ型病例 8

A. 左手多拇指,主、次拇指外形差异明显,尺侧拇指发育良好;B. X 线片显示桡侧拇指骨关节结构发育极差,而尺侧拇指骨关节结构发育良好,可选择切除桡侧部分,但仍需重建拇短展肌止点,或部分拇短展肌止点重建

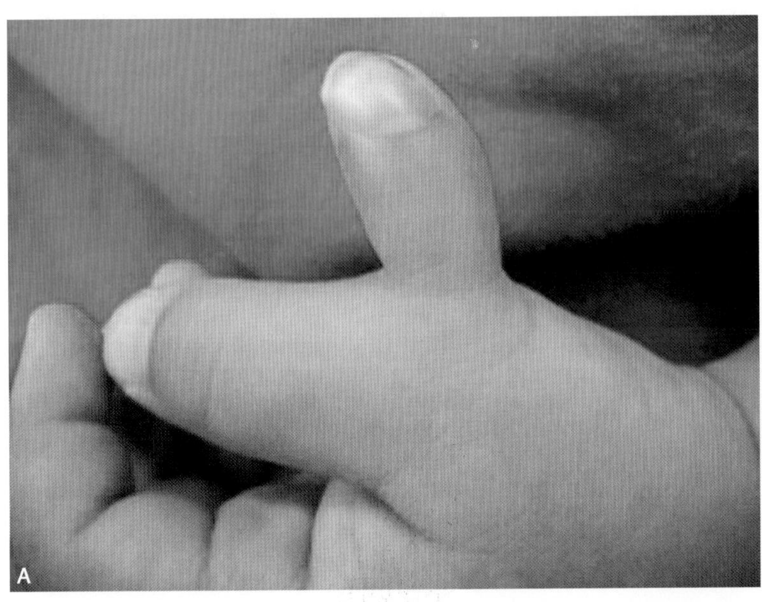

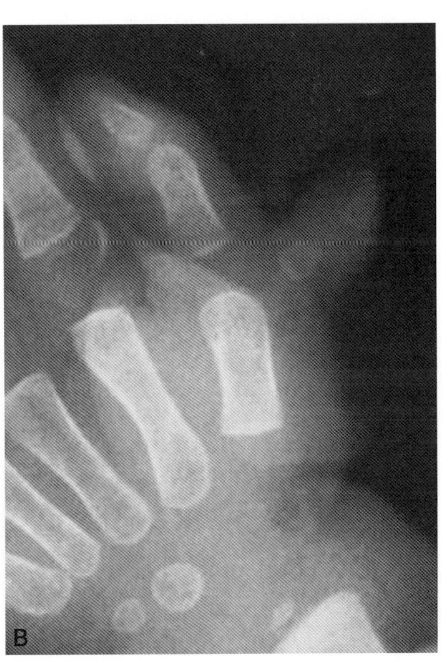

图 2-1-28 Ⅳ型病例 9

A. 左侧多拇指,桡侧拇指外形发育差;B. X 线片显示桡侧拇指骨关节结构发育极差,选择切除桡侧拇指,尽管治疗方案容易制订,但往往切除后容易忽略拇短展肌的重建

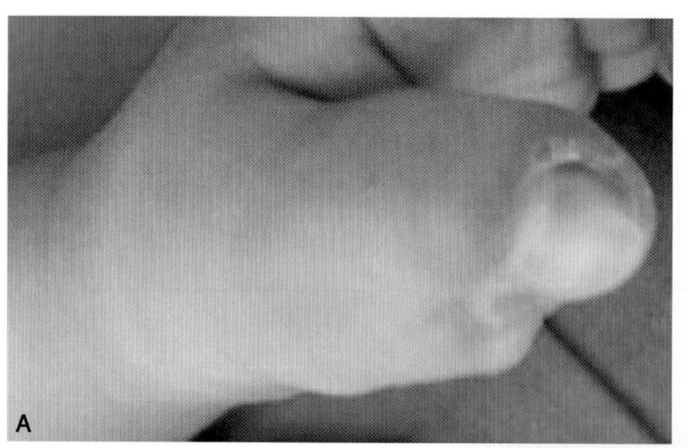
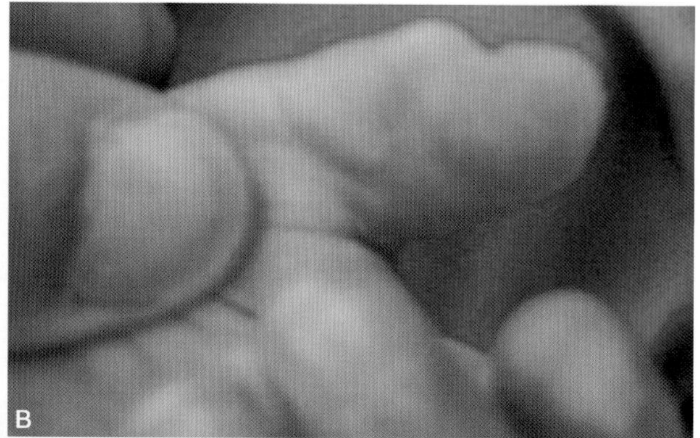
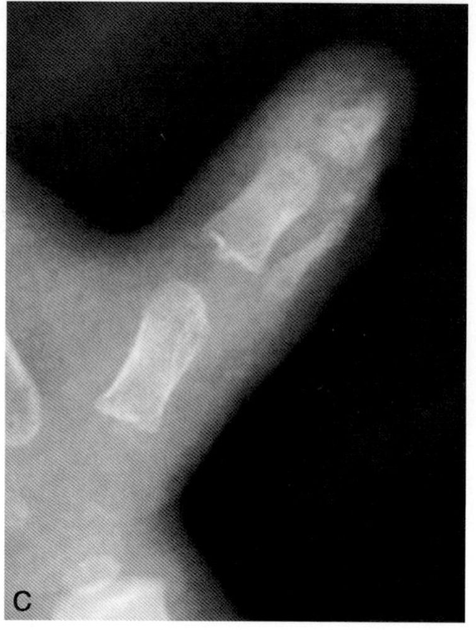

图 2-1-29 Ⅳ型病例 10

A. 左侧多拇指，主、次拇指融为一体，尺侧拇指远节桡偏，桡侧拇指发育严重不良，无指甲发育；B. 掌面观；C. X 线片显示尺侧拇指骨关节结构发育良好，桡侧拇指仅为纤细骨条，选择桡侧拇指切除，尺侧拇指近节指骨远端行尺侧楔形截骨，可纠正指间关节桡偏

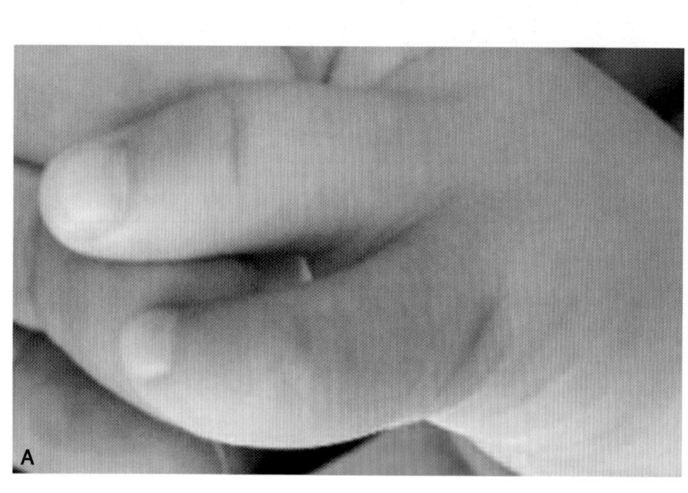
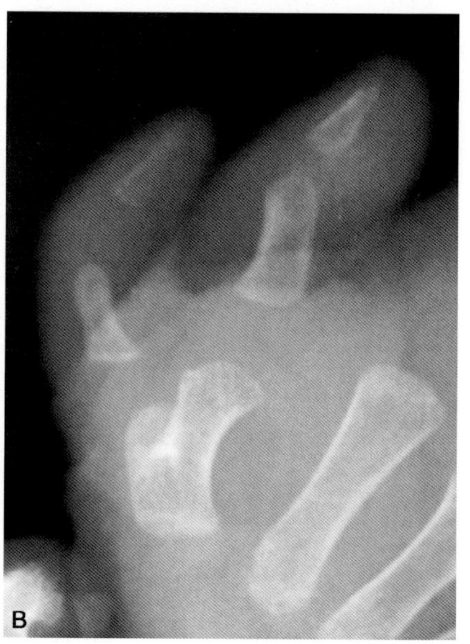

图 2-1-30 Ⅴ型病例 1

A. 右侧多拇指，桡侧拇指较尺侧部分细小、侧偏，指甲也小，尺侧拇指发育尚好；B. X 线片显示掌骨近中段分叉，分叉远端尺侧掌骨向尺侧偏斜，桡侧拇指骨关节结构发育差，切除桡侧拇指后，需在掌骨近端桡侧楔形闭合截骨纠正掌骨力线，同时需行拇短展肌重建

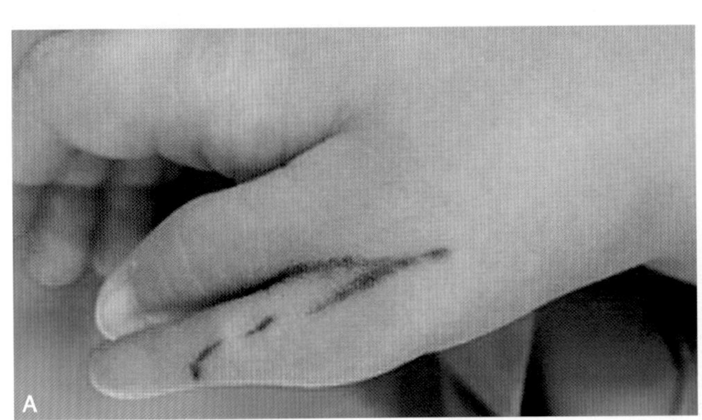

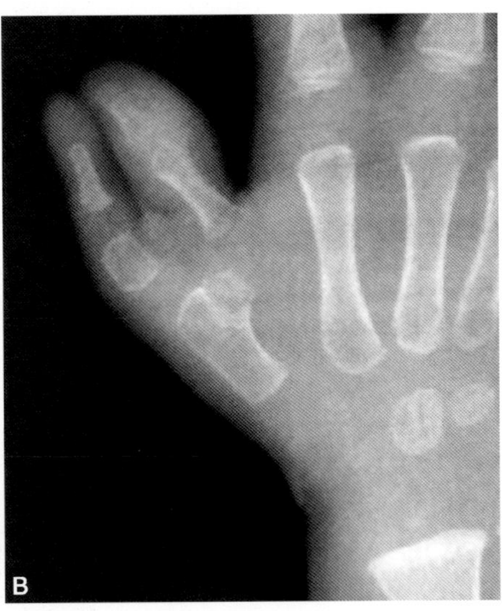

图 2-1-31 Ⅴ型病例 2

A. 右侧多拇指，主、次拇指外形差异较大，桡侧拇指发育差，无指甲发育；B. X 线片显示掌骨在远端不全分叉，桡侧拇指的掌指关节发育好，尺侧拇指的指间关节及指骨发育好，适合行近节指骨水平的主、次拇指交互移位手术。保留桡侧发育好的掌指关节及尺侧拇指发育好的指间关节，修整掌骨远端尺侧关节面，掌指关节尺侧关节囊及侧副韧带修复紧缩，同时注意保护或修复拇内收肌附着点以免捏物时掌指关节尺侧不稳定发生，移位的尺侧拇指如肌腱缺如，可将桡侧拇指的肌腱进行移位

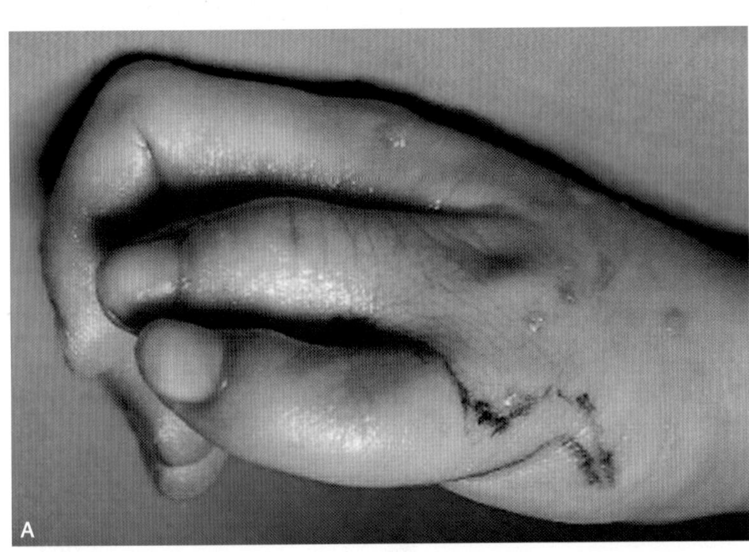

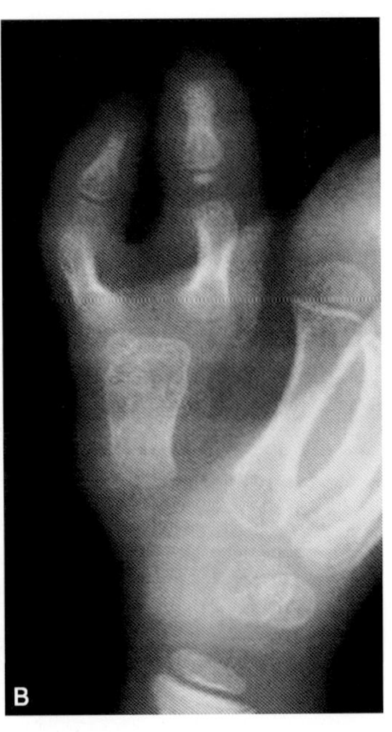

图 2-1-32 Ⅴ型病例 3

A. 右侧多拇指，多拇指大小及外形接近，但桡侧拇指明显偏斜，指甲外形较尺侧拇指差；B. X 线片显示掌骨远端桡侧关节面仅有少许的分叉与桡侧多拇指相关联，且关节面严重倾斜，尺侧拇指掌指关节发育较好，因此选择切除桡侧拇指，修整掌骨远端桡侧，尺侧拇指的近节指骨基底需适当向桡侧复位，并重建拇短展肌止点和修复掌指关节桡侧关节囊和侧副韧带

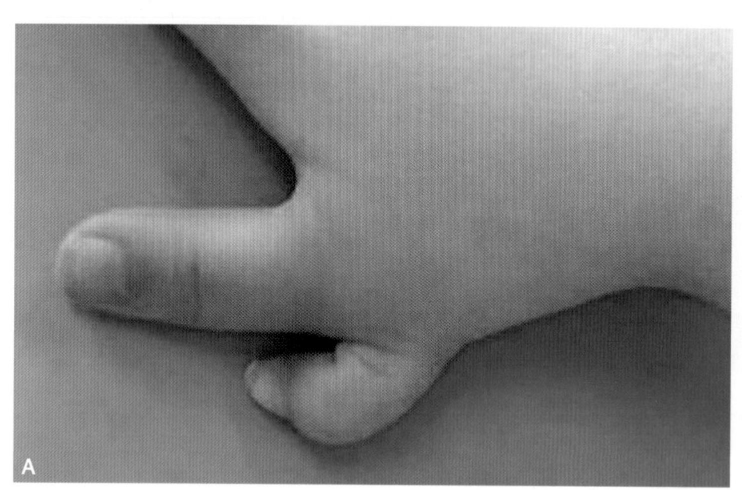
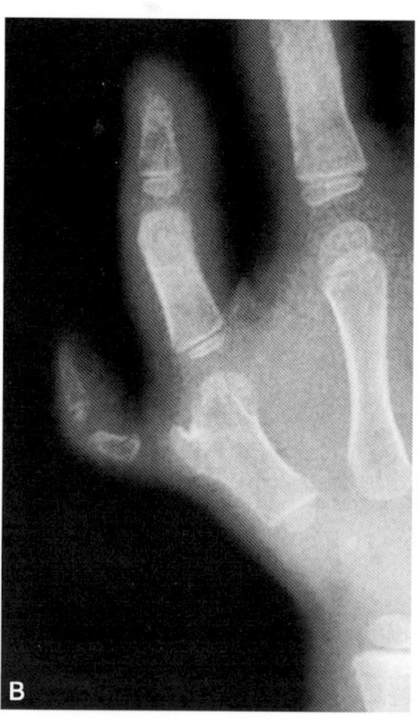

图 2-1-33 Ⅴ型病例 4

A. 右侧多拇指，桡侧拇指发育极差，尺侧拇指外形发育良好；B. X 线片显示桡侧拇指骨关节发育极差，发育好的尺侧拇指掌骨头尺偏，切除桡侧拇指后需在掌骨颈水平行桡侧楔形闭合截骨，纠正力线，拇短展肌止点重建也是必需的

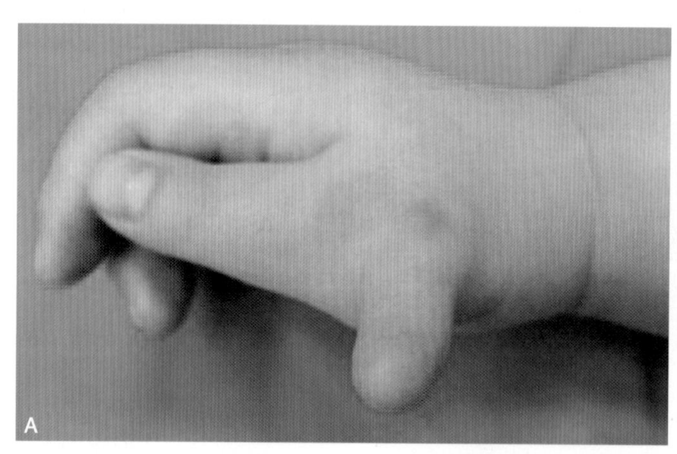
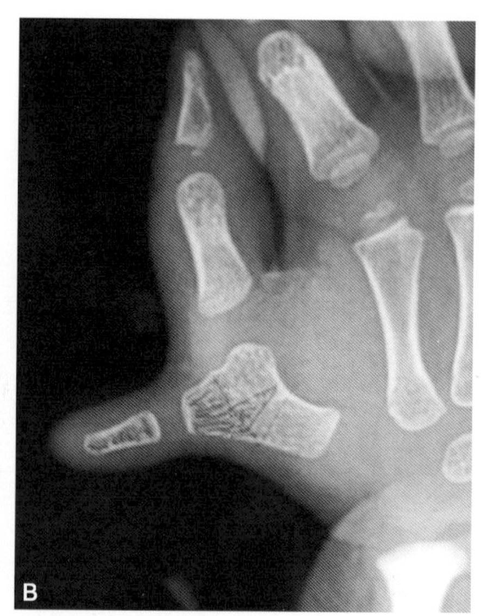

图 2-1-34 Ⅴ型病例 5

A. 右侧多拇指，桡侧多拇指发育极差，无指甲，尺侧拇指发育良好，但掌指关节水平尺偏明显；B. X 线片显示掌骨远端宽大且不全分叉，选择切除桡侧拇指，修整宽大的掌骨远端，掌骨远端桡侧楔形闭合截骨纠正力线，修复掌指关节桡侧关节囊及侧副韧带，重建拇短展肌止点

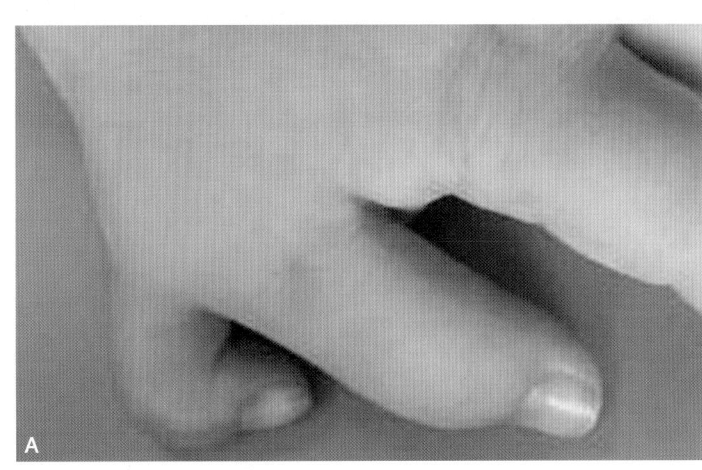

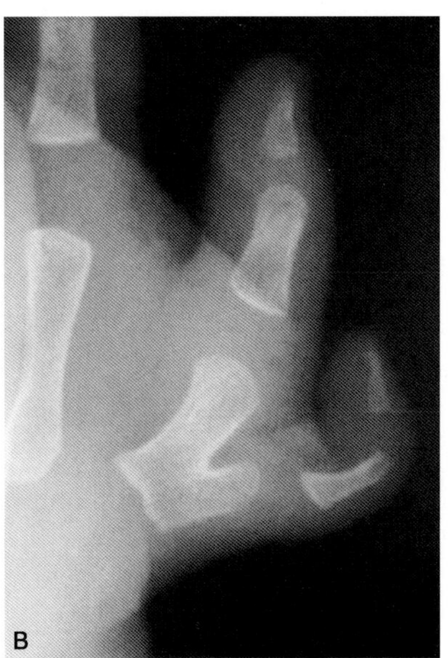

图 2-1-35　Ⅴ型病例 6

A. 左侧多拇指，主、次多拇指外形及大小相差较大；B. X 线片显示多拇指分叉位于掌骨近端，选择切除桡侧拇指，可在掌骨近端桡侧楔形闭合截骨，同时修复第一腕掌关节关节囊及韧带，确保腕掌关节稳定性良好，有时拇短展肌也需修复重建，操作中注意勿损伤拇长展肌腱止点

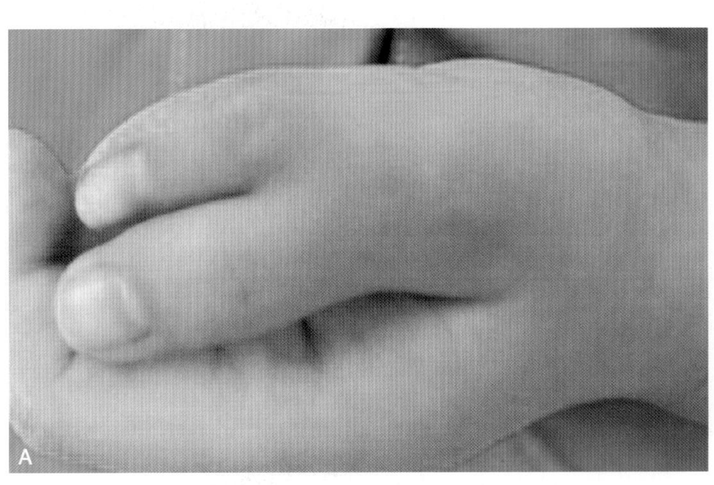

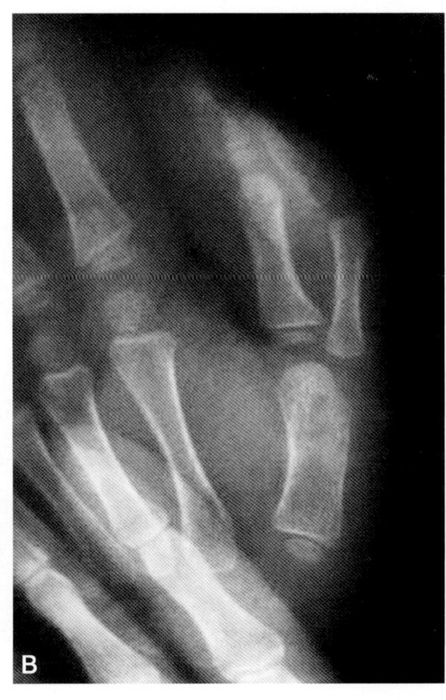

图 2-1-36　Ⅴ型病例 7

A. 左侧多拇指，尺侧拇指外观发育良好；B. X 线片显示分叉位于掌骨远端桡侧，桡侧拇指骨关节发育差，切除桡侧拇指后，掌骨远端桡侧楔形闭合截骨可纠正掌骨力线，并重建拇短展肌止点、紧缩掌指关节关节囊韧带

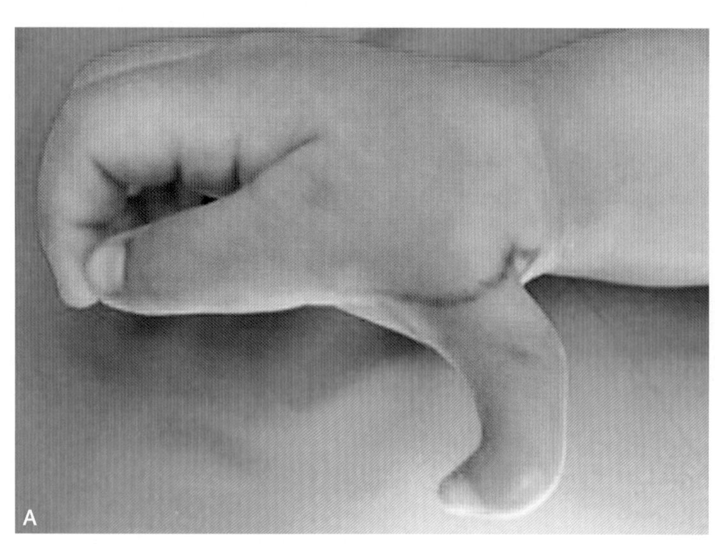

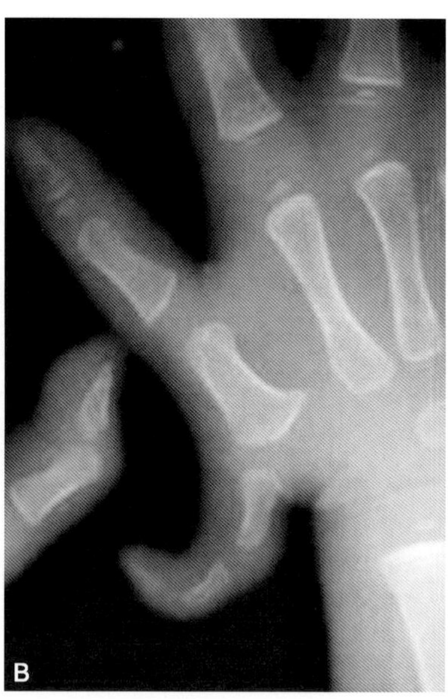

图 2-1-37 Ⅵ型病例 1

A. 右侧多拇指，主、次拇指大小、形态悬殊，桡侧拇指发出于腕掌关节水平；B. X线片显示掌骨在腕掌关节水平完全分开，切除桡侧拇指时，注意勿损伤拇长展肌腱止点或切除多拇指后进行止点重建，并修复第一腕掌关节关节囊及韧带，第一掌骨基底桡侧楔形截骨，以纠正掌骨力线

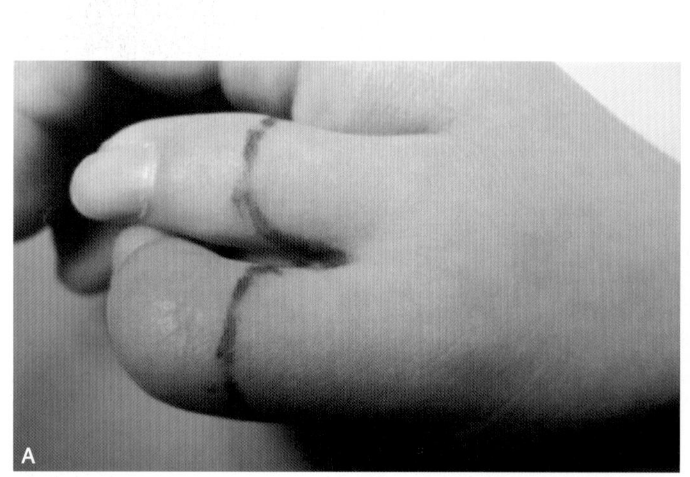

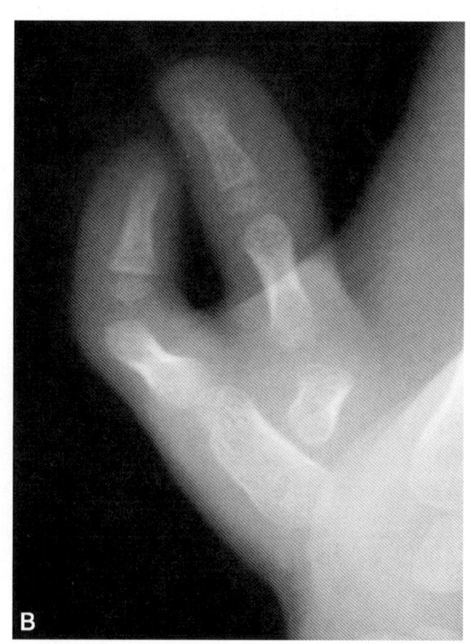

图 2-1-38 Ⅵ型病例 2

A. 左侧多拇指，主、次拇指大小接近，桡侧拇指在指间关节水平偏斜明显；B. X线片显示掌骨完全分叉在掌骨中远段水平，尺侧掌骨发育不良，尺侧拇指近节指骨水平以远骨关节发育良好，桡侧拇指近节指骨水平以近（包括掌指关节）发育好，可以选择在近节指骨水平主、次拇指交互移位，最终保留尺侧拇指指间关节及桡侧拇指掌指关节，术中需探查肌腱发育情况，并根据探查结果选择适当的肌腱移位或移植，若合并拇指指蹼狭窄时，可同期重建

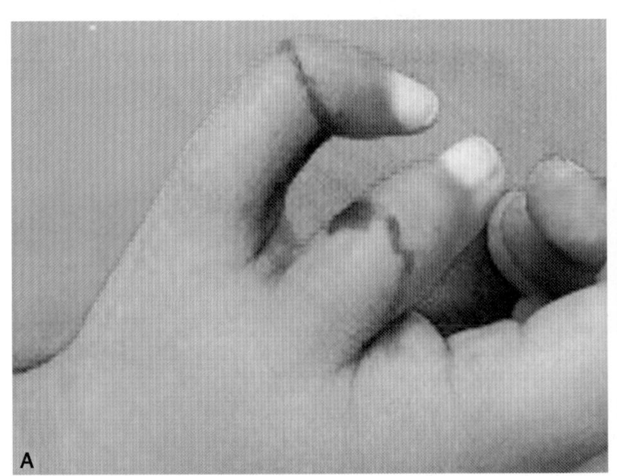

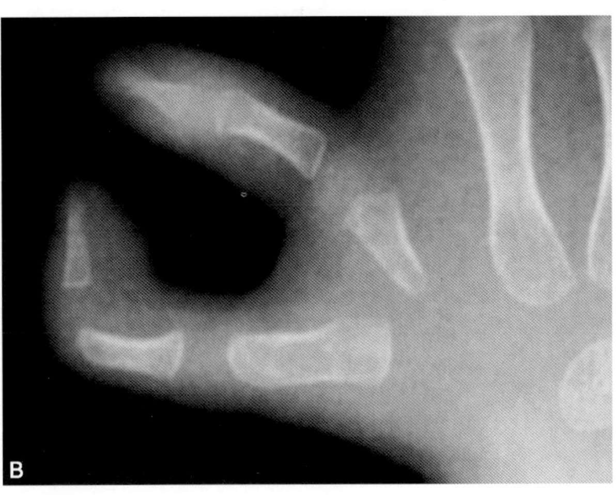

图 2-1-39　Ⅵ型病例 3

A. 该例形态学特点与图 2-1-38 病例相似；B. X 线表现与图 2-1-38 病例不同点在于掌骨完全分叉在掌骨近端基底水平，治疗方法同图 2-1-38 病例（近节指骨水平交互移位），但切除完尺侧掌骨后，应修复第一腕掌关节尺侧关节囊和韧带，否则会引起严重的腕掌关节尺侧不稳定，影响拇指功能

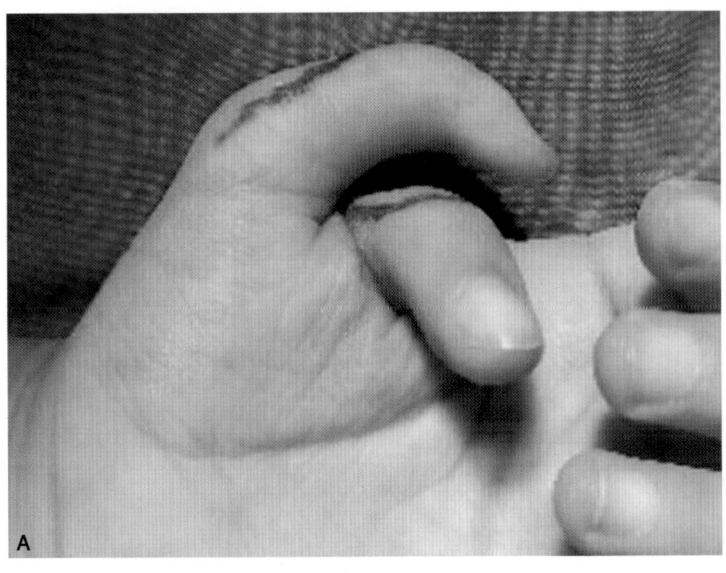

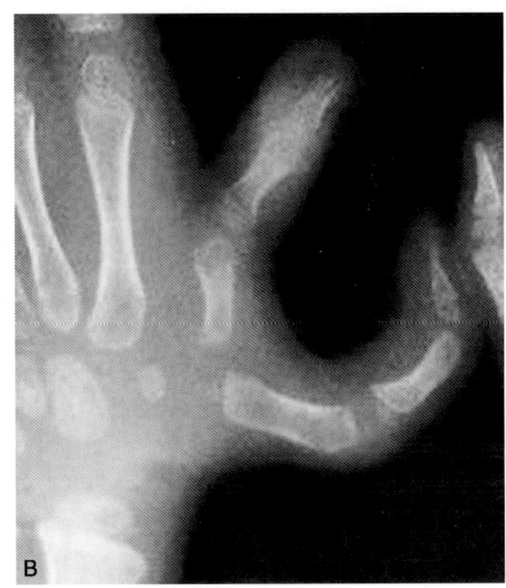

图 2-1-40　Ⅵ型病例 4

A. 左侧多拇指，主、次拇指外形差异较大，尺侧拇指外形较好，可以考虑移位于桡侧；B. X 线片显示第一掌骨完全分叉在其基底水平，可以在近节指骨或掌骨中段水平行主、次拇指交互移位，与图 2-1-38 与图 2-1-39 病例不同在于本例桡侧拇指第一掌骨过度外展，移位完成后，需适当将第一腕掌关节向尺侧复位，即松解第一腕掌关节桡背侧关节囊，然后紧缩尺掌侧关节囊韧带，掌骨水平移位时需重建拇短展肌止点

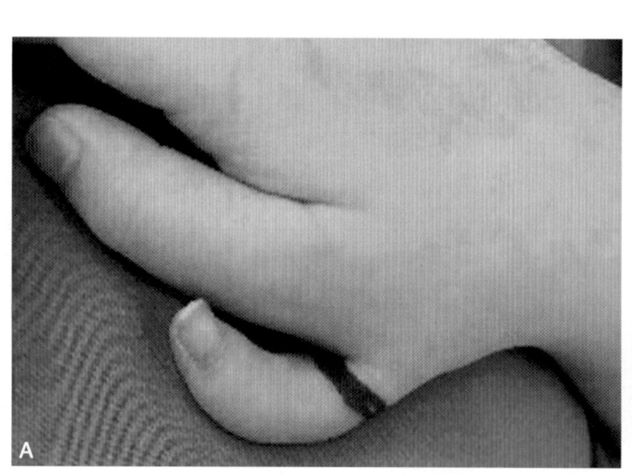
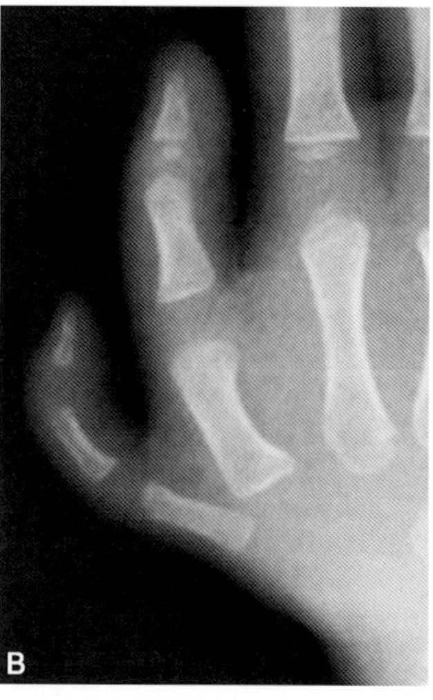

图 2-1-41 Ⅵ型病例 5

A. 右侧多拇指，主、次拇指外形及大小差异明显；B. X 线片显示桡侧拇指骨关节结构发育细小，因此选择切除桡侧拇指，但需保护拇长展肌腱止点或重新修复重建，同时修复第一腕掌关节关节囊和韧带，保持关节稳定性，操作时需注意保护大多角骨生长区

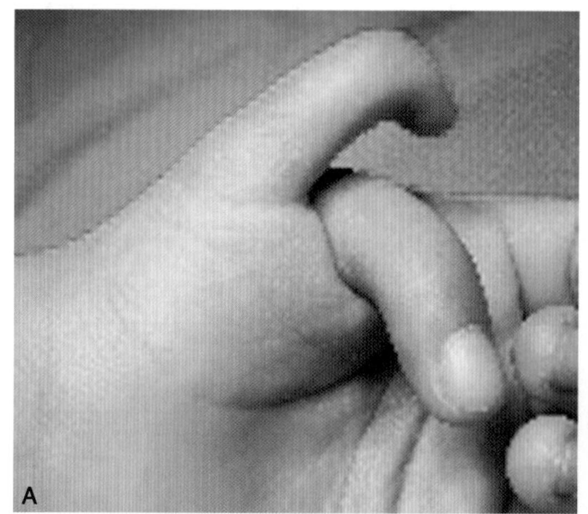
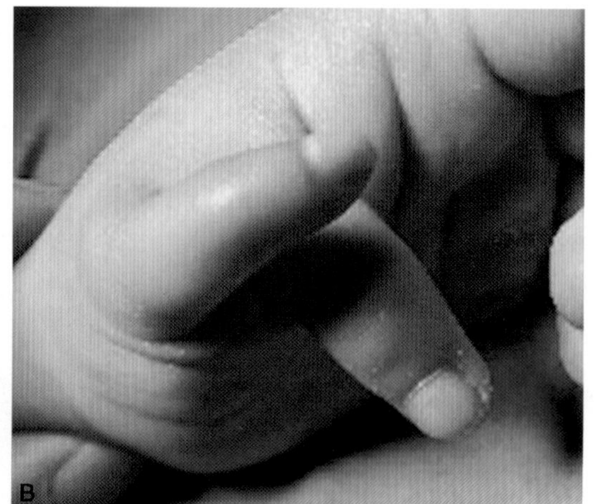
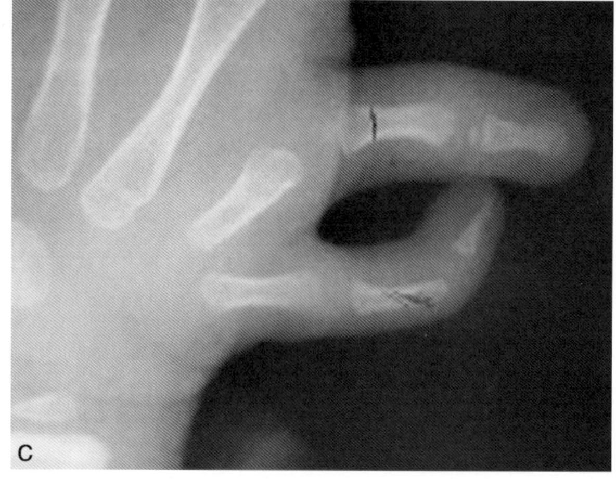

图 2-1-42 Ⅵ型病例 6

A. 左侧多拇指，主、次拇指外形相差较大，相互交叉，尺侧拇指外形好；B. 指甲外形差距较大，桡侧指甲发育差；C. X 线片显示虽然尺侧拇指骨关节发育尚好，但其第一掌骨基底及掌指关节发育较桡侧拇指差，因此选择主、次拇指近节指骨水平交互移位，保留尺侧拇指近节指骨中远段及桡侧拇指近节指骨中近段，也可在掌骨水平交互移位，但往往残留掌指关节尺侧不稳定，需二期或一期手术干预，稳定掌指关节

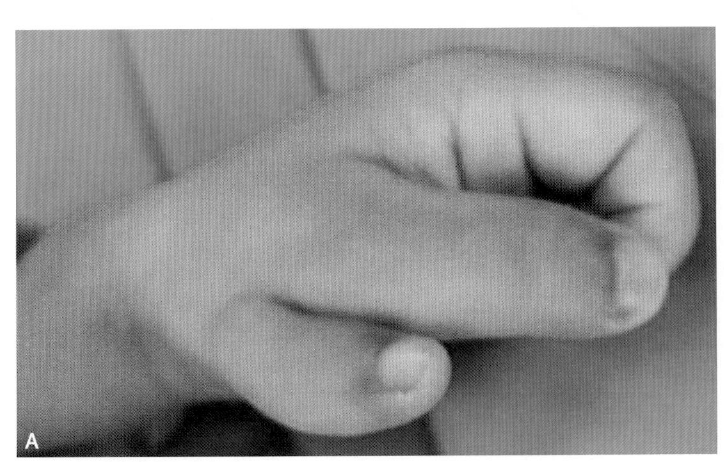

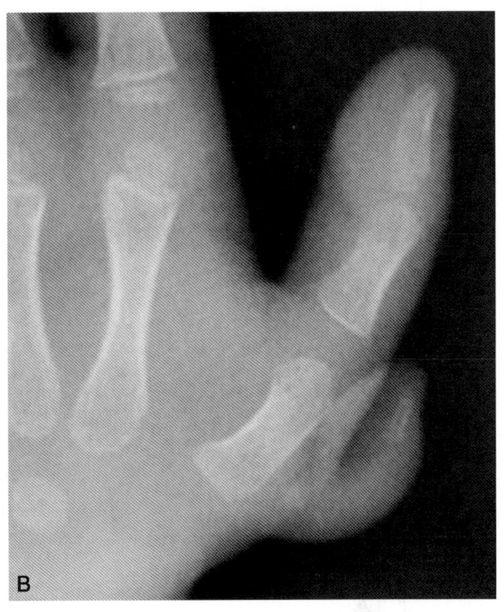

图 2-1-43 Ⅵ型病例 7

A. 左侧多拇指，尺侧拇指发育良好；B. X 线片显示桡侧拇指骨关节发育极差，治疗选择同图 2-1-41，但桡侧拇指掌骨基底几乎无发育，拇外展长肌腱常附着在尺侧第一掌骨基底，不需要修复重建，仅术中注意保护即可，但需要修复腕掌关节关节囊韧带

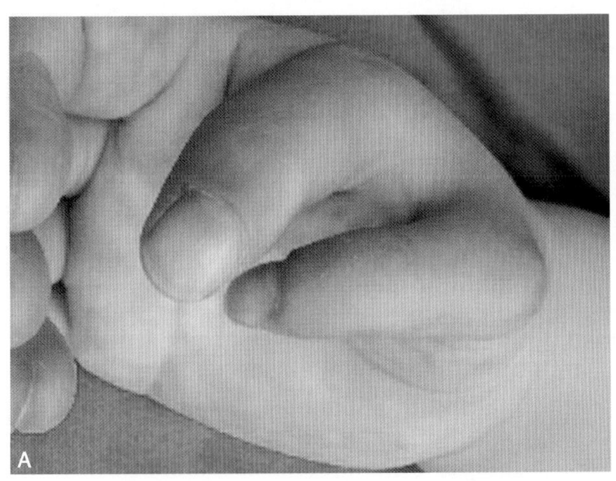

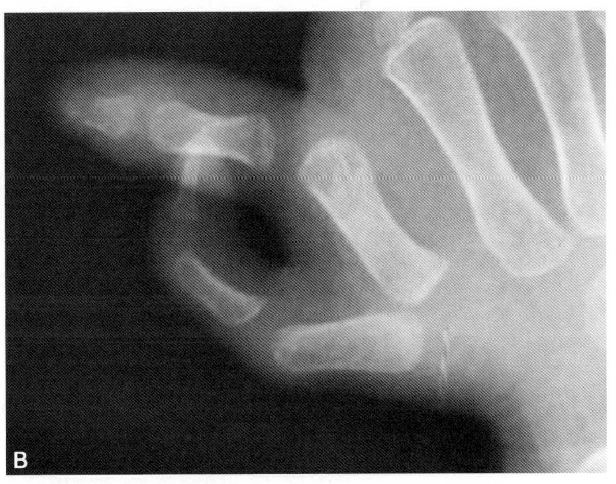

图 2-1-44 Ⅵ型病例 8

A. 右侧多拇指，主、次拇指外形差别较大，桡侧拇指明显发育差，考虑切除桡侧拇指；B. X 线片显示尺侧拇指骨关节发育良好，如拇指蹼无狭窄，可切除桡侧拇指，第一掌骨桡侧楔形截骨加大拇指蹼宽度；如拇指蹼狭窄，可选择桡、尺侧拇指掌骨水平移位，同时重建拇指蹼。X 线片提示保留下来的尺侧拇指掌指关节尺侧不稳定，因此两种方法均需紧缩掌指关节尺侧关节囊韧带，或行示指固有伸肌腱移位动态重建掌指关节尺侧稳定性

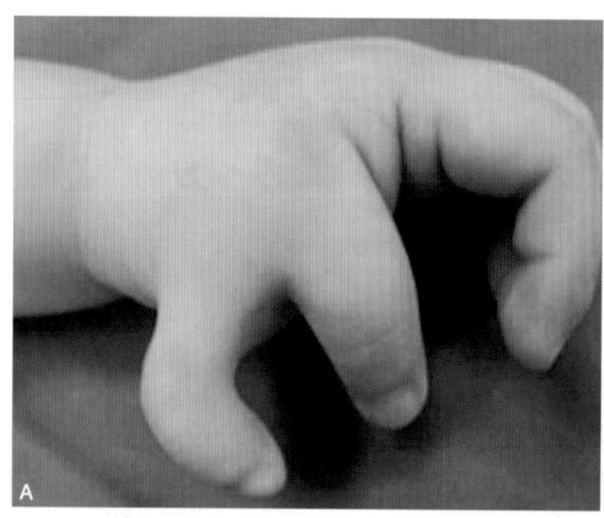

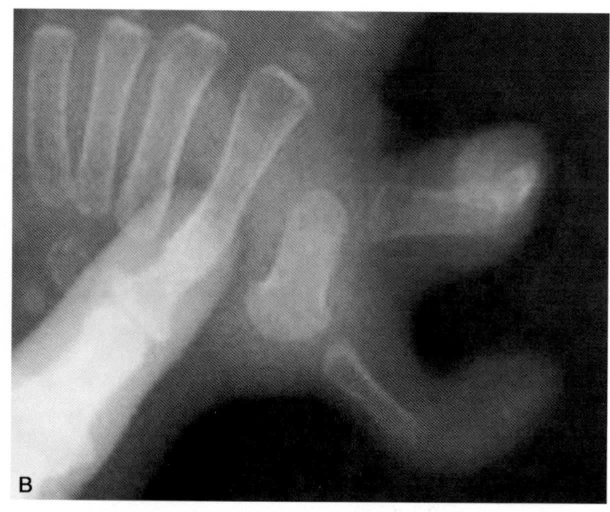

图 2-1-45　Ⅵ型病例 9
A. 左侧多拇指，桡侧拇指畸形更为严重，尺侧拇指外形好，但掌指关节桡偏严重（提示掌指关节不稳定）；B. X 线片显示桡侧拇指骨关节发育严重不良，选择切除桡侧拇指。但尺侧拇指第一掌骨明显内收，切除桡侧拇指后，尺侧第一掌骨基底需行桡侧楔形截骨，以改善第一、二掌骨间距离，同时需复位掌指关节、紧缩掌指关节尺侧关节囊韧带，术中需保护第一腕掌关节囊韧带及拇长展肌腱止点，成人掌指关节可融合

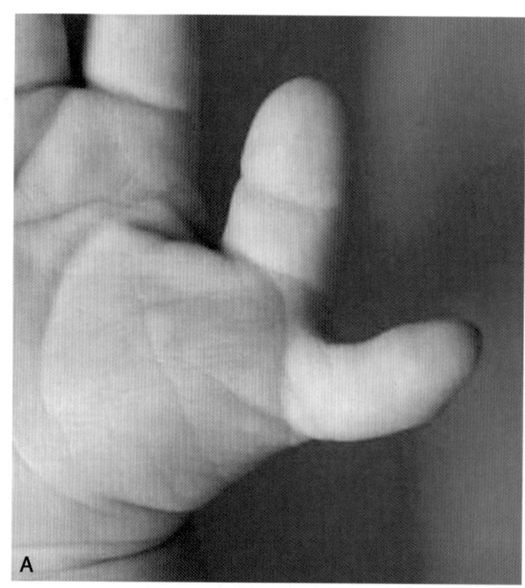

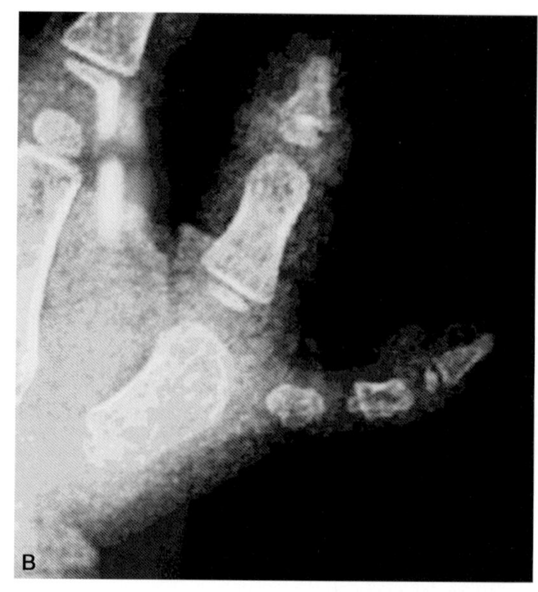

图 2-1-46　Ⅶ型病例 1
A. 右侧多拇指，桡侧拇指发育明显差；B. X 线片显示桡侧拇指为三节细小的指骨，尺侧拇指骨关节结构发育良好，应选择切除桡侧拇指，切除桡侧拇指后，除重建拇短展肌外，尚需行第一掌骨远端桡侧楔形闭合截骨，纠正掌骨力线

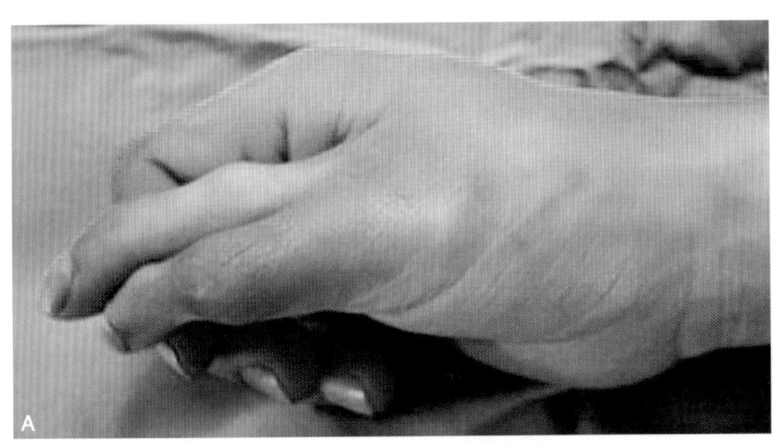

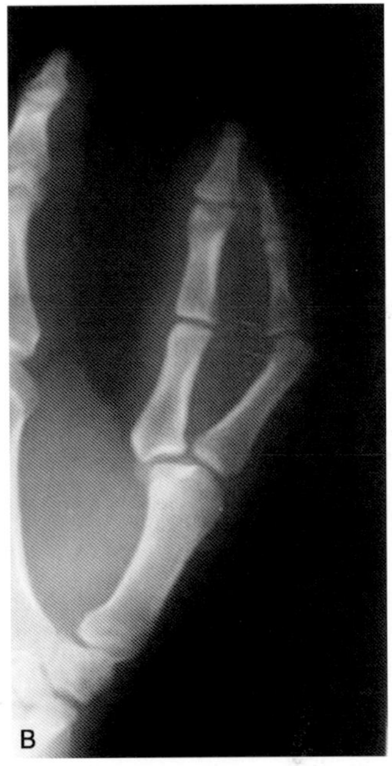

图 2-1-47　Ⅶ型病例 2

A. 右侧多拇指，外形上看，主、次拇指均细长（本例为成人），三节指骨；B. X 线片显示桡、尺侧拇指均为三节指骨，尺侧拇指指骨及指间关节发育均好，桡侧拇指骨关节发育相对差，选择切除桡侧拇指，掌骨头桡侧修整后，尚需行掌骨远端桡侧楔形闭合截骨，使掌指关节面与腕掌关节面平行，可同时短缩融合近侧指间关节，以达到短缩拇指的作用，同时需重建拇短展肌止点。小儿也可二期行短缩融合指间关节术

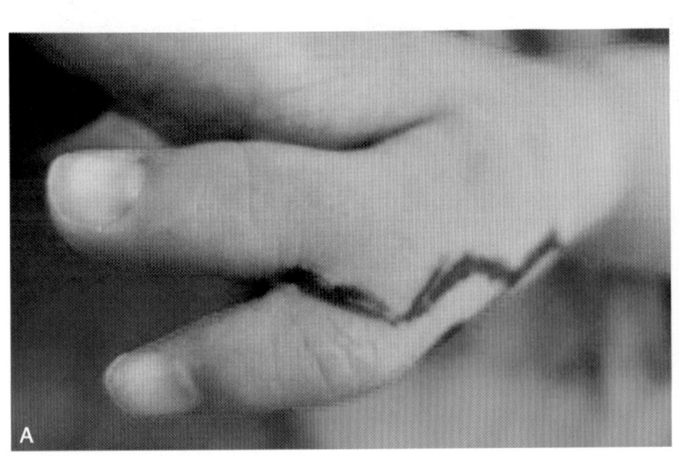

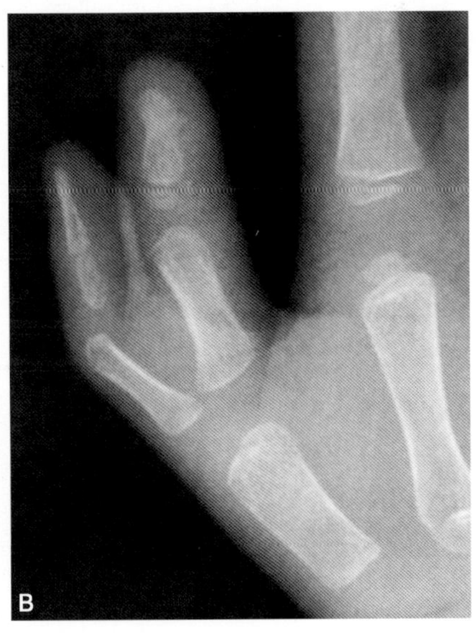

图 2-1-48　Ⅶ型病例 3

A. 右侧多拇指，桡侧拇指发育较差；B. X 线片显示桡侧拇指三节指骨，也可认为中节指骨为发育不良之骨骺端骨关节总体发育差，选择切除桡侧拇指，掌骨头远端桡侧适当修整，重建拇短展肌止点

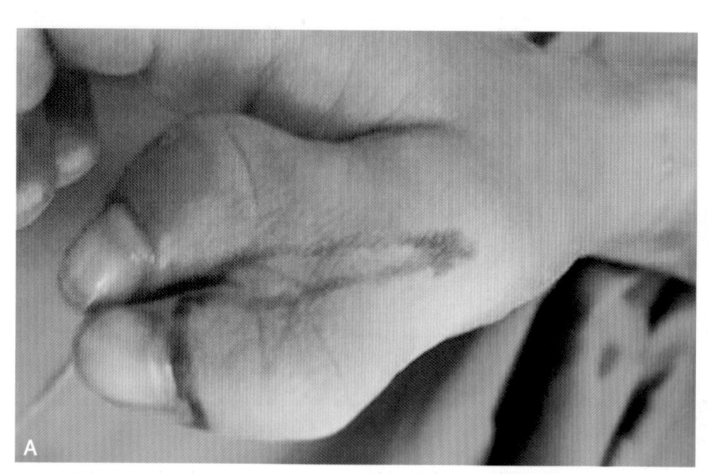

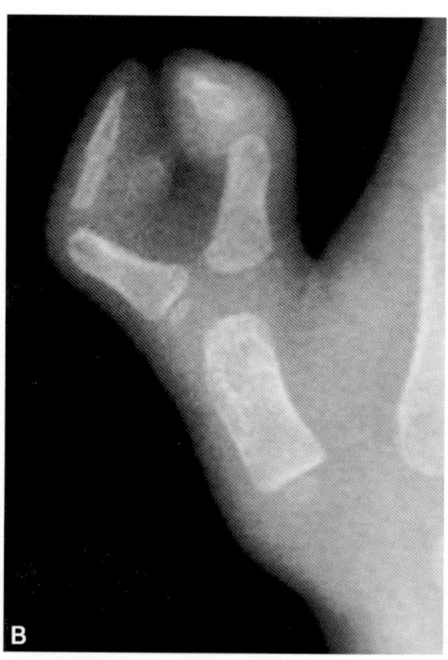

图 2-1-49　Ⅶ型病例 4

A. 右侧“蟹爪”样多拇指；B. X 线片显示桡侧拇指三节指骨，发育较差，尺侧拇指指骨发育好，指间关节半脱位，选择切除桡侧部分，保留的尺侧拇指指间关节复位，拇长屈肌腱止点往往附着在远节指骨基底桡侧，需将止点移位固定在远节指骨尺掌侧，掌骨远端同时行桡侧楔形闭合截骨，同时重建拇短展肌止点及掌指关节桡侧关节囊韧带

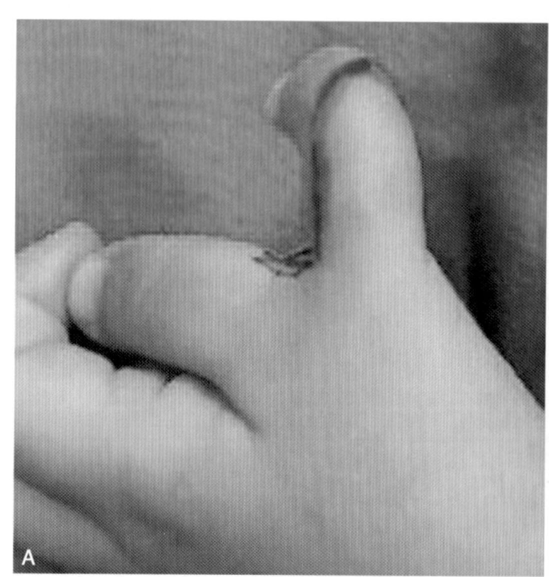

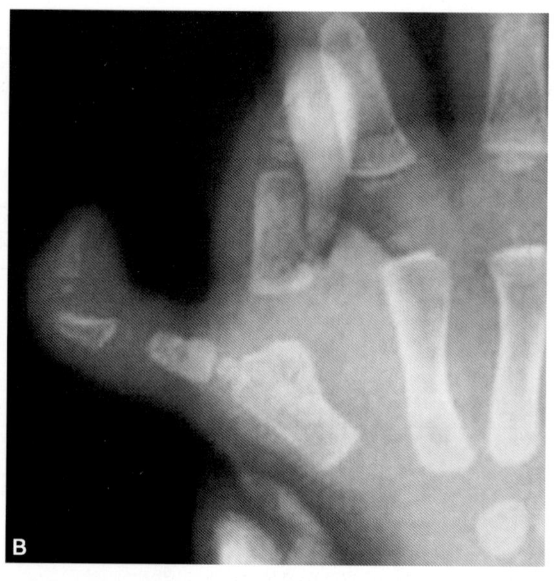

图 2-1-50　Ⅶ型病例 5

A. 左侧多拇指，主、次拇指外形差别较大；B. X 线片显示桡侧拇指三节指骨，第一掌骨远端膨大，选择切除桡侧拇指，同时需修整掌骨远端膨大部分并行远端桡侧楔形闭合截骨，纠正掌骨力线，重建拇短展肌止点及掌指关节关节囊韧带

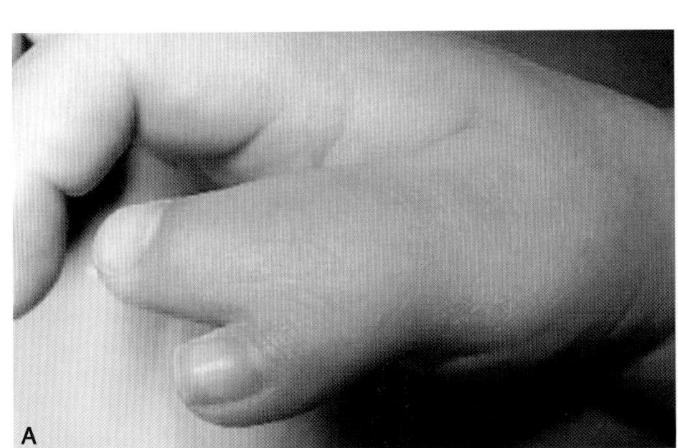

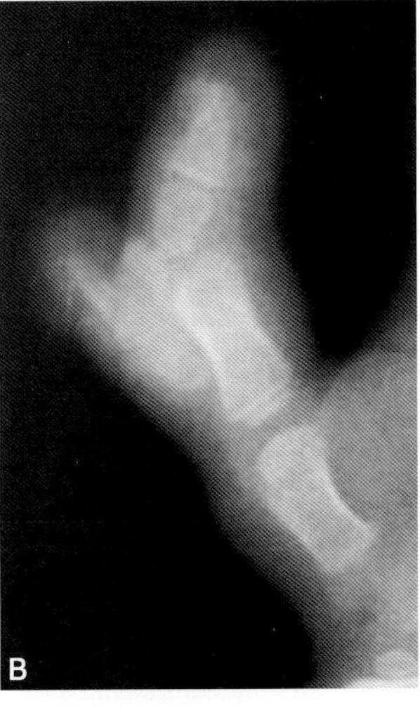

图 2-1-51　Ⅶ型病例 6

A. 右侧多拇指，主、次拇指外形差异较大，尺侧拇指发育良好，但指间关节水平偏斜；B. X 线片显示尺侧拇指为三节指骨（也有认为不规则之中节指骨为远节指骨发育不良的骨骺端），近侧指间关节发育较差，桡侧拇指骨关节发育细小，选择切除桡侧部分，同时需截骨、融合发育不良之尺侧拇指近侧指间关节，纠正保留的尺侧拇指的力线。也可在远侧指间关节行楔形融合截骨，保留近侧指间关节，可保留较多的活动度，但因近侧指间关节发育差，术后仍可能发生不稳定，需术后支具固定塑形发育不良之关节

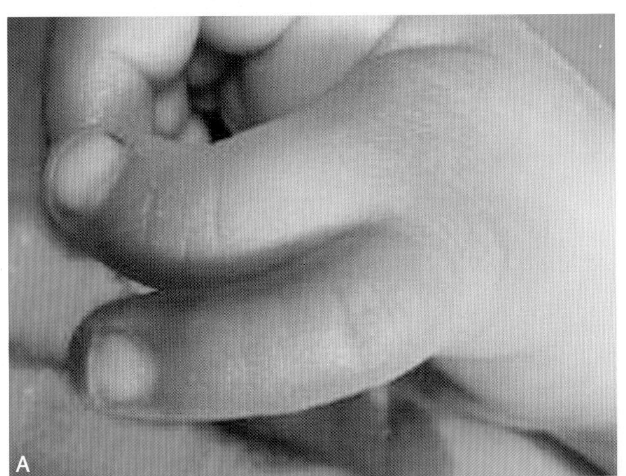

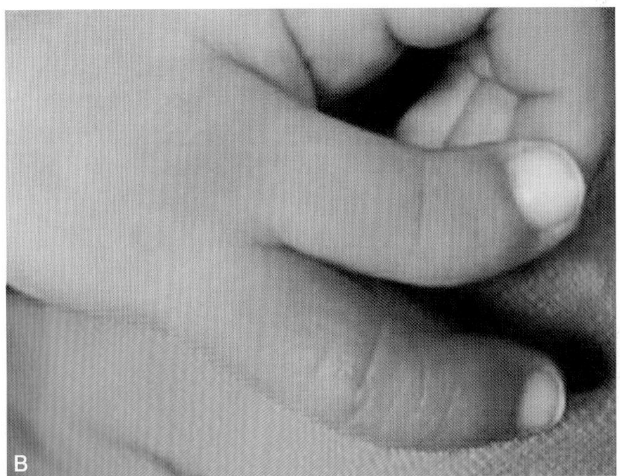

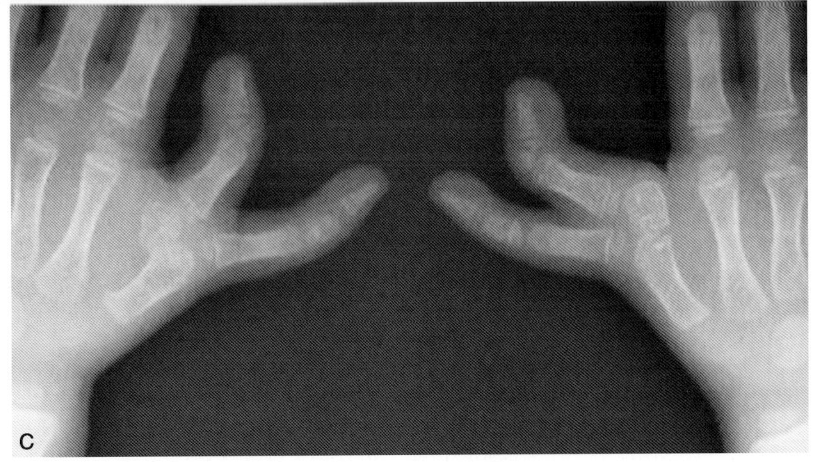

图 2-1-52　其他复杂病例 1

A. 右侧多拇指，主、次拇指均粗大，尺侧拇指偏斜；B. 同一病人左侧拇指；C. X 线片显示双侧对称性多拇指，均为掌骨远端分叉的三节指骨拇指，左手选择切除尺侧拇指，重建拇内收肌止点，修复并紧缩掌指关节尺掌侧关节囊韧带，或指骨水平移位，保留桡侧掌指关节，尺侧指间关节，二期切除豆形指骨；右手选择切除桡侧拇指，两个掌骨头重叠部分行楔形截骨，适当短缩掌骨并纠正掌骨力线（发育好的尺侧掌骨头保留），保留之掌指关节复位并紧缩尺掌侧关节囊韧带，中节豆状指骨可一期或二期切除并将指间关节复位

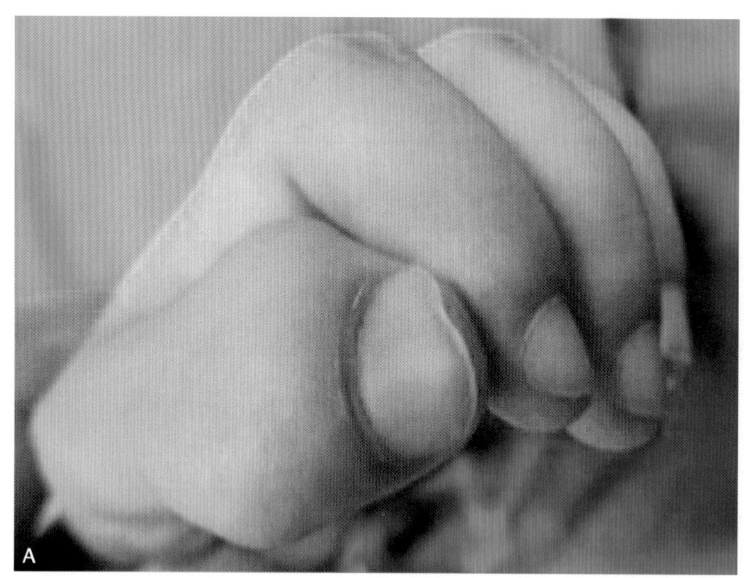

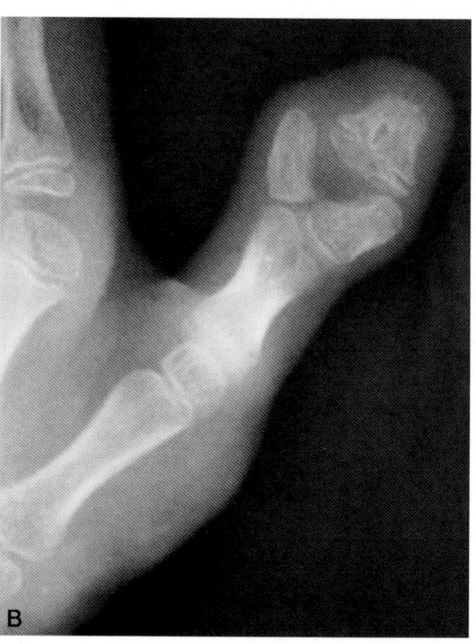

图 2-1-53 其他复杂病例 2

A. 左侧多拇指完全融合，指甲融合；B. X 线片显示重复部分位于近节指骨以远，近节指骨远端各有两节独立的中节指骨，两节远节指骨融合，桡侧拇指骨关节发育好于尺侧，选择切除尺侧中、远节指骨及相应的指甲，修整近节指骨远端尺侧膨大部分，同时在近节指骨远端尺侧行楔形截骨，纠正近侧指间关节桡偏，保留的桡侧拇指远侧指间关节复位或融合

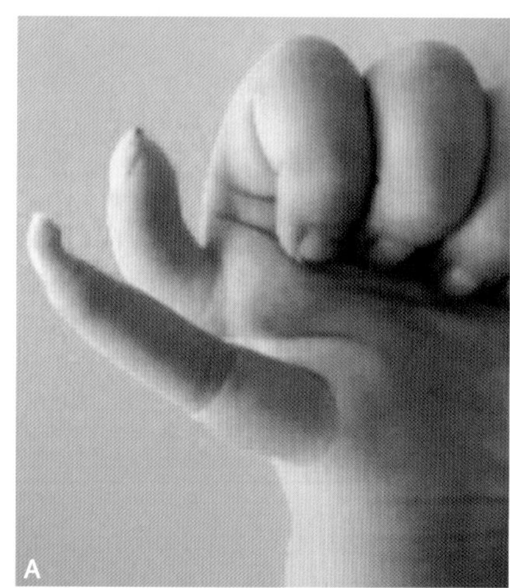

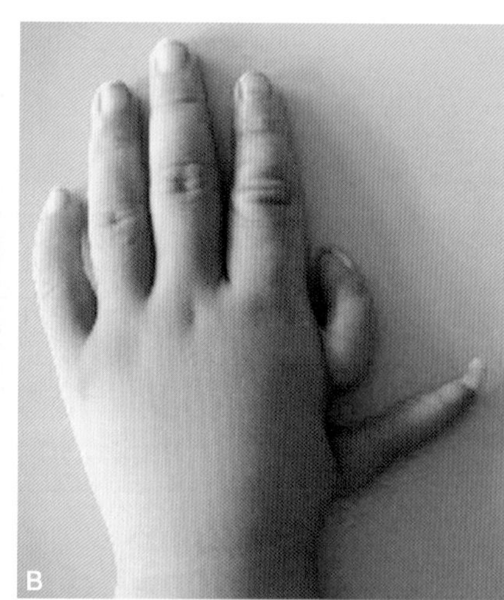

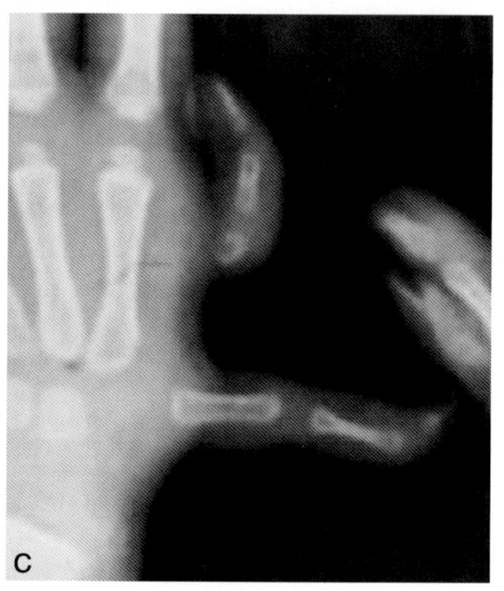

图 2-1-54 其他复杂病例 3

A. 左侧多拇指，发育均较差，尺侧拇指位于第二掌骨中段，呈漂浮状，其桡侧近端为整体发育较差的桡侧拇指；B. 背侧面；C. X 线片显示，与尺侧拇指比较，桡侧拇指掌骨及近节指骨骨关节发育明显好，但远节指骨发育较差，选择桡、尺侧拇指近节指骨水平交互移位，将尺侧拇指移位于桡侧拇指近节指骨水平，拇指蹼及重建后拇指的肌腱二期予以进一步重建

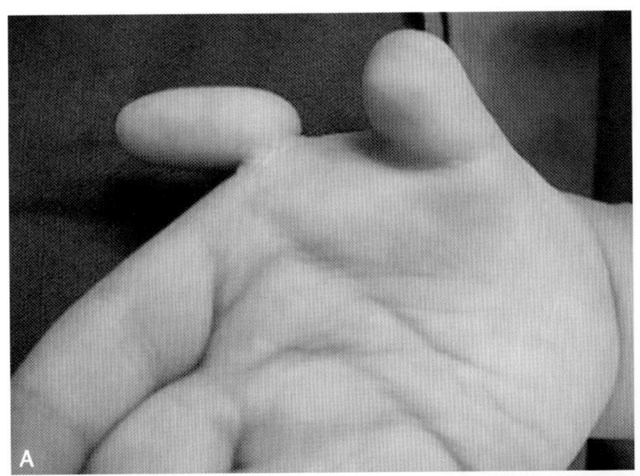

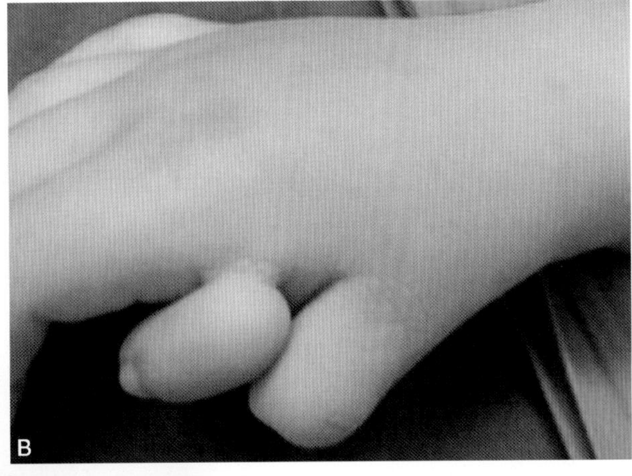

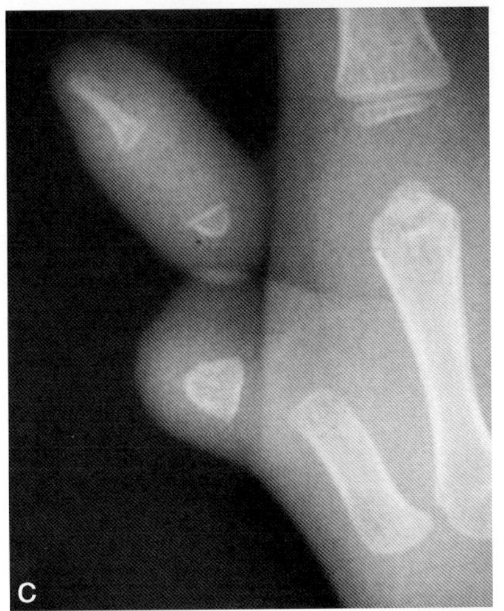

图 2-1-55 其他复杂病例 4

A. 右侧多拇指，尺侧拇指为漂浮状，桡侧拇指部分近节及远节缺如；B. 背侧面，尺侧漂浮拇尚有指甲发育；C. X 线片显示桡尺侧拇指骨关节发育均较差，选择分两步将两个残拇指重建为一个拇指，第一步将尺侧拇指移位于桡侧拇指残端，保留漂浮拇指蒂，第二步断蒂。残留的拇指蹼狭窄、指骨缺如、肌腱缺如等问题留待进一步重建

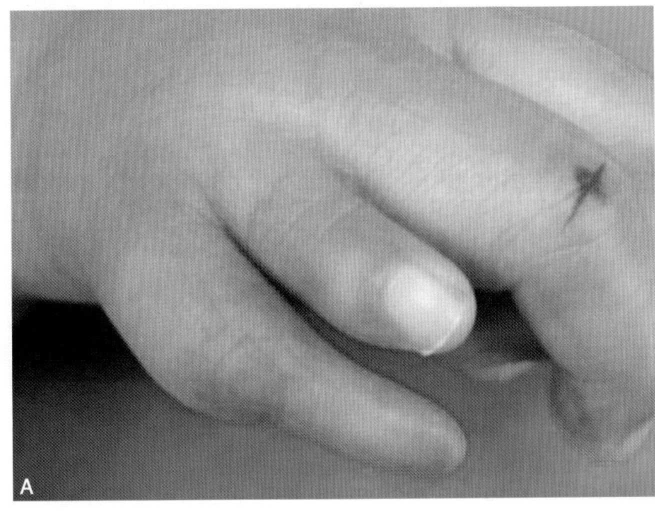

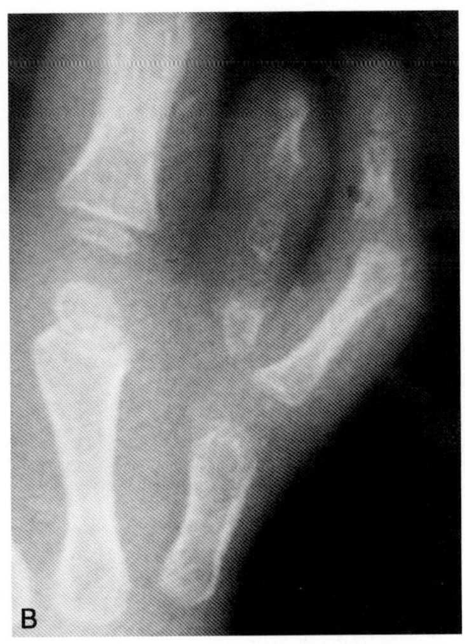

图 2-1-56 其他复杂病例 5

A. 左侧多拇指，尺侧拇指近节以远外形尚好，桡侧拇指近节以近外形好；B. X 线片显示桡侧拇指近节指骨发育良好，选择尺侧拇指近节指骨残端水平移位于桡侧拇指近节指骨远端水平，桡侧拇指近节指骨远端水平以远切除，同时重建拇指蹼

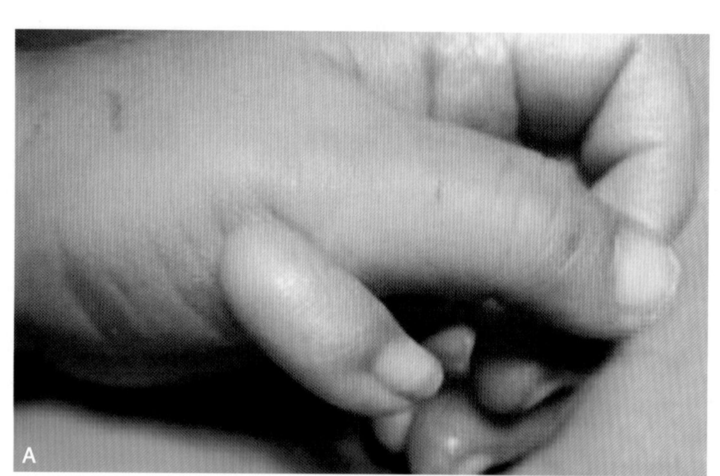

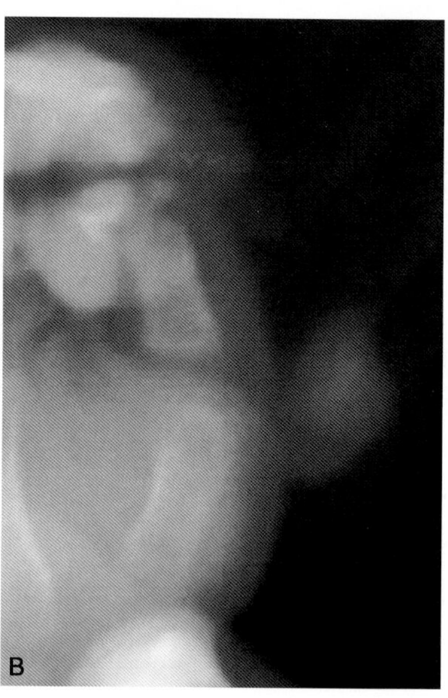

图 2-1-57 其他复杂病例 6

A. 左侧多拇指，桡侧拇指为漂浮状，尺侧拇指发育良好；B. X 线片显示切除桡侧拇指为唯一选择，同时在掌骨远端桡侧楔形闭合截骨纠正力线

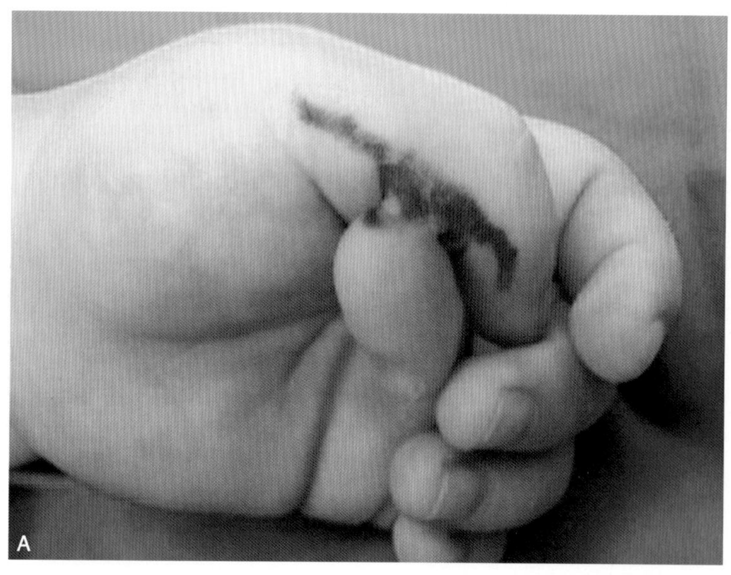

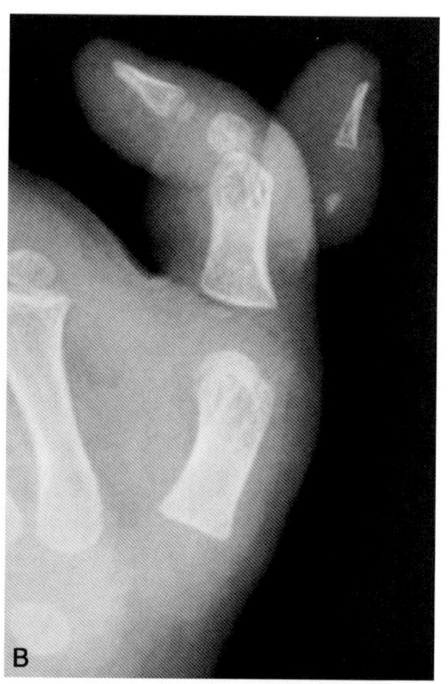

图 2-1-58 其他复杂病例 7

A. 左侧多拇指，桡侧拇指为漂浮状，尺侧拇指发育良好，但屈曲尺偏明显；B. X 线片显示桡侧漂浮拇指仅有细小骨发育，切除桡侧漂浮拇指，但尺侧拇指为三节指骨，中节以远尺偏畸形，可切除中节畸形指骨，指间关节复位，修复关节囊韧带

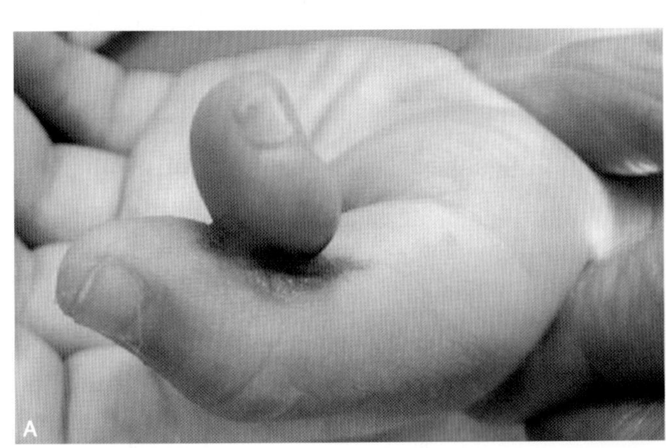

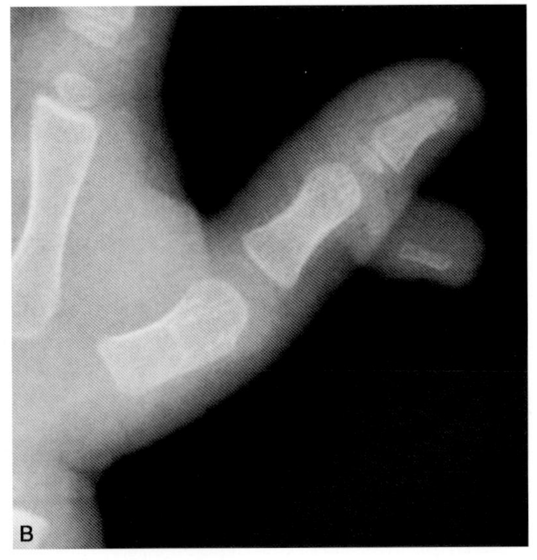

图 2-1-59 其他复杂病例 8

A. 左侧多拇指，桡侧拇指为漂浮状，尺侧拇指发育良好；B. X 线片显示尺侧拇指骨关节结构发育良好，力线好，切除桡侧拇指即可

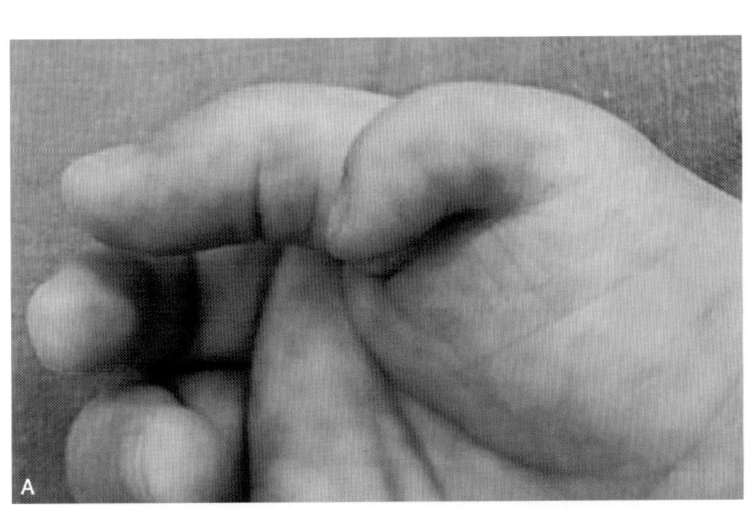

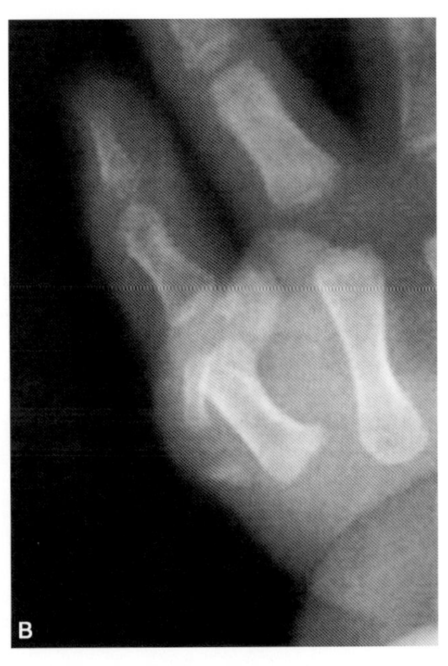

图 2-1-60 其他复杂病例 9

A. 右侧多拇指，主、次拇指外形及大小相差较大，桡侧拇指细小，位于拇指基底；B. X 线片显示，桡侧拇指近端位于腕掌关节水平，尺侧拇指骨关节发育良好，选择切除桡侧部分，但需修复腕掌关节囊及韧带，以保持第一腕掌关节稳定性

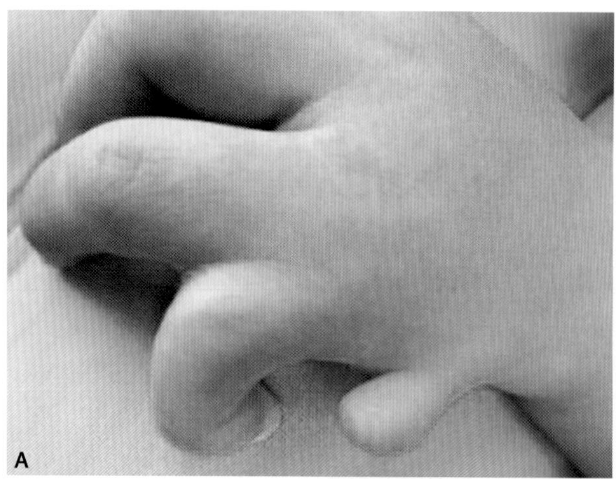

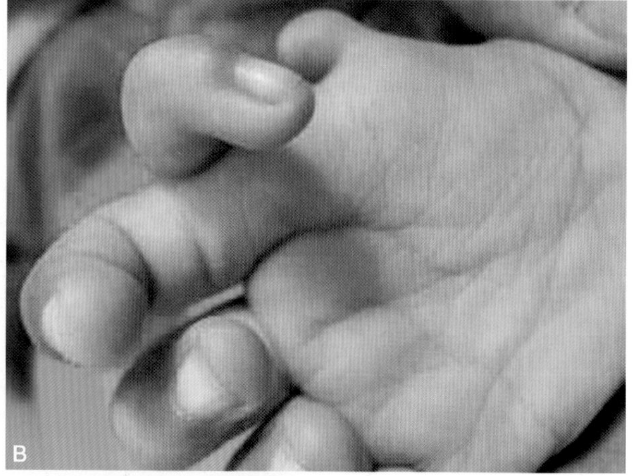

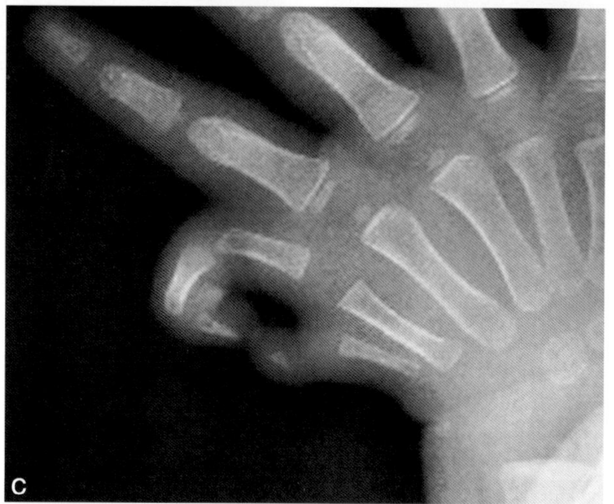

图 2-1-61 其他复杂病例 10

A. 右侧多拇指，主、次拇指发育均较差，尺侧拇指侧偏屈曲严重，拇指指蹼狭小，桡侧拇指为一个细小、部分缺如的残端，无指甲发育；B. 掌面观，尺侧拇指有指甲发育，大鱼际发育不良；C. X 线片显示，尺侧拇指为三节指骨，且骨关节发育不良，侧偏及屈曲畸形严重，桡侧拇指仅残留细小掌骨，选择切除桡侧残端，同时行示指背侧带蒂皮瓣重建拇指蹼，二期需进一步矫正保留的尺侧拇指的指间关节屈曲侧偏畸形，如术中探查拇短展肌发育缺如或发育不良，需二期重建

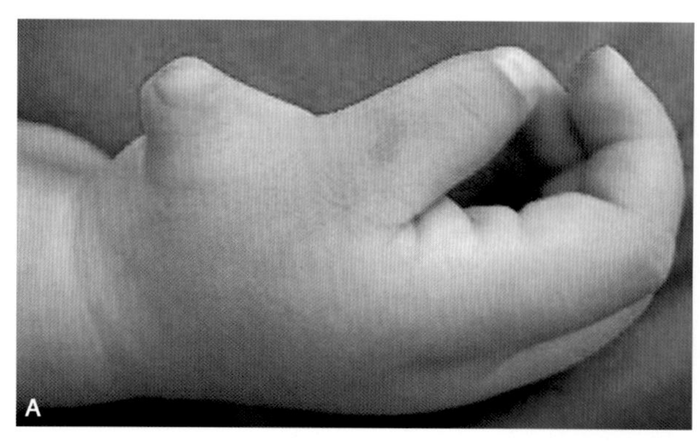

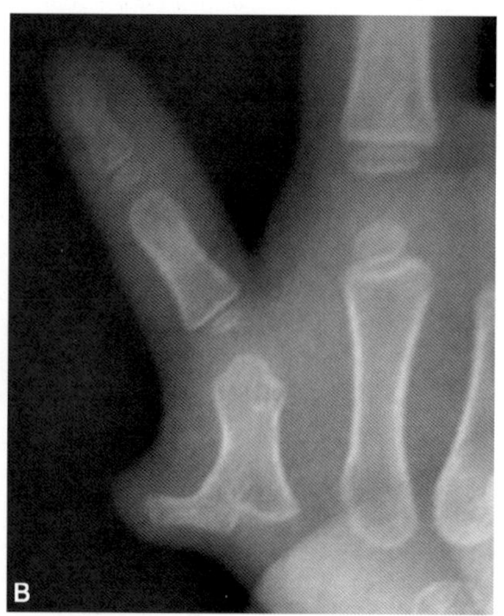

图 2-1-62 其他复杂病例 11

A. 右侧多拇指，主、次拇指发育状况相差极大，桡侧拇指仅为残指，大部分缺如，尺侧部分发育良好；B. X 线片显示桡侧拇指仅有残骨与尺侧掌骨基底相融合，尺侧第一掌骨力线偏斜向尺侧，选择切除桡侧残指，但需修复腕掌关节关节囊韧带，同时在掌骨基底楔形截骨纠正掌骨力线

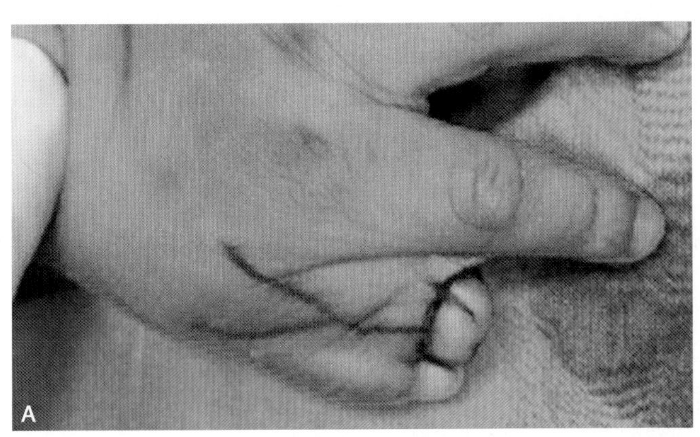

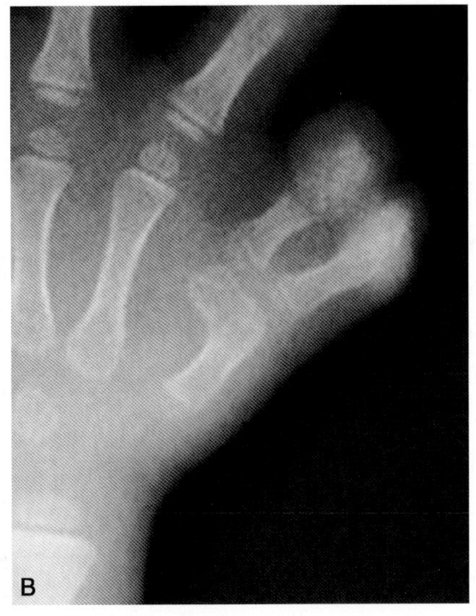

图 2-1-63　其他复杂病例 12

A. 左侧多拇指，主、次拇指及示指并连，拇指蹼消失；B. X线显示桡侧拇指骨关节发育尚好，但尺侧拇指掌骨仅有掌骨头发育并与桡侧掌骨头融合，选择在掌骨头水平切除尺侧拇指，同时行并指分指，重建拇指蹼，修复保留之掌指关节尺侧关节囊韧带，如果探查有拇内收肌存在，也应同时进行拇内收肌重建

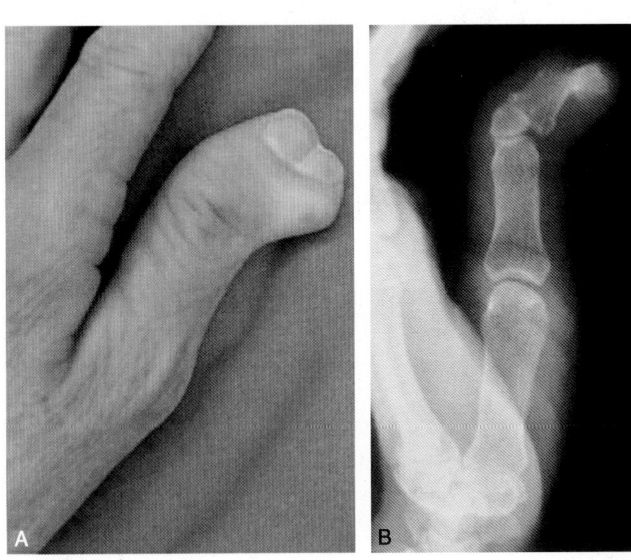

图 2-1-64　其他复杂病例 13

A. 右侧多拇指位于远节水平，指甲融合，有侧偏畸形（此例为成人）；B. X线片显示尺侧拇指为三节指骨，多余的中节指骨为三角形，桡侧拇指位于远节指骨，选择切除桡侧拇指，并重建桡侧甲沟，保留的尺侧拇指行远侧指间关节楔形截骨融合，纠正偏斜，或中节三角形指骨予以切除

三、三拇指畸形

三拇指多拇畸形临床上较少见，往往没有特殊的形态学规律，手术治疗也更加复杂，需要术前仔细了解其形态学特点及放射学变化，并制订相应的手术方案（图 2-1-65 ~ 图 2-1-67）。

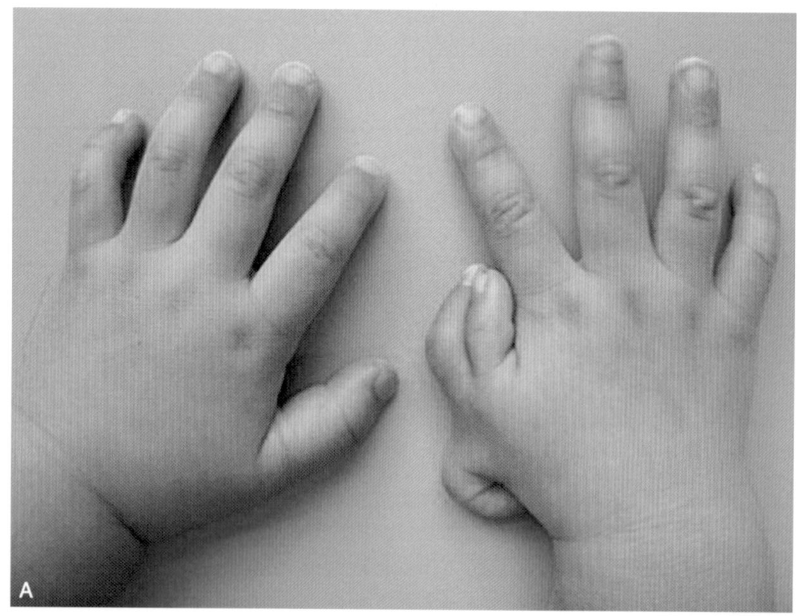
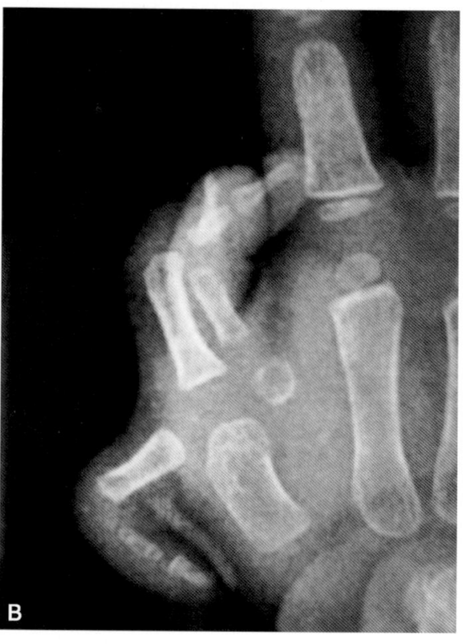

图 2-1-65 三拇指畸形病例 1

A. 右手三拇指畸形，中央拇指发育较好；B. X 线片显示尺侧和桡侧拇指骨关节发育较差，中央拇指骨关节发育相对好，但为三节指骨，选择保留中间拇指，桡、尺侧拇指切除，术中需修复保留的中央拇指掌指关节两侧的关节囊韧带及拇内收肌止点，桡侧需重建拇短展肌止点，近侧指间关节复位固定，远侧指间关节融合

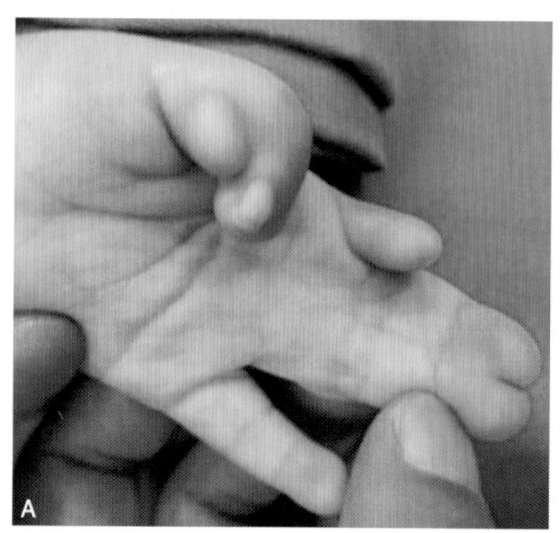
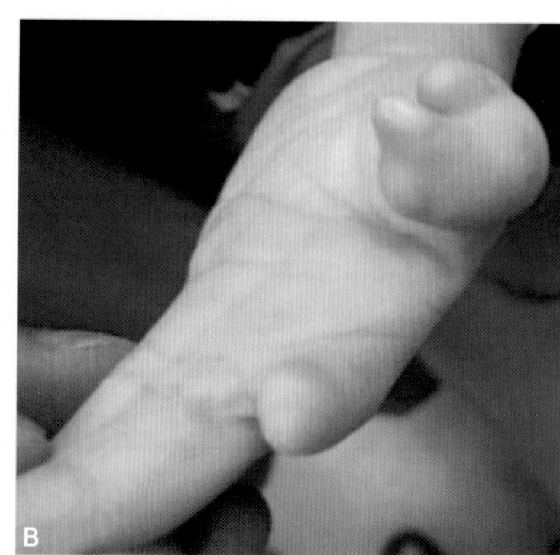
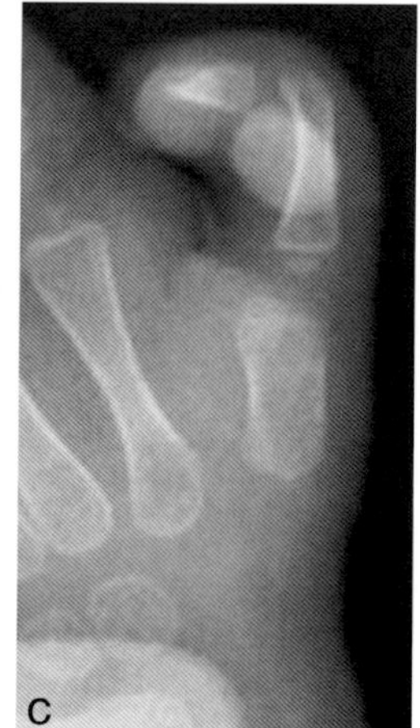

图 2-1-66 三拇指畸形病例 2

A. 左侧三拇指畸形，中央拇指外形尚好，有指甲发育，桡侧拇指无指甲，示指发育不良缺如；B. 拇指背侧面观，桡、尺侧拇指均无指甲，屈曲畸形明显；C. X 线片显示中央拇指骨结构发育尚好，但指间关节掌侧脱位，桡、尺侧拇指无骨结构发育，选择切除桡侧及尺侧多拇指，保留的中央拇指指间关节需复位固定，如术后屈曲畸形复发可行指间关节融合或关节复位修复肌腱关节囊等软组织

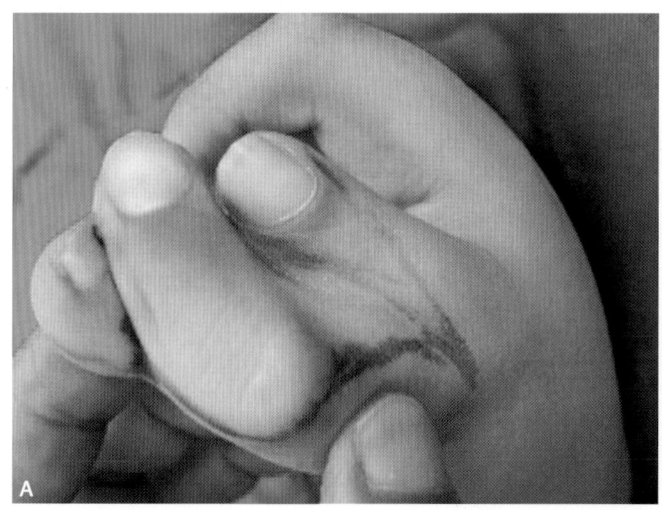
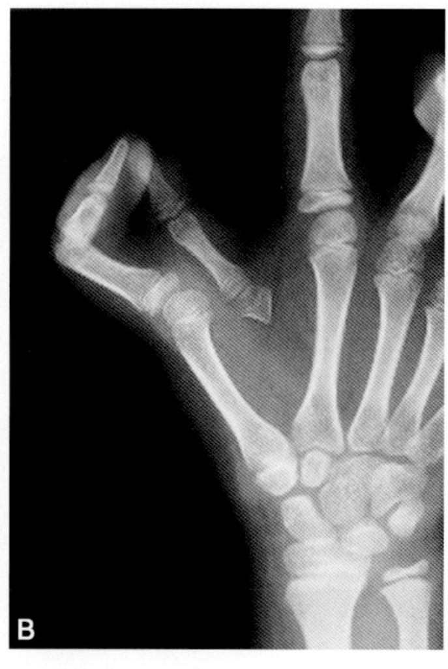

图 2-1-67 三拇指畸形病例 3

A. 右侧三拇指多拇畸形，中央及尺侧拇指发育尚好，尺侧拇指指甲外形更好；B. X 线片显示中央拇指骨关节发育好，但是为三节指骨，伴有屈曲畸形，近侧指间关节发育差，桡侧拇指少量骨结构发育，尺侧拇指近节指骨及远节指骨发育好，其力线正常，选择切除桡侧拇指及中央拇指近节中段以远，尺侧拇指近节中段以远移位于中央拇指近节指骨，此类型多拇指往往中间拇指肌腱发育好，需保留并移位于保留的尺侧拇指，或切除桡尺侧拇指，保留中央拇指，其近侧指间关节短缩融合

第二节 尺侧多指

一、概述

尺侧多指少见。有观点认为，多数尺侧多指为漂浮样多指，由细小的皮肤软组织蒂与正常手指相连，蒂内可含有微细的血管神经束；有时也有骨关节、肌腱等结构存在，几乎像一个完全的手指形成。常常有家族遗传史，多为常染色体显性遗传。实际上，尺侧多指的形态学特点也是非常复杂的。我们的临床观察发现，以掌骨水平的尺侧多指最为多见。总的来讲，其形态学特点及治疗要比桡侧多指简单。

二、形态学特点

我们一般根据尺侧多指发生的部位进行分类。

1. 远节指骨水平（图 2-2-1）。

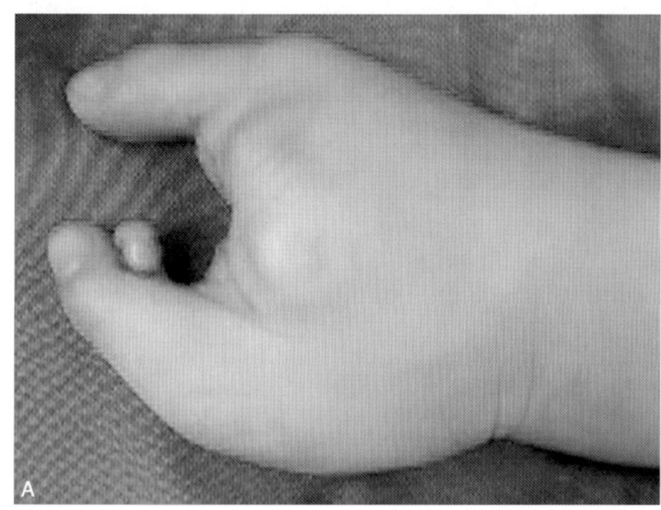
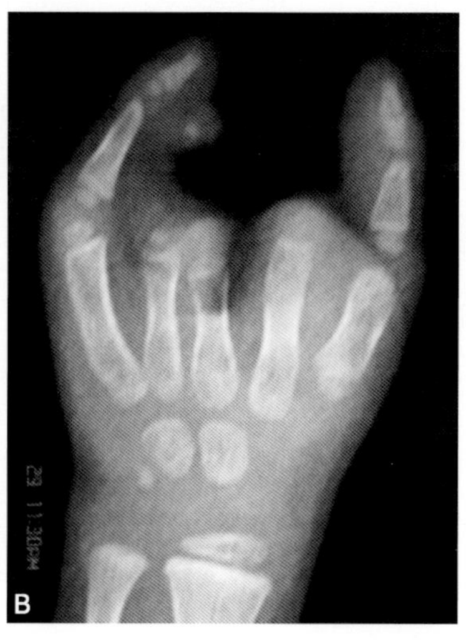

图 2-2-1 远节指骨水平多指病例

A. 左手中央列发育不良，小指在远节水平发生多指；B. X 线片显示示、中、环指掌骨以远缺如，多出的桡侧小指仅在远节指骨水平见到一个微小骨块，选择切除即可，缺如手指在适当的年龄可行手指再造

2. 中节指骨水平（图 2-2-2、图 2-2-3）。
3. 近节指骨水平（图 2-2-4、图 2-2-5）
4. 掌骨水平（图 2-2-6 ~ 图 2-2-9）。
5. 漂浮样尺侧多指（图 2-2-10）。
6. “肉赘”样尺侧多指（图 2-2-11）。

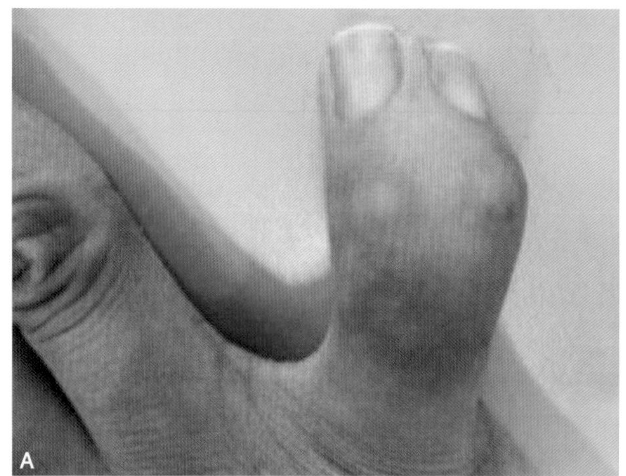
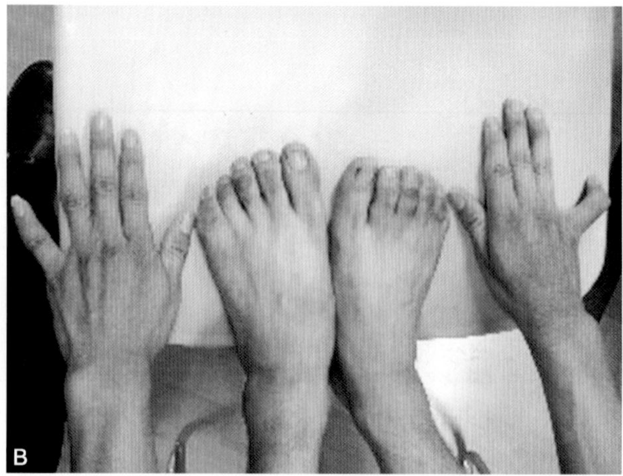

图 2-2-2 中节指骨水平多指病例 1
A. 右小指中节水平多指，两者外形相差不大；B. 该病人同时双足小趾、双手小指对称性多指，左小指多指已切除

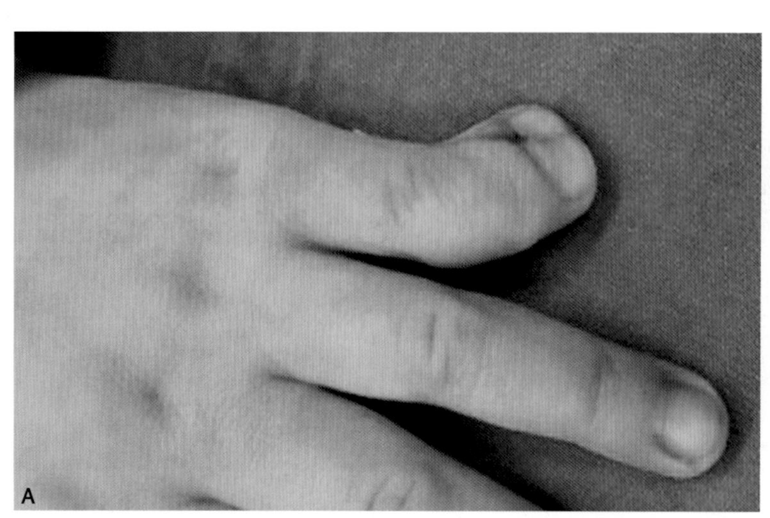
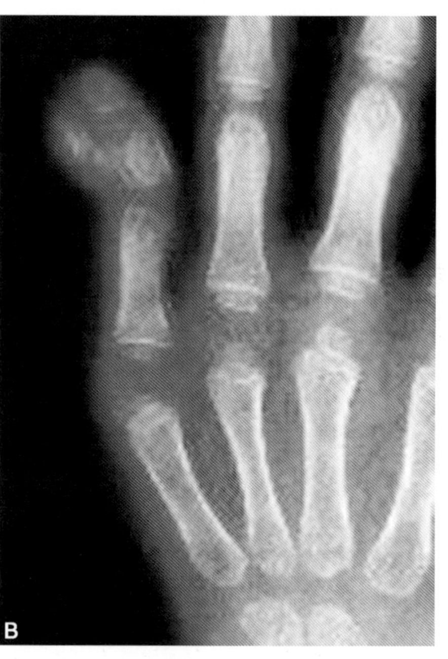

图 2-2-3 中节指骨水平多指病例 2
A. 左小指中节水平多指，尺侧小指发育较差，近侧指间关节偏斜向尺侧；B. X 线片显示多指发生在中节指骨水平，尺侧小指骨关节发育差，切除尺侧小指后，保留桡侧小指，中节指骨需行桡侧楔形闭合截骨纠正力线

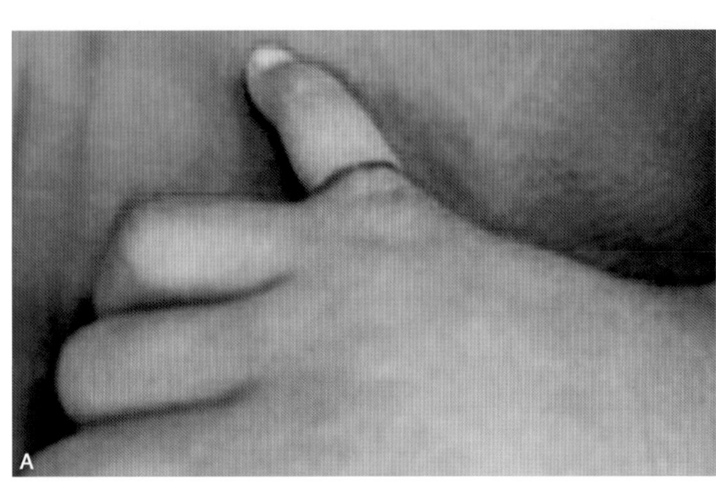

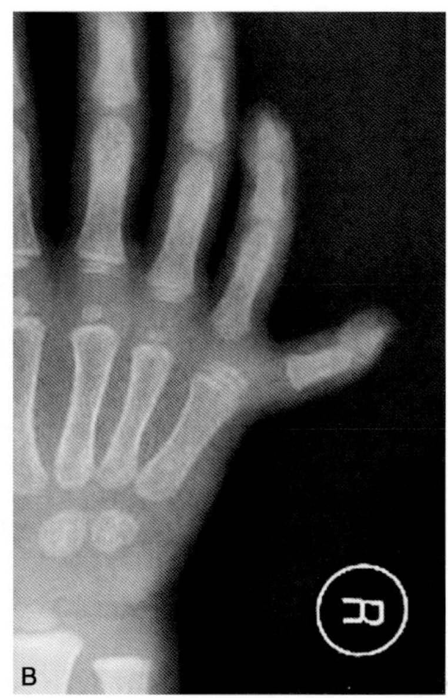

图 2-2-4 近节指骨水平多指病例 1

A. 右侧近节近端水平小指多指，尺侧小指与桡侧小指有较大成角；B. X 线片显示两小指近节指骨在近端完全分离独立生长，尺侧小指仅有两节指骨，桡侧小指骨关节发育良好，选择切除尺侧小指，需重建小指外展肌止点和修复掌指关节囊韧带

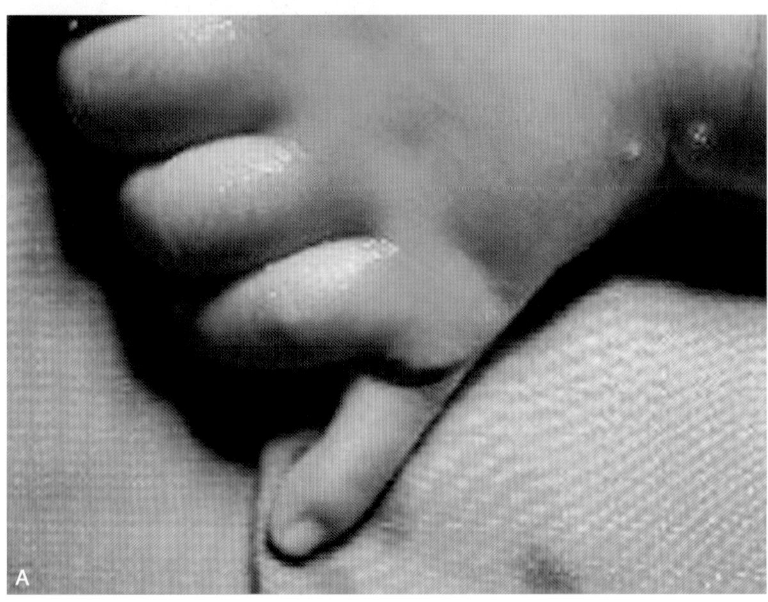

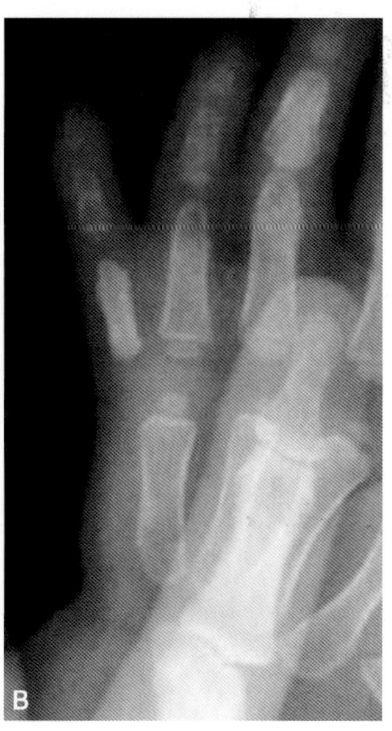

图 2-2-5 近节指骨水平多指病例 2

A. 左侧小指多指，外形与图 2-2-4 病例相似；B. X 线片显示，该例与图 2-2-4 病例不同之处在于，尺侧小指有完整的三节指骨，其发育状况明显差于桡侧小指，而桡侧小指骨关节发育良好，因此选择切除尺侧小指

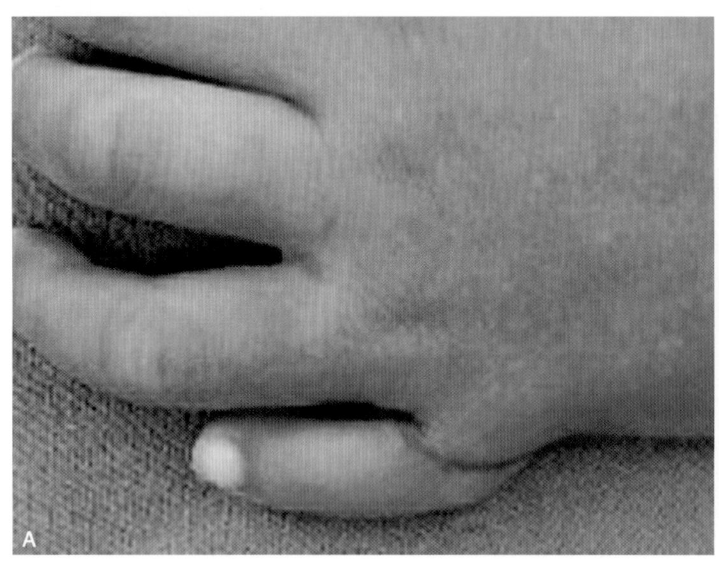

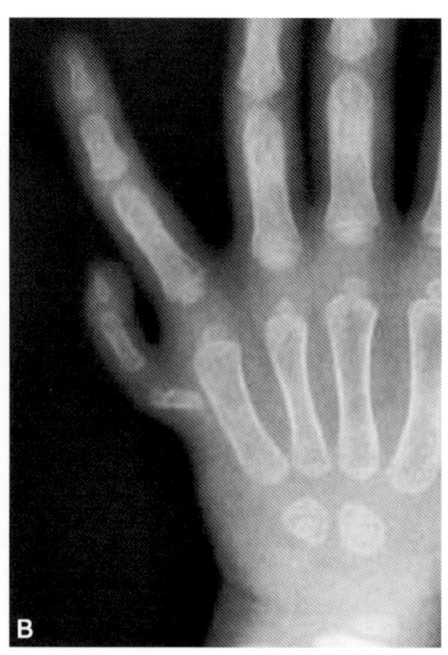

图 2-2-6 掌骨水平多指病例 1

A. 左侧小指多指位于掌指关节近端水平；B. X 线片显示尺侧小指骨关节严重发育不良，发出于掌骨远端水平，切除后需重建小指外展肌止点及掌指关节关节囊韧带

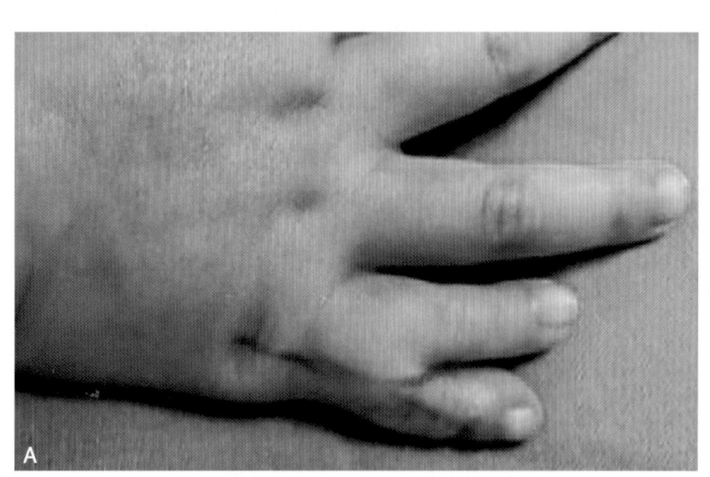

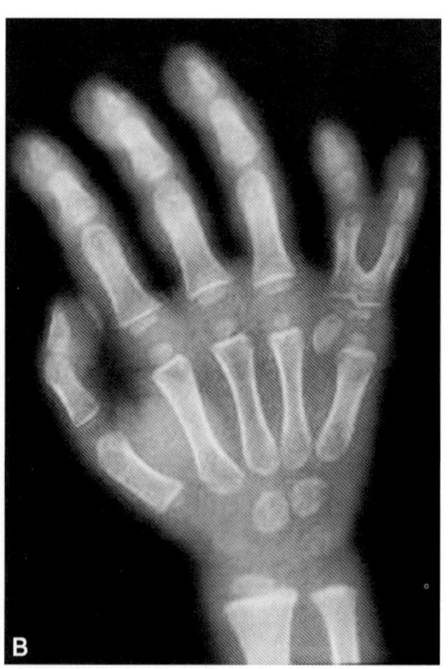

图 2-2-7 掌骨水平多指病例 2

A. 右小指多指，分叉于近节水平，桡侧小指发育较尺侧稍好；B. X 线片显示桡侧小指源于掌骨远端，两近节指骨近端融合，但尺侧小指骨关节力线好，因此选择切除桡侧小指，同时需修复掌指关节桡侧关节囊韧带及内在肌肌腱，以保证关节稳定性及保留小指内收功能。也可保留桡侧小指，但操作复杂，手术创伤大，保留桡侧小指的优点是其长度大于保留尺侧小指

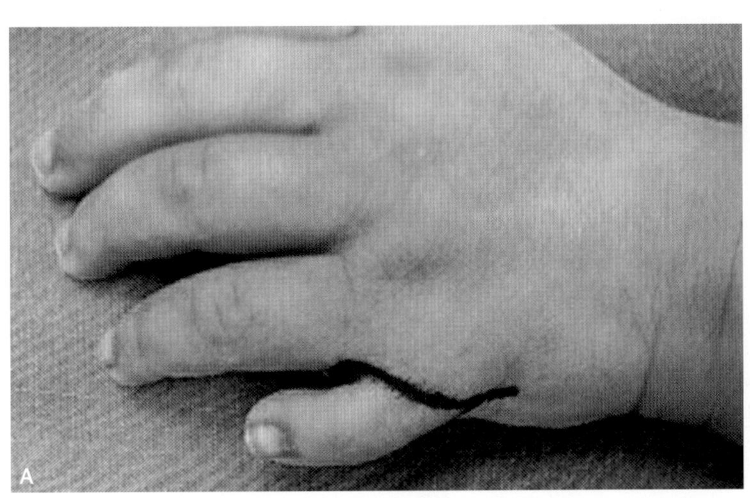
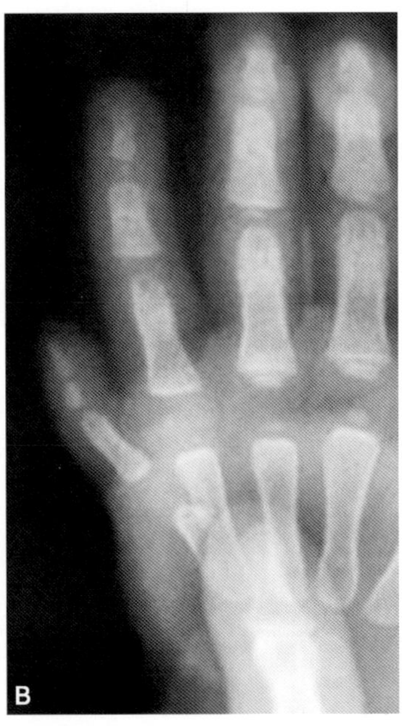

图 2-2-8 掌骨水平多指病例 3

A. 左侧小指多指，尺侧小指位于掌骨水平；B. X线片显示多指分叉发出于掌骨干，掌骨未完全分离，其中段以近融合，尺侧小指骨关节发育差，切除尺侧小指后需修整掌骨骨突及修复或重建小指外展肌止点，手术中需保护腕掌关节囊及相关韧带

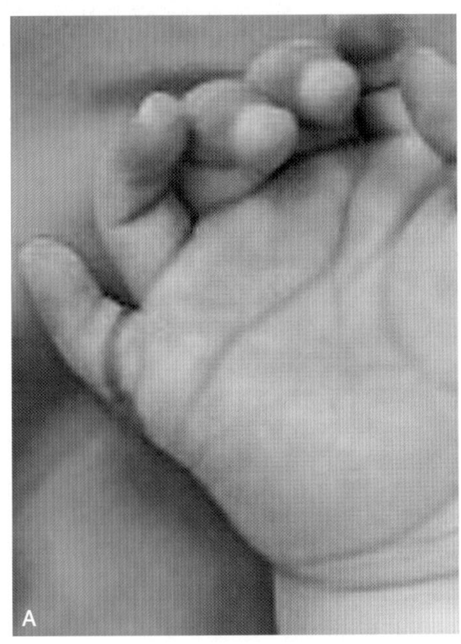
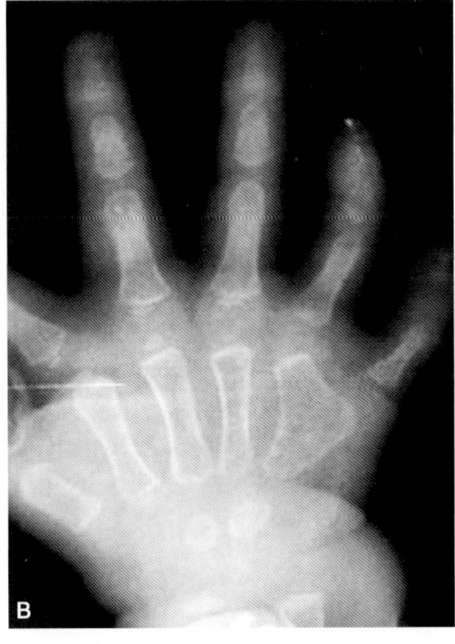

图 2-2-9 掌骨水平多指病例 4

A. 右小指多指位于掌骨水平；B. X线片显示桡、尺侧小指掌骨完全融合，尺侧小指骨关节结构发育较差，选择切除尺侧小指，修整掌骨膨大部分，同时需行掌骨尺侧楔形闭合截骨纠正掌骨桡偏畸形，修复小指外展肌止点，也可在掌骨桡侧行楔形开放截骨植骨，适当增加小指长度

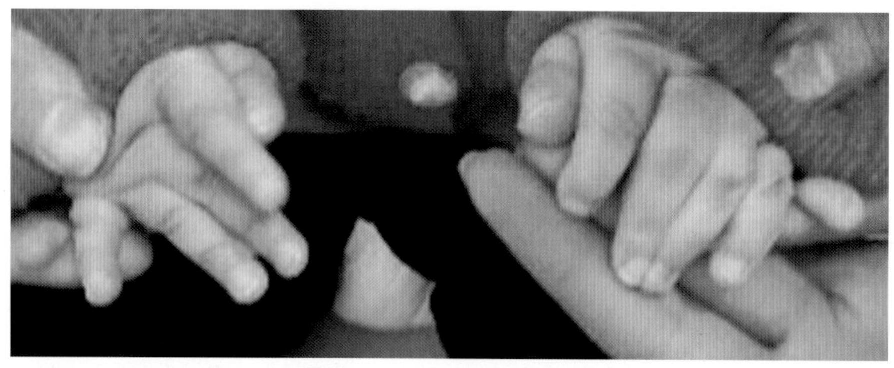

图 2-2-10 漂浮样尺侧多指

双侧漂浮样小指多指，桡侧小指外形正常，漂浮样小指与桡侧小指相连的蒂狭细，选择直接切除即可，该病人同时合并双侧中环指皮肤并指，可同时行分离手术

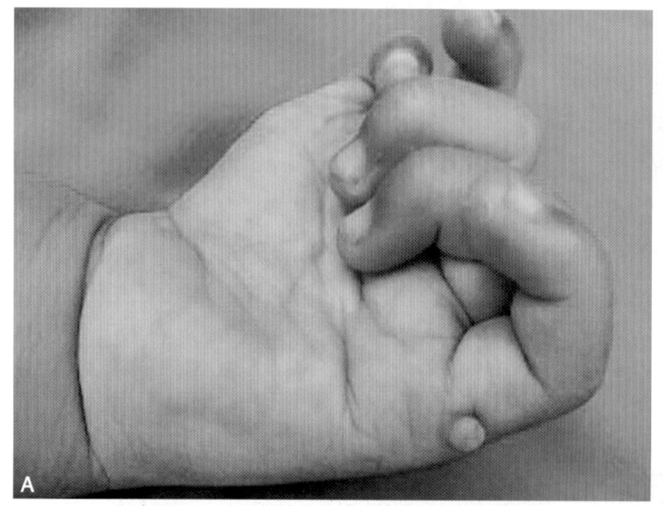

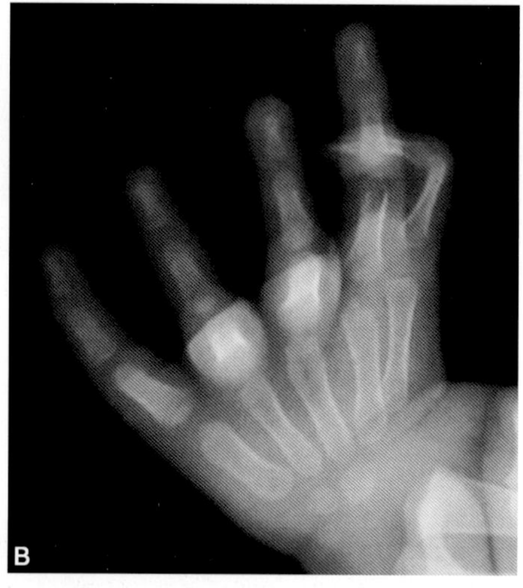

图 2-2-11 "肉赘"样尺侧多指

A. 左侧小指掌指关节附近可见小"肉赘"，伴有拇指发育不良；B. X 线片显示肉赘内无骨关节结构，直接切除即可，拇指骨关节结构发育差，可参阅拇指发育不良治疗原则处理

第三节 中央型多指

一、概述

中央型多指较为少见，一般分为三型。Ⅰ型：中央指仅由多余软组织形成，没有骨骼等组织；Ⅱ型：多指部分与邻近手指重叠挤压在一起；Ⅲ型：多指部分具有像正常手指一样的骨关节、肌腱、血管神经等组织。也可根据多指出现的部位进行分类。中央多指常合并并指及严重的骨关节畸形。此型多指形态学特点及病理解剖机制多数较为复杂，一般均合并并指畸形，如治疗方案选择不好，往往治疗效果不理想。

二、形态学特点

根据多指出现的部位分类如下。

1. 远节指骨水平中央型多指（图 2-3-1、图 2-3-2）。
2. 中节指骨水平中央型多指（图 2-3-3 ~ 图 2-3-5）。
3. 近节指骨水平中央型多指（图 2-3-6）。
4. 掌骨水平中央型多指（图 2-3-7）。
5. 漂浮样中央型多指（图 2-3-8）。
6. 骨关节严重畸形中央型多指（图 2-3-9 ~ 图 2-3-14）。

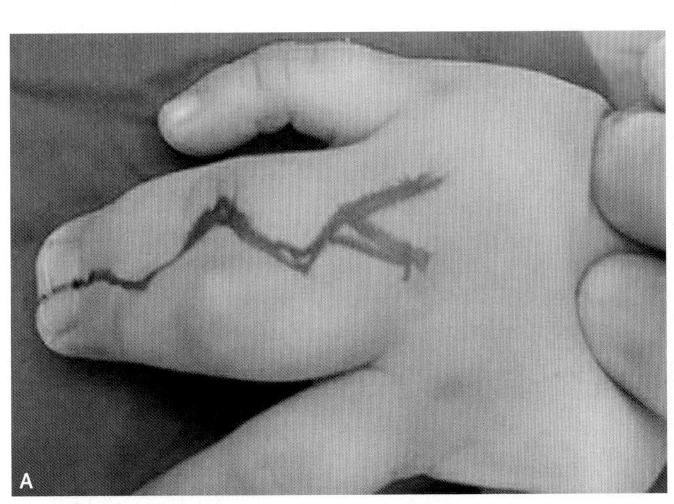

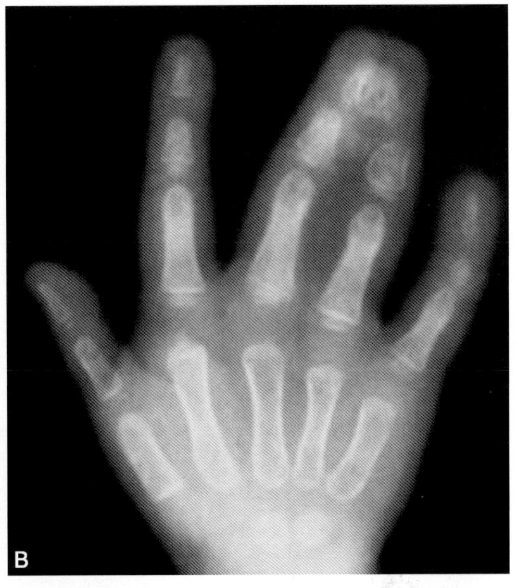

图 2-3-1 远节指骨水平中央型多指 1

A. 右中、环指并指，外形上似为中环指完全性皮肤并指，指甲融合；B. X 线片显示并连的中环指远节指骨之间隐匿有另外一节细小的指骨，与环指远节指骨融合，分指时可将其切除，残留骨面需皮下筋膜瓣覆盖，以便能接受游离皮片移植覆盖

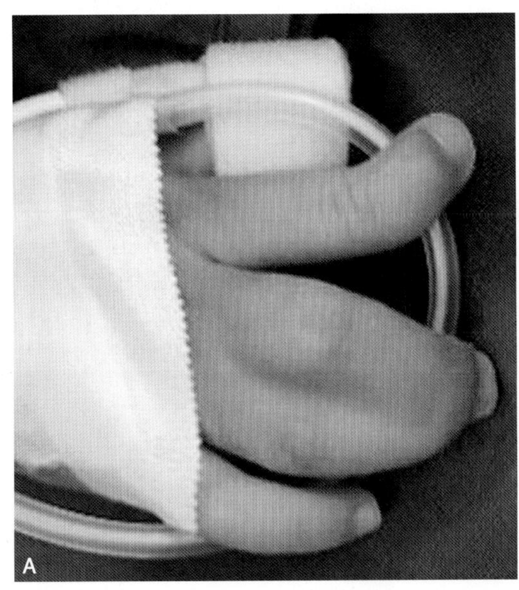

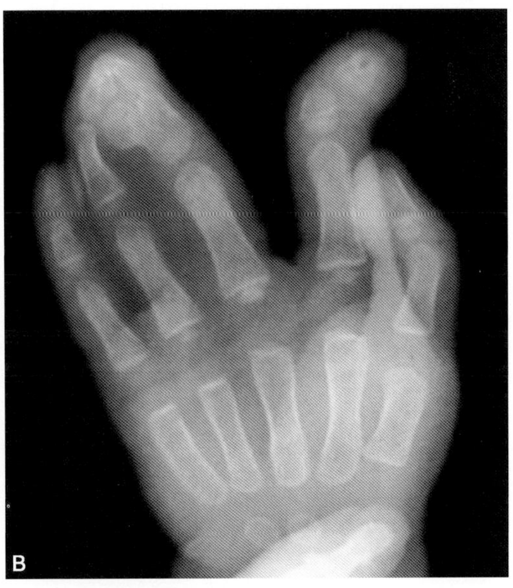

图 2-3-2 远节指骨水平中央型多指 2

A. 右中、环指完全性并指，指甲融合，示指桡侧偏斜，指甲增宽；B. X 线片显示中、环指之间为中节指骨水平的多指，示指为远节指骨水平的多指，示指远节指骨为两节，融合一起，中、环指中、远节指骨之间隐匿另外一节不规则中节指骨及远节指骨，远节指骨互相融合一起，示指可切除部分指甲及远节多余指骨，同时行中节指骨楔形截骨，纠正力线；中、环指分指同时将多余的中、远节指骨切除，残留骨面处理同图 2-3-1 病例，但覆盖骨创面需更大的皮下筋膜组织瓣

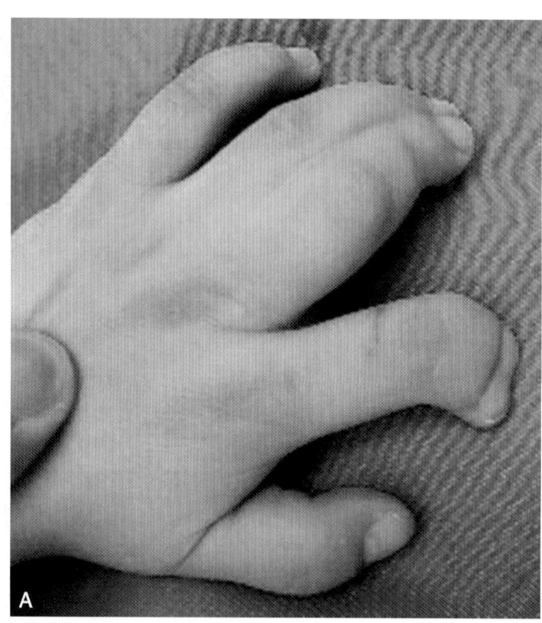
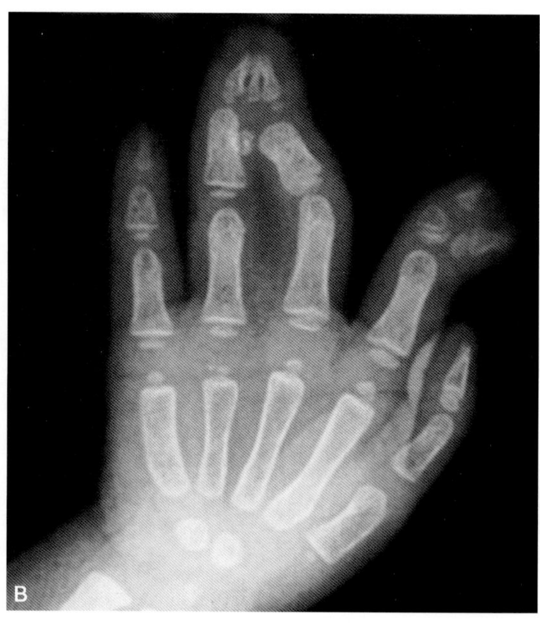

图 2-3-3　中节指骨水平中央型多指 1

A. 左中、环指并指，示指中远节多指，两个指甲融合在一起；B. X 线片显示中、环指中、远节指骨之间隐匿细小的中节及远节指骨，示指中节指骨水平分出另外的不规则中、远节指骨，中、环指之间细小指骨切除后，需将中指近侧指间关节尺偏畸形矫正（可行关节复位），示指桡侧多指切除后需行中节指骨尺侧楔形闭合截骨，或桡侧开放截骨加植骨纠正力线，但中节指骨短小，需精细操作和固定

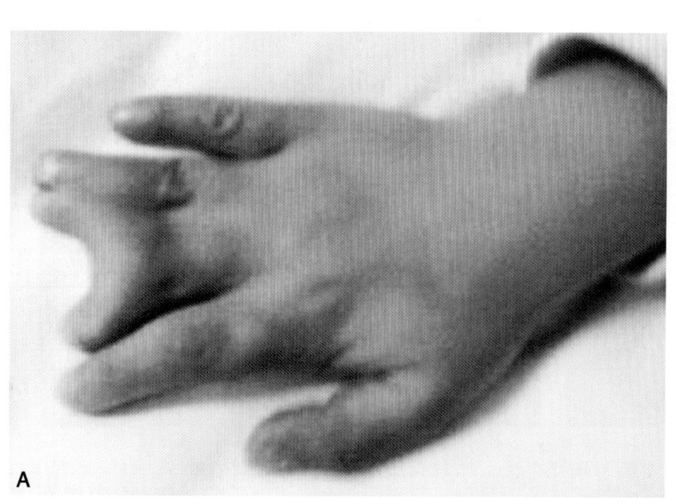
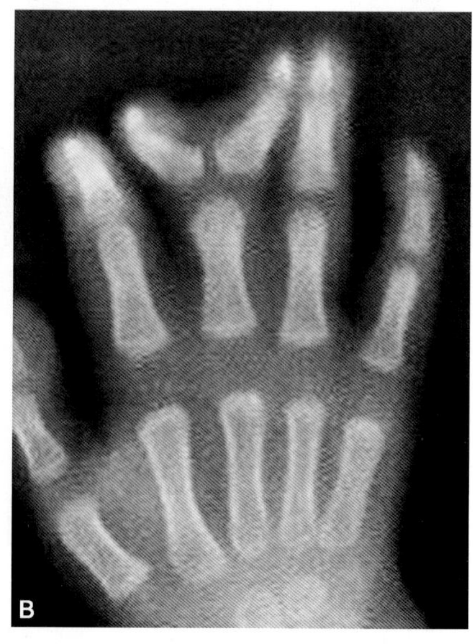

图 2-3-4　中节指骨水平中央型多指 2

A. 右中指多指位于中节水平；B. X 线片显示中指中节指骨以远完全分离为两部分，呈 V 形，可切除桡侧部分（其骨关节结构发育相对差），保留的尺侧部分同时行中节指骨基底桡侧楔形截骨，纠正力线，但近节指骨远端有两个关节面，复位后近侧指间关节可能不稳定，有进一步截骨或融合的可能

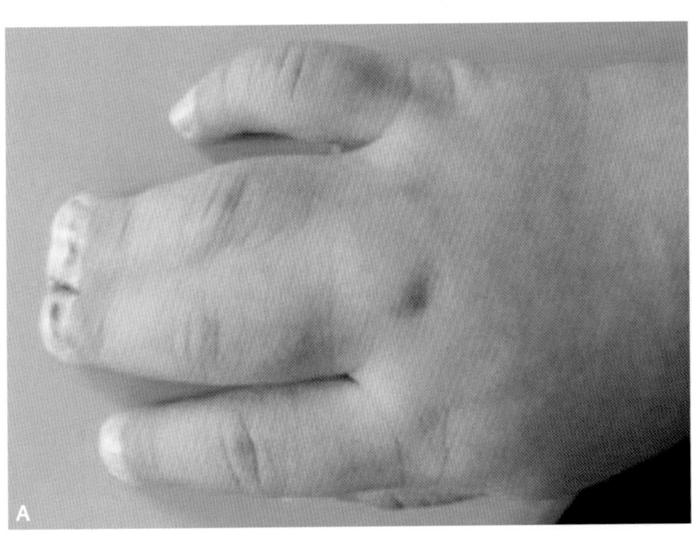

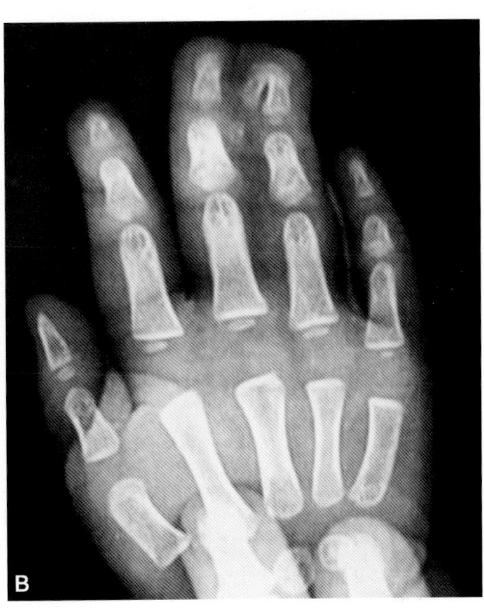

图 2-3-5 中节指骨水平中央型多指 3

A. 右中、环指之间可见发育差之多指，多余手指与中环指完全并连，指甲发育差；B. X 线片显示多指从中指中节指骨远端发出，而远节指骨与环指远节指骨融合

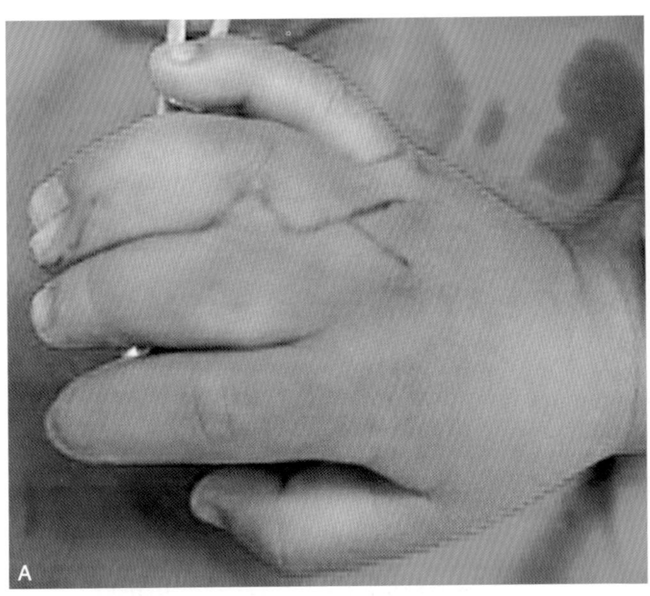

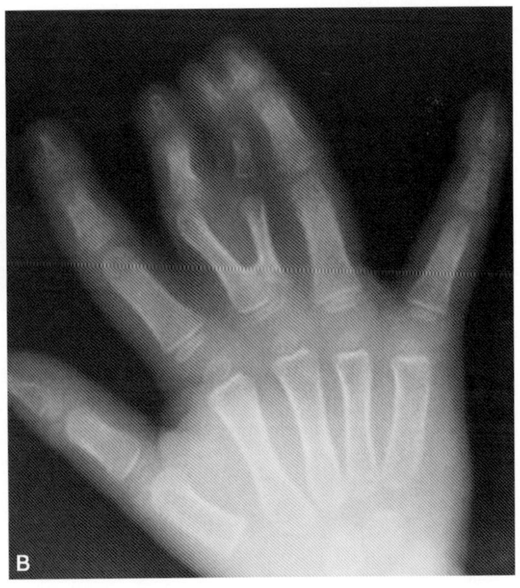

图 2-3-6 近节指骨水平中央型多指

A. 右手多指，多指似来自环指近节水平，同时合并并指；B. X 线片显示多指来自中指近节水平，两个指骨近端骨性融合，共用一个关节面，中指尺侧多指部分骨关节发育相对更差，与环指全长并连，选择切除中指尺侧多指部分，同时分指并重建中、环指指蹼，术中注意保留近节指骨基底关节面完整，保留下来的中指近侧指间关节脱位，需进一步复位修复

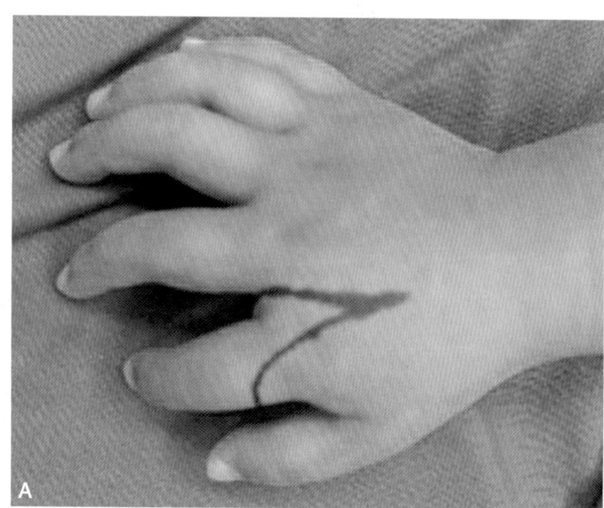

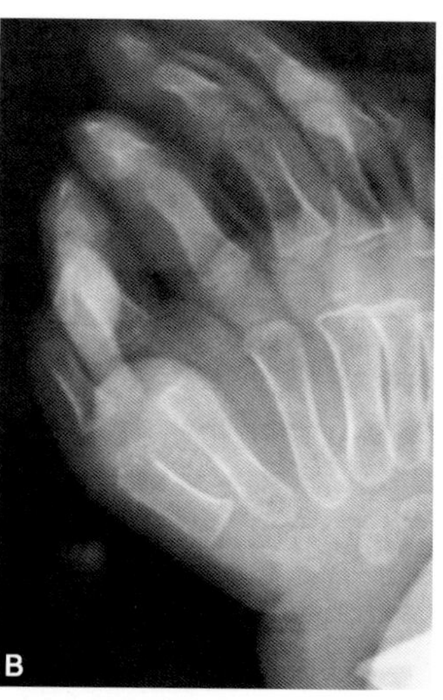

图 2-3-7　掌骨水平中央型多指

A. 右示指多指，外形完整；B. X线片显示示指多指位于掌骨基底，掌骨完全分离，多指骨关节结构发育好，选择切除桡侧示指，术中需设计重建拇指蹼及重建拇内收肌功能，也可切除尺侧示指，同时将桡侧示指在掌骨基底水平移位于尺侧示指，与前者不同的是不需要重建拇指蹼及重建拇内收肌功能，但需修复示中指掌骨头间横韧带及重建示、中指指蹼

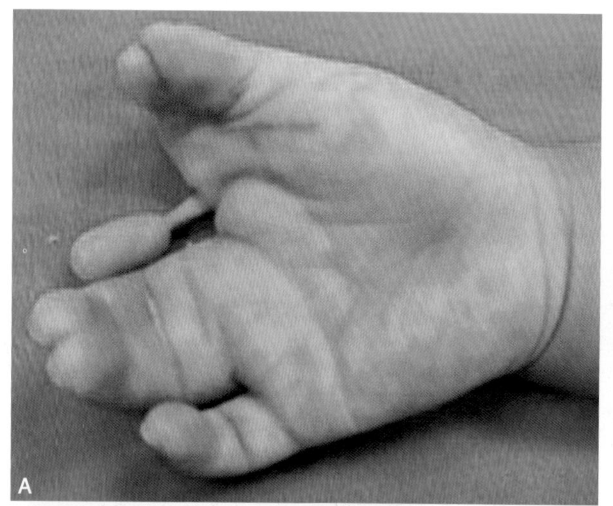

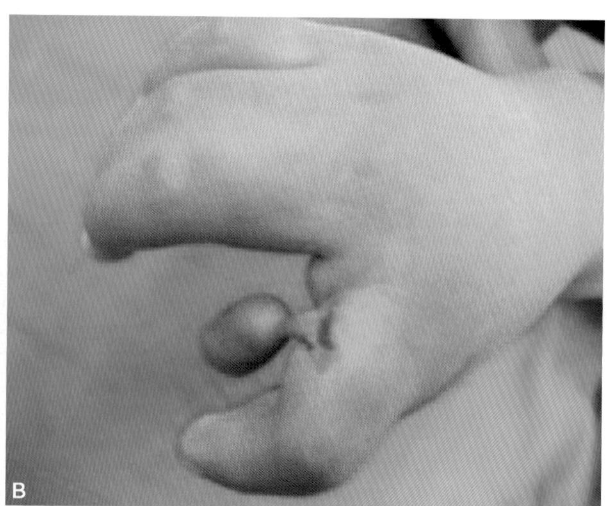

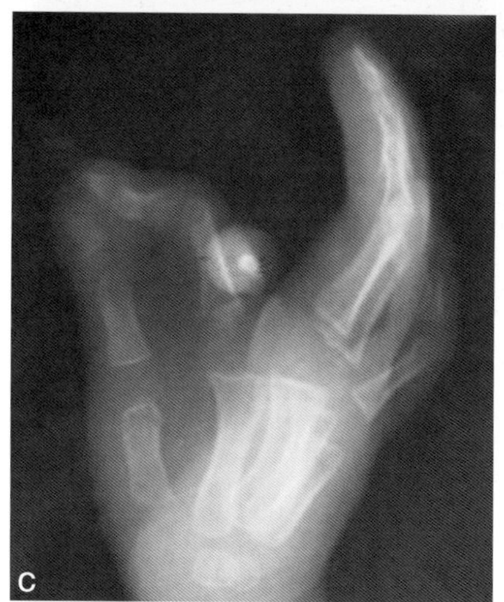

图 2-3-8　漂浮样中央型多指

A. 右拇、示指，中、环指完全性并指，多指呈现漂浮样，狭细的软组织蒂与示指连接；B. 背面观；C. X线片显示漂浮样多指内可见微小骨结构，切除多指、并指分指可同期进行，二期仍需修复或重建示、中指指蹼，因其过于宽大

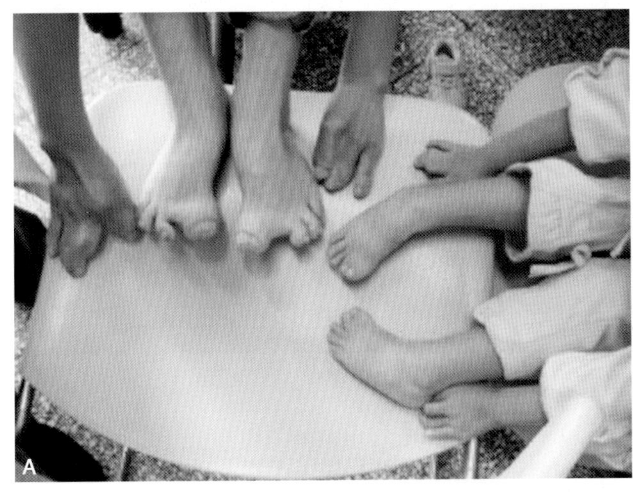
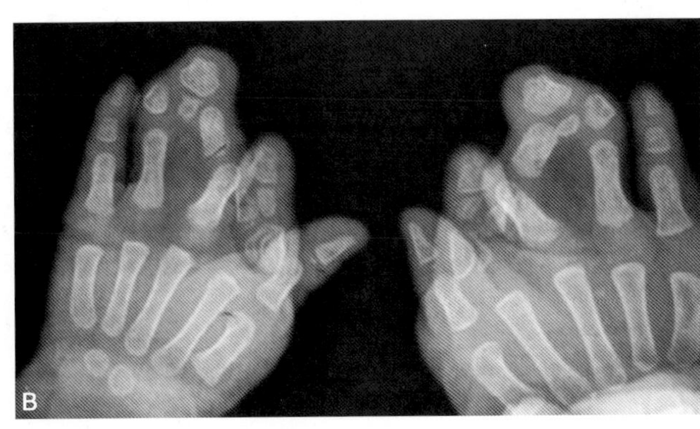

图 2-3-9 骨关节严重畸形中央型多指病例 1

A. 复杂性中央型多并指畸形，合并足畸形，有家族遗传史；B. X 线片显示多指位于中环指之间中节指骨远端以远，骨关节结构严重紊乱，示指多指并指畸形且骨关节发育极差，此类畸形往往没有固定规律，设计手术较为困难，术后手指功能及外形恢复程度有限，需与家长沟通决定手指的去留

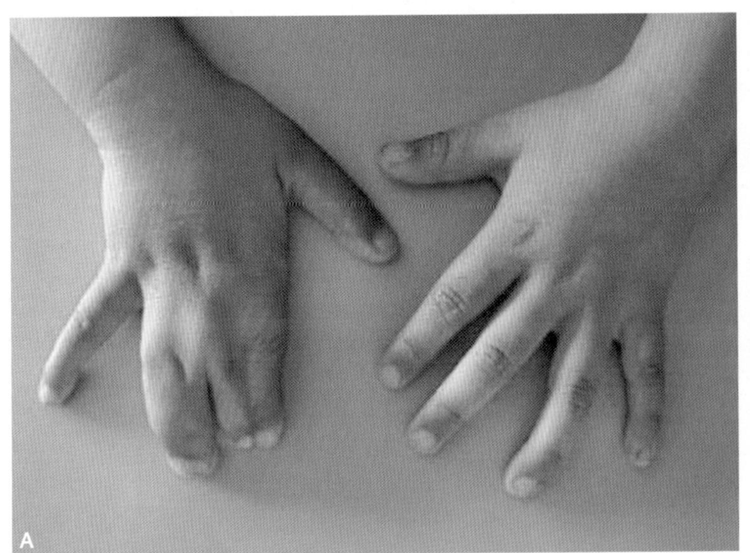
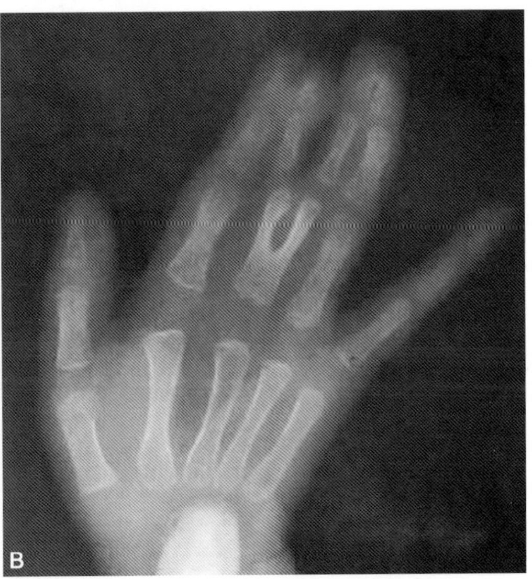

图 2-3-10 骨关节严重畸形中央型多指病例 2

A. 右侧中央型多指并指；B. X 线片显示多指发出自中指近节，近节指骨在近端融合，其近节指骨中远段以远分别与示指、环指并连，其中中、环指末节指骨融合，应切除骨关节发育较差的一侧（桡侧）保留的中、环指并指二期行分离手术

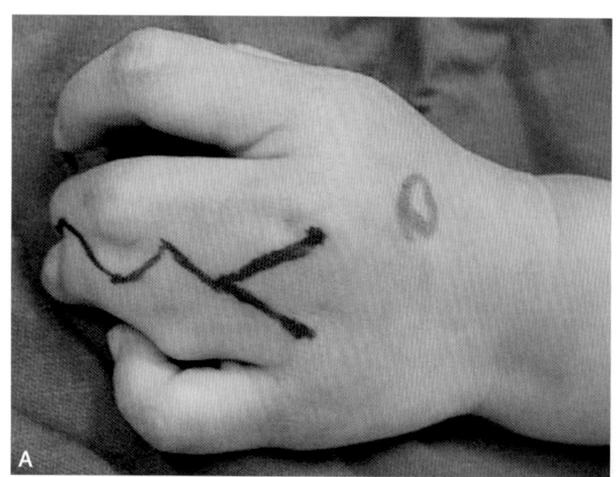

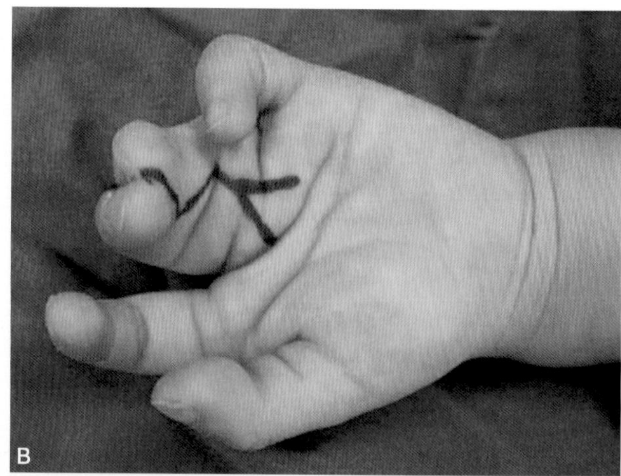

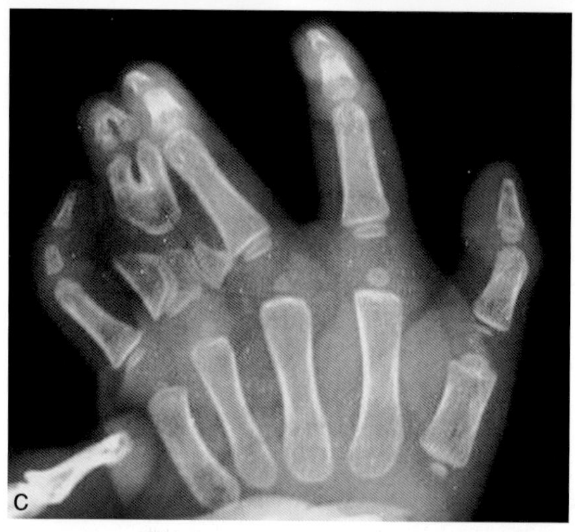

图 2-3-11　骨关节严重畸形中央型多指病例 3

A. 外形上可见左侧中、环指并指，外形发育较差；B. 掌侧面观；C. X线片显示中、环指之间有多指发生，环指与多指骨关节及骨骺严重发育不良，此类复杂病例需仔细设计分离手术，发育较差的骨关节将严重影响术后手功能和外形

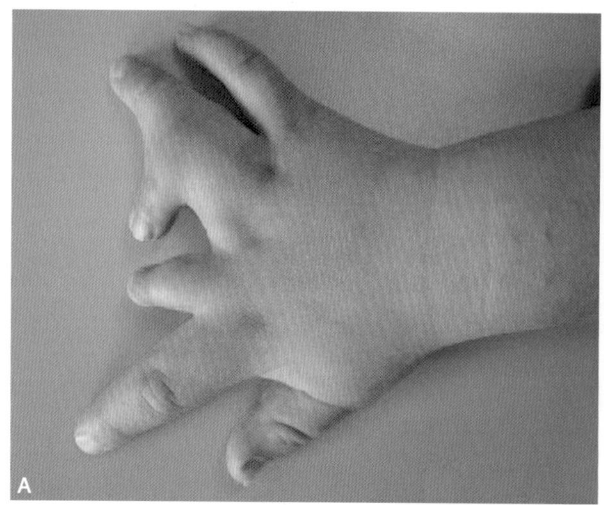

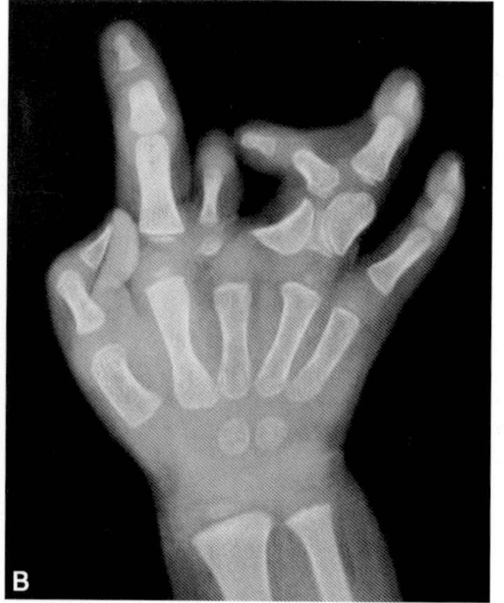

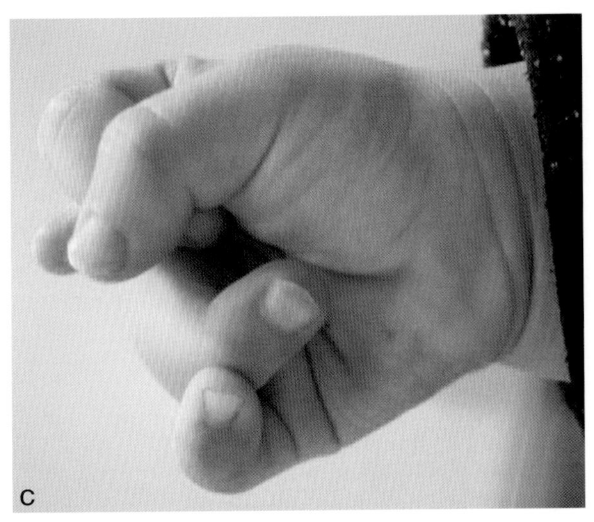

图 2-3-12 骨关节严重畸形中央型多指病例 4
A. 右侧中指发育不良，环指多指；B. X 线片显示中指骨关节发育不良，环指及多指骨骺严重发育不良，从 X 线片看，多指似来自中指；C. 患手具有一定功能，尤其掌指关节功能良好，手术方法需仔细设计，并与家长充分商议，决定功能和外形的取舍

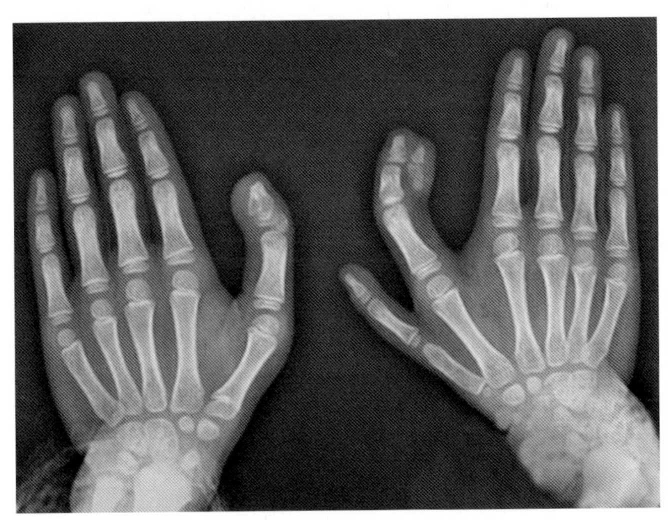

图 2-3-13 骨关节严重畸形中央型多指病例 5
该病例 X 线片显示右示指多指，其中节水平可见另一个多指，拇指发育不良，左侧三节拇指畸形，右侧可切除发育不良的拇指及示指远端的多指，保留示指行拇化重建，形成一个新的拇指，左侧拇指发育不良的中节指骨予以切除

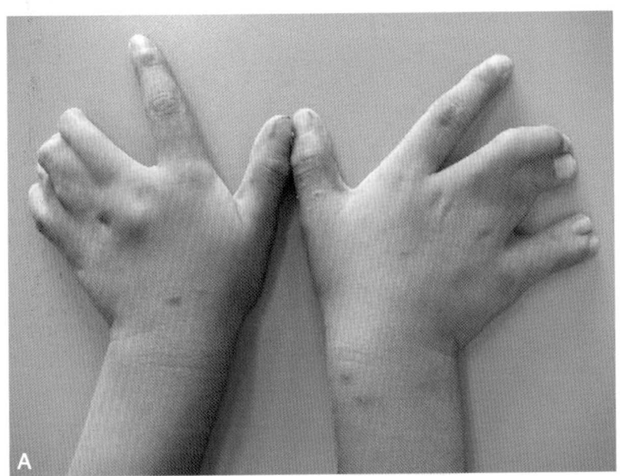

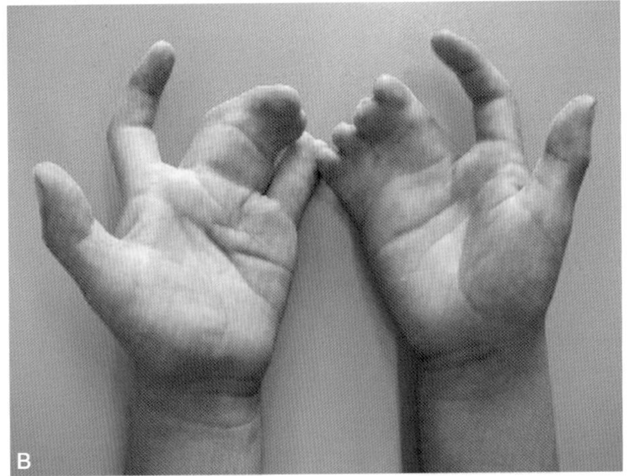

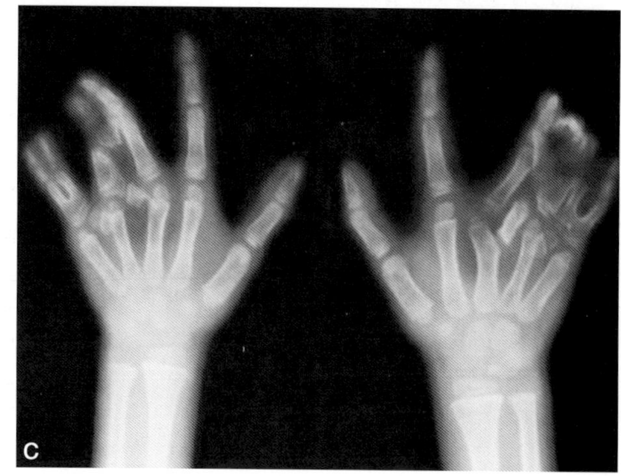

图 2-3-14 骨关节严重畸形中央型多指病例 6
A. 双手中央型、尺侧多指并指；B. 掌面观；C. X 线片显示骨关节结构广泛发育不良，根据实施治疗医生对畸形的认识和患儿家长的接受程度，可有多种手术设计，保留下来手指外形可有一定的改善，但功能较差

第四节 镜 影 手

一、概述

镜影手为一种极少见的先天性多指畸形，多指之间有时合并有并指，没有尺桡侧之分，而两侧均为尺侧，手及前臂是对称性的，仅有两个尺骨。由于此畸形手、腕及前臂的对称性的畸形特点，所以将其称为镜影手。镜影手的手指数目不等，但无拇指。由于没有桡骨，所以参照身体中线将手处在解剖位，可将前臂分成内侧和外侧。

切除多余手指，重建外形和功能良好的拇指是治疗该畸形的主要目的。如果手指总数不少，可将最外侧的第一指做旋转截骨再造一个新拇指。如为 6 个手指时，可将最外侧两个细小手指融合成一个较粗的手指来代替拇指。此类严重的手畸形，需综合多种方法去重建拇指功能及外形，如多余指的切除、拇指蹼成形、截骨矫正、小肌肉重新调整、肌腱移位等。

二、形态学特点

由于镜影手无拇指，也可将手指简单的由外侧向内侧命名为第 1 指，第 2 指……以此类推。作者所见绝大多数为单侧发病，文献偶有报告双侧发病。临床可见到手指为 6 ~ 10 个手指的镜影手，以 6 或 7 个多见。可合并镜影足(图 2-4-1 ~ 图 2-4-4)。

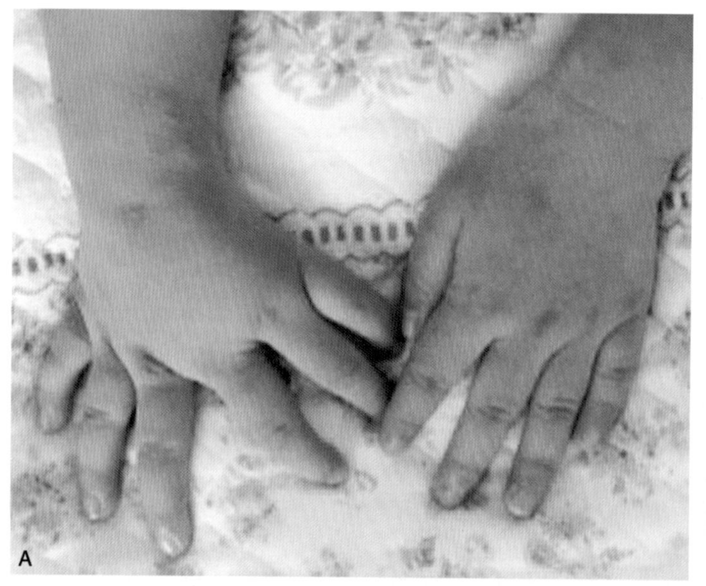

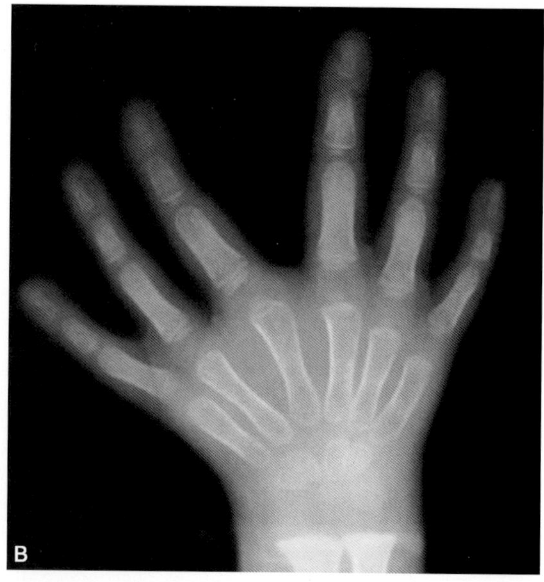

图 2-4-1 镜影手病例 1
A. 右手 6 个手指的镜影手；B. X 线片显示指骨、掌骨、腕骨、前臂骨均对称，可将第 1 指视为拇指，切除第 2 指，重建拇指蹼及拇内收功能，第 1 指行掌骨旋转截骨，如有内在肌存在可同时行拇指外展功能重建，或二期行肌腱移位重建拇指外展功能。重建后的拇指较长，可择期行指间关节短缩融合

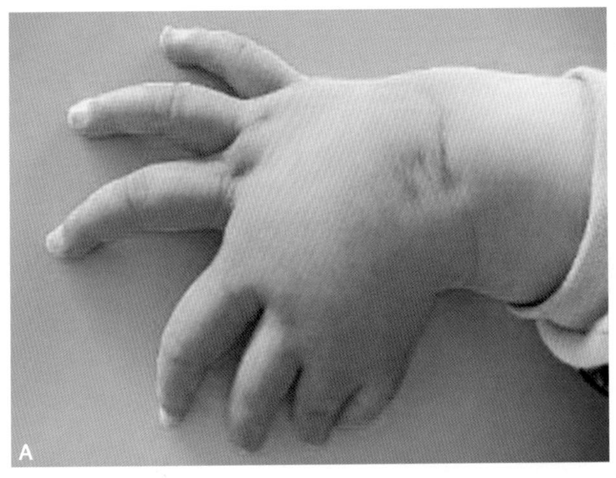

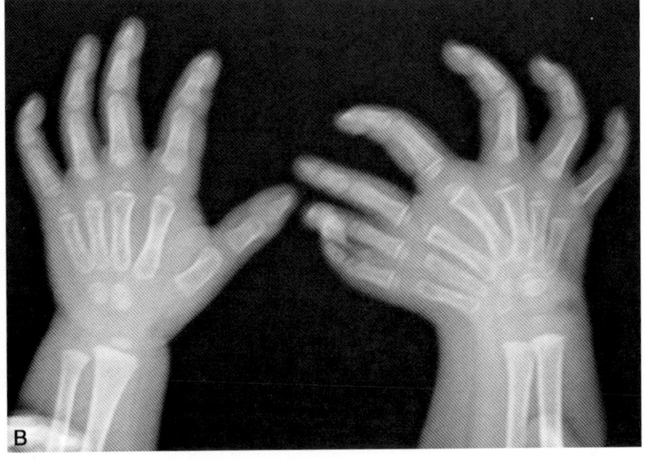

图 2-4-2　镜影手病例 2

A. 右手 7 个手指的镜影手，合并第 1、2、3 指的不全皮肤性并指；B. X 线片显示以第 4 指为中心，两侧各 3 个手指依次对称性减小，2 个尺骨。第 1 指发育较差，可切除，选择重建第 2 或 3 指为拇指

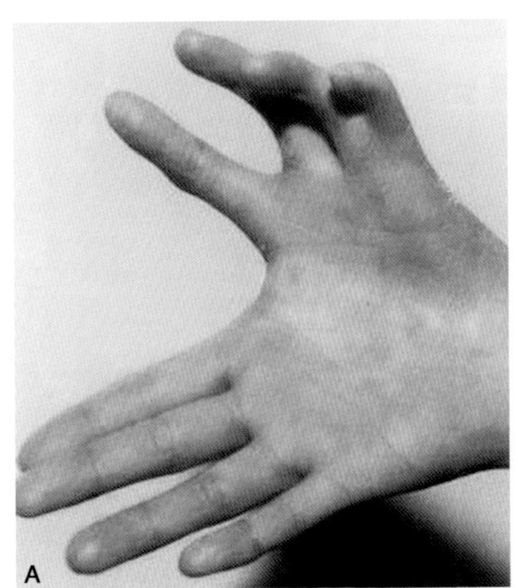

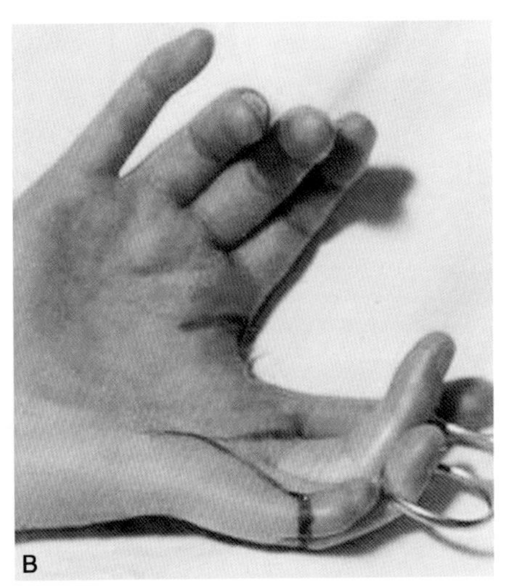

图 2-4-3　镜影手病例 3

A. 8 个手指的镜影手，第 1、2 手指发育较差，可选择第 3 或 4 指重建拇指；B. 掌面观，此类病例矫正的基本原则，保留外形及功能良好的手指，将其重建为拇指，同时设计重建拇指蹼、拇指外展功能、拇内收功能，二期可行指间关节短缩融合

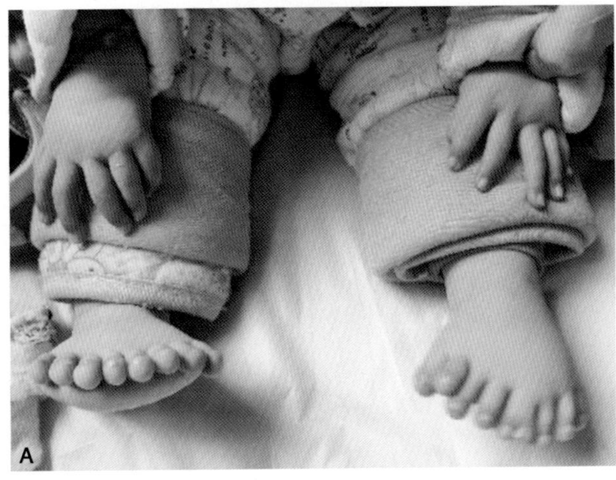

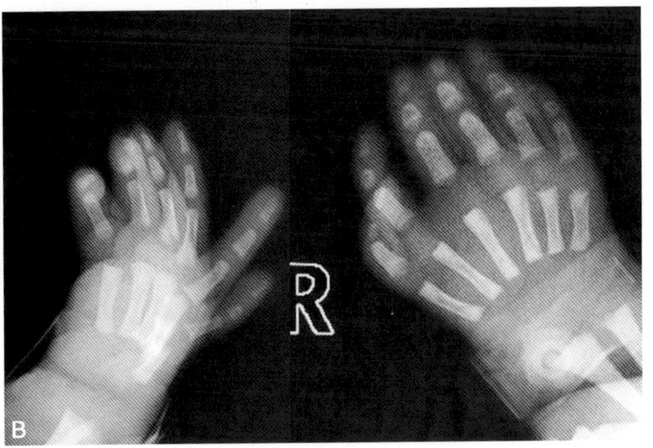

图 2-4-4　镜影手病例 4

A. 双手镜影手，双足镜影足；B. X 线片显示双侧第 1 指骨关节发育不良，可选择重建第 2 指为拇指

第五节　混合型多指

一、概述

临床上经常可见到，多指畸形以多种类型的同时出现而混合存在，其形态学表现更为复杂，常合并足部严重畸形，临床治疗也较为困难。治疗上往往需个性化选择手术方法，并且需要和家长进行良好的术前沟通。部分病人有家族遗传史。

二、形态学特点

1. 中央型及尺侧多指并存（图 2-5-1、图 2-5-2）。
2. 桡侧及中央型多指并存（图 2-5-3）。
3. 桡侧与尺侧多指并存（图 2-5-4、图 2-5-5）。

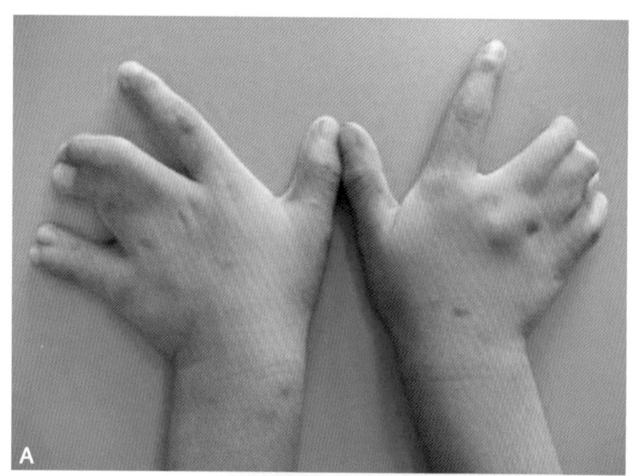

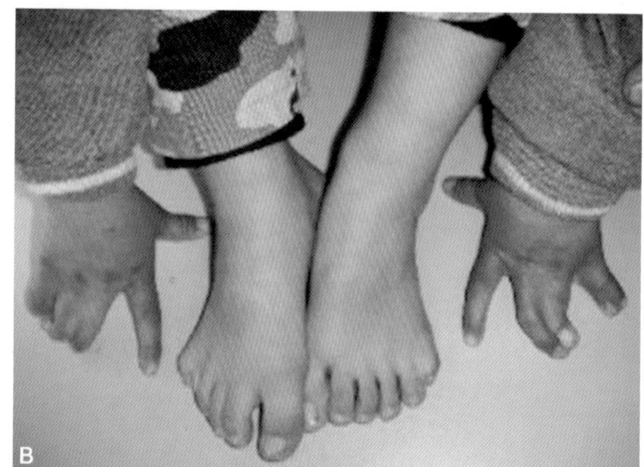

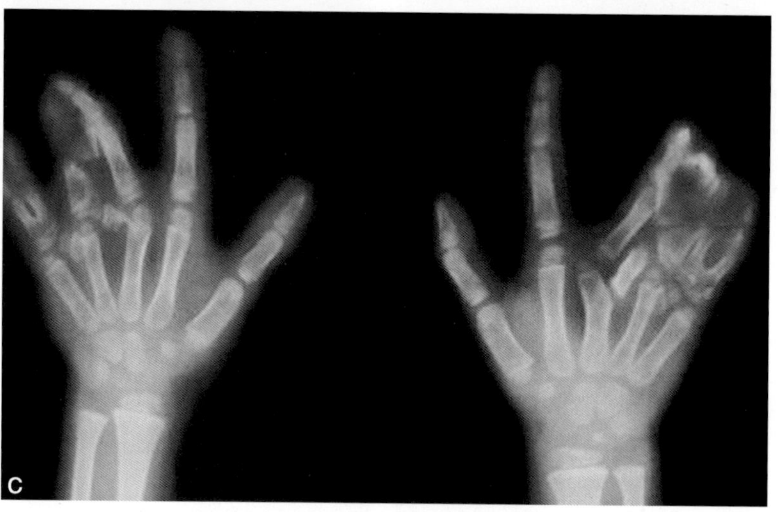

图 2-5-1　中央型及尺侧多指并存病例 1

A. 双手复杂性多指并指畸形，中央型与尺侧多指同存；B. 同时合并足部多并趾畸形；C. X 线片显示双侧小指多指，中、环指之间可见不规则掌指骨水平隐匿性中央型多指，畸形手指骨关节结构严重发育性紊乱

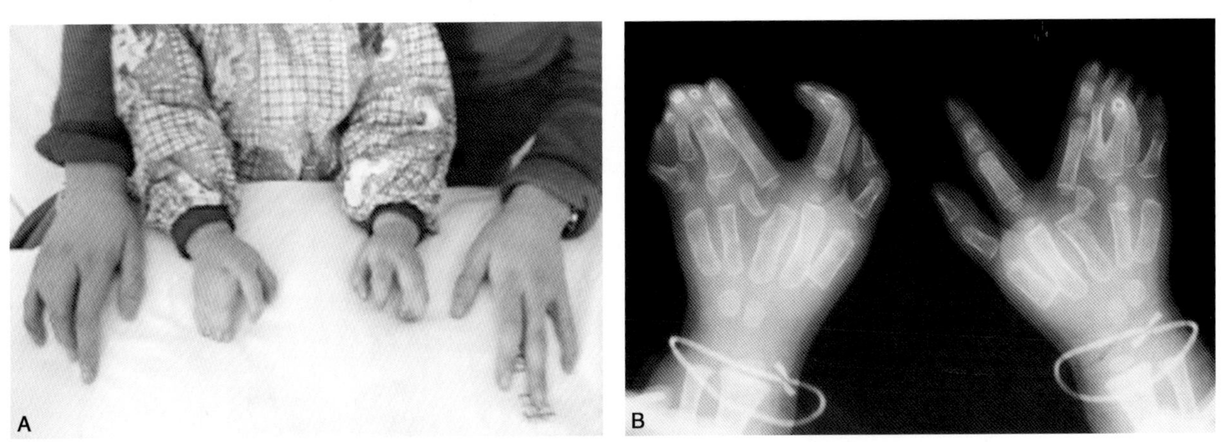

图 2-5-2 中央型及尺侧多指并存病例 2
A. 复杂性多并指畸形，有家族遗传史；B. X 线片显示双侧小指多指，中指多指畸形，骨关节结构严重发育紊乱

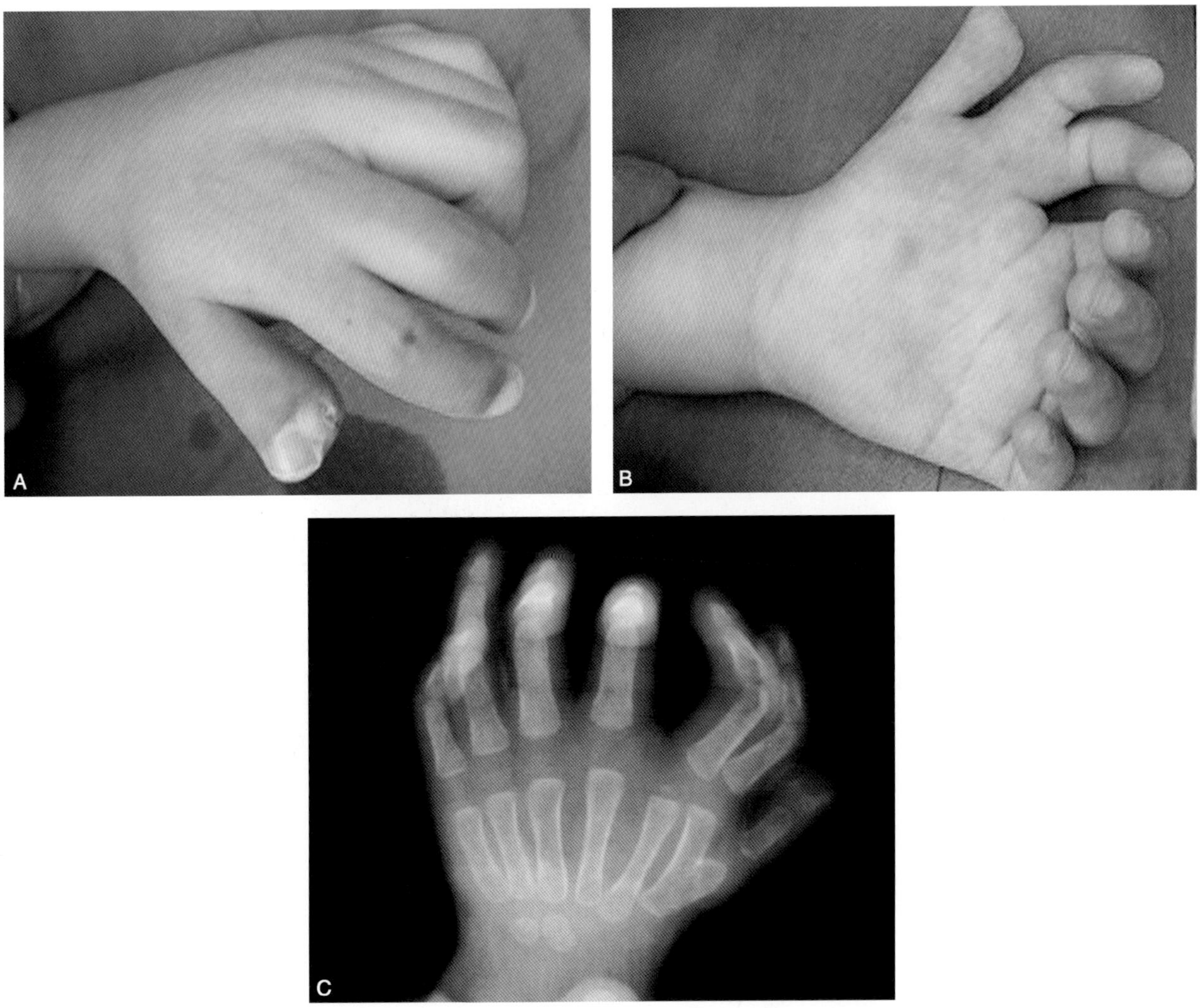

图 2-5-3 桡侧及中央型多指并存
A. 左手多拇指（三拇指）及中央型多指（示指）；B. 掌面观；C. X 线片显示，三拇指多指，示指多指

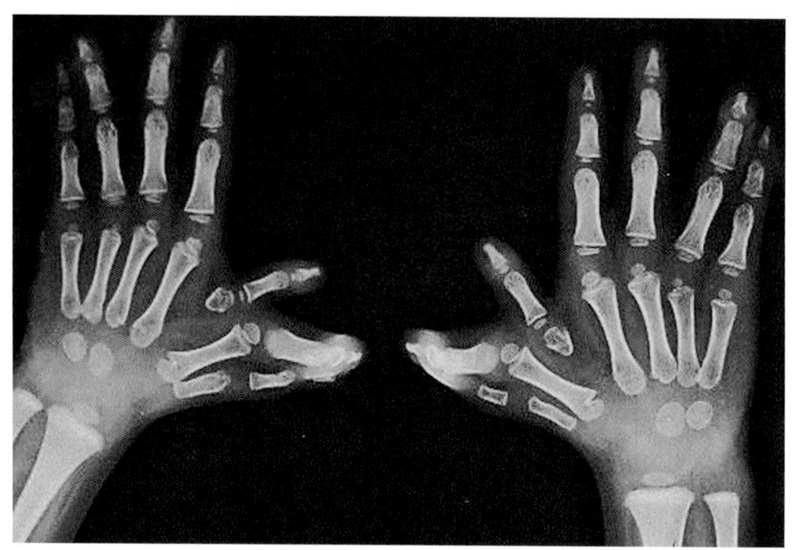

图 2-5-4 桡侧与尺侧多指并存病例 1

该病例 X 线片显示双侧三拇指畸形及小指多指畸形(肉赘样多指),同时环小指并指

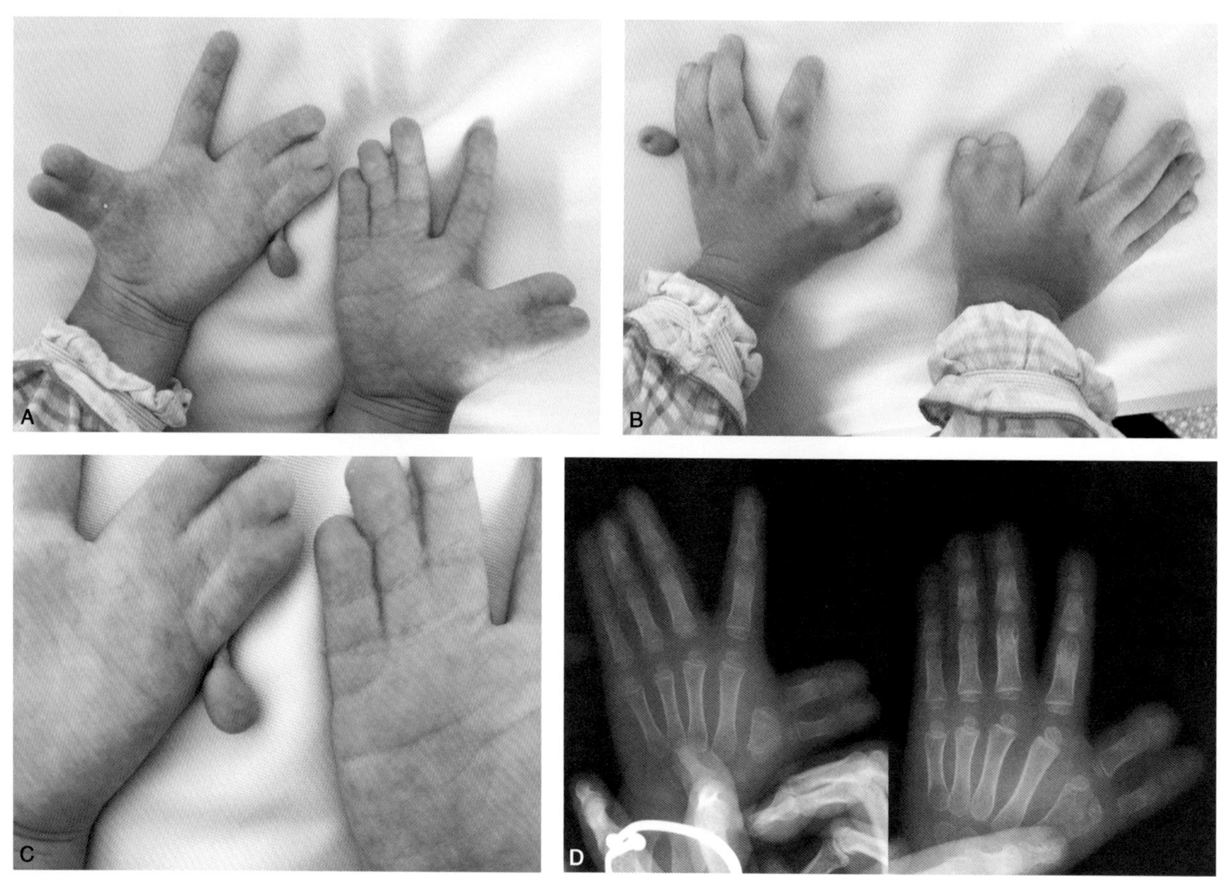

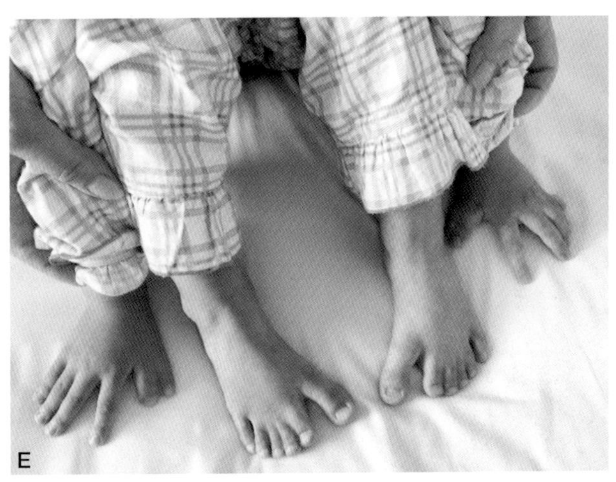

图 2-5-5　桡侧与尺侧多指并存病例 2

A. 双侧桡尺侧多指同时存在(掌侧观),左小指漂浮指样多指,右小指肉赘样多指,双侧中环小指并指;B. 背面观;C. 双侧小指多指;D. 双手 X 线片显示骨关节畸形情况;E. 同时合并足部多趾

第三章

并　指

第一节　并指的基本类型

一、概述

先天性并指是指由于某一种或多种先天因素导致两个或两个以上的手指的组织结构非生理性的完全性或部分性相连的病理状况。并指畸形是最常见的先天性手畸形之一,男性发生率比女性高3倍。胎生第4周时上肢肢芽的末端开始出现手指轮廓,至第8周时手指分化完成。在4~8周时,胚胎发育如受到局部性的伤害,可能会出现并指畸形。并指畸形形态学特点多种多样,从组织形态和手术治疗角度,可将其分为两大类,即软组织并指(皮肤并指)和骨性并指。并指畸形也可发生在其他严重的肢体畸形或全身畸形综合征,如各种综合征手畸形,比如Apert综合征、Poland综合征、束带综合征等,或合并其他严重手畸形,如裂手并指、多指并指、纵裂发育不良并指、缺指并指、巨肢症并指等,上述并指畸形称之为复杂性并指,一般为两种以上手畸形同时发生在同一手上,并指为主要畸形或主要畸形之一,或并指畸形为其他手先天畸形或先天畸形综合征的伴发畸形,此时多种组织结构相并连,如皮肤、皮下结缔组织、血管、神经、骨组织、肌腱等,复杂性并指畸形对手外形及功能损害极其严重,同时严重阻碍患手的后续发育,常表现为多肢体、多器官的畸形。根据并指连接程度,又可分为完全或部分并指。涉及拇指的并指畸形相对较少见,往往出现在畸形综合征或严重的多肢体畸形中。总的来讲,中、环指并连者最多见。复杂性并指畸形伴有家族遗传史的几率比较大。

二、形态学特点

根据手指并连的结构或复杂程度,形态学上有以下类型。

1. 皮肤并指　仅皮肤组织相连(图3-1-1、图3-1-2)。

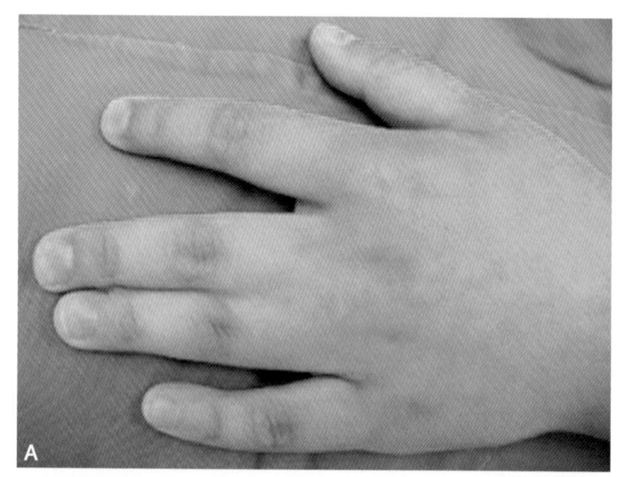

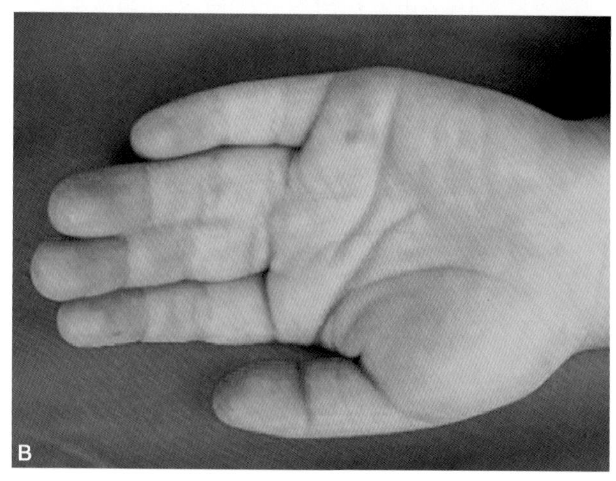

图3-1-1　皮肤并指病例1

A. 左侧中、环指皮肤并指,除并指外,手指发育及功能几乎正常;B. 掌面观,此类并指如设计合理可不用植皮覆盖创面

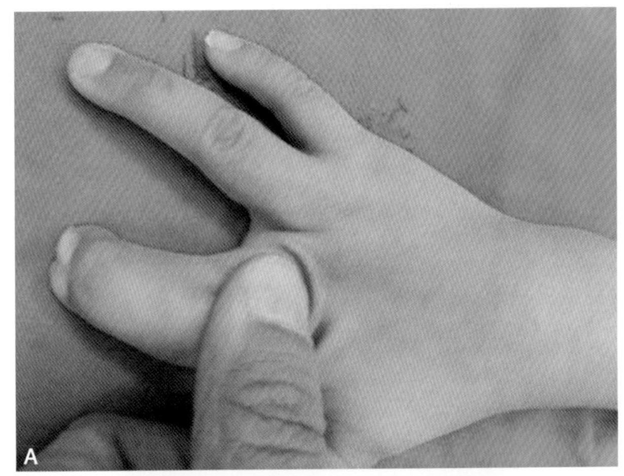

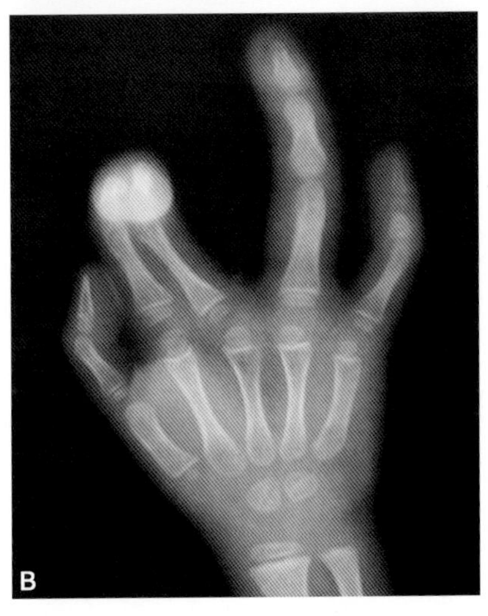

图 3-1-2 皮肤并指病例 2

A. 右侧示、中指皮肤并指，与图 3-1-1 病例比较，并指之间皮肤组织较少，并连手指指间连接紧密；B. X 线片显示示、中指骨关节结构紧密靠近，同时伴有中指骨关节结构发育不良，中指掌指关节尺侧关节囊韧带松弛及半脱位，分指后需复位关节、紧缩关节囊韧带，此例同时伴有小指中节指骨发育短小

2. 骨性并指 手指并连结构除皮肤外，尚有骨结构，骨结构并连的范围不一（图 3-1-3 ~ 图 3-1-7）。

3. 部分并指 手指部分长度并连（图 3-1-8）。

4. 完全性并指 手指并连至指甲以远（图 3-1-9）。

5. 短指并指 手指并指且短小，一般为多个手指受累。详见综合征并指畸形章节（图 3-1-10 ~ 图 3-1-13）。

6. 多指并指（见多指畸形） 手指并连且数目上多于正常，多指可能为完整的一个手指，也可能为部分结构（图 3-1-14 ~ 图 3-1-22）。

7. 缺指合并并指 手指并连的同时，还有手指缺如（图 3-1-23 ~ 图 3-1-30）。

8. 巨指合并并指 并指同时合并有原发性巨指畸形（图 3-1-31）。

9. 分裂手并指 并指与中央列发育不良同时存在（图 3-1-32）。

10. 皮肤桥并指 发生在束带综合征中的特殊并指畸形（图 3-1-33、图 3-1-34）。

11. 铲状手（图 3-1-35）。

12. 其他复杂性并指（图 3-1-36 ~ 图 3-1-41）。

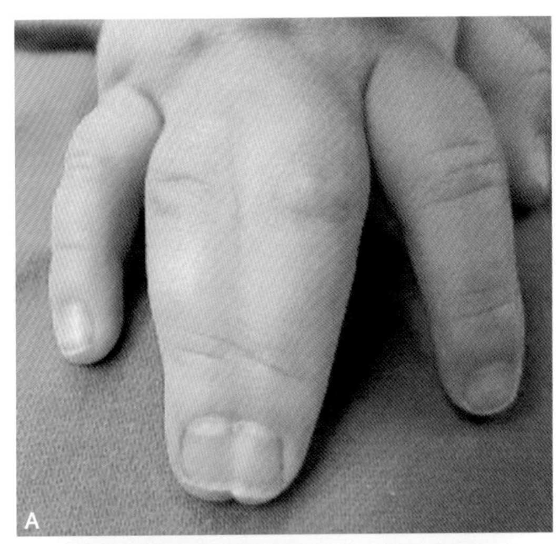

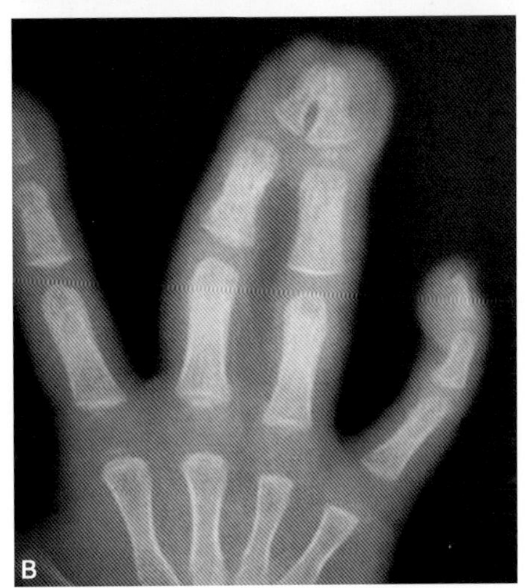

图 3-1-3 骨性并指病例 1

A. 右侧中、环指并指，指甲融合，中指侧偏明显，指甲融合往往预示深部有骨组织融合，指甲分离后需重建甲沟；B. X 线片显示中环指远节指骨末端融合，中指末节指骨发育不良，分指后需设计皮下筋膜瓣覆盖一侧裸露的骨创面，以利于接受游离皮片移植，此类并指应相对早些手术，手术干预太晚时，骨性融合常常限制手指骨关节发育，会造成骨关节严重的偏斜或屈曲畸形

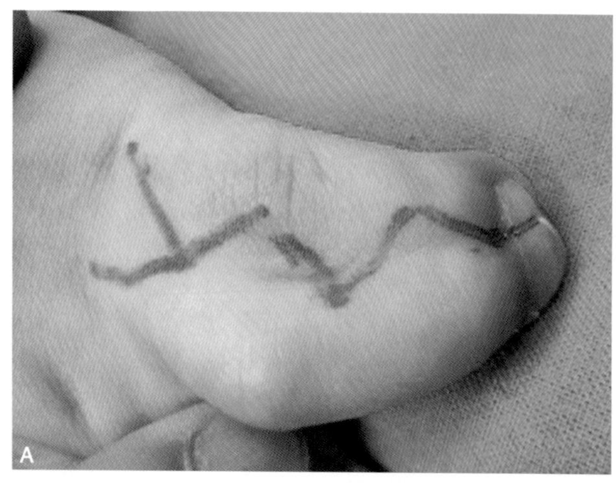
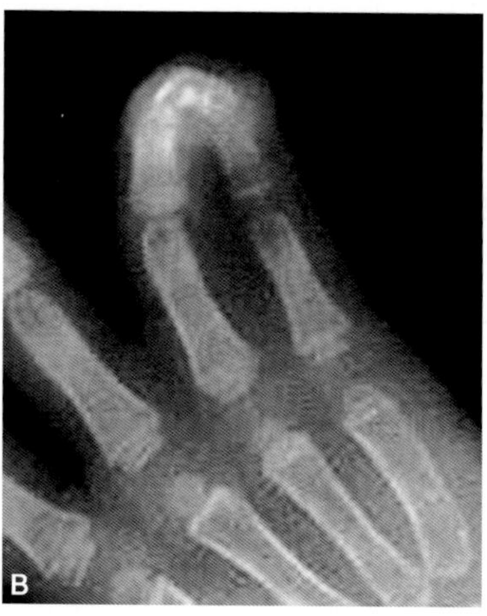

图 3-1-4 骨性并指病例 2

A. 左侧环、小指并指，指甲融合，环指指间关节尺侧偏斜畸形明显；B. X 线片显示环、小指远节指骨“穹顶”样融合，远侧指间关节向不同的方向侧偏，环指近侧指间关节明显尺偏畸形，分离手指时，需考虑到手指偏斜的处理，一般分指后需将偏斜关节复位克氏针固定，也可能需二期截骨纠正偏斜畸形

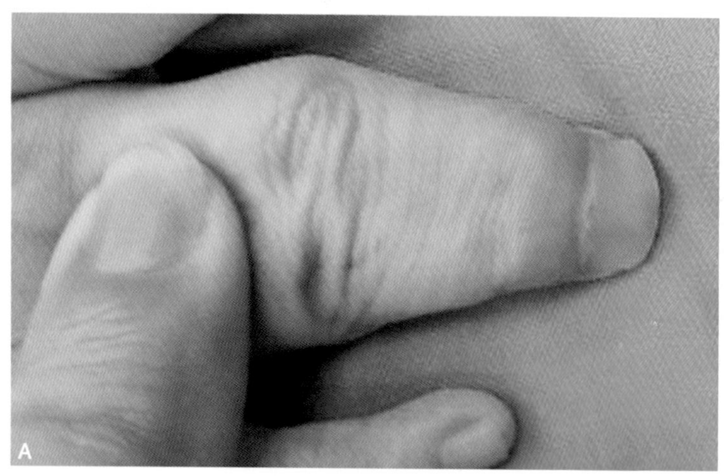
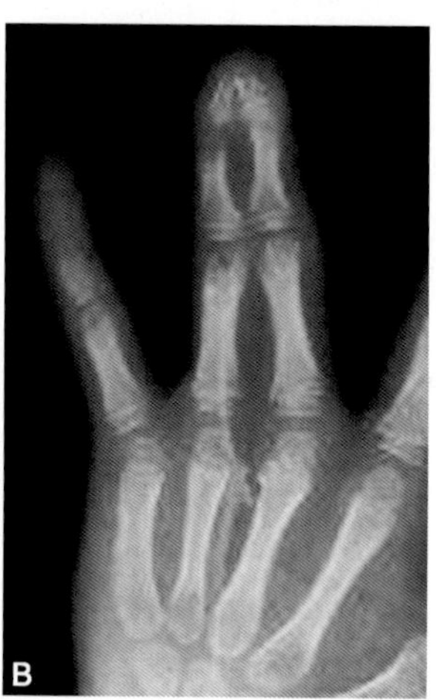

图 3-1-5 骨性并指病例 3

A. 右侧中、环指并指，指甲融合为一体，分指后需重建甲沟，需术前进行良好的设计，往往分指后指甲外形不尽如人意；B. X 线片显示中、环指远节指骨末端融合

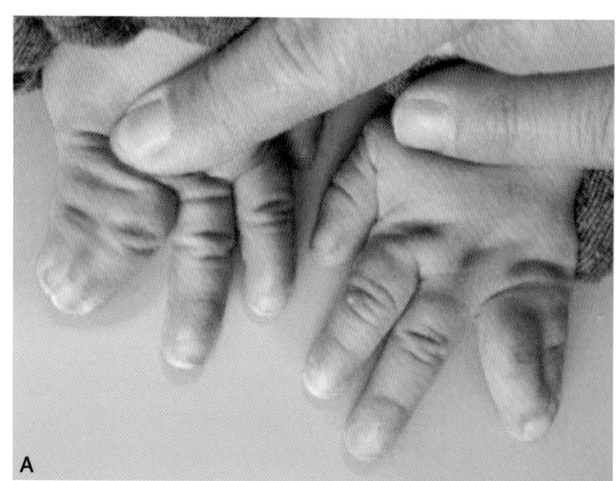
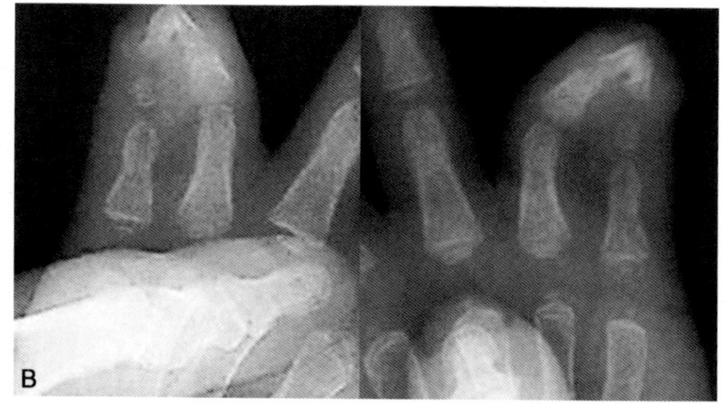

图 3-1-6 骨性并指病例 4

A. 双侧环、小指并指，指甲融合，环指侧偏严重，有时也可为双侧中、环、小指对称性并指，此类双侧尺侧手指并指畸形常有家族遗传史；B. X 线片显示环、小指并指远节指骨末端融合，环指近侧指间关节明显尺偏，小指中节指骨发育差，分指后需二期行环指近节指骨远端桡侧楔形闭合截骨，以纠正环指力线

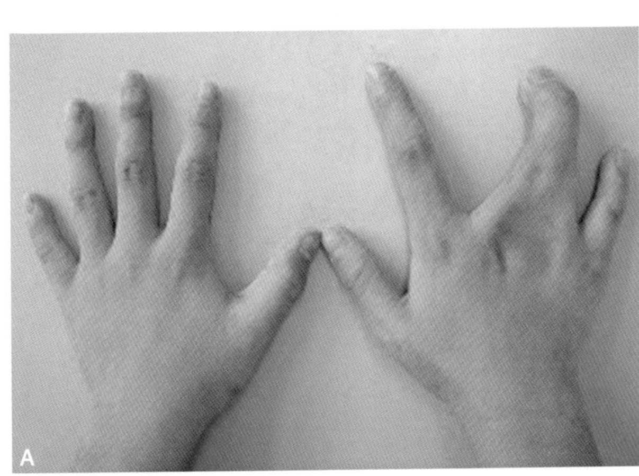
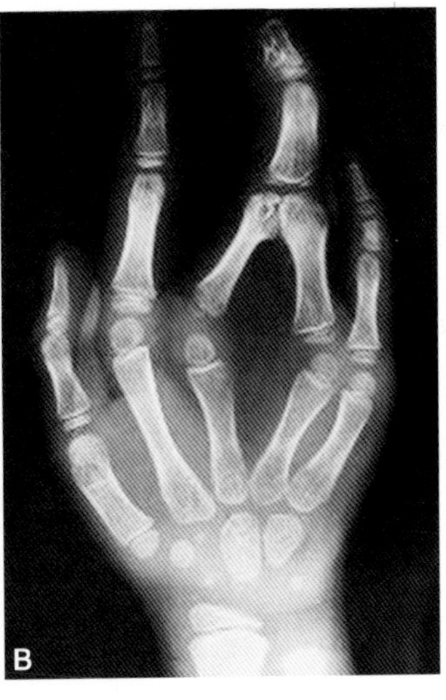

图 3-1-7 骨性并指病例 5

A. 右侧中、环指并指，中节以远融为一体；B. X 线片显示中、环指中节指骨及远节指骨完全融合为一体，近节指骨远端软骨融合，此类骨性并指分离极其困难，难以保留为 5 个手指，需要做多组截骨矫形，且分离后手指功能及外形恢复较差，因此也可不予分离，或仅切除部分中指，保留环指即可

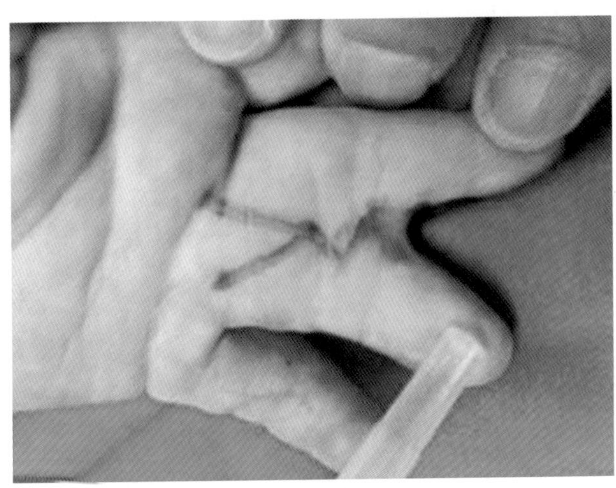

图 3-1-8 部分并指

并指仅波及手指部分长度

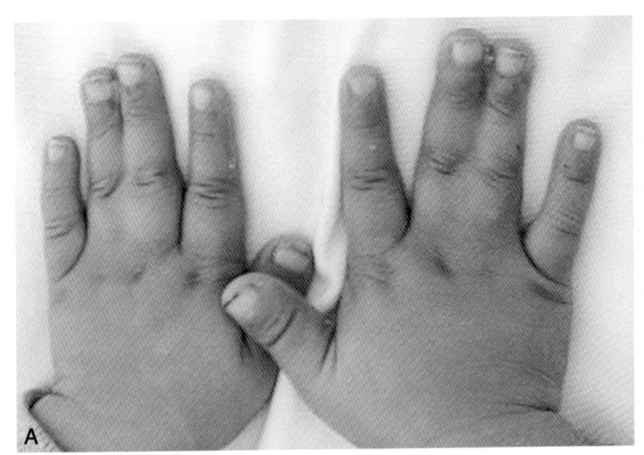
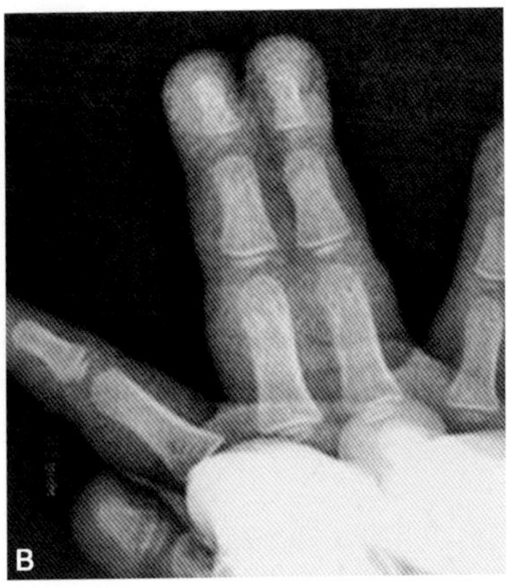

图 3-1-9 完全性并指

A. 双侧中、环指并指，波及手指全长；B. X 线片显示骨关节发育良好，此类皮肤并指是治疗结果最为满意的一类

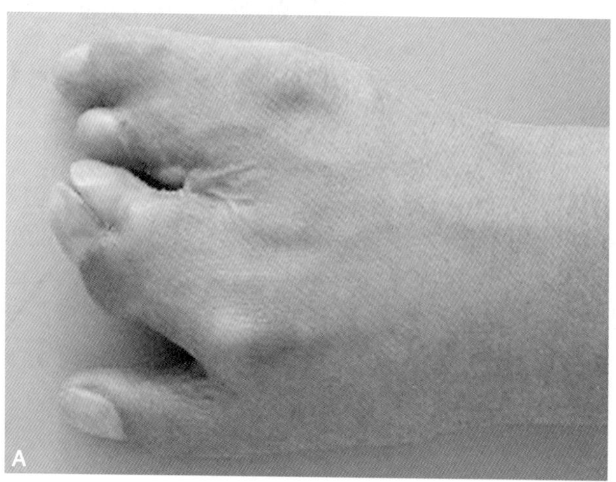

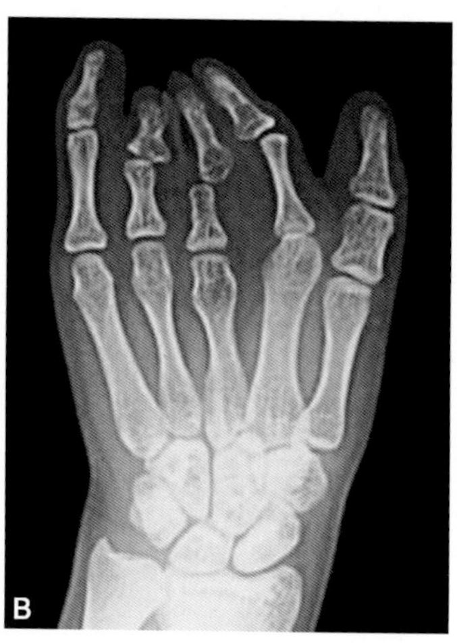

图 3-1-10 短指并指病例 1

A. 右手示、中、环、小指短指并指，手指短小及并连为主要形态学特点；B. X 线片显示示、中、环、小指掌指骨明显短小，中节指骨发育更差，或缺如，并发关节融合

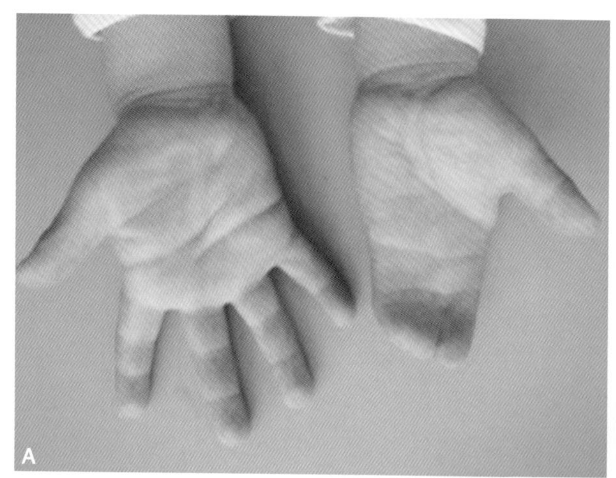

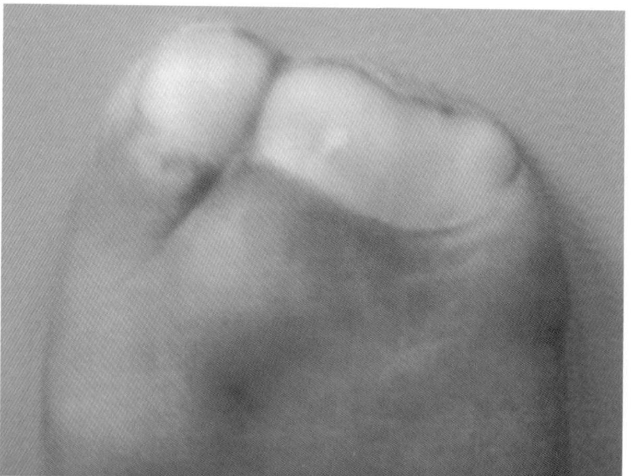

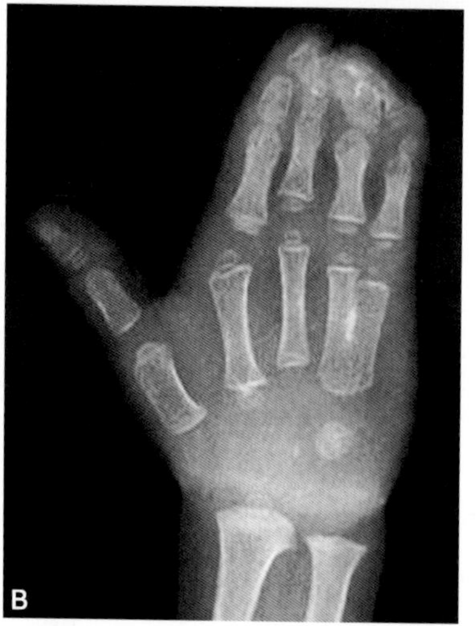

图 3-1-11 短指并指病例 2

A、B. 左侧示、中、环、小指短指并指，合并指甲融合，预示着指骨也有融合，此类畸形往往全手短小，畸形指甲的分离和重建是难点；C. X 线片显示示指至小指中、远节指骨严重发育不良及广泛融合，掌骨发育不良，第四、五掌骨融合，但环、小指力线尚好，掌骨融合可不予处理

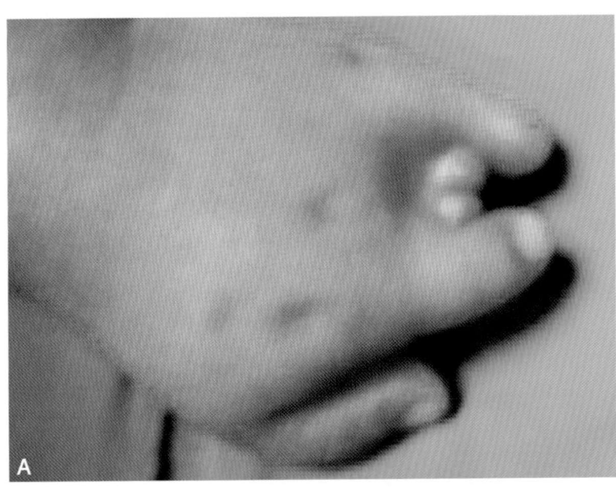

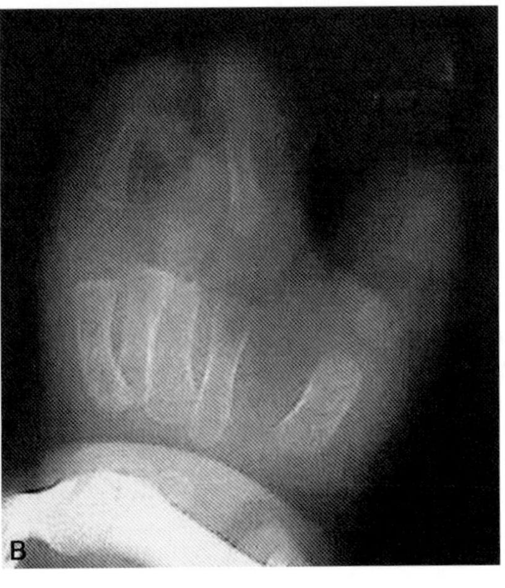

图 3-1-12 短指并指病例 3

A. 左侧示指至小指短指并指，中环指为肢芽样短指，发育不良的程度仅次于手指缺如，示指严重尺偏畸形；B. X 线片显示中、环指掌骨以远骨关节结构几乎没有发育，示、小指中远节指骨发育差，设计此类并指分指时应充分考虑骨关节发育状况，可先将示指分离，以恢复一定的手功能，其余手指根据以后的骨关节发育状况再行治疗

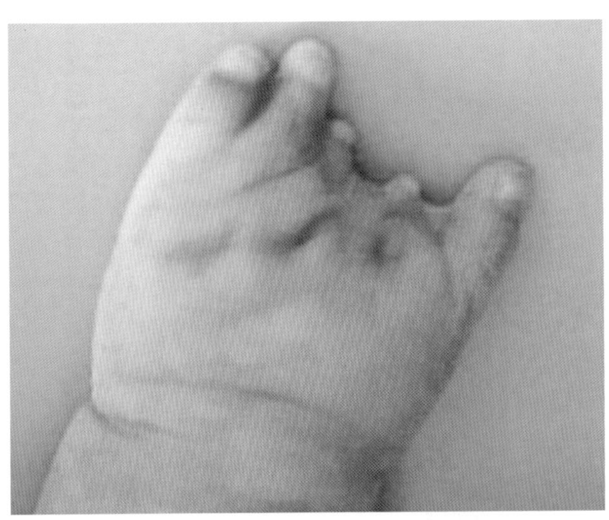

图 3-1-13 左手肢芽样短指病例

左手肢芽样短指主要发生在中央列手指，拇指蹼消失，拇指蹼重建及环、小指分指是首要解决的问题，肢芽样的示中指是否保留需留待患儿发育到一定年龄，根据骨关节结构的发育状况才可决定，因肢芽样手指有指甲存在，如骨发育没有发生，也可行植骨术，恢复手指的骨性支架，尚可有一定的功能恢复

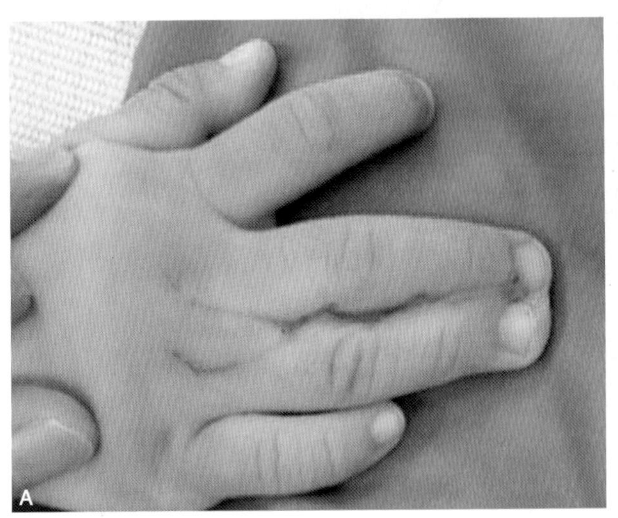

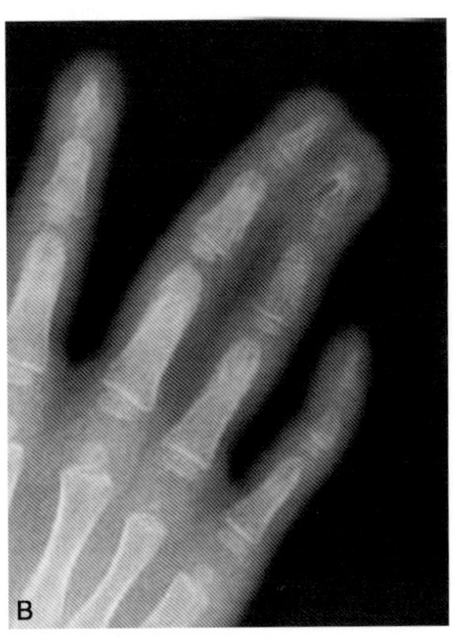

图 3-1-14 多指并指病例 1

A. 右侧中、环指并指，似完全性皮肤并指；B. X 线片显示环指远节指骨桡侧可见到一个发育不良的额外细小指骨，其末端与环指远节指骨融合，因此该并指应为中央型多指并指，分指时予以切除

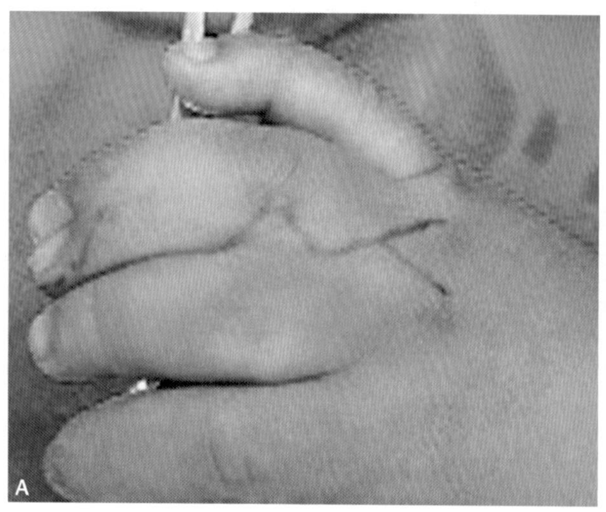

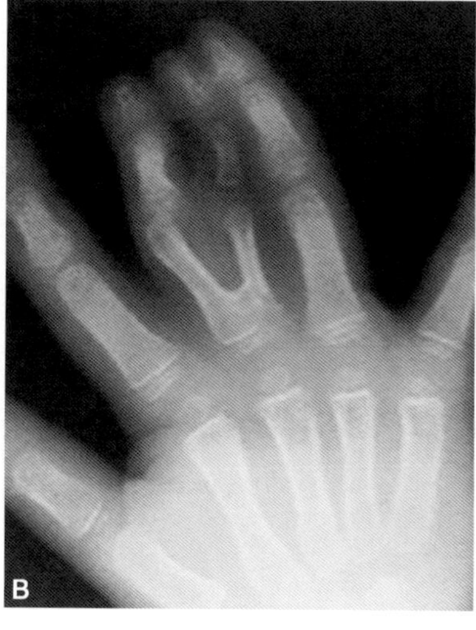

图 3-1-15 多指并指病例 2

A. 右侧中、环指并指，之间可见一独立形态的多余手指，似来自环指；B. X 线片显示多指发出自中指近节指骨，基底相互融合共用一个骨骺，骨关节发育不良，分指时同时切除此多指，手术中勿损伤基底骨骺，保护好掌指关节完整性，保留中指的近侧指间关节明显尺偏，分指后需截骨纠正力线

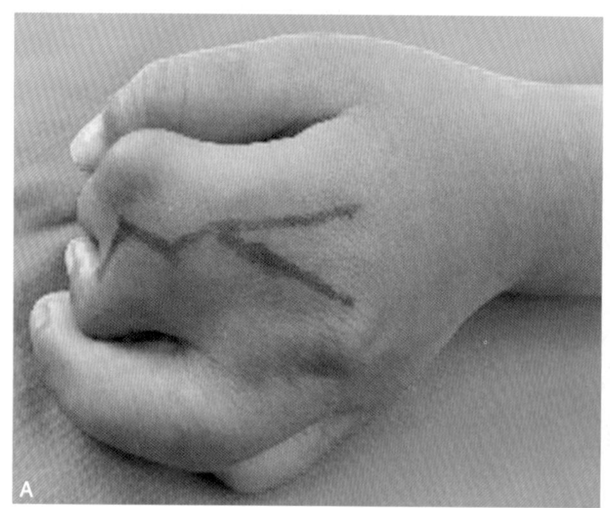

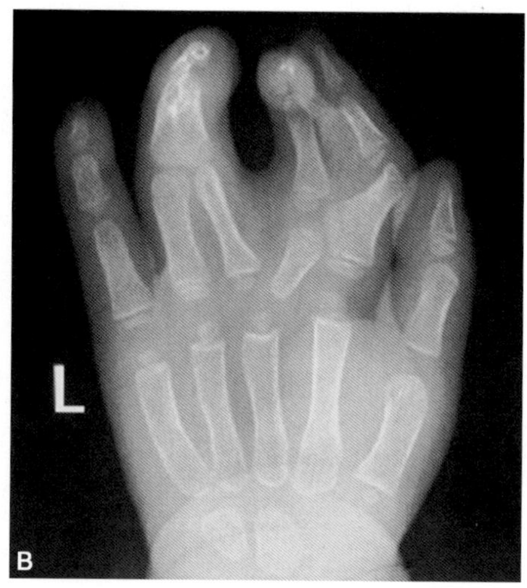

图 3-1-16 多指并指病例 3

A. 左手形态上看到 5 个手指，表现为示、中指并指，环指宽大，中指发育短小，示、中指指间关节偏斜明显，两指之间距离宽大；B. X 线片显示多指来自中指掌指关节水平，中指两部分分别与环指和示指并连，尺侧部分中、远节指骨与环指中、远节指骨融合为一体，畸形手指骨关节发育极其紊乱，X 线表现是设计分指及切除哪一个手指的重要依据

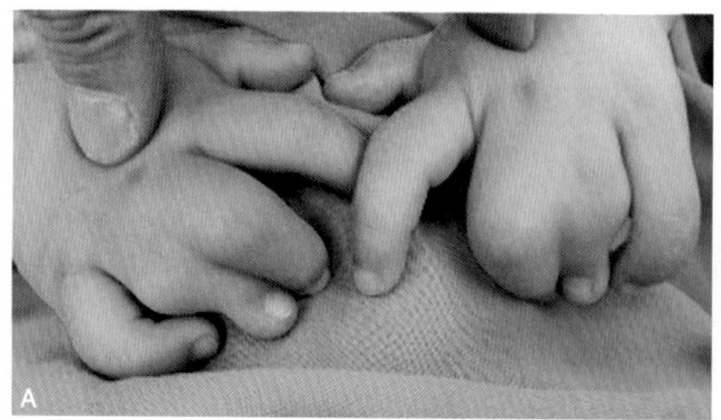

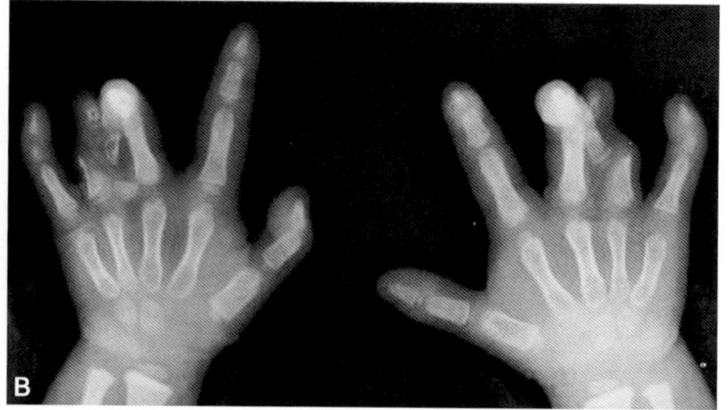

图 3-1-17 双手多指并指病例

A. 外形上看为双侧中、环指并指，环指近侧指间关节侧偏明显；B. X 线片显示中环指之间隐藏有不规则骨性结构，骨骺发育严重畸形，应为中央型多指并指，其严重畸形的骨关节结构是妨碍术后外形和功能恢复的重要因素

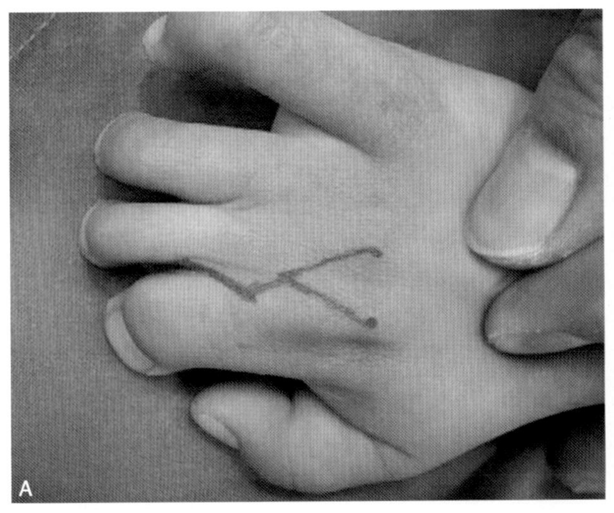
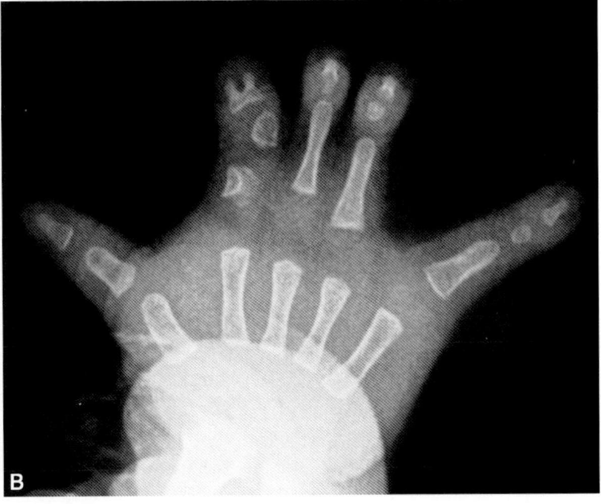

图 3-1-18 多指并指病例 4
A. 外形上可见到的是右手示、中、环指不完全并指，示指宽大，指甲明显宽于正常；B. X 线片显示示指近节、中节指骨骨骺发育不良，远节指骨为双指骨，共用一个骨骺，中环小指中节指骨发育差，除分指外，示指是否需整形为一个较细的手指需谨慎考虑，因为矫形后往往会丧失较多的功能

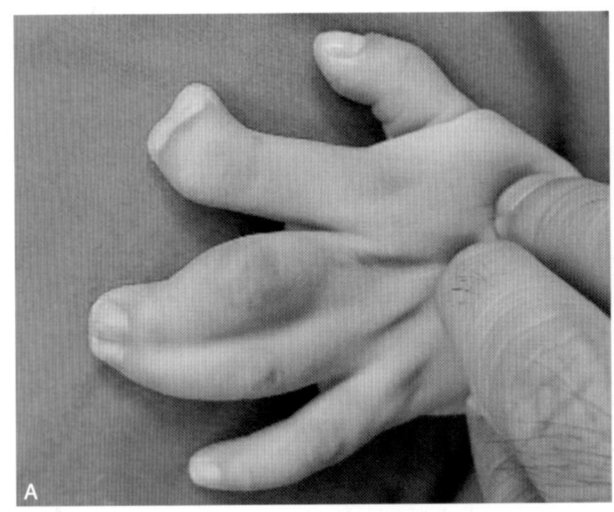
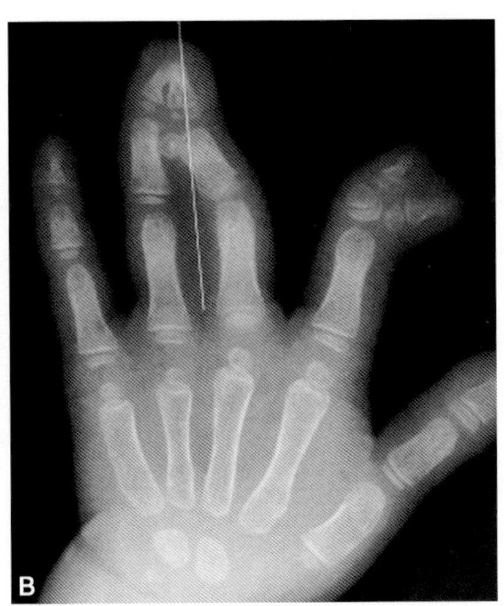

图 3-1-19 多指并指病例 5
A. 左手中、环指并指，指甲融合，示指远节多指，指甲融合；B. X 线片显示中、环指中远节指骨之间有多余的指骨结构，分指时需切除多余指骨，示指桡侧多指位于中节指骨水平，可切除，示指中节指骨发育差，指间关节面偏斜，切除多指后需截骨纠正力线

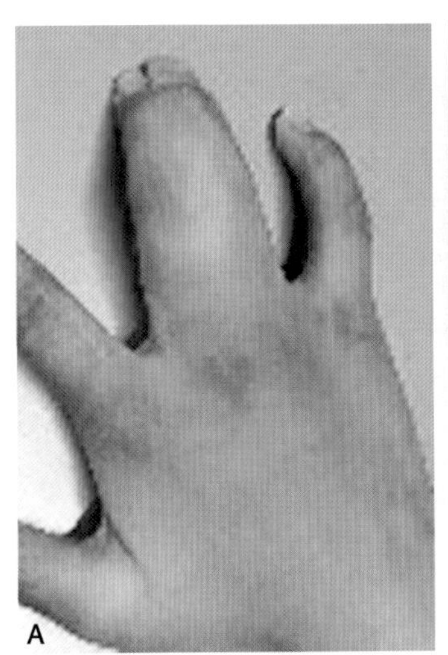
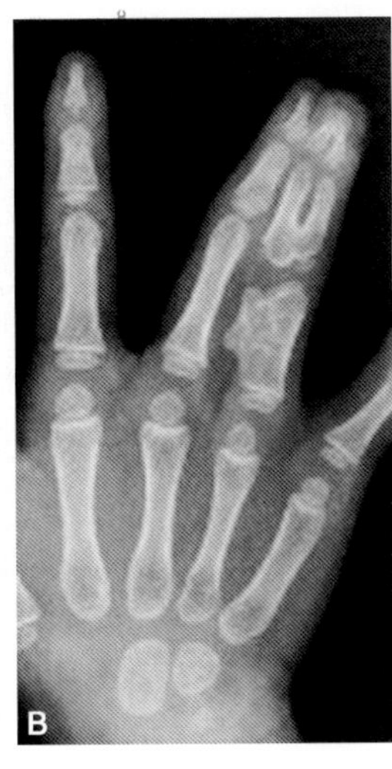

图 3-1-20 多指并指病例 6
A. 右手并指，外形为中、环指完全并指，环指指甲较宽大；B. X 线片显示中、环指之间隐藏多指，多指发出于环指近节指骨水平，所有指骨均有骨性融合，环指多指原则上应切除，但手术暴露和破坏骨关节及韧带关节囊，会加重关节运动功能障碍，应谨慎选择或术前仔细设计，分离手指后覆盖残留骨面也是操作难点

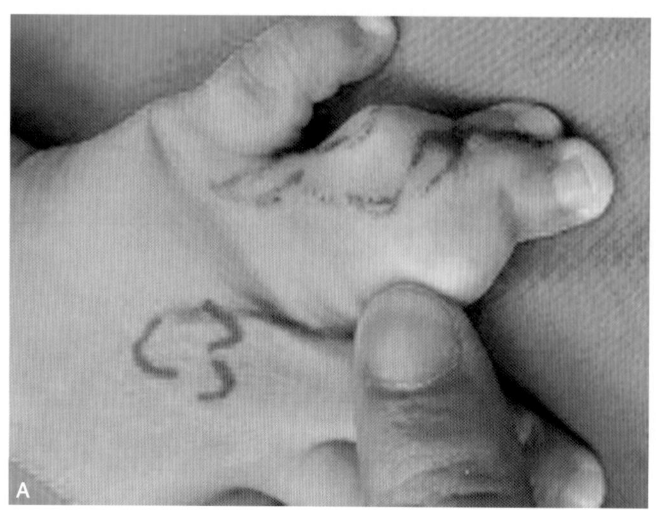

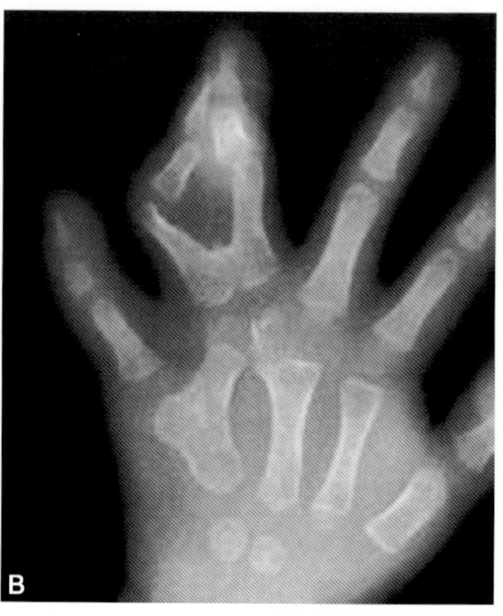

图 3-1-21　多指并指病例 7

A. 左手并指，外形上为环指多指并指，两指完全并连，近侧指间关节偏斜畸形严重；B. X 线片显示，多指掌骨及近节指骨与其他手指异常融合，指骨、掌骨严重发育不良，骨关节及肌腱结构的处理是此类分指手术的难点，需仔细了解其病理解剖特点设计手术，否则会造成新的畸形及功能障碍，常常需手术中才能明确其病理解剖情况，并据此作出具体的手术方案

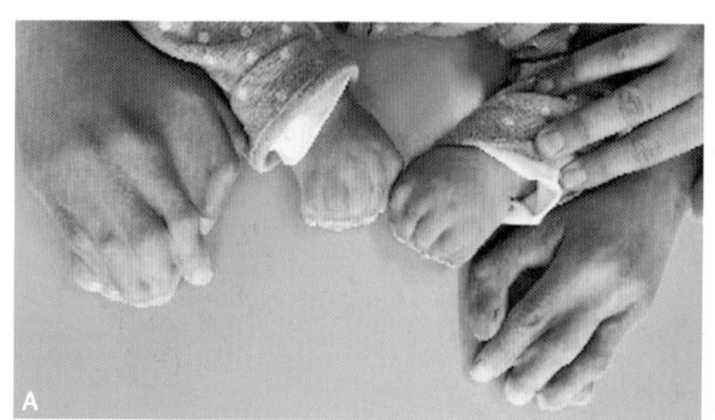

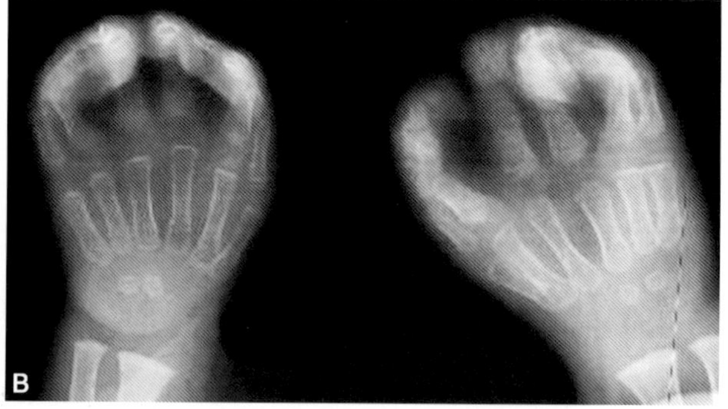

图 3-1-22　多指并指病例 8

A. 双手家族遗传性多指并指，所有手指完全并连，外形上无法判断多指来源，似来自中央列；B. X 线片显示多指来源于示指（以头骨为标志判断），需分期分指，重点设计重建拇指指蹼，其余手指指间关节侧偏畸形需分指后继续矫正

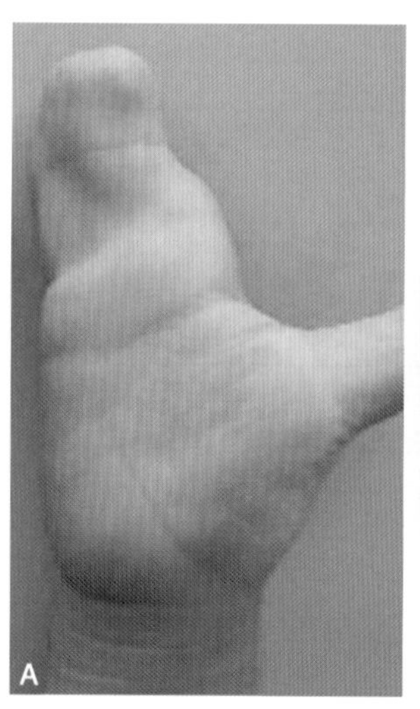

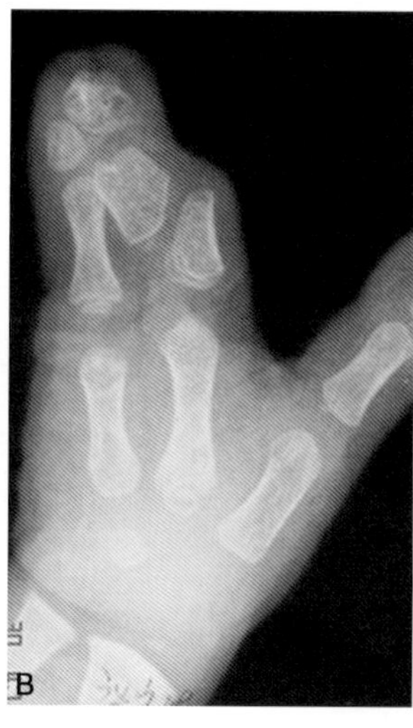

图 3-1-23　缺指合并并指病例 1

A. 右手缺指并指，尺侧两指缺如；B. X 线片显示环、小指缺如，示、中指骨性并指，骨关节结构发育极差，从功能角度考虑，可以暂不予分指

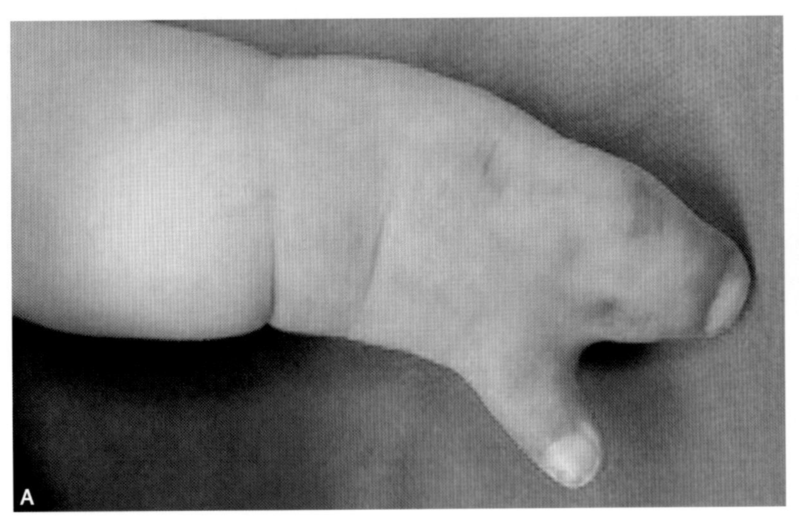

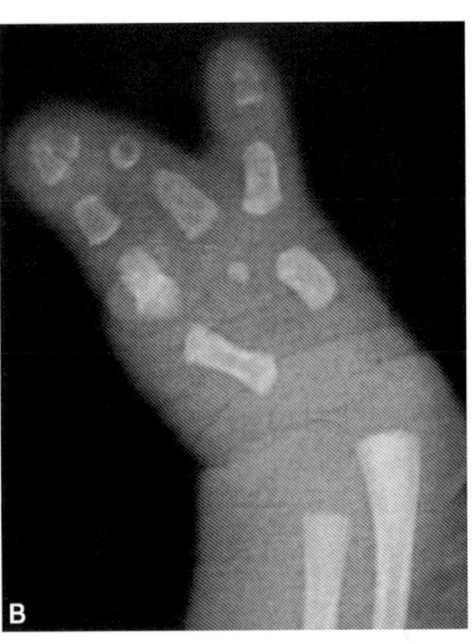

图 3-1-24　缺指合并并指病例 2

A. 左手尺侧手指缺如，拇指指蹼狭小，余手指（似为示、中指）并连；B. X 线片显示示、中指并指，环、小指缺如，第二掌骨缺如，尺骨短小发育不良，治疗应首先重建拇指指蹼，示、中指是否分离应谨慎，如分离示、中指，由于第二掌骨缺如可能引起示指基底严重不稳定，反倒加重功能和外形的不足，分离前可重建第二掌骨，尺骨发育不良可采用骨延长器进行延长，应用延长器之前，可先行使用腕关节支具固定，一定程度上可起到控制腕关节尺偏畸形的作用

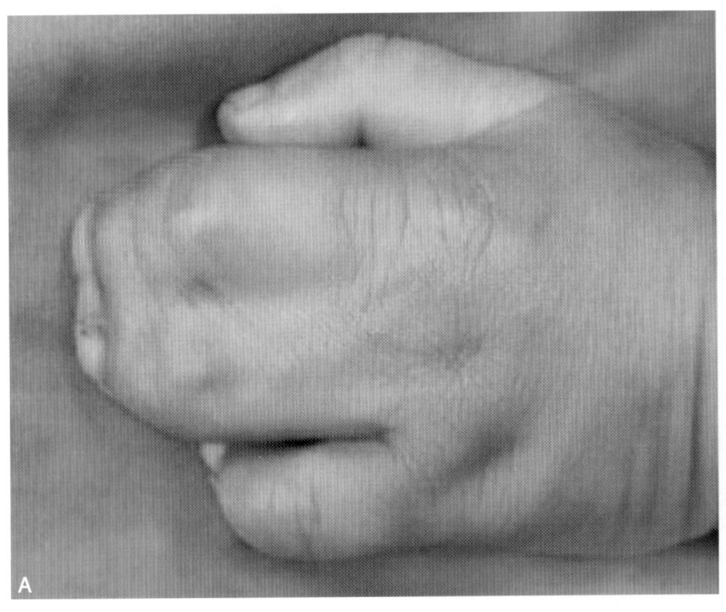

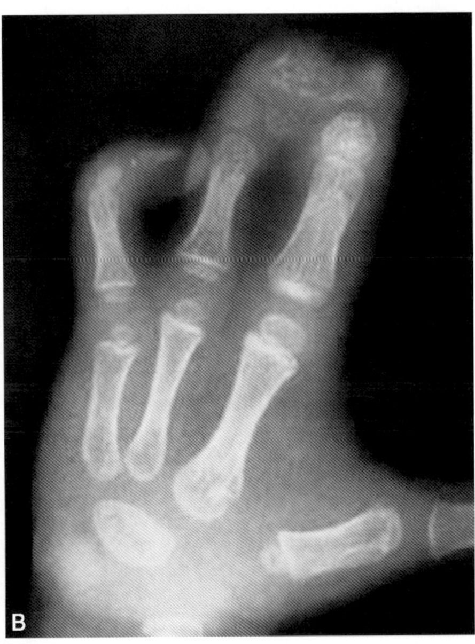

图 3-1-25　缺指合并并指病例 3

A. 根据外形判断为左手示、中、环指并指；B. X 线片显示中指仅残留少量发育不良的中节及远节指骨，近节及掌骨完全缺如，示、中、环指远节指骨融合，腕骨融合，分指时应将中指残留中节指骨及指甲切除，保留示、环指

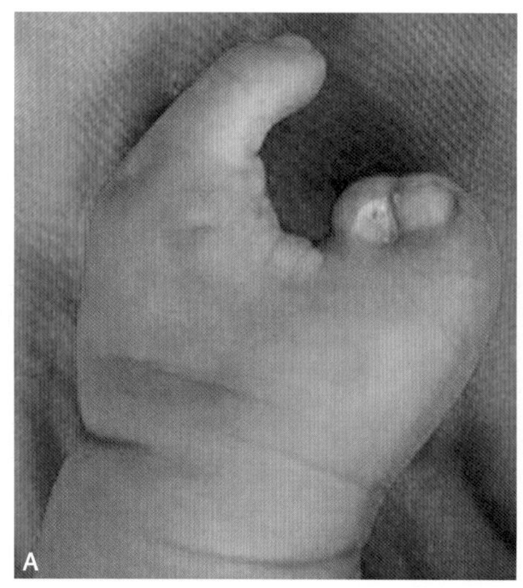

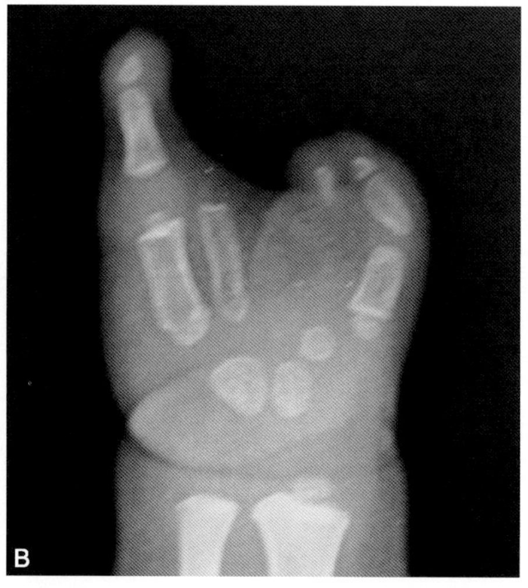

图 3-1-26 缺指合并并指病例 4

A. 形态上表现为左手拇、示指并指，且发育不良，中、环指缺如；B. X 线片显示拇、示指骨关节严重发育不良，示指远端仅残留细小骨条，除第四掌骨外，中、环指其他结构完全缺如，小指近节指骨以远骨关节结构发育不良，选择切除示指并适当开大拇指指蹼，同时行第一掌骨旋转截骨，改善拇指与小指的相对捏握能力，小指及第四掌骨维持原状，如存在肌腱发育不良可在二期进一步重建

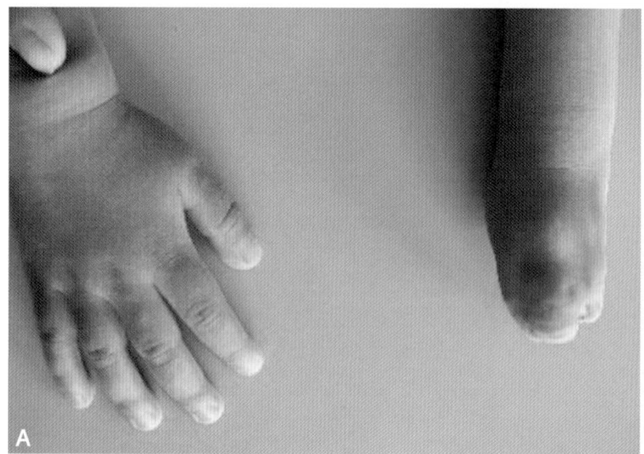

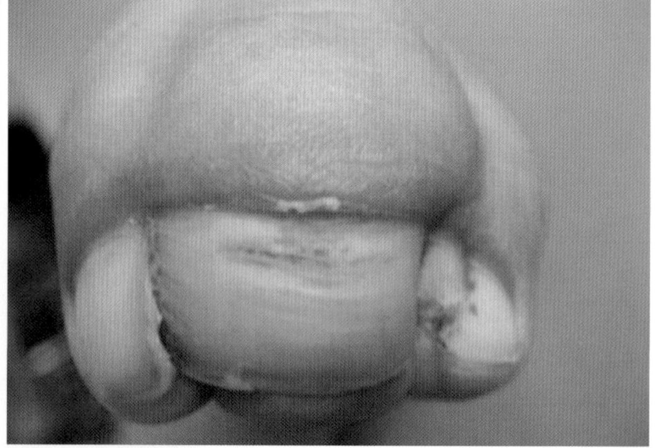

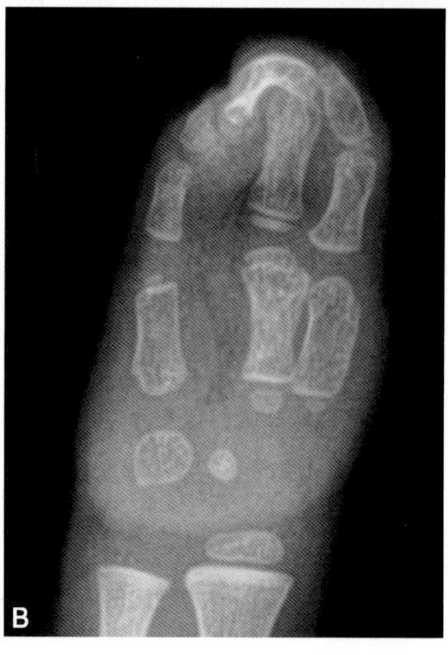

图 3-1-27 缺指合并并指病例 5

A、B. 左手缺指并指，所有手指指甲融合，外形上无法确定缺如在哪一部分；C. X 线片显示中环指骨结构缺如，拇、示、小指远节指骨（也可能包括中环指部分远节指骨）"穹顶"形融合，此类并指分离过程极其复杂，需术前认真设计，以分离出拇指，并重建拇指指蹼，以适当恢复部分捏握功能为基本原则

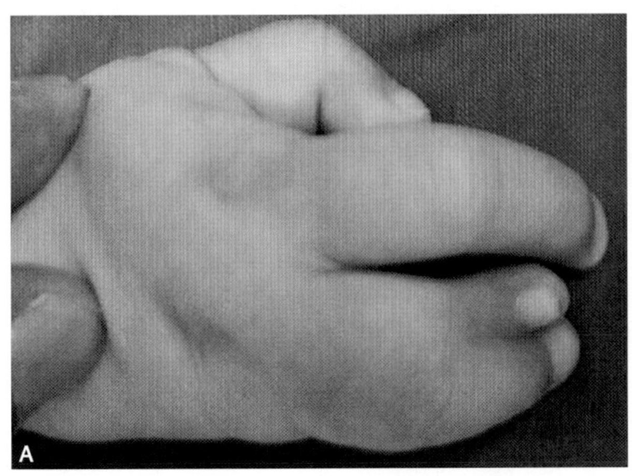
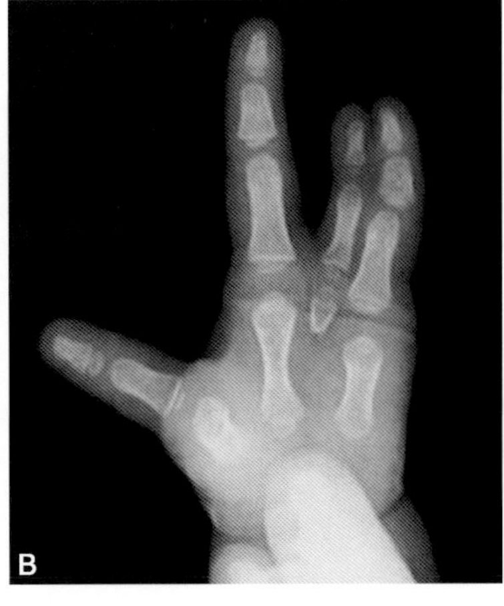

图 3-1-28 缺指合并并指病例 6

A. 右手缺指并指，但外形上无法确定哪一指缺如；B. X 线片显示似为小指缺如，中、环指并连，由于中指掌骨大部分缺如，如分离中环指，中指基底将严重不稳定，所以如确要分离中、环指，需行植骨重建第三掌骨，或中环指不予分指也可

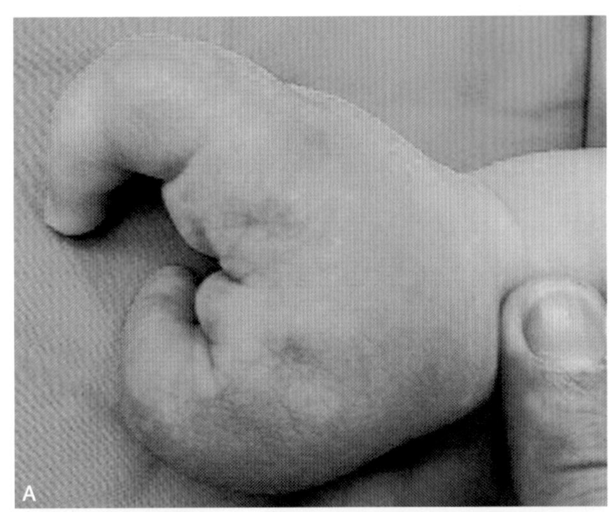
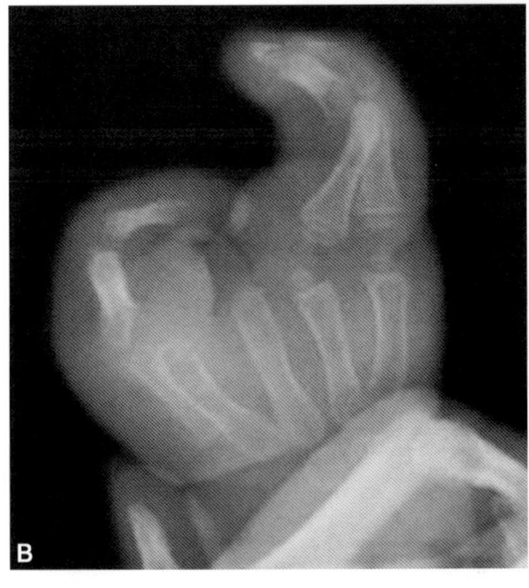
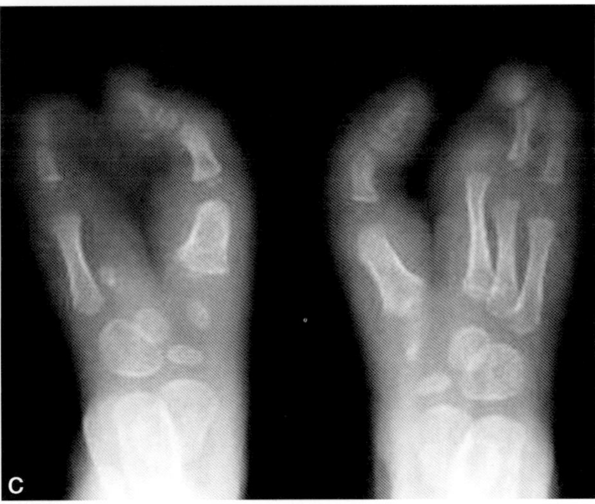

图 3-1-29 缺指合并并指病例 7

A. 右手外形上表现为中央列发育不良，拇指屈曲偏斜，尺侧指宽大；B. X 线片显示示、中指缺如，环、小指并指，且骨性结构密切叠加，拇指指间关节水平屈曲偏斜，治疗上以环小指分指、拇指力线恢复为主，也可不分离环小指，集中处理拇指畸形，达到手术后增加部分手功能的目的；C. 该例同时伴有双足分裂足畸形

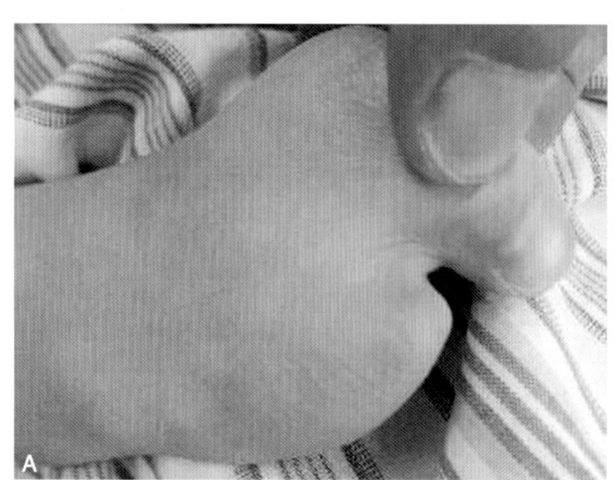
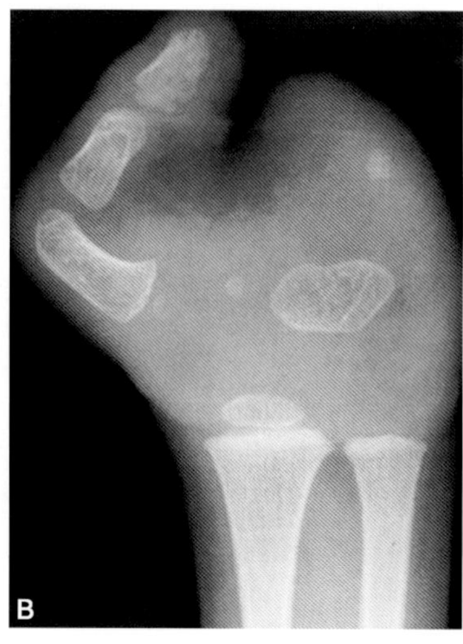

图 3-1-30 缺指合并并指病例 8
A. 右手外形上为中央列、尺侧列手指缺如，拇指与小指残指连接，拇指掌指关节尺偏畸形；B. X 线片显示拇指掌指关节脱位、屈曲尺偏，小指仅残留小骨块，腕骨融合，治疗上首先恢复拇指力线、重建拇、小指间指蹼，二期行小指重建，可植骨延长或游离足趾移植，恢复患手对捏及一定程度的握物功能

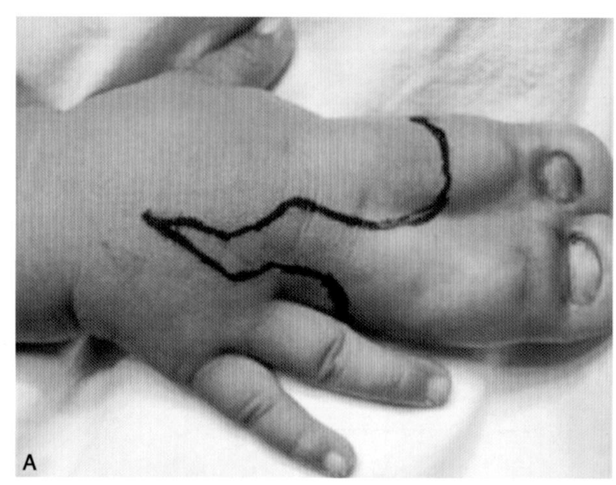
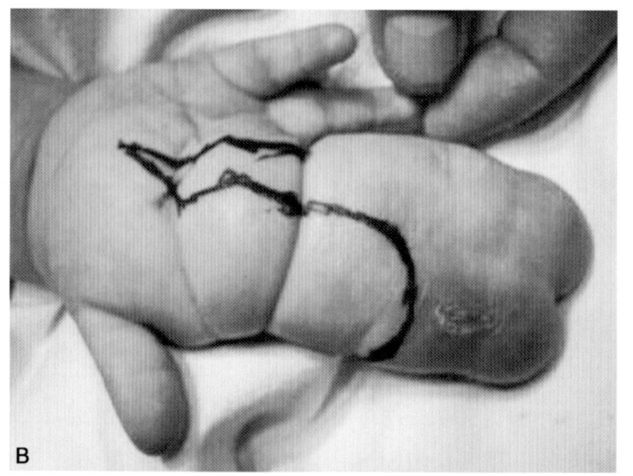

图 3-1-31 巨指合并并指
A. 右侧示、中指巨指并完全并指，畸形手指大部分功能丧失；B. 掌面观，此类畸形比较严重，从功能和外观讲，分指没有意义，往往需切除部分或全部畸形手指，维持一定功能即可

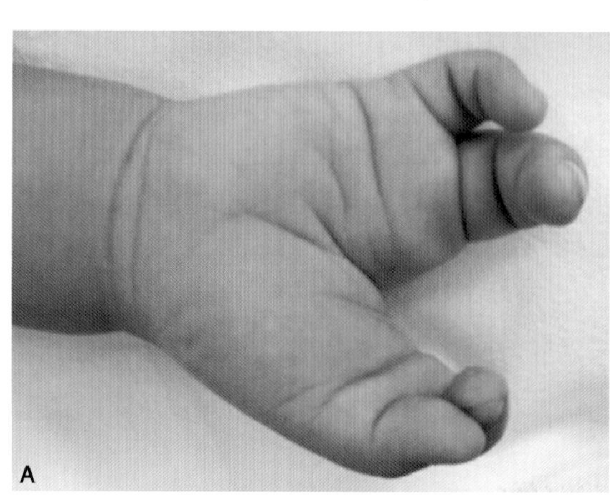
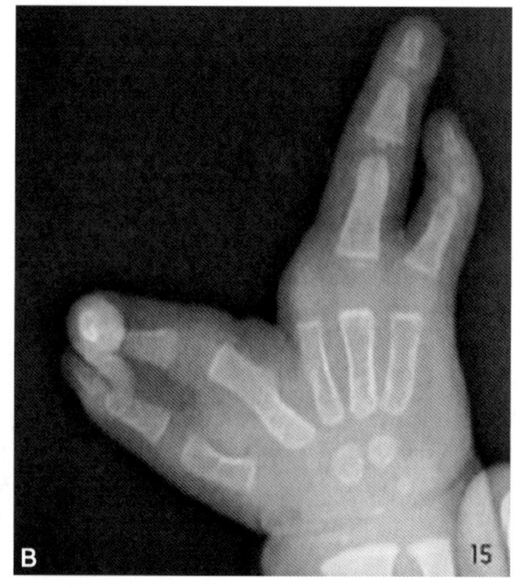

图 3-1-32 分裂手并指
A. 右手分裂手畸形伴拇、示指并指；B. X 线片显示中指缺如，仅残留发育不良的第三指骨，分指和重建拇指指蹼同时进行，可采用裂口内带蒂皮瓣转移重建拇指蹼，也可采用一般分指原则重建拇指蹼，二期合并裂口，在第二掌骨近端截骨，将示指移位于第三掌骨近端，可以加大拇指指蹼

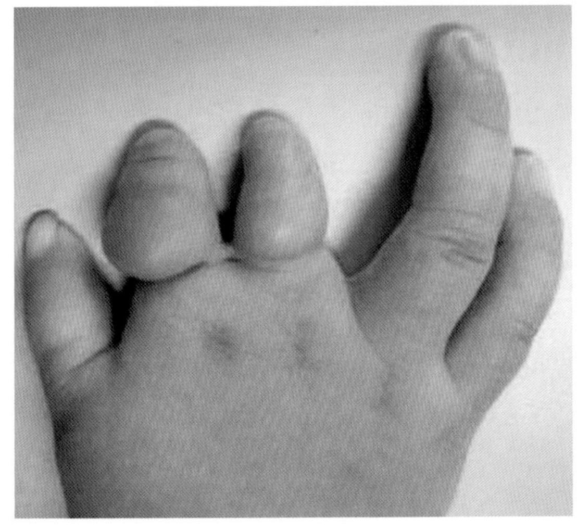

图 3-1-33　桥并指病例 1

右手示、中指中节部分及远节缺如，指根部可见到束带，与束带平行水平可见到狭细的“皮桥”连接示、中指，“皮桥”近侧为窄的掌背侧相通的通道，直接切除“皮桥”可以完成分指

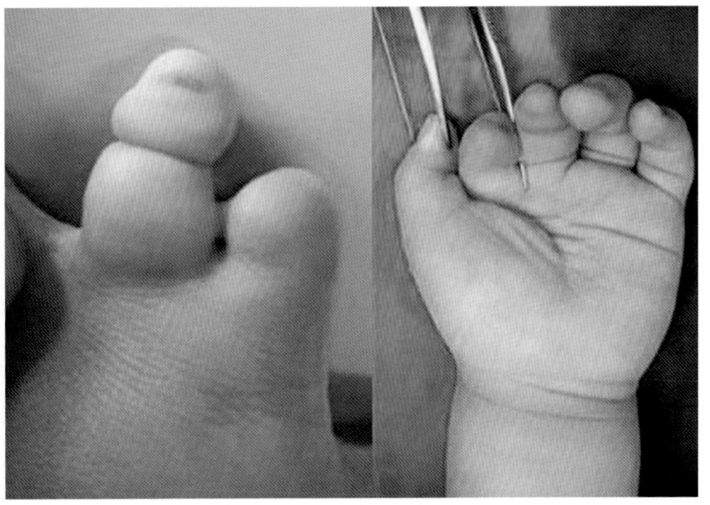

图 3-1-34　桥并指病例 2

左手示指中节以远缺如，中指短小，可见到较深的束带，两指指根可见到狭细的“皮桥”，掌背侧相通，“皮桥”与束带不在同一水平

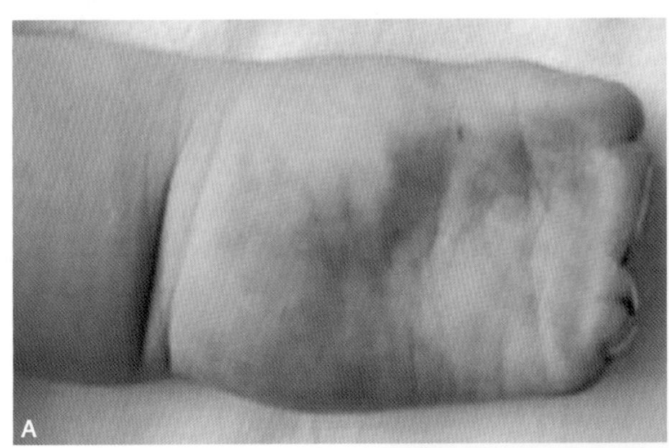

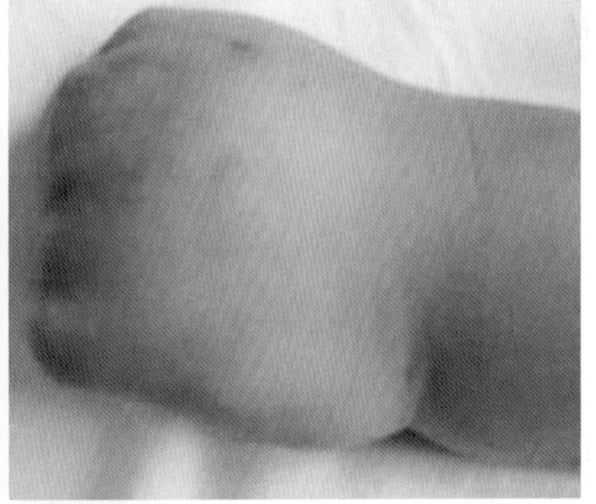

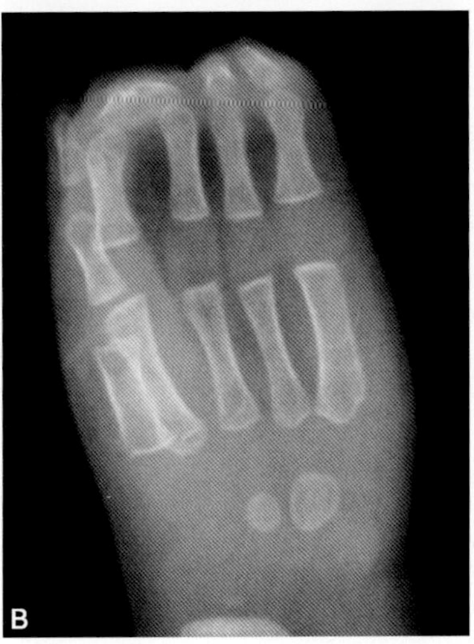

图 3-1-35　铲状手

A. 左手拇指至小指完全并连融合在一起，手掌形成一个凹陷，形似铲状，同时全手短小；B. X 线片显示示指至小指中远节指骨发育不良，部分远节指骨融合，此类并指需分期分指，以恢复手功能为主要治疗目的，是否分离出 5 个手指有争议，拇指指蹼重建尤为重要，往往在分离拇指指蹼后，其指蹼内容物较少，需行传统或游离皮瓣进行覆盖和重建

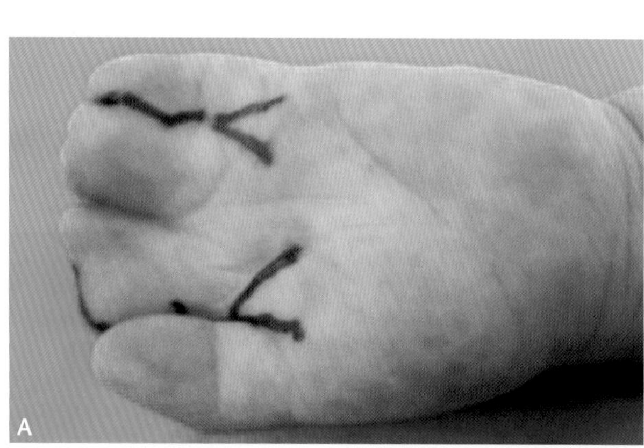
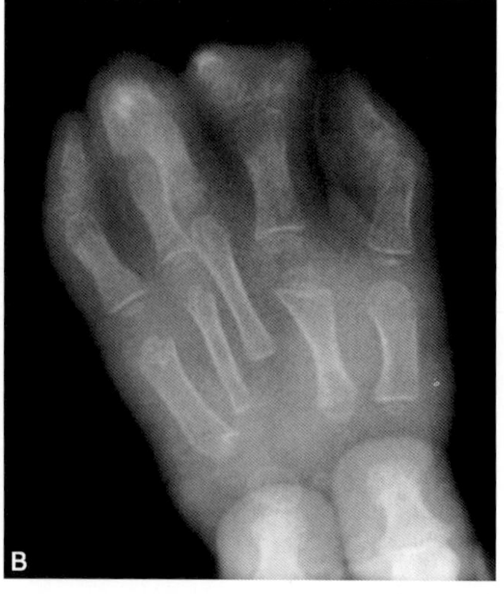

图 3-1-36 其他复杂性并指病例 1

A. 左手拇指至小指完全并连,示指远端可见多指,拇指发育尚好;B. X 线片显示示指中节水平多指,中环指骨关节发育不良,远节指骨融合,尤其中、环指掌骨近端发育较差,分离中环指时应考虑其掌骨近端的稳定性

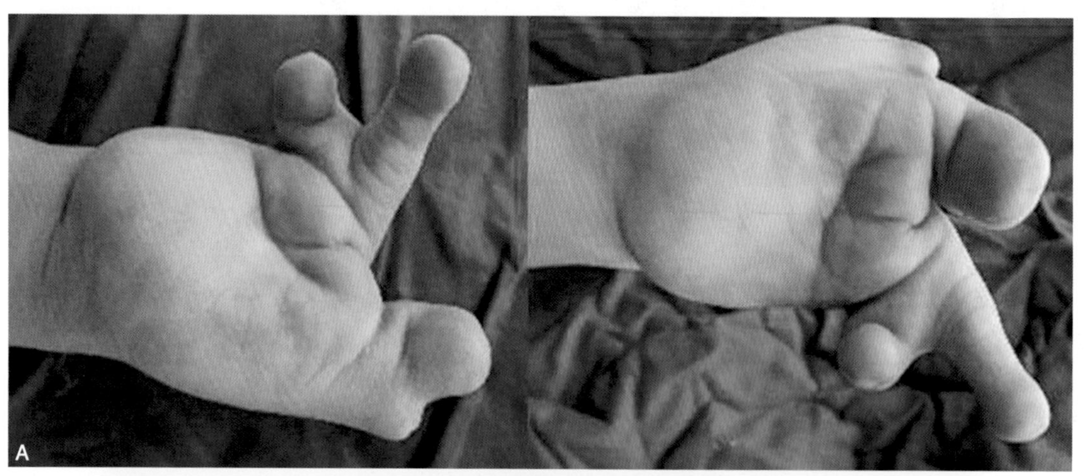
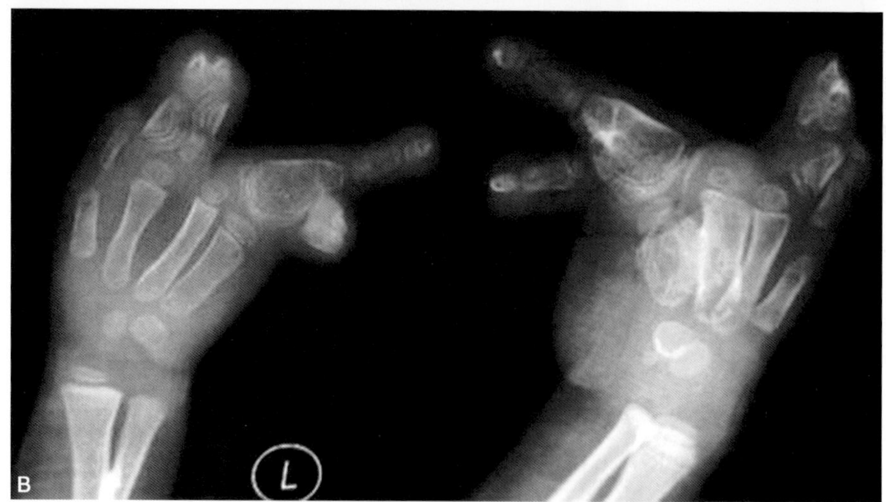

图 3-1-37 其他复杂性并指病例 2

A. 左右手对称性并指,拇、示、中指并连,环、小指并连,中央部分呈分裂状,环、小指极度偏向尺侧;B. X 线片显示骨关节结构严重发育紊乱,此类复杂性并指分指以重建部分功能为主,拇指的分离需重点考虑,不需要分离出 5 个手指,需个性化设计,此类并指往往肌腱血管神经发育无规律,分指时需特别注意上述结构的重新组合

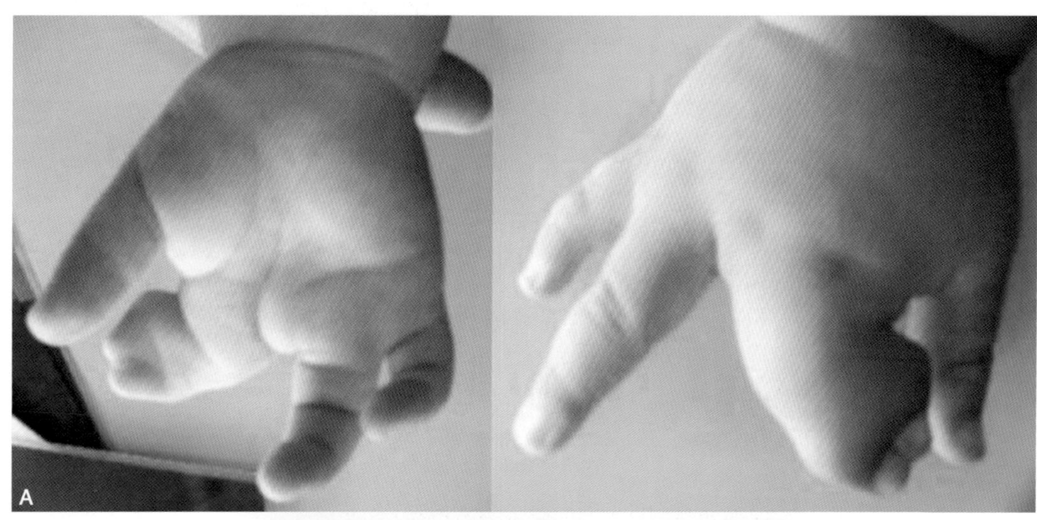

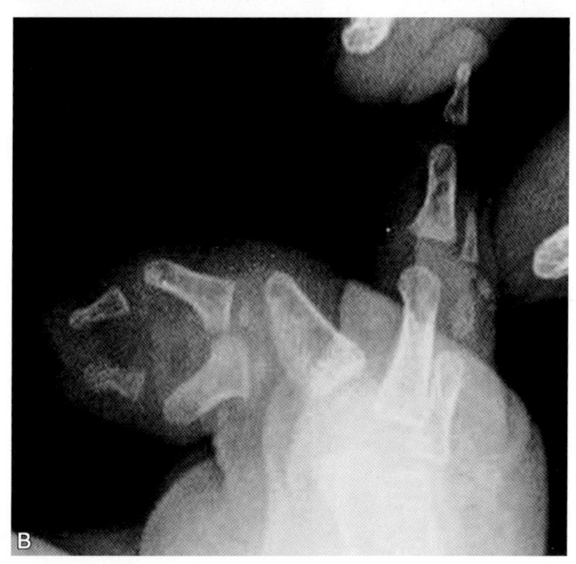

图 3-1-38 其他复杂性并指病例 3

A. 右手示、中指并连，近侧指间关节水平严重桡侧偏斜，余三指发育尚好；B. X 线片显示示、中指近节指骨融合，且发育较差，两指中节指骨共用融合之近节指骨，且关节脱位，此类并指分离成两个手指极其困难，从功能上讲意义不大

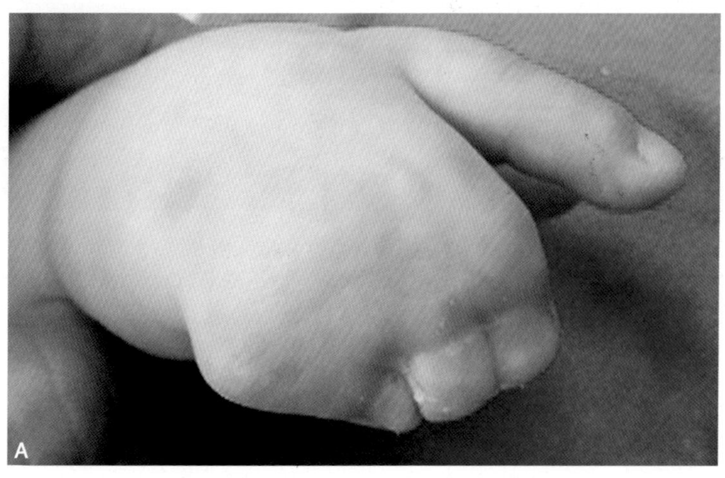

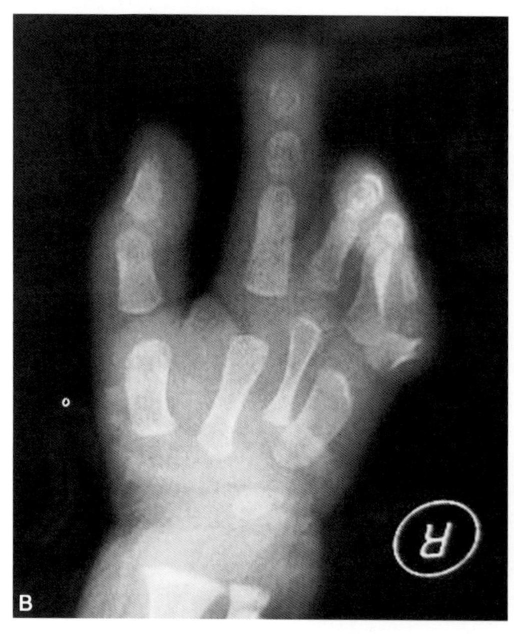

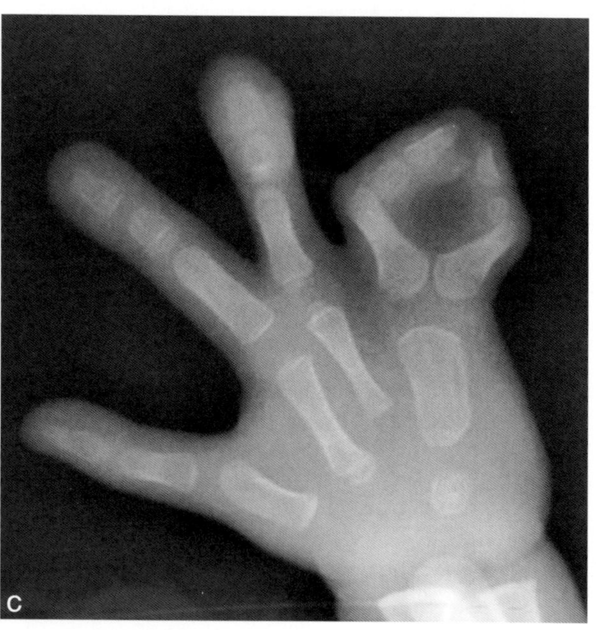

图 3-1-39 其他复杂性并指病例 4

A. 右侧中指至小指并连，小指近侧指间关节桡偏严重，拇、示指外形良好；B. X 线片显示中指骨关节各个部分发育均较差，第四、五掌骨融合，小指发出于环指掌指关节，且小指骨关节发育差，分离出示、中、环指为好，环、小指可不予分离，或切除小指，中指分离后需注意第三掌骨近端的稳定性；C. 示中环指分离完成后的 X 线片。是否进一步分离环小指需谨慎设计，如分离环小指，可选择将融合的第四、五掌骨远端分离为两部分，分别与环小指近节指骨对应，环小指近节指骨近端看似有间隙，实为软骨融合，手术中需分离，同时环小指指间关节需复位或通过截骨纠正偏斜，分离手术后，环小指掌指关节功能将受明显影响

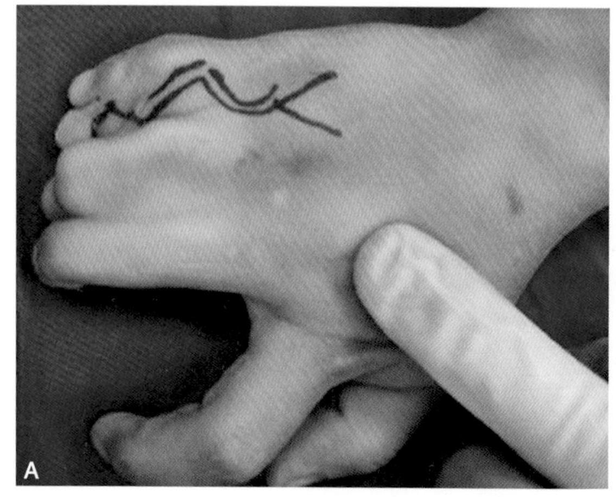

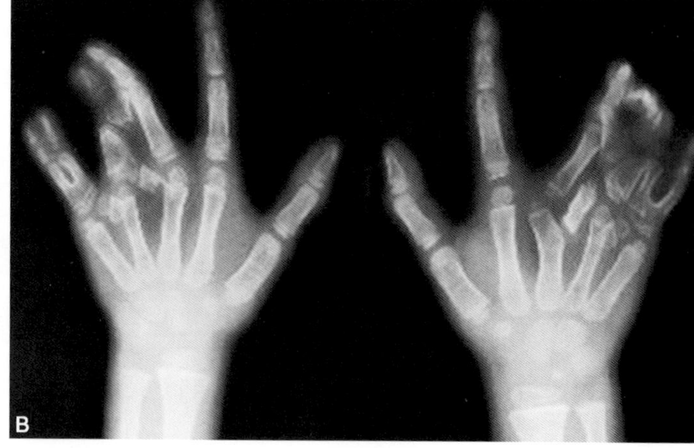

图 3-1-40 其他复杂性并指病例 5

A. 右手中指至小指多指并指，并指呈完全性并指；B. X 线片显示，双手畸形对称，骨关节结构发育紊乱，特别是不规律的骨性融合、严重畸形的骨骺是本例分指的难点，需仔细设计可分期分离出 5 个手指，即使分离手指，因骨骺发育较差，以后手指的发育仍存在诸多问题，尤其是环指

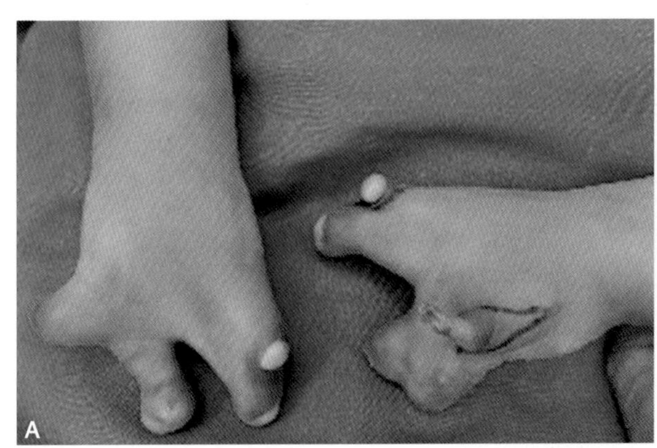
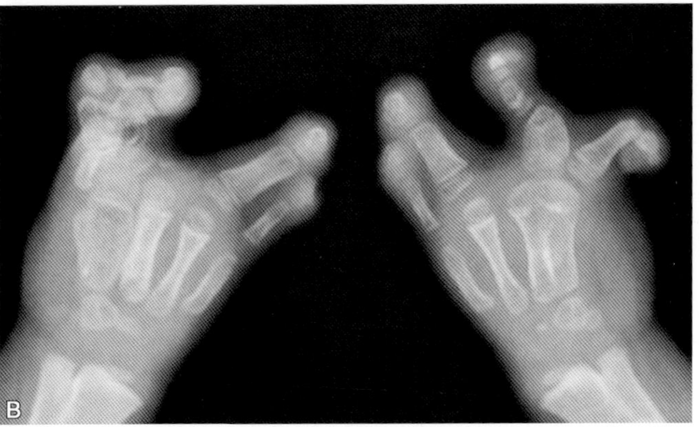

图 3-1-41　其他复杂性并指病例 6

A. 双手对称性并指，但各个手指发育状况极差，拇、示指完全并连；B. 拇、示指骨关节序列尚有较好的发育，因此治疗重点应在拇、示指分指及二期的重建，余各手指骨关节紊乱严重，分指必要性不大，适当进行修整恢复一定外形即可

第二节　综合征并指

（详见第四章综合征手畸形）。

第四章

综合征手畸形

第一节 Apert 综合征

一、概述

Apert 综合征是一种罕见的先天性综合征疾患，涉及手、足、颅面及其他重要内脏器官，具有特征性的手、足及颅面畸形的形态学特点（图 4-1-1）。文献报道发病率为 1/65 000～160 000，常染色体显性遗传，致病基因位于 *10q25-q26* 的 *FGFR2*。笔者在临床实践中所见多为散发型，有研究认为基因突变为其另外一个重要的致病因素。双手及双足表现为典型的“照镜样”对称性骨性及皮肤并指（趾）畸形，手、足骨关节畸形或发育不良严重。另外一个特征性的形态学畸形表现在颅面，颅缝早闭引起的尖头及短头畸形，中脸部发育不良、突眼等（图 4-1-2），部分病人合并腭裂（图 4-1-3）或心、肾等内脏畸形。笔者发现，多数 Apert 病人均具有不同程度的智力或性格上的缺陷，原因可能与颅缝早闭限制中枢神经系统发育或该畸形综合征本身的中枢神经系统发育不良有关。

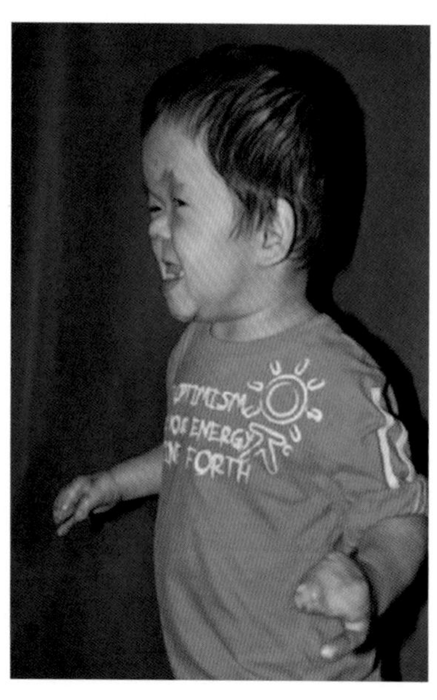

图 4-1-1 Apert 综合征的颜面及手畸形

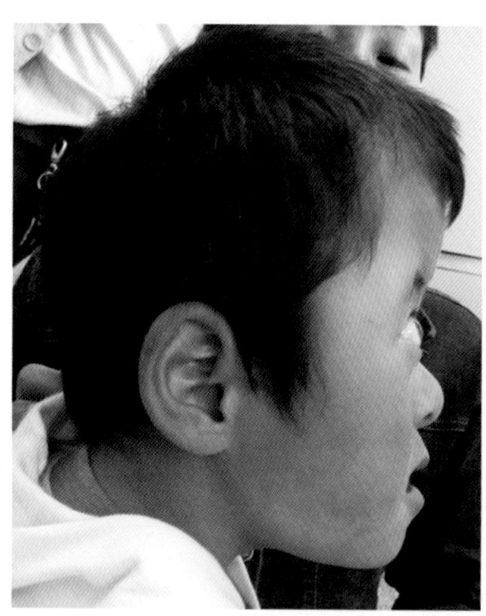

图 4-1-2 Apert 综合征颜面部侧面观

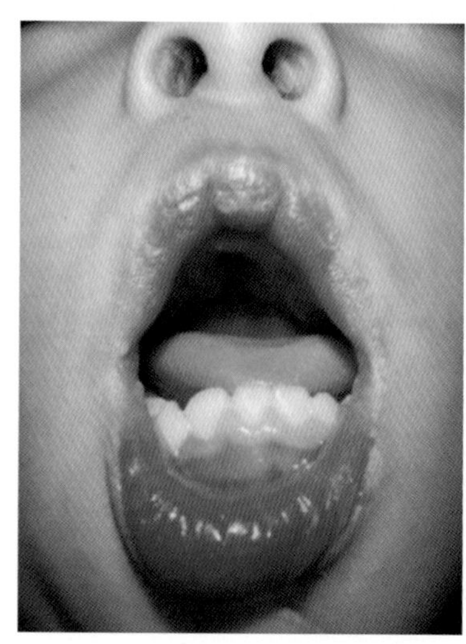

图 4-1-3 Apert 综合征伴有严重的腭裂畸形

与 Apert 手畸形接近或类似的其他综合征还有不少,临床诊断 Apert 综合征不一定完全准确。目前,临床医生主要依据特征性的形态学表现做出诊断。即使遗传学家目前也尚难以准确解释该综合征及其他颅缝早闭综合征临床表型与基因表型之间的对应关系,比如相同的基因突变型可出现不完全相同的临床表现,或不同的基因突变型可出现相似的临床表现,未来更多的遗传学研究或可解释上述问题。

笔者临床中以如下依据作为诊断标准,即同时具有以下主要形态学畸形特征时,做出“Apert 综合征”的临床诊断:①头颅畸形:尖头(头颅顶部过尖)及短头畸形(头颅横径明显大于前后径);②颜面畸形:中脸发育不良(中面部塌陷、鼻梁低平、眼眶间距增宽)、突眼(眼眶浅);③肢体畸形:双侧对称性复杂性并指(趾)畸形,拇指(拇趾)宽大偏斜。

本畸形综合征的手足畸形程度是各类先天手足畸形中所见到的最为严重者之一,加上颅面畸形,往往需要经历多次、多个相关专业的手术治疗。其手足畸形的治疗标准可以设定的低一些,即通过分离手指,恢复手基本的抓、握、捏功能即可,因此,拇指和拇指蹼的分离和重建是最为重要的,有些类型不必要分离出 5 个手指。对于足部畸形,理论上应该进行分趾手术,但笔者临床研究观察发现,虽然病人足部形态畸形严重(图 4-1-4),但所有病人均能完成基本的行走、跑动等功能,虽经手术分趾,术后病人足部功能并没有明显改进,因此目前足趾的手术治疗所起到的作用主要是一定程度上改善外形和减缓家长对足部畸形心理负担。

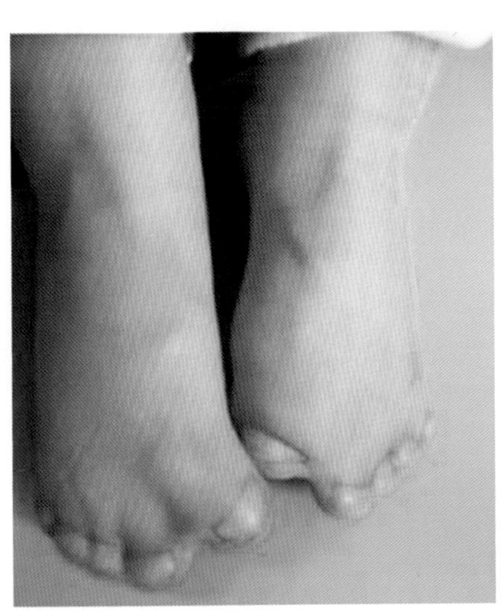

图 4-1-4 典型的 Apert 足部畸形

二、手部畸形形态学特点

根据手指并连的范围及骨关节发育不良严重程度,Apert 类手畸形共分为 5 个类型。

1. Ⅰ型 拇指短、宽、桡偏,拇指蹼轻度狭窄,其他手指部分并连,无骨性并指(图 4-1-5)。

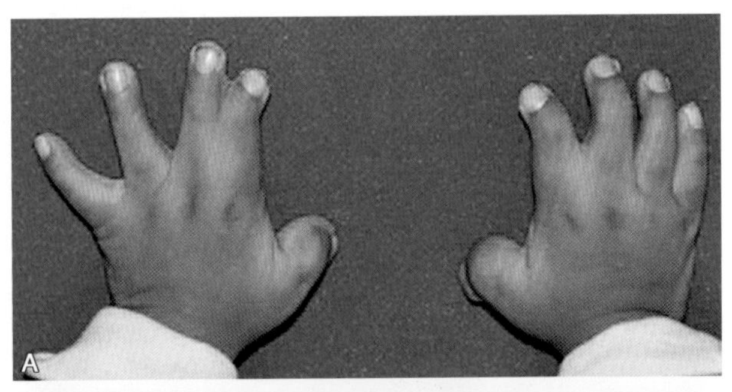

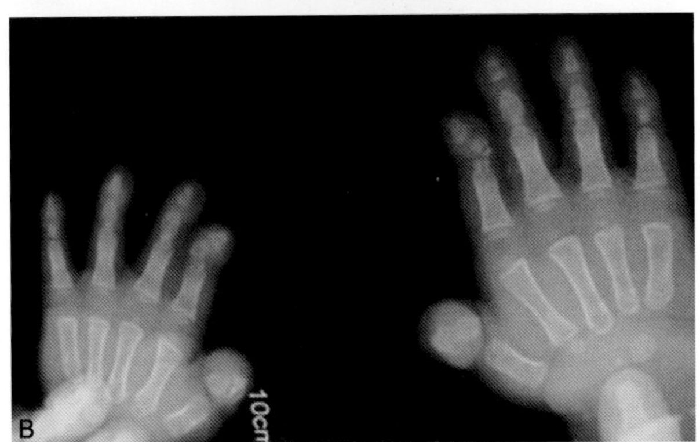

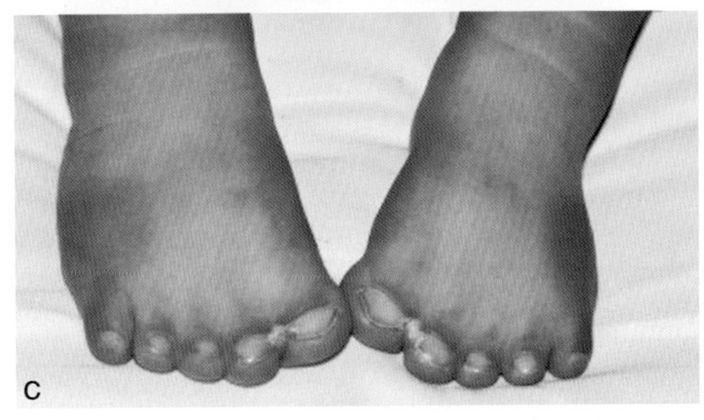

图 4-1-5 Apert 手部畸形Ⅰ型

A. 双侧拇指蹼轻度狭窄,环、小指没有并连,中、环指部分并连,示、中指完全皮肤性并连,手指短,手指偏斜,拇指短、宽大、桡偏;B. X 线片特点:双手中、远节指骨发育不良,尤以中节指骨明显,短粗或形状不规则,拇指指骨短、宽,指间关节脱位或半脱位,没有骨性融合发生。治疗依次为并指分指,拇指延长器延长、侧偏行楔形截骨纠正,示指偏斜可行开放或闭合楔形截骨纠正。此型或并非真正的 Apert 综合征;C. 同一病人足部畸形

2. Ⅱ型 具有Ⅰ型形态学特点,但拇指外的其他手指并指更加严重,出现骨性并指及指甲融合,骨关节畸形较Ⅰ型严重(图 4-1-6)。

3. Ⅲ型 拇指畸形同Ⅰ、Ⅱ型，拇指蹼狭窄更为严重，其他手指完全并指，骨关节发育不良更为严重（图4-1-7）。

4. Ⅳ型 拇指至小指完全并连，拇指指蹼消失，指甲和骨性融合的范围更为广泛，拇指与其他手指的并连平面垂直，部分手掌仍外露可见（图4-1-8）。

5. Ⅴ型 拇指至小指完全并连，拇指蹼消失，指甲和骨性融合最为严重，拇指与其他手指卷曲末端聚拢在一起，无法看到手掌结构（图4-1-9）。

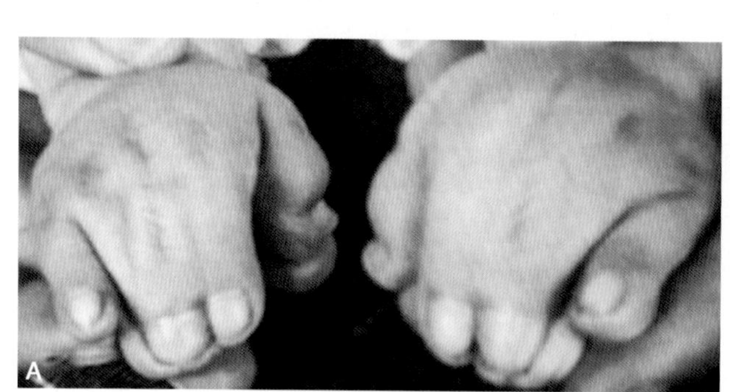

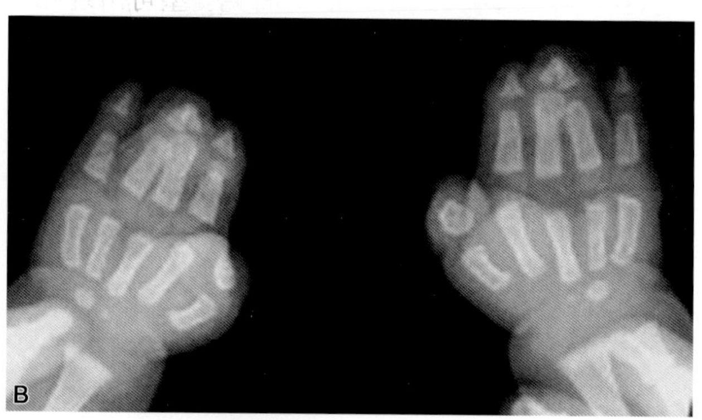

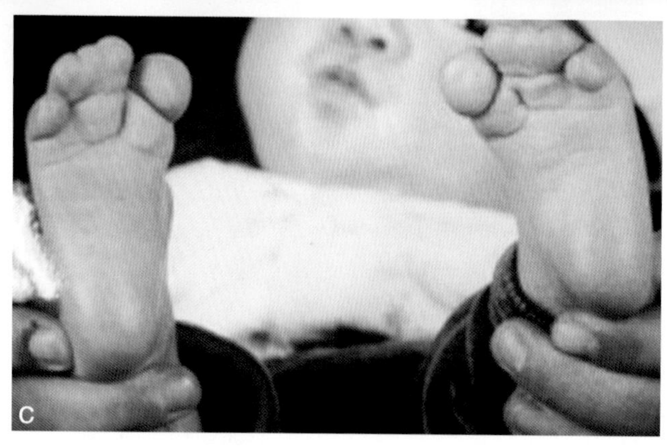

图4-1-6 Apert手部畸形Ⅱ型

A. 双侧手对称性畸形，拇指蹼轻度狭窄，环、小指部分并连，示、中、环指完全并连，手指指甲融合，手指短，拇指短、宽大、桡偏；B. X线片特点：末节指骨短粗，部分并连手指末节指骨融合，中节指骨缺如或发育不良，掌骨发育不良，指间关节、掌指关节发育不良或融合，拇指骨关节畸形同Ⅰ型。此类型分指的主要难点在于指甲融合及指骨融合，拇指处理同Ⅰ型；C. 同一病人足部畸形

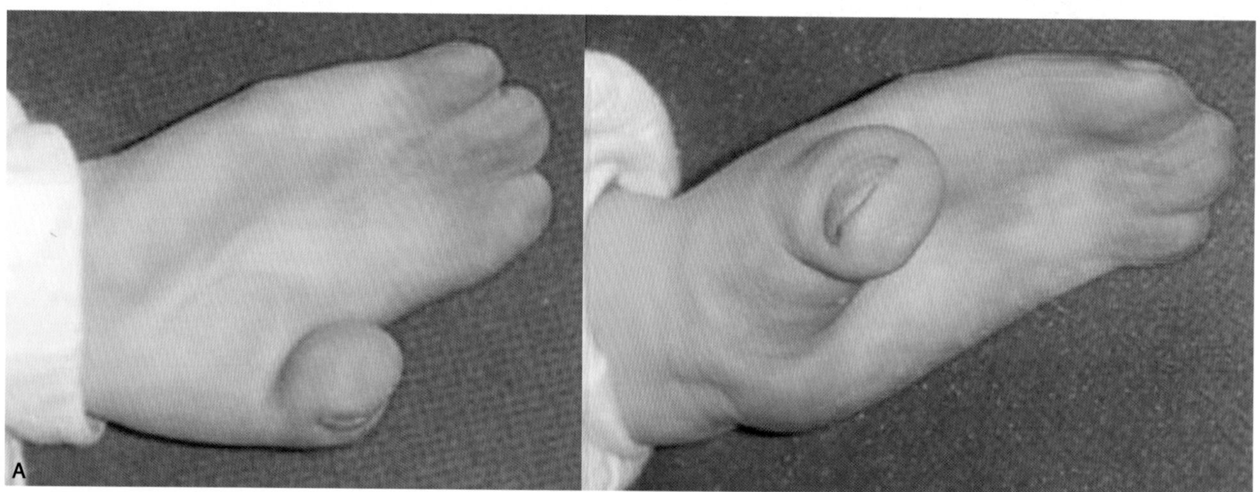

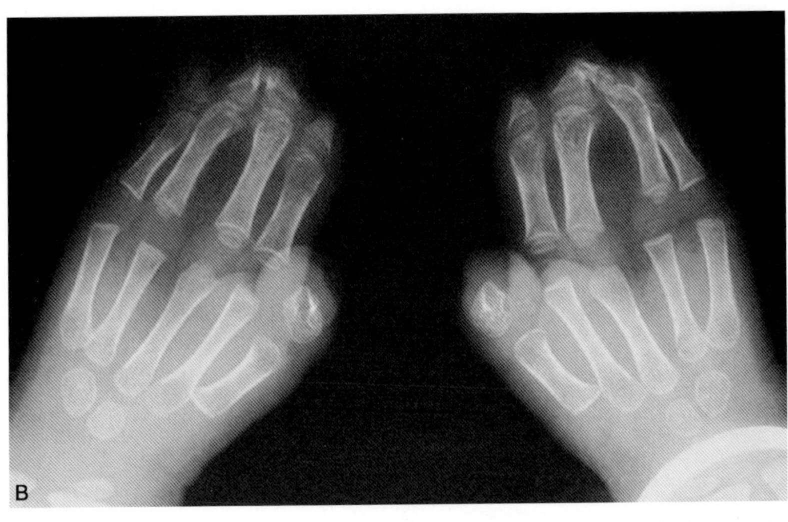

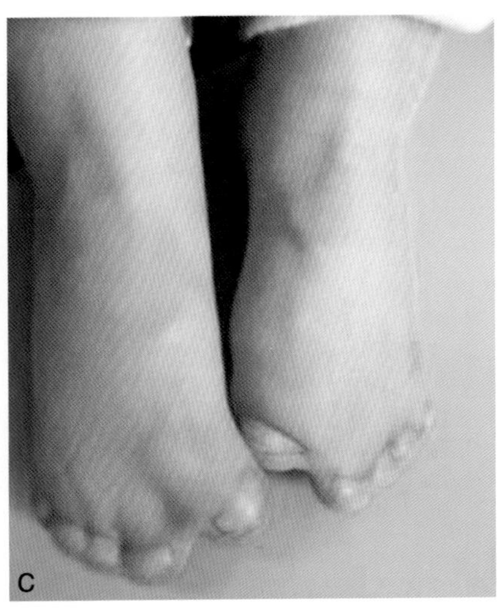

图 4-1-7　Apert 手部畸形Ⅲ型

A. 双侧拇指独立，示、中、环、小指完全并连，部分手指指甲融合。手指短，拇指外形与Ⅰ、Ⅱ型相似，拇指蹼狭窄程度较Ⅱ型严重；B. X 线片特点：骨关节畸形基本同Ⅱ型，程度上更加严重，部分掌指骨纵列间隙增大，各远节指骨末端向一起聚拢，此型拇指及拇指蹼的处理与Ⅰ、Ⅱ型基本相同，其他手指由于骨性融合及指甲融合严重，因此需仔细设计，此型可分离出 5 个手指，发育不良的近侧指间关节可行截骨融合于功能位；C. 同一病人足部畸形

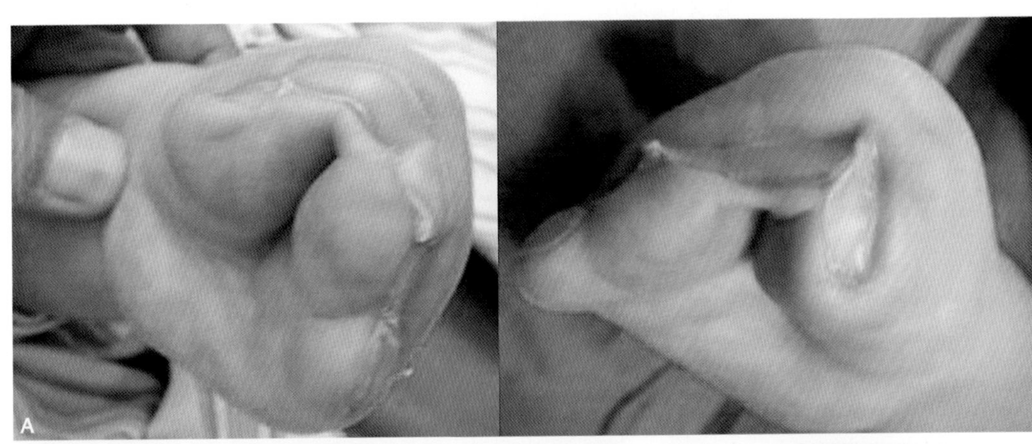

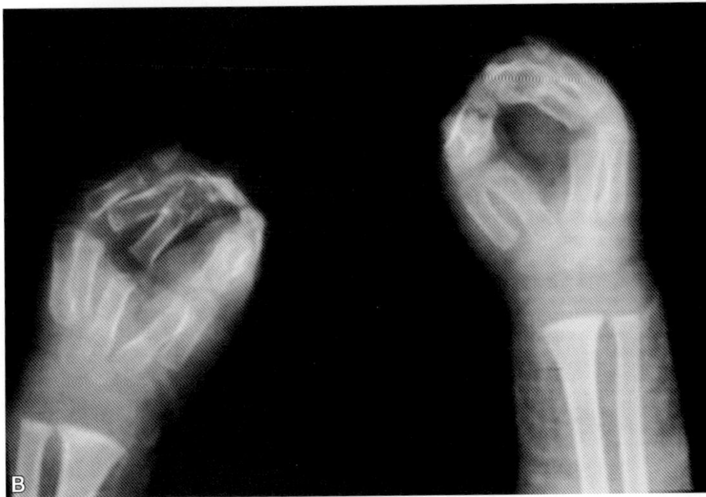

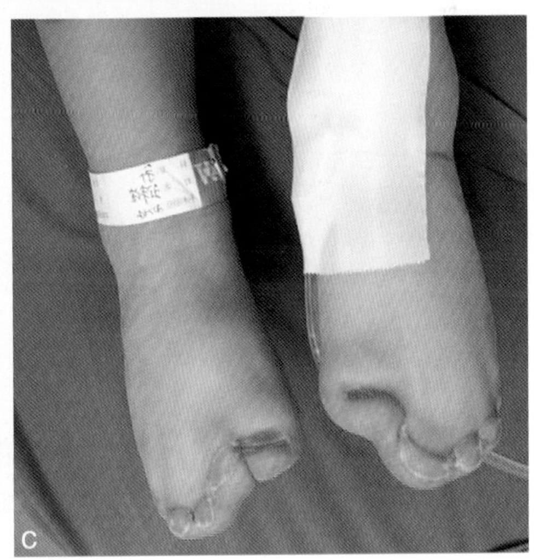

图 4-1-8　Apert 手部畸形Ⅳ型

A. 双手拇指至小指完全并连在一起，示、中、环、小指并连于一个平面，拇指与示指并连平面与其他手指并连平面垂直，手掌卷曲在拇、示、中指之间，形成一个深的凹陷，除拇指外，其他并连手指指甲可完全融合或部分融合在一起，拇指畸形与其他型相似，拇指蹼完全消失；B. X 线片特点：骨关节畸形基本同Ⅲ型，末节指骨融合范围更大，掌指骨纵列间隙较Ⅲ型更大，远节指骨末端聚拢融合在一起，此型拇指蹼的处理较为困难，单纯植皮效果不肯定，需选择皮瓣来覆盖拇指蹼分离后留下的皮肤软组织缺损，分离严重融合的指骨、指甲也是一个难点，全部手指分离虽有可能，但外形及功能不一定满意，因此，示指至小指也可分离部分手指，适当增加手功能即可；C. 同一病人足部畸形

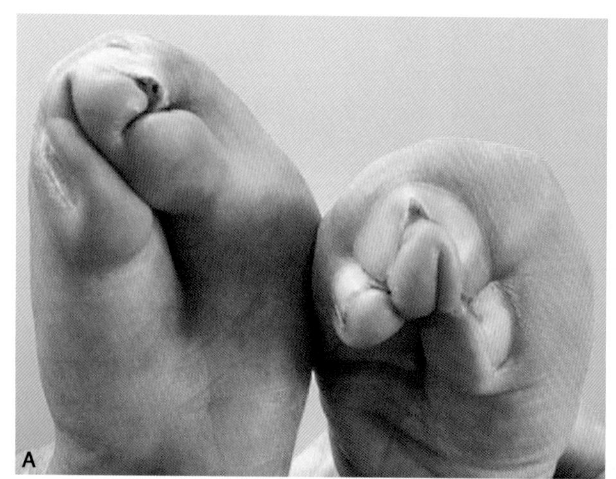
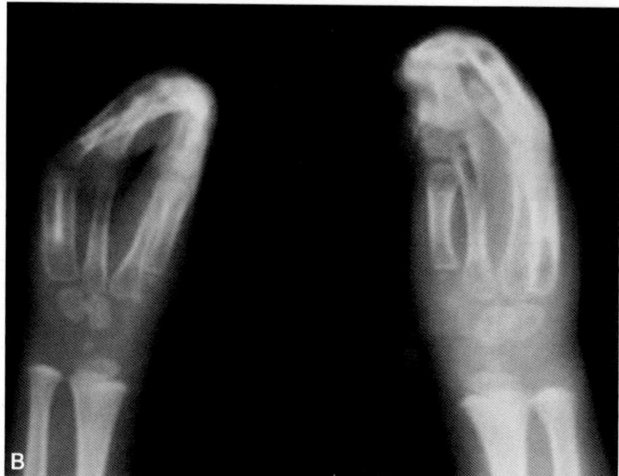
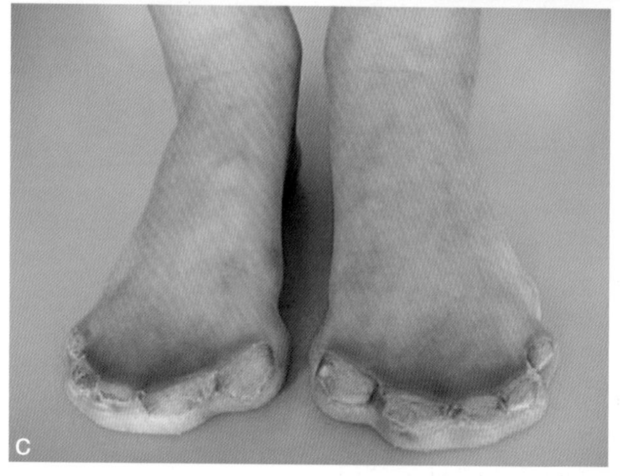

图 4-1-9　Apert 手部畸形Ⅴ型

A. 双侧拇指至小指完全性并连，手指末端紧密地聚拢在一起，拇指进一步外展旋前，与其他手指甚至小指密切接触，手掌形成一个较深的近乎闭合的腔隙，手掌无法看到，所有手指指甲融合为一体，拇指畸形与其他型相似，拇指蹼消失；B. 骨关节畸形与Ⅲ、Ⅳ型类似，但骨关节发育不良在各型中最为严重，此类型的治疗选择基本同Ⅳ型，如果完全分离所有手指，需仔细设计，但术后外形及功能恢复有限；C. 同一病人足部畸形

第二节　Poland 综合征

一、概述

Poland 综合征是一组以一侧胸肌缺如或发育不良，上肢特别是手短小、手指短指或短指并指为主要临床表现的先天性上肢畸形序列组合（图 4-2-1）。1841 年，Poland 发现该上肢畸形序列组合，后被称为“Poland 综合征（Poland’s syndrome 或 Poland syndrome）”，随之有关其临床特点及治疗方面的研究和报告不断增多，特别是手部畸形的形态学特征不断地得到充实和增加。主要临床形态学特点是两头重，中间轻，即胸、肩胛带周围和手的畸形严重，而上臂和前臂的畸形较轻（图 4-2-2）。所有病人出生后即发现上肢畸形，同时具有以下物理

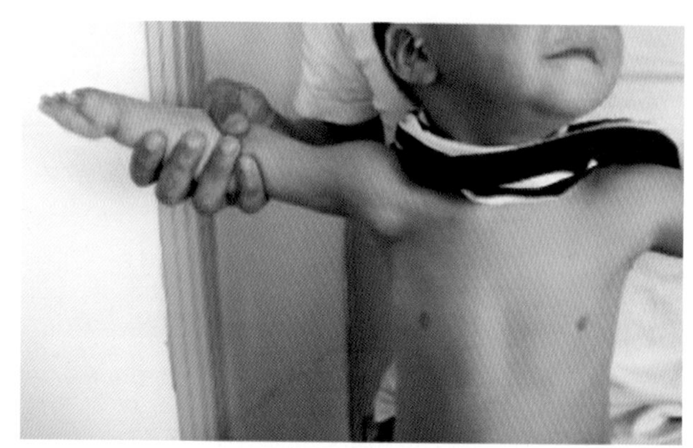

图 4-2-1　Poland 综合征病例 1

右侧 Poland 综合征，手及胸、肩胛带周围畸形严重

检查形态学特征：同侧胸肌缺如或发育不良，乳头较对侧发育小、异位或缺如，上肢及手短小，手指短指，合并有并指。所有病人均为单侧发病。部分病人同时伴有胸壁发育异常（肉眼可见胸廓扁平、局部隆起、双侧不对称等）（图 4-2-3、图 4-2-4）、肩胛骨发育异常及背阔肌发育不良（图 4-2-5）、牛奶咖啡斑、腋蹼（图 4-2-6）等。所有并连手指均为多指皮肤部分或完全性并连，无骨性并指，极少有家族遗传史，但部分病人有明确的非正常妊娠史（指孕早期母亲有病毒感染史、抗生素服用史、先兆流产或外伤史）。

Gausewitz 和 Al-Qattan 在总结各自临床经验和文献的基础上，先后对 Poland 综合征手部畸形形态学特征进行了分类，并被应用于其临床治疗和研究中。笔者根据自己的临床工作经验，对 Poland 手畸形进行了研究和探索，但仍感手畸形分型与治疗原则之间缺乏良好的对应关系，今后仍需进一步研究 Poland 综合征手部畸形的形态学特点，探索其临床治疗规律。

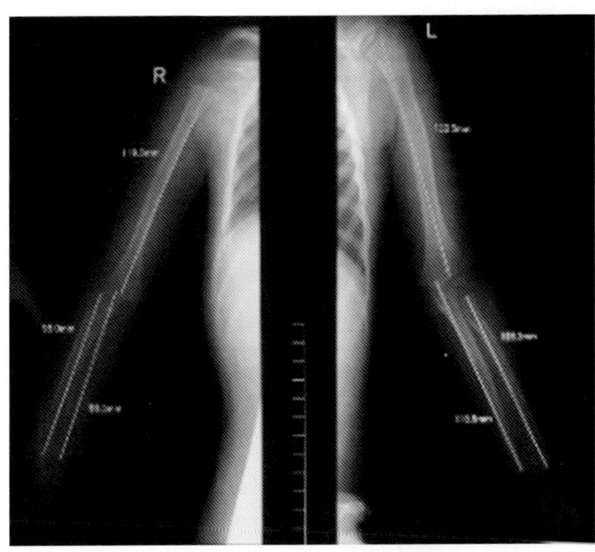

图 4-2-2 Poland 综合征病例 2
右侧 Poland 综合征，X 线片显示患侧肱骨及桡尺骨轻度短小

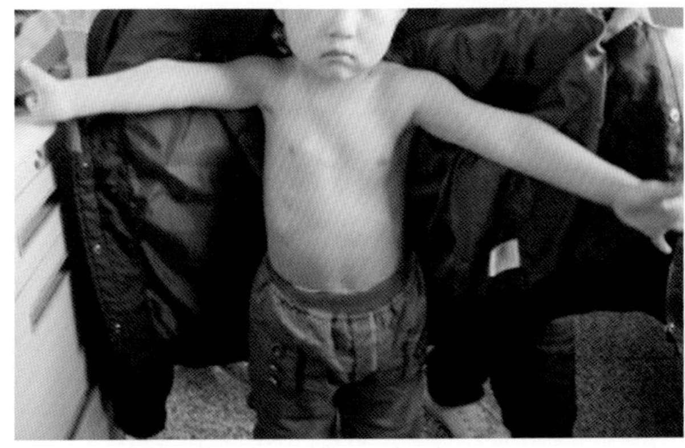

图 4-2-3 Poland 综合征病例 3
右侧 Poland 综合征，同侧胸壁凹陷

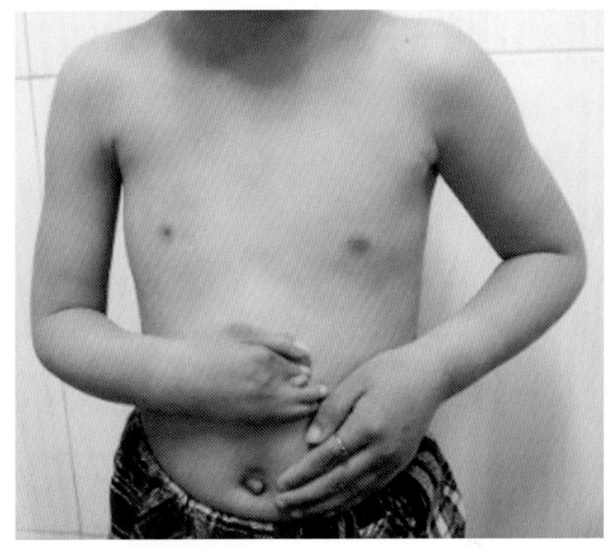

图 4-2-4 Poland 综合征病例 4
右侧 Poland 综合征，同侧胸壁较对侧扁平

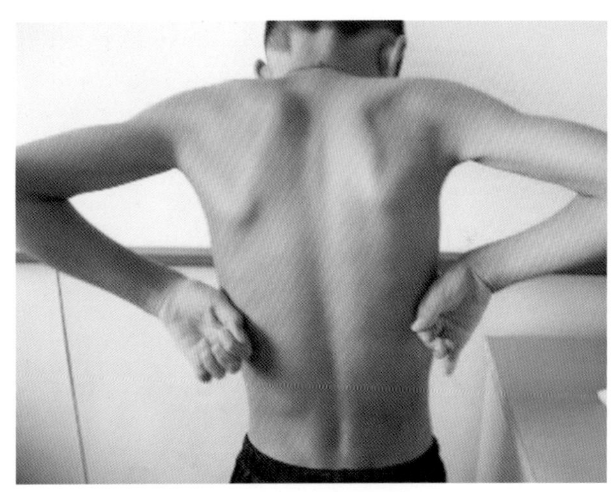

图 4-2-5 Poland 综合征病例 5
右侧 Poland 综合征，伴有同侧肩胛骨及背阔肌发育不良

二、手部畸形形态学特点

笔者根据手畸形及功能损害的严重程度分型，分型内容包括手指发育不良的程度、手指并连程度、X 线片表现、并发畸形、功能损害程度。

1. Ⅰ型 手的外形基本正常，仅轻度短小，手指并连轻微，X 线片骨关节发育仅短小，但形态正常，无并发畸形及功能障碍（图 4-2-7）。

2. Ⅱ型 手的外形略有变化，但明显短小，短

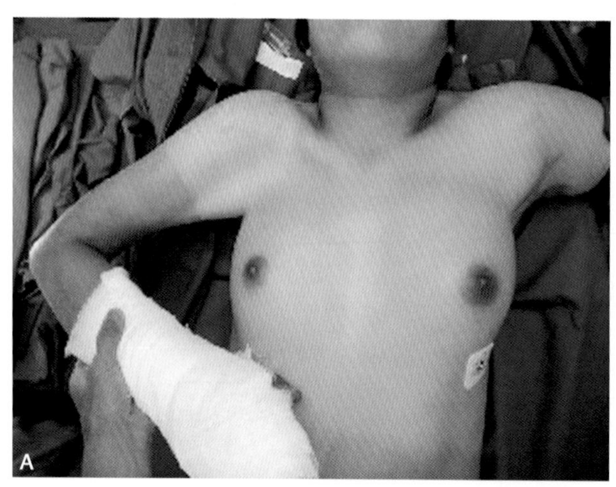

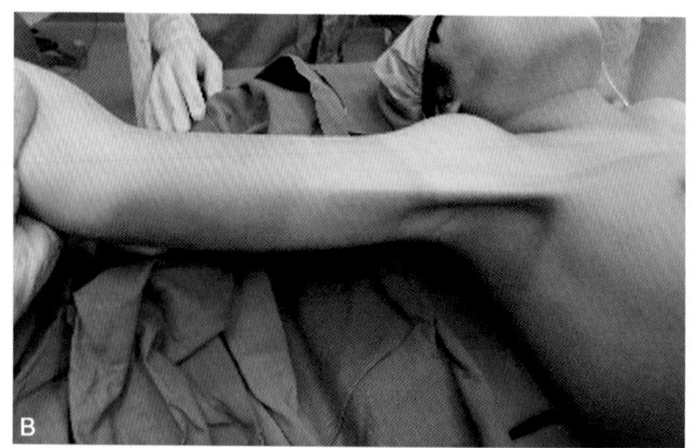

图 4-2-6　Poland 综合征病例 6

A. 右侧 Poland 综合征、同侧腋蹼、乳房发育不良；B. 同侧腋蹼限制肩关节外展

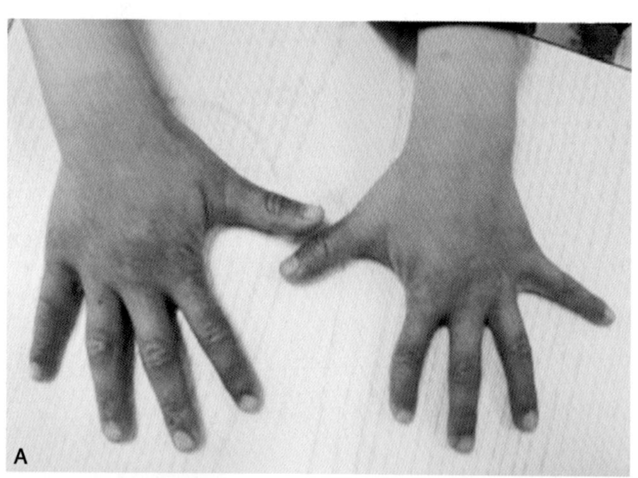

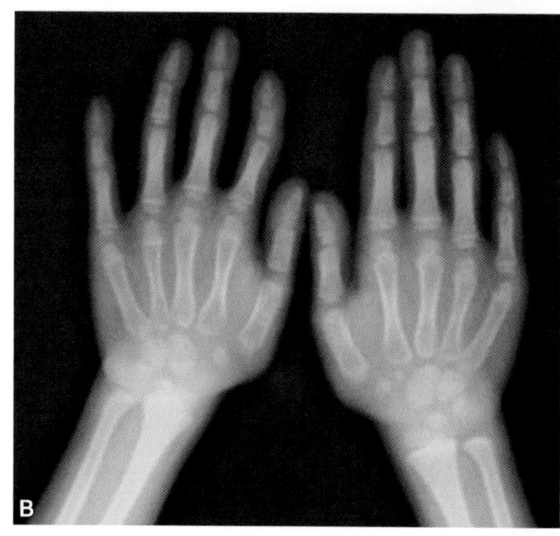

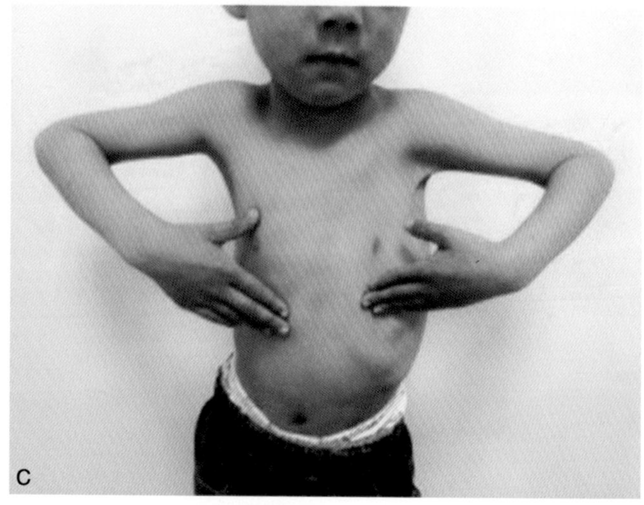

图 4-2-7　Poland 综合征手部畸形Ⅰ型

A. 与对侧相比，左手及手指的外形基本正常，仅大小与对侧有差别，但需仔细识别才可辨认出不同，整个手包括手指均匀成比例短小，手指并连程度非常轻，手功能正常；B. X 线片表现：所有掌骨、指骨发育短小，腕骨发育小，所有骨关节结构均具有相对正常的形态，此类病人有时手指有轻度的并指，不需特殊治疗；C. 同一病人胸部畸形，伴有腋蹼，可手术松解

小及发育不良与正常一侧成比例，多个手指完全或不全并连，X 线片骨关节发育短小，但形态基本正常，中节指骨畸形较重，无明显并发畸形，手功能障碍较轻（图 4-2-8）。

3. Ⅲ型 手的外形明显不正常，短小严重，多手指并连，手指短小程度不均匀或不成比例，各手指之间发育程度不同步，X 线片骨关节发育严重不良，并发畸形及功能障碍明显（图 4-2-9）。

4. Ⅳ型 手及部分手指的外形及结构逐渐丧失，中央列手指可呈肢芽样短小，或仅残留短小指甲的肢芽样软组织赘生物，X 线片骨关节发育仅短小，并发畸形严重，手功能出现严重障碍（图 4-2-10）。

5. Ⅴ型 手失去正常外形，部分手指或所有手指缺如，X 线片骨关节结构缺如或残留极少量不成形骨组织，手指完全缺如时相应的纵列骨关节结构也完全缺如或部分缺如，并发畸形严重，手功能严重缺失（图 4-2-11）。

6. 其他类型（非典型型） 典型类型中的某一种同时合并另外一种或一种以上其他严重的手畸形。

（1）非典型Ⅰ型：合并扣拇畸形（图 4-2-12）。

（2）非典型Ⅱ型：合并多关节挛缩（图 4-2-13）。

（3）非典型Ⅲ型：合并尺侧纵列发育不良（图 4-2-14）。

（4）非典型Ⅳ型：合并束带畸形（图 4-2-15）。

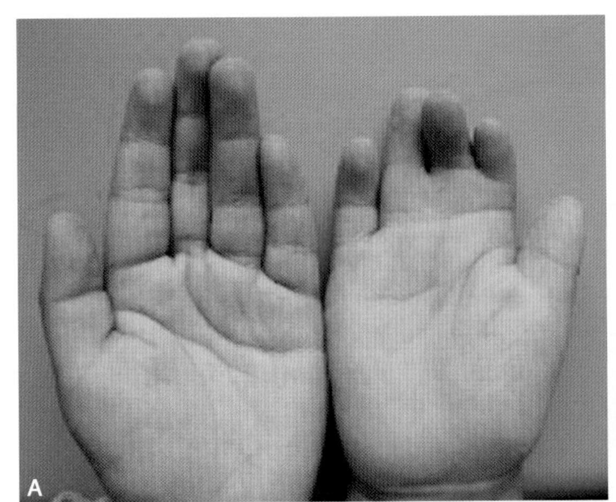
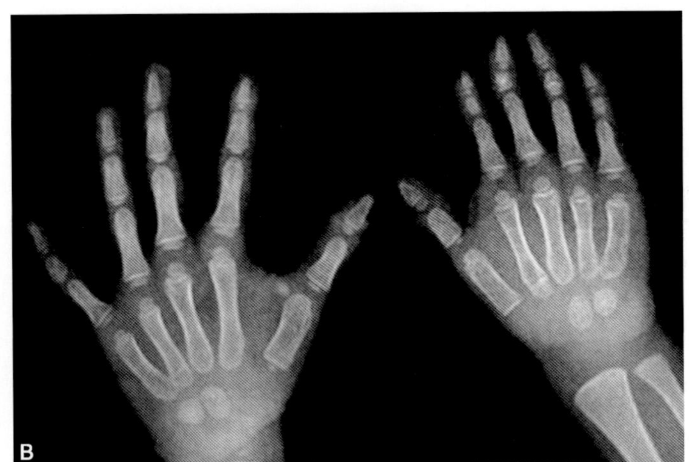
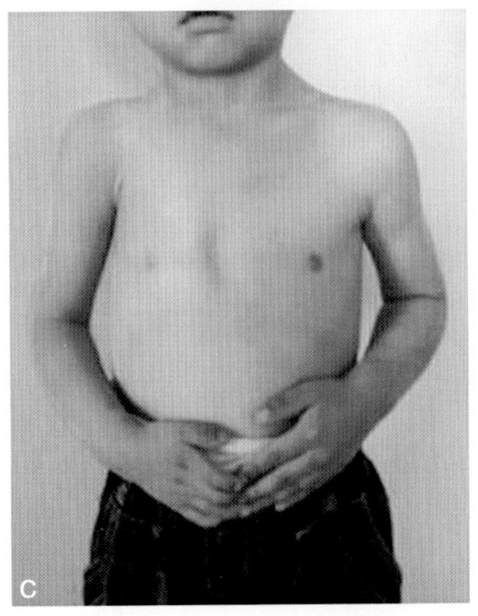

图 4-2-8 Poland 综合征手部畸形Ⅱ型

A. 右侧为患侧。与对侧相比，手及手指的外形略有不同，但大小有明显可见的差别。整个手包括手指均匀成比例短小，各手指之间发育不良程度相对同步。两个以上手指不完全皮肤并连，患手功能基本存在或大部分存在；B. X 线片表现：所有掌骨、指骨发育短小，尚具有相对正常的骨形态，但中节指骨短小的程度较其他骨明显严重；部分掌指关节、指间关节发育不良；腕骨发育小；C. 同一病人胸部畸形

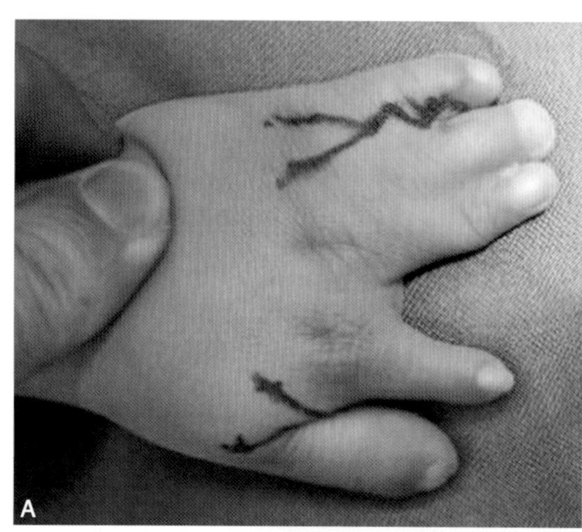
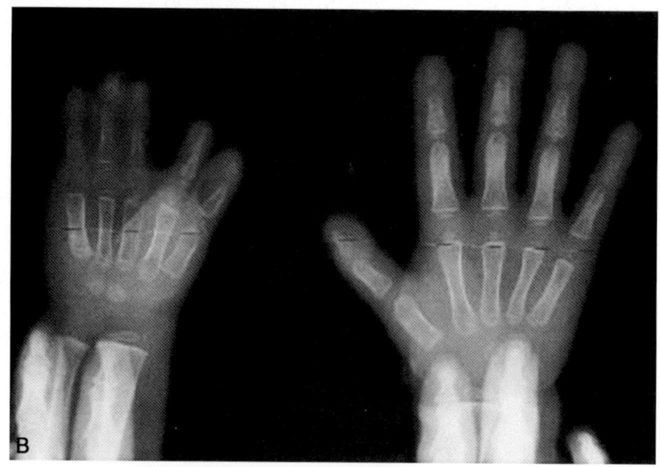
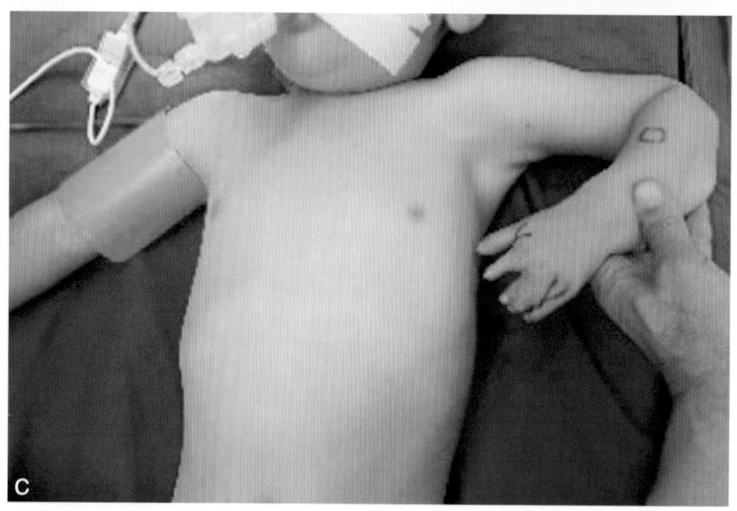

图 4-2-9　Poland 综合征手部畸形Ⅲ型

A. 左手及手指在外形和大小上均有明显可见的差别。手指短小程度不均匀或不成比例，各手指之间发育程度不同步。两个以上手指完全或不完全皮肤并连。患手功能明显受损；B. X 线片表现：骨关节形态畸形较Ⅰ、Ⅱ型更为严重，中节指骨形态可为三角形、豆形、不规则形或缺如，其他掌、指骨也可出现细小、缺如、偏斜或关节脱位、融合等。腕骨形态与Ⅰ、Ⅱ型相似；C. 同一病人胸部畸形

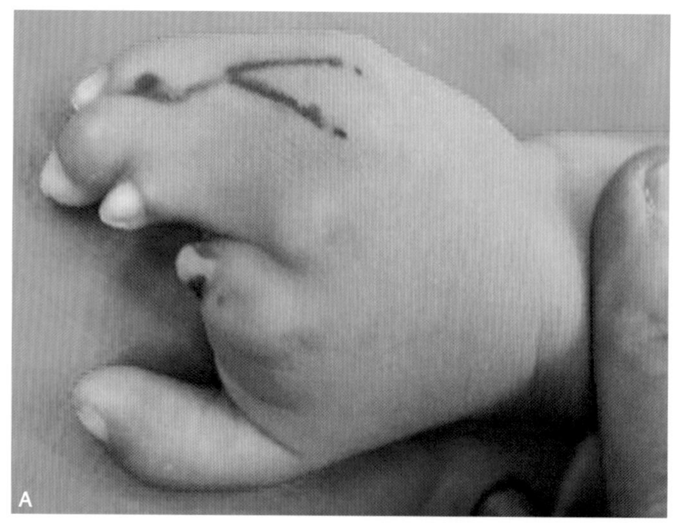

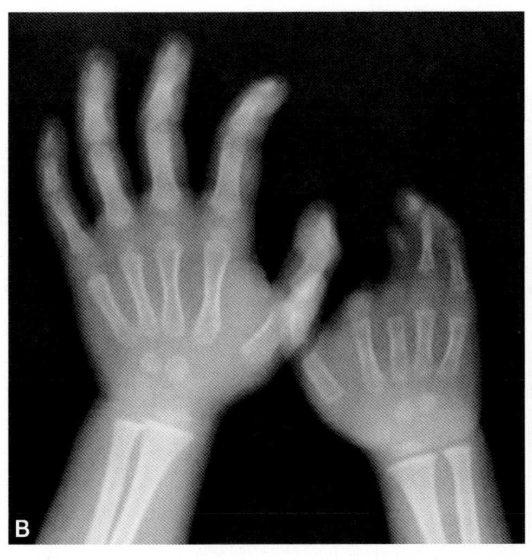

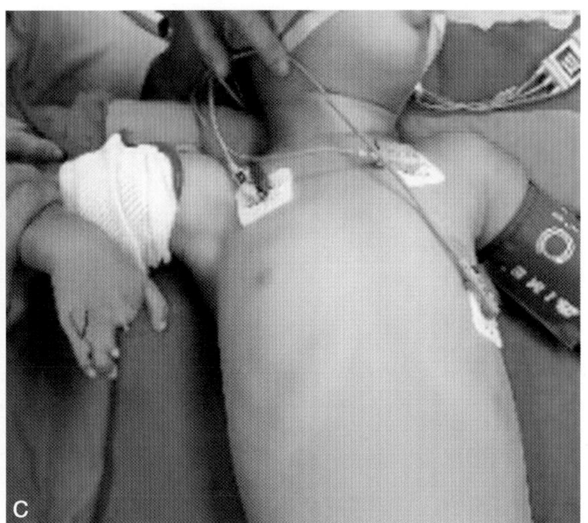

图 4-2-10　Poland 综合征手部畸形Ⅳ型

A. 与对侧相比，除短小外，示、中指的外形及结构大部分丧失，呈肢芽样短小。中、环、小指并连。整个手包括手指短小程度不均匀或不成比例，并发手指偏斜及关节脱位。手功能严重丧失，示指功能近完全丧失。拇、环、小指尚具有一定的手指形态和功能。此例为右手；B. X 线片表现：掌、指骨严重变形、缺如或仅保留细小残骨，指间关节、掌指关节严重发育不良，掌骨形态不成比例，腕骨形态与Ⅰ、Ⅱ型相似；C. 同一病人胸部畸形

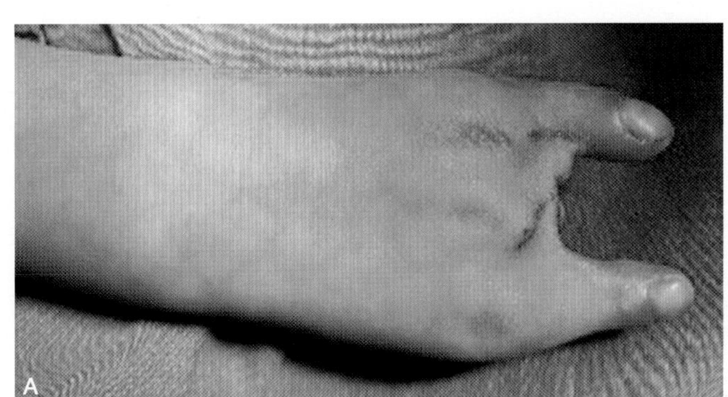

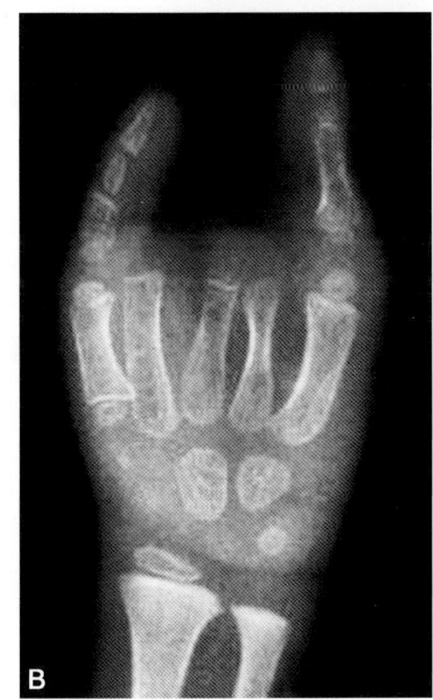

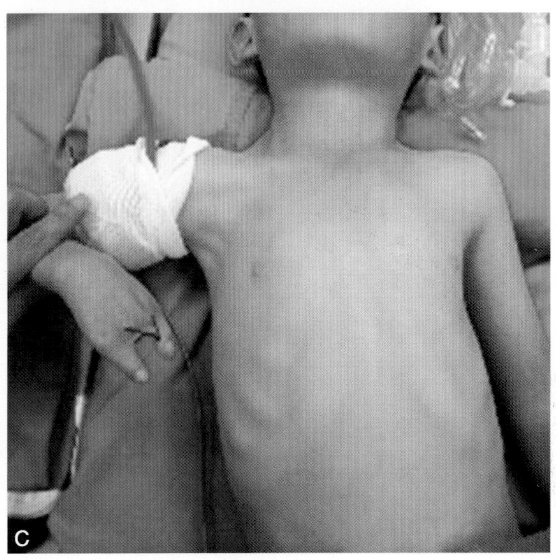

图 4-2-11　Poland 综合征手部畸形Ⅴ型

A. 右侧手，与对侧相比，中央列手指的外形及结构完全缺失。缺指邻近手指可严重偏斜。手外形结功能严重损害；B. X 线片表现：有Ⅰ、Ⅱ、Ⅲ型类似的表现，示、中、环指掌指关节以远骨关节结构缺如，拇指为三节指骨；C. 同一病人胸部畸形

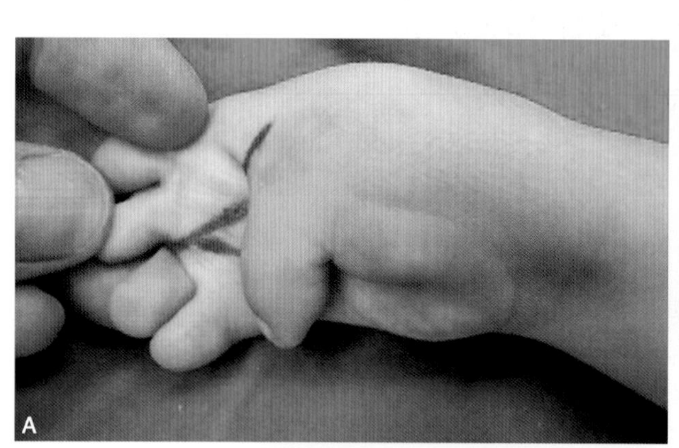
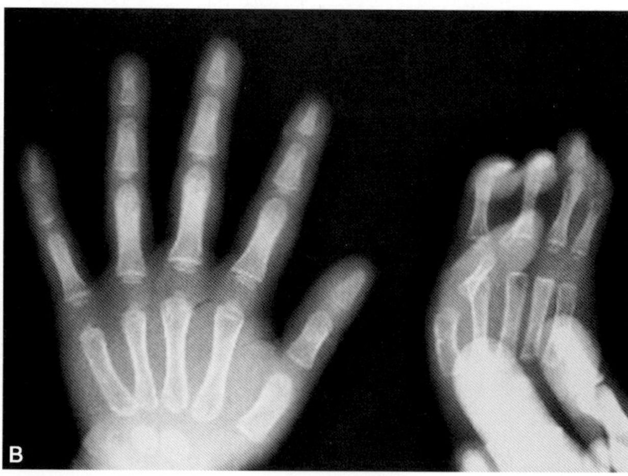
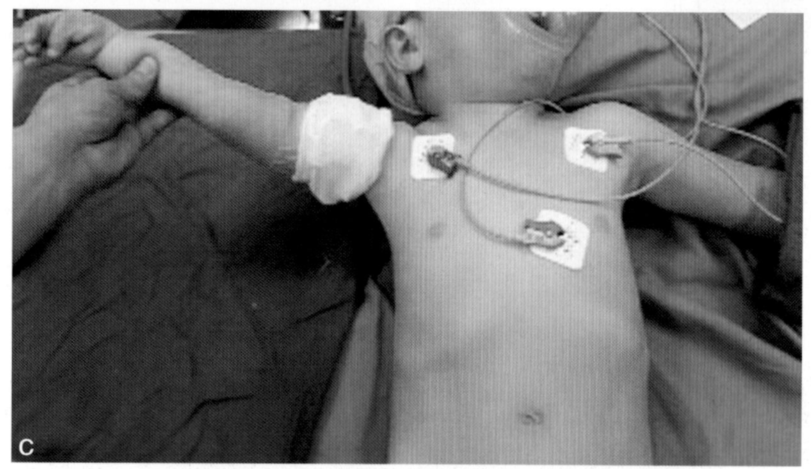

图 4-2-12　**Poland 手部畸形非典型Ⅰ型**

A. 右手 Poland 非典型Ⅰ型，合并扣拇畸形；B. 同一病人 X 线片；C. 同一病人胸部畸形

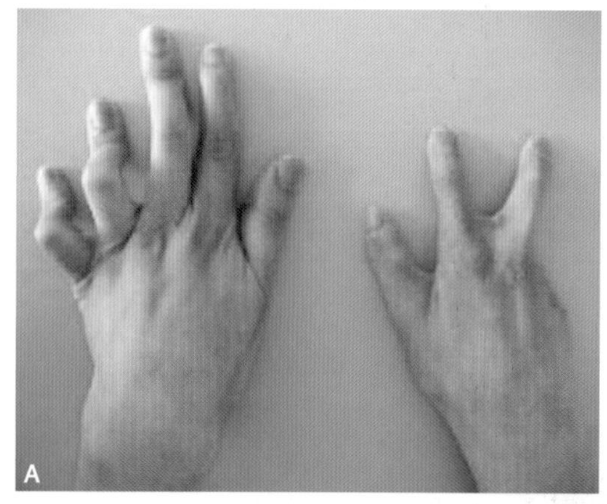
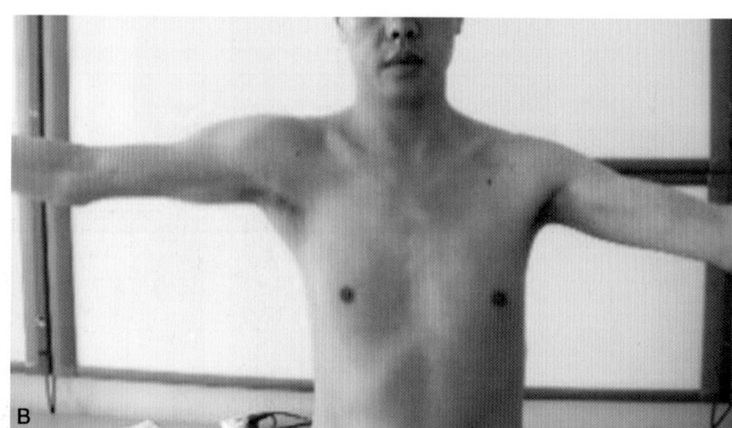

图 4-2-13　**Poland 手部畸形非典型Ⅱ型**

A. 右侧 Poland 非典型Ⅱ型（环小指分指失败已截指），合并双手多关节挛缩；B. 同一病人胸部畸形

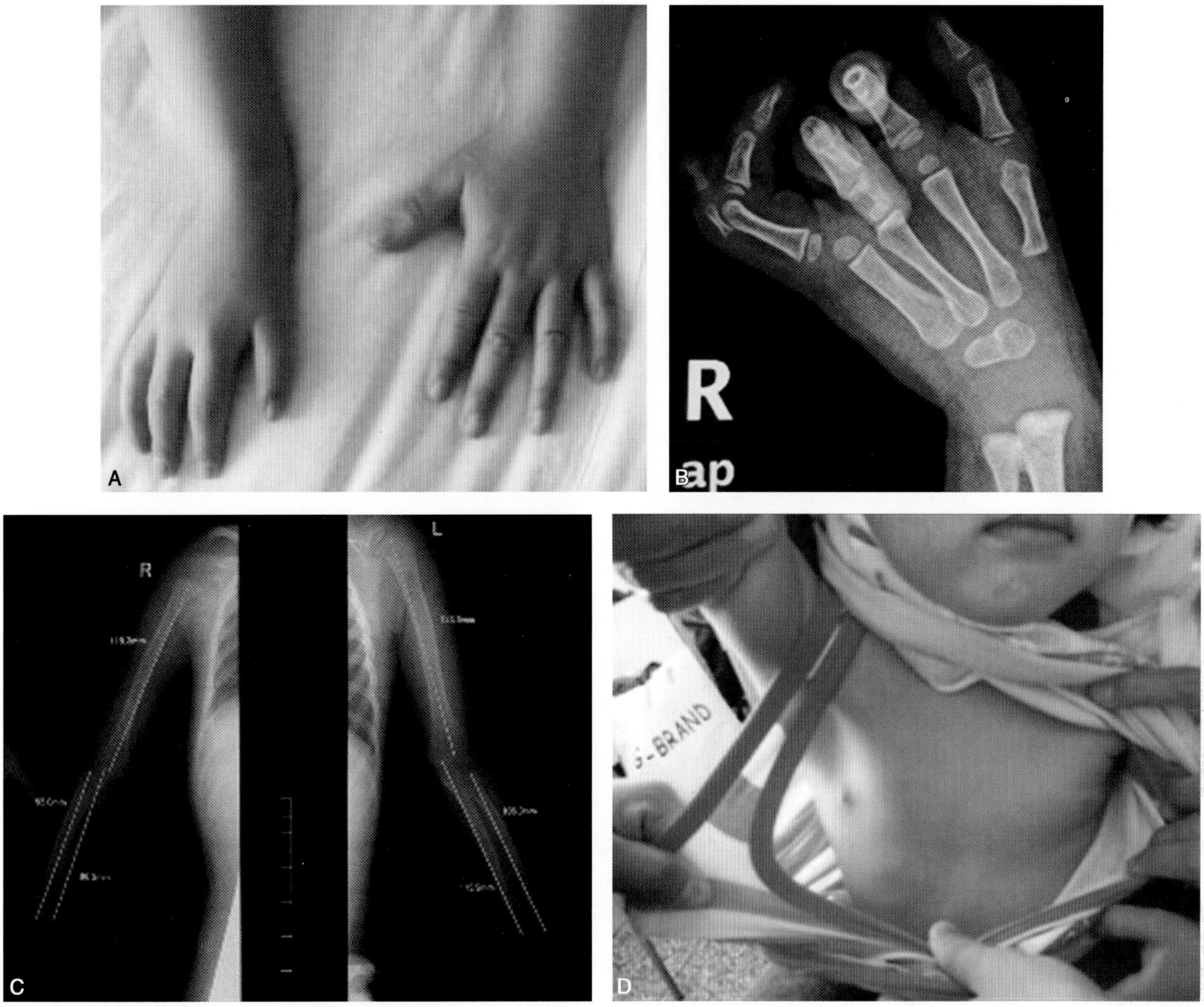

图 4-2-14　**Poland** 手部畸形非典型Ⅲ型

A. 右手短小，小指发出于环指近侧指间关节水平，手指间指蹼轻度并连，腕关节尺偏畸形；B. 手部 X 线片显示小指发出与环指近侧指间关节水平，其近节及第五掌骨缺如，尺骨发育较细、短；C. 上肢全长 X 线片显示尺骨发育不良明显，近侧桡尺关节融合；D. 同侧胸肌发育不良，乳头较对侧小，移位向腋中线

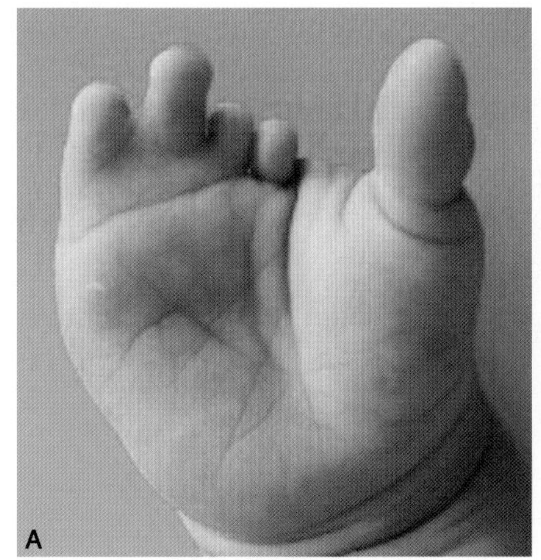

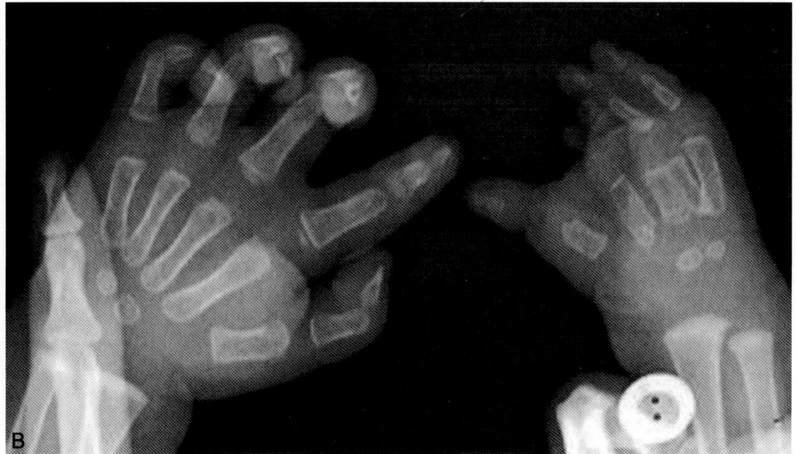

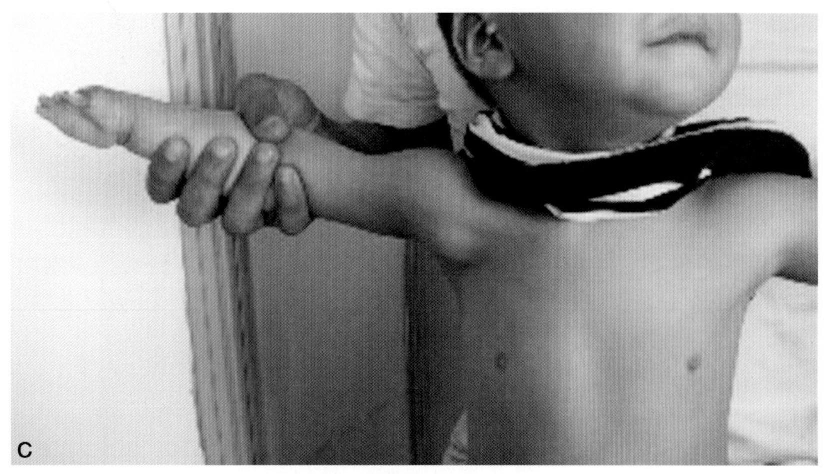

图 4-2-15　Poland 手部畸形非典型Ⅳ型
A. 右侧 Poland 非典型Ⅳ型，合并拇指束带畸形；B. X 线片显示手部骨关节畸形；C. 同侧胸部畸形

第三节　束带综合征（并指畸形）

一、概述

先天性束带综合征是一种手及上肢外形和功能损害严重、临床表现复杂而临床又相对少见的先天性疾患。指（趾、肢）束带（图 4-3-1～图 4-3-4）、宫内截指（趾）（图 4-3-5）、并指（图 4-3-6）、手指短小等为典型的临床特点，同时合并下肢或身体其他部位的严重畸形（图 4-3-7～图 4-3-9）。并指畸形是先天性束带综合征除束带外最为显著且需积极治疗的病理性结构改变。文献中描述先天性束带综合征并指畸形时，主要提到的是交叉并指畸形，即手指远端或末端的并连，又称指端并指畸形。畸形常常累及多个肢体，甚至双足、双手同时累及。实际上，先天性束带综合征的肢体畸形特别是并指畸

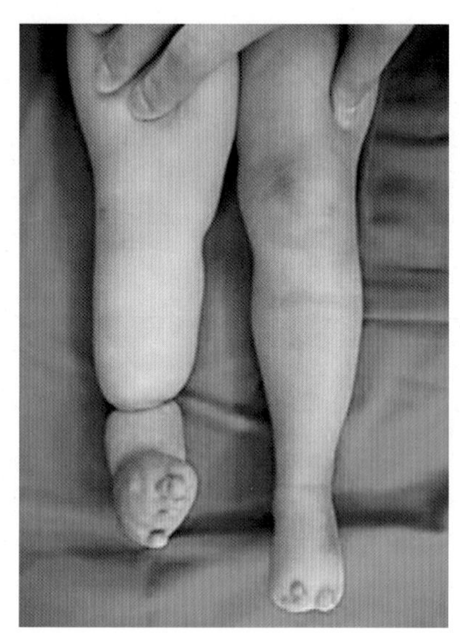

图 4-3-2　束带综合征病例 2
右小腿远端环形束带，双侧足趾缺如，右足内翻畸形

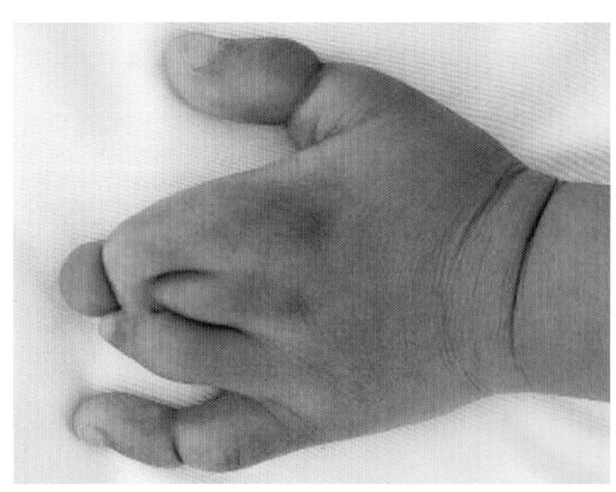

图 4-3-1　束带综合征病例 1
左手拇、示、小指可见到较深的环形束带，示、中、环指远端并指

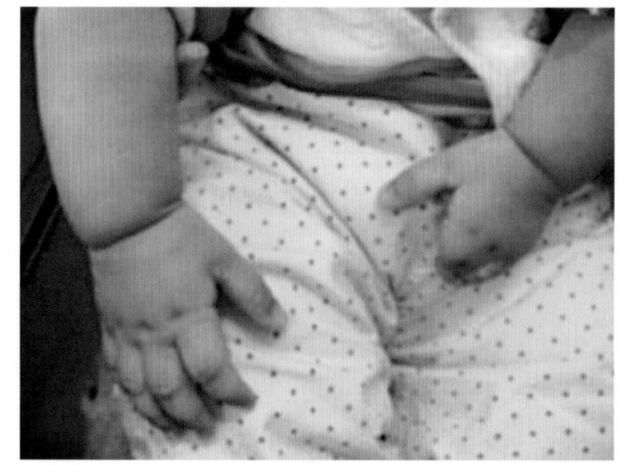

图 4-3-3　束带综合征病例 3
左手手指束带，伴发并指，双侧腕部束带

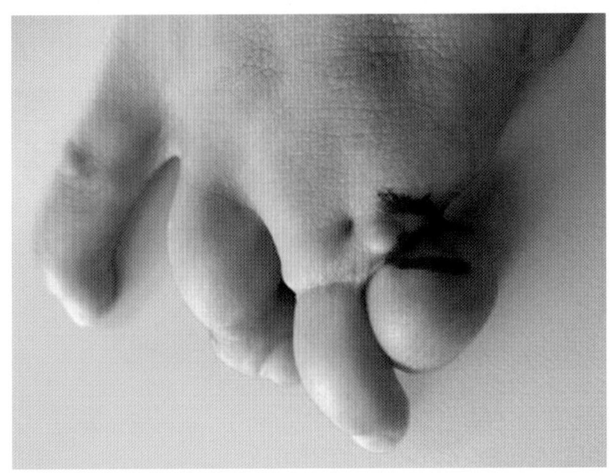

图 4-3-4　束带综合征病例 4
右手手指束带远端由于血液循环及淋巴回流受阻，形成“气球”样肿大

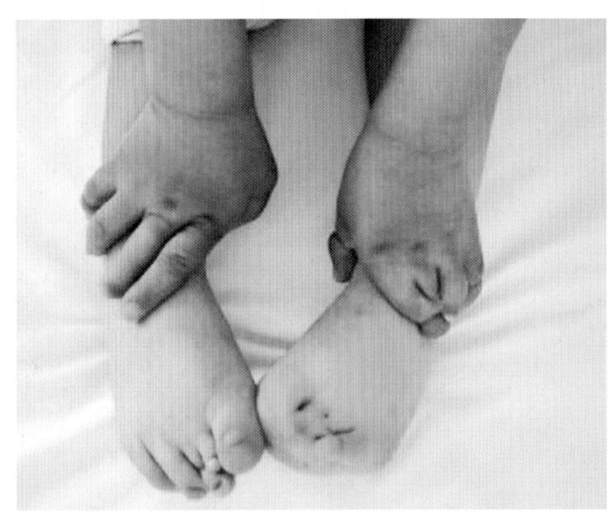

图 4-3-7　束带综合征病例 7
手束带交叉并指并足部相同改变

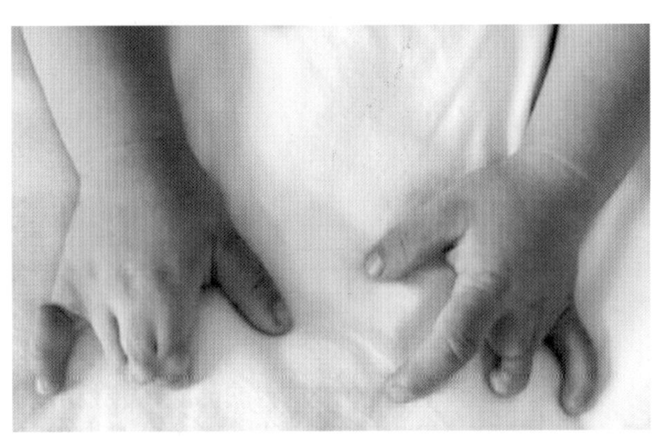

图 4-3-5　束带综合征病例 5
双手束带伴并指畸形，伴有宫内截指或称手指缺如

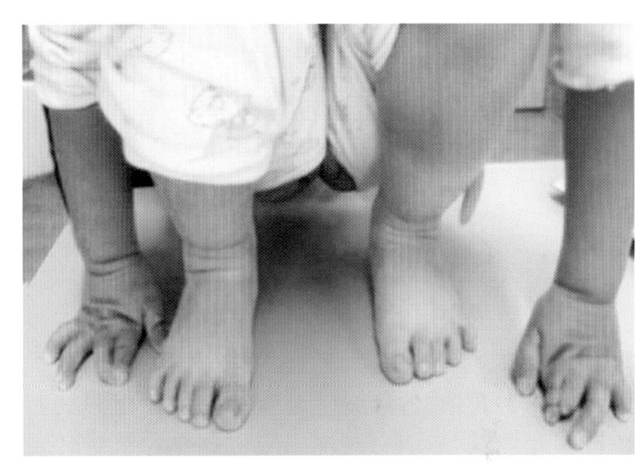

图 4-3-8　束带综合征病例 8
双侧手指束带并指伴左小腿“赘生物”

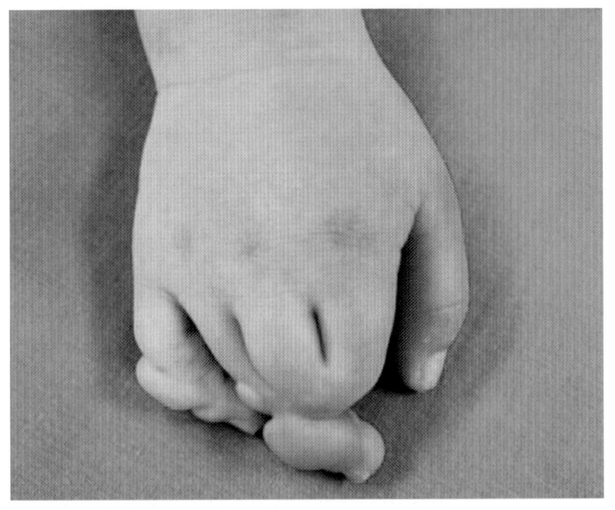

图 4-3-6　束带综合征病例 6
典型的束带伴发交叉并指或指端并指

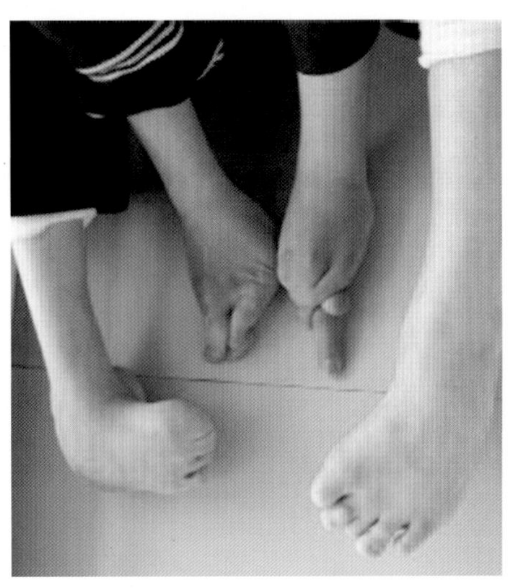

图 4-3-9　束带综合征病例 9
双手、双足束带，双足内翻畸形

形的形态学特点远较已知的复杂。

对于该畸形的分型，目前多采用 Patterson 分型、Blauth 分型或 Walsh 分型。Patterson 将先天性束带综合征分为四型，将交叉并指畸形归类于第三型，根据交叉并指的临床表现又分为三个亚型；Walsh 根据交叉并指的 X 线片骨关节缺失严重程度将其分为三型。但上述分型涵盖的内容均不能详尽表述临床所见，后者则只部分描述了该畸形的 X 线表现，虽可了解病情的严重程度，对临床治疗的指导意义有限。Blauth 等的分型从临床实际情况看，更为全面、详细，但仍未能涵盖临床实践中的所见。上述分型目前虽已得到普遍认可并被广泛应用在临床和研究工作中，但先天性束带综合征并指畸形的临床形态学表象远较上述分型描述的复杂。

为了全面、准确地反映先天性束带综合征并指畸形临床特点，并探索其规律，进而规范治疗方法、便于临床研究和总结，笔者根据大量的临床研究，建立了详细的先天性束带综合征并指畸形分型系统。

二、束带并指畸形形态学特点

笔者根据自己的临床经验，在既有的形态学分型基础上，对先天性束带畸形伴并指做了如下详细的分型。主要依据：形态学改变特点基本相同的归为同一类，同一类中有微细不同且治疗有自身特点的细分为亚型。

1. Ⅰ型　束带合并手指不全皮肤并指（图 4-3-10）。

2. Ⅱ型　两个或两个以上畸形短小手指或有缺如的手指由皮肤软组织完全并连，末端聚拢在一起，外形似三角形或锥形，指蹼消失，束带可与并指手指共存，或位于同手其他手指（图 4-3-11）。

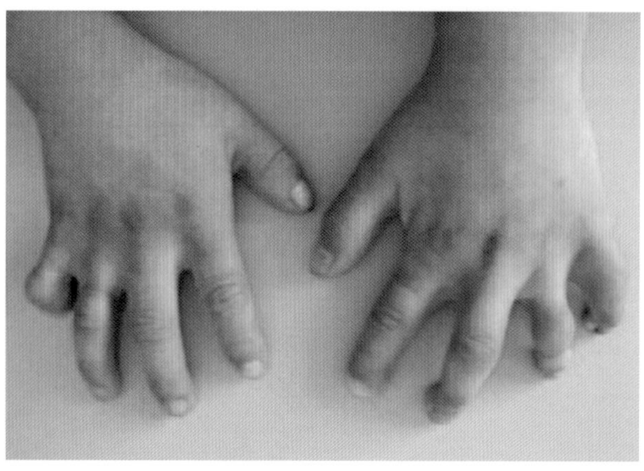

图 4-3-10　束带并指畸形Ⅰ型
双手束带畸形，手指部分皮肤并指

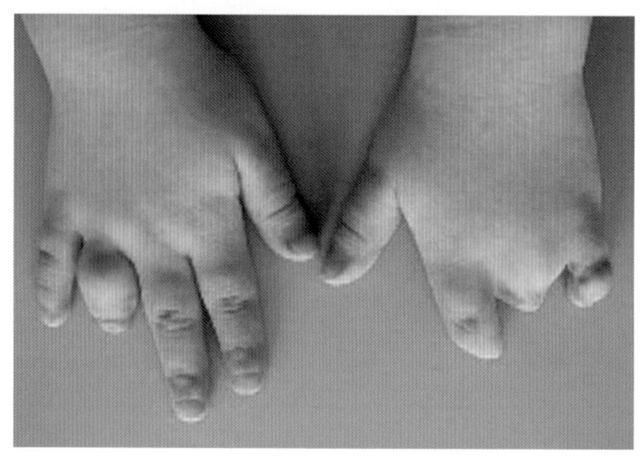

图 4-3-11　束带并指畸形Ⅱ型
左手为Ⅱ型并指，小指近节束带、发育短小，远节缺如，中环指中远节缺如，残指呈锥形并连，指蹼消失，示指部分缺如

3. Ⅲ型（交叉并指或指端并指）　手指或手指残端的远端由皮肤软组织相连，手指并连部分的近端为狭窄的皮肤管道，当皮肤管道接近正常指指蹼位置时，指蹼部分存在，远离正常指蹼位置时，指蹼消失；或近端为宽大的裂隙，指蹼完整或基本完整。皮肤管道和裂隙掌背侧相通。束带可与并指手指共存，或位于同手其他手指。

（1）ⅢA：手指或手指残端的远端由皮肤软组织相连，近端为狭窄的皮肤管道，指蹼部分存在或不存在。分指后需重建指蹼（图 4-3-12、图 4-3-13）。

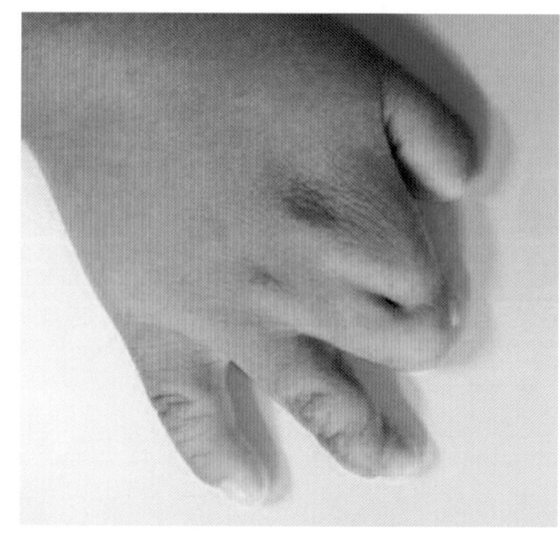

图 4-3-12　束带并指畸形ⅢA 型病例 1
右拇、示、中指部分缺如，示指残端与中指由皮肤软组织相连，狭窄的皮肤管道靠近正常指蹼位置，指蹼部分存在，部分病人需重建指蹼。环指远节可见到束带

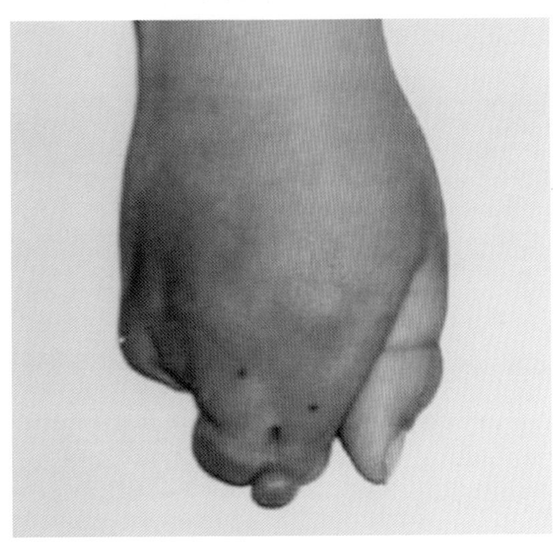

图 4-3-13　束带并指畸形ⅢA 型病例 2
右手示、中、环、小指缺如，拇、示、中指束带，示、中指残指远端并连，皮肤管道远离正常指蹼位置，指蹼消失，分指时均需重建指蹼

（2）ⅢB：手指或缺如手指的远端或末端由皮肤软组织相连，手指并连部分的近端为宽大的裂隙，指蹼完整或基本完整，不需要重建指蹼（图 4-3-14）。

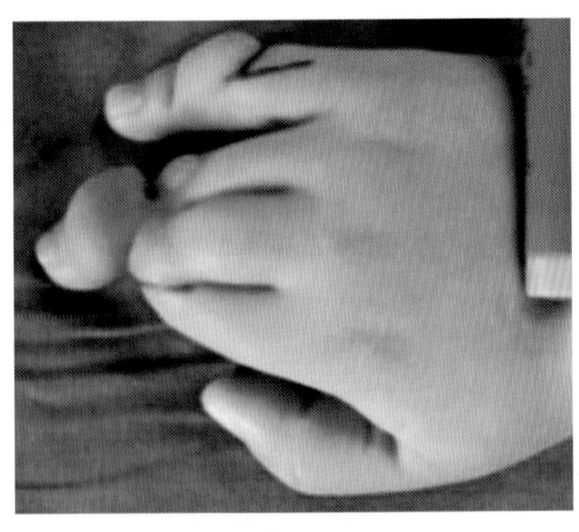

图 4-3-14　束带并指畸形ⅢB 型
右示、环指中远节缺如，中、小指束带，示、环指远端与中指中节并连，并连之近端为宽大的裂隙，指蹼完整，分指后不需要重建指蹼

（3）ⅢC：手指有两处并连，并连手指之间有两个裂隙，指蹼完整，不需要重建指蹼（图 4-3-15）。

（4）ⅢD：ⅢA 与ⅢB 同时出现在同一只手，ⅢA型一侧需重建指蹼，ⅢB 型一侧不需重建指蹼，虽为多指并指，但可以多指同时分指（图 4-3-16）。

（5）ⅢE：手指或手指残端的远端由皮肤软组织相连，并连手指相互叠加或“骑跨”，近端为裂隙

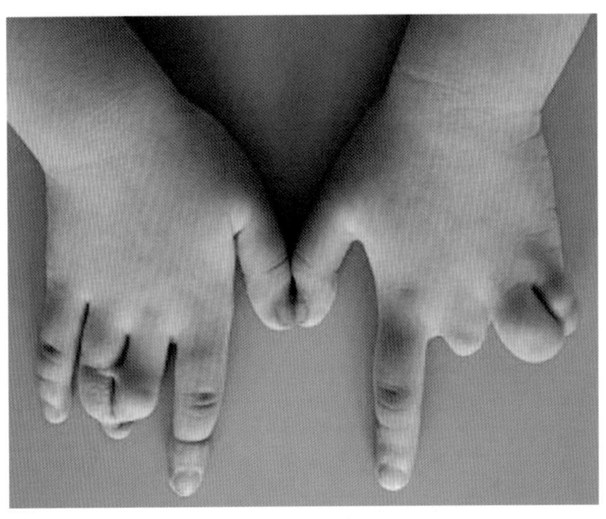

图 4-3-15　束带并指畸形ⅢC 型
右中、环指远端及近指间关节水平各出现一个皮肤软组织连接，指蹼完整，示指中节束带，左手为ⅢB 型

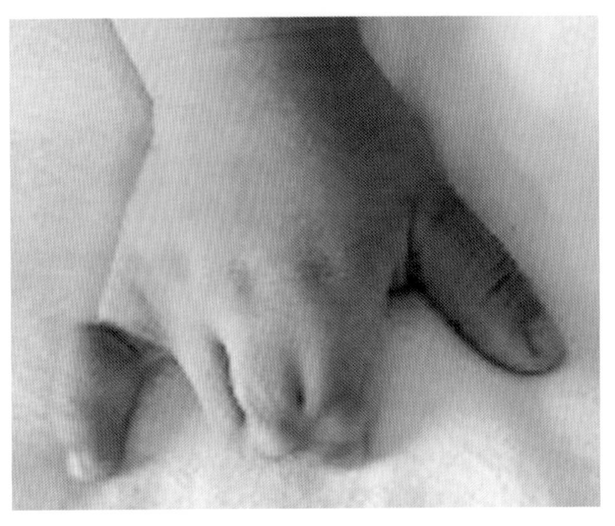

图 4-3-16　束带并指畸形ⅢD 型
右手束带畸形，示、中、环指并指，示中指为ⅢA，中、环指为ⅢB，ⅢA 与ⅢB 同时存在，小指可见到束带。此例虽为示、中、环指三指并指，但是可以同时分指，示中指重建指蹼

或皮肤管道，指蹼存在或部分存在，束带可与并指手指共存，或位于同手其他手指，一般需重建指蹼（图 4-3-17）。

4. Ⅳ型　非相邻手指或手指残端的远端由皮肤软组织相连，与其相邻的手指不发生或基本不发生相连，指蹼存在，缩窄带可与并指手指共存，或位于同手其他手指，一般不需重建指蹼（图 4-3-18）。

5. Ⅴ型　Poland 综合征短指并指合并束带，束带可与并指手指共存，或位于同手其他手指（图 4-3-19）。

6. Ⅵ型　皮肤“桥”并指，诊断符合先天性束带

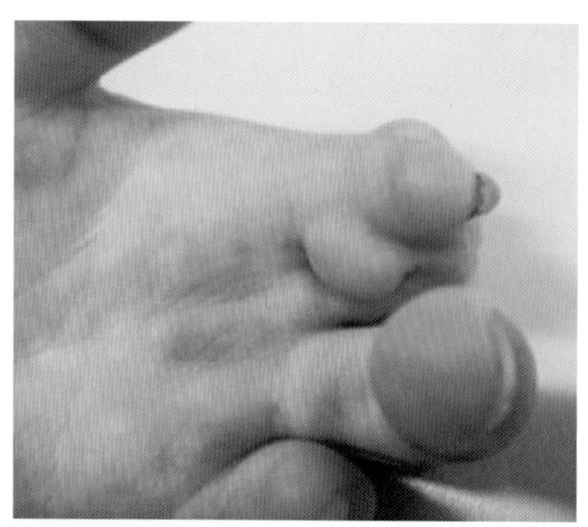

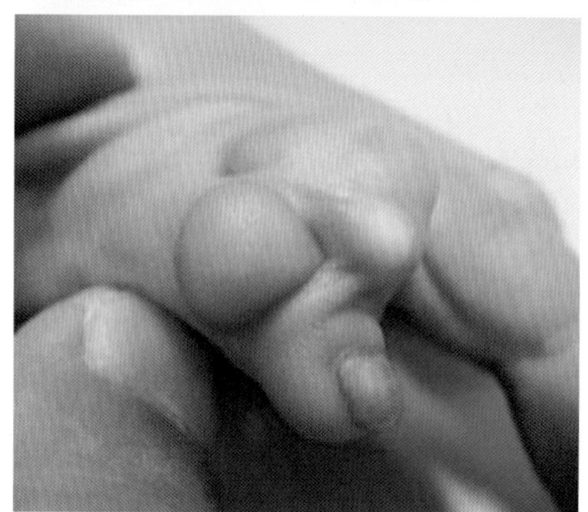

图 4-3-17 束带并指畸形ⅢE 型
左手示、中指并连且相互叠加，同时伴束带，环指也可见到束带，需重建指蹼

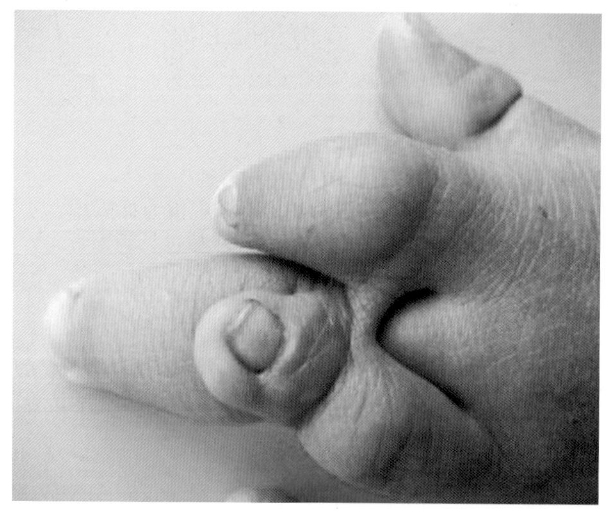

图 4-3-18 束带并指畸形Ⅳ型
左示、环指中远端由皮肤软组织桥相连，相邻的中指独立且不发生并连，拇、示指束带，此例不需重建指蹼

综合征并指畸形诊断标准，且并指畸形具有以下特点：相邻手指以狭细的皮肤软组织"桥"相并连，皮肤"桥"直径在 1cm 以内；皮肤"桥"近端可见到掌

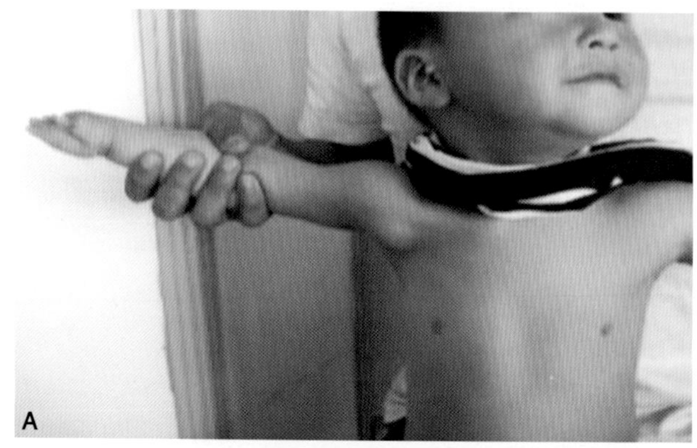

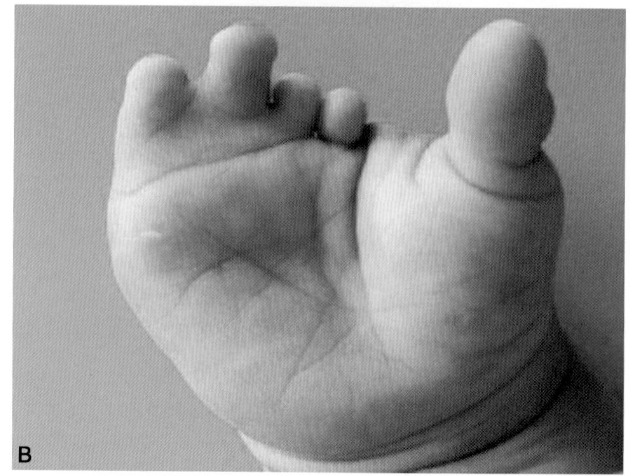

图 4-3-19 束带并指畸形Ⅴ型
A. 右侧 Poland 综合征短指并指；B. 患手示、中、环、小指发育短小、并连，拇指束带

背侧相通的皮肤裂隙，而指蹼完整（不需要重建），或皮肤管道，而指蹼不完整（需要重建）。

分型依据：①指蹼的完整程度（主型分型依据）；②皮肤"桥"与束带的位置关系（亚型分型依据）。

（1）桥Ⅰ型：指蹼完整，即皮肤"桥"近端为宽大或较为宽大的裂隙，指蹼不需重建。根据皮肤

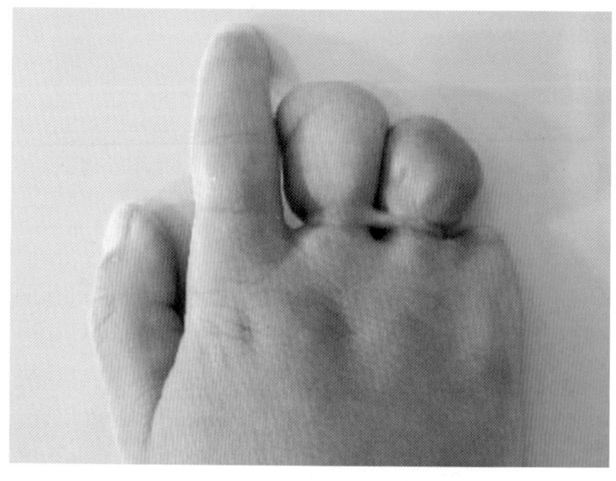

图 4-3-20 束带并指畸形Ⅵ型，桥Ⅰa 型
桥Ⅰa 型（右中、环指），束带与皮肤"桥"位于同一水平

"桥"与束带的位置关系，分如下亚型，Ⅰa 及Ⅰb、Ⅰc（图 4-3-20 ~ 图 4-3-22）。

（2）桥Ⅱ型：指蹼不完整，即皮肤"桥"近端为狭窄的皮肤通道，需重建指蹼。根据皮肤"桥"与束带的位置关系，分如下亚型Ⅱa 及Ⅱb、Ⅱc（图 4-3-23 ~ 图 4-3-25）。

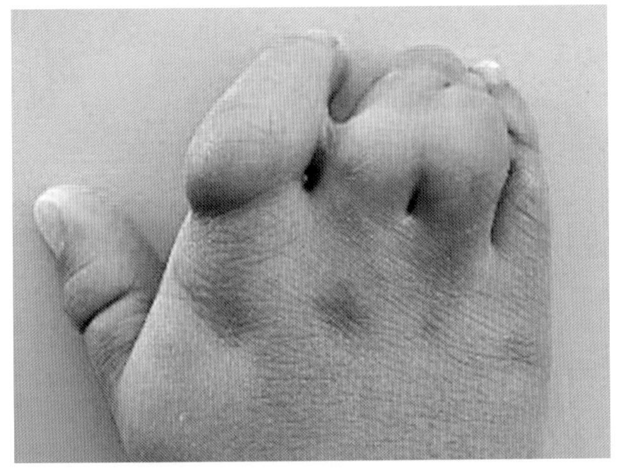

图 4-3-21　束带并指畸形Ⅵ型，桥Ⅰb 型
桥Ⅰb 型（右示、中指），缩窄带与皮肤"桥"在不同水平

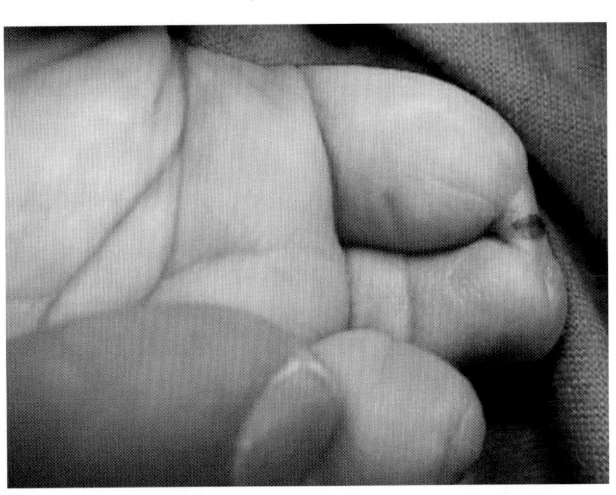

图 4-3-22　束带并指畸形Ⅵ型，桥Ⅰc 型
桥Ⅰc 型（左示、中指），并连手指末端仅以皮肤"桥"相连，束带位于皮肤"桥"并指以外的其他手指

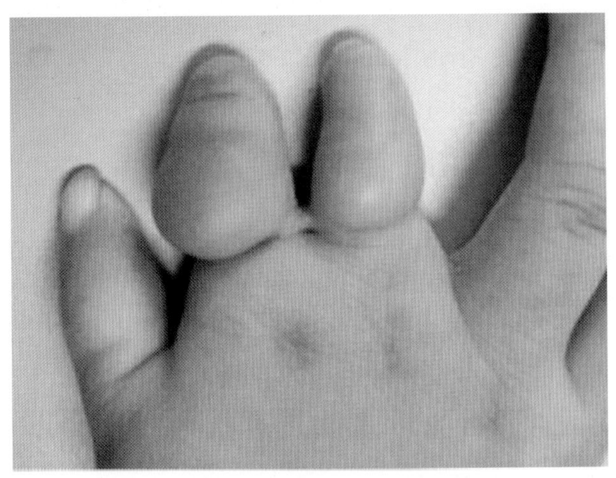

图 4-3-23　束带并指畸形Ⅵ型，桥Ⅱa 型
桥Ⅱa 型（右示、中指），束带与皮肤"桥"位于同一水平

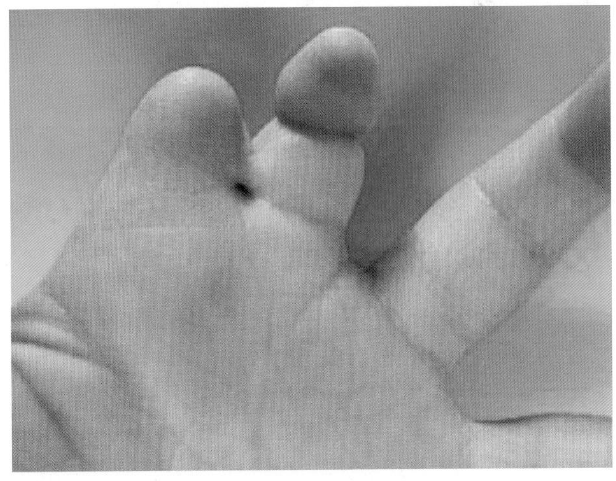

图 4-3-24　束带并指畸形Ⅵ型，桥Ⅱb 型
桥Ⅱb 型（右环、小指），束带与皮肤"桥"在不同水平

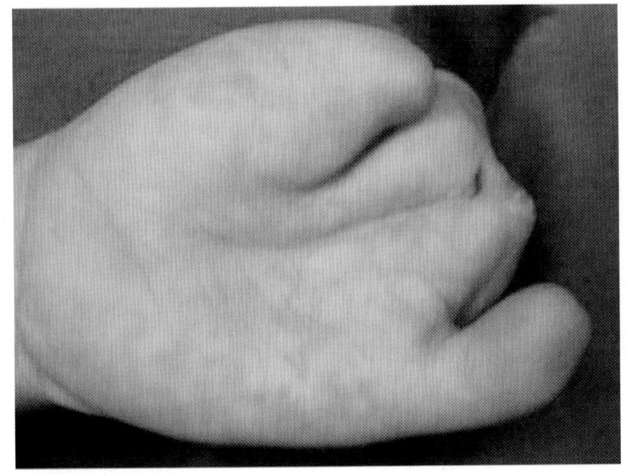

图 4-3-25　束带并指畸形Ⅵ型，桥Ⅱc 型
桥Ⅱc 型（左中、环指），示中指残端以皮肤"桥"相连，束带位于皮肤"桥"并指以外的其他手指

第四节 海神综合征

一、概述

海神综合征(proteus syndrome)由 Cohen 等于 1979 年首次描述,Wiedemann 于 1983 将此单独列为一种疾病,并命名为"Proteus Syndrome",Proteus 为希腊神话中的海神。该综合征临床表型差异较大,尚未发现具有完全相同形态学特点的临床病例。目前病因不清楚,有人认为可能是一种基因突变的结果。

二、形态学特点及诊断

病变常侵犯皮肤及皮下组织、骨关节,特别是肢体及手、足受累较为严重,可见到皮下结节、皮肤痣,长骨、颅骨生长过度。偶有病人颅面、口腔、心脏、生殖腺等受侵犯。有时因组织生长过度,可引起生长发育异常,如肢体不成比例的过度生长。手足畸形常表现为手、足不规则增大,最直观的异常表现在皮肤,尤其是手掌、足底皮肤软组织,表现为典型的脑沟回样改变。手指非对称性的不规则增大,手术中可以见到指间关节及掌指关节附近有较大的软骨样肿块。通常手功能明显受影响,特别是软骨样肿物常限制手指屈曲活动,造成握、捏物严重受限。有时可引起局部皮肤破溃、感染,病变区域的血管、神经、肌腱、骨骼往往较正常部位大。虽然脂肪组织较多,但不侵及神经组织(图 4-4-1)。

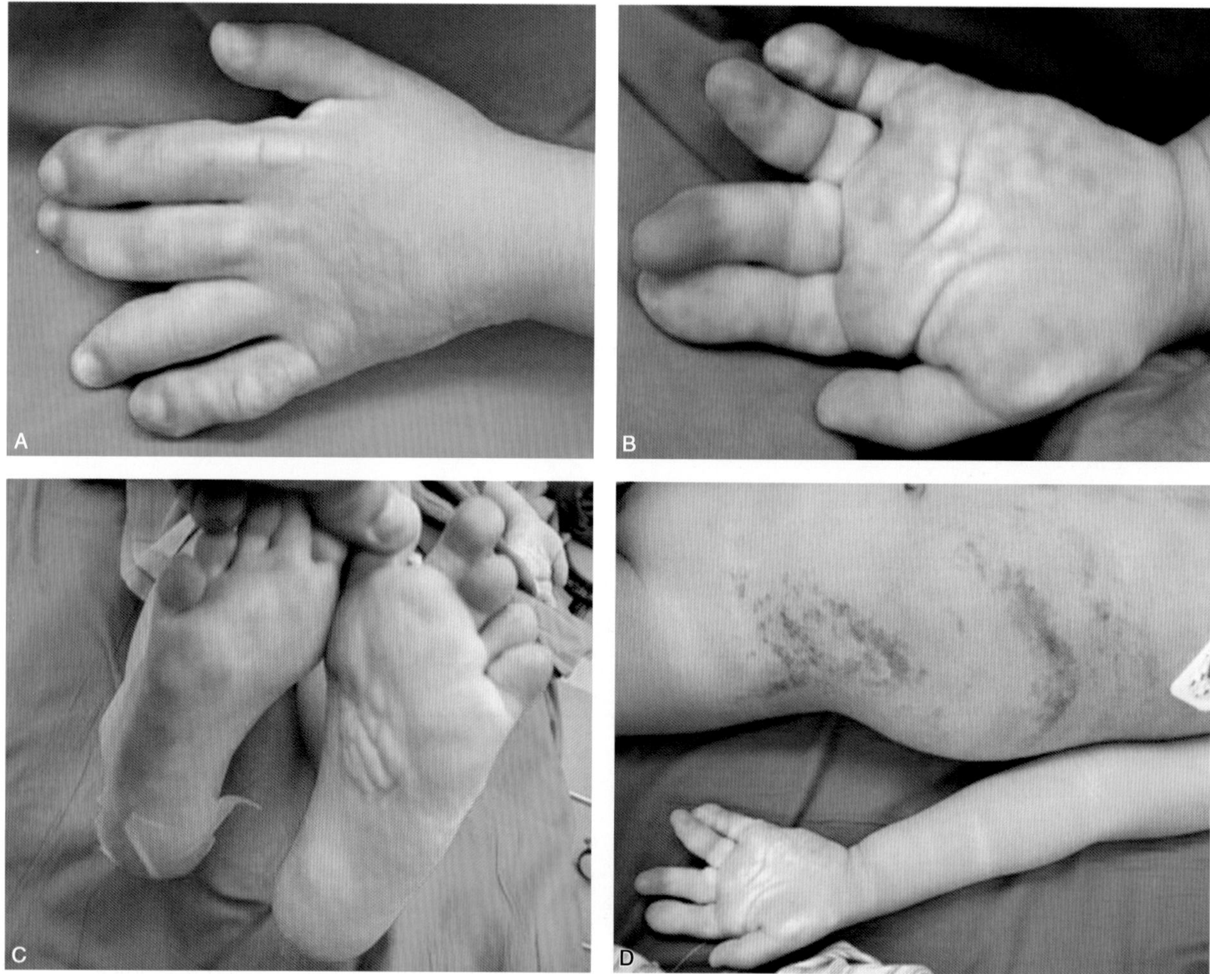

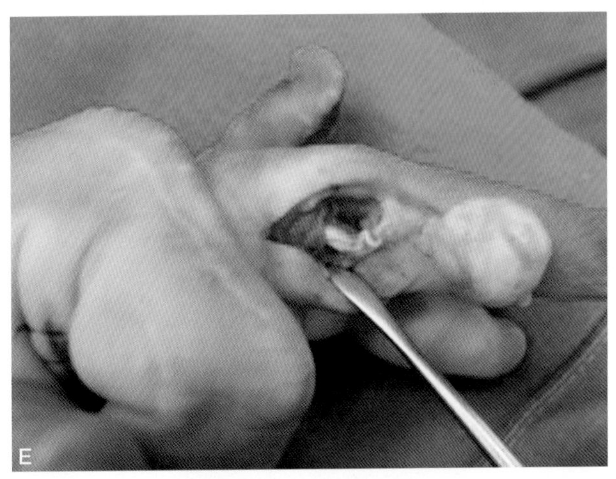

图 4-4-1 海神综合征

A. 左侧手掌及手指皮肤脑沟回样改变，手指及手掌不规则增大；B. 掌侧观；C. 左足底皮肤脑沟回样改变；D. 胸、腹壁皮肤可见到不规则色素沉着；E. 手术切除指间关节附近肿块，肿块为软骨样组织

第五节 吹笛手面容综合征

一、概述

吹笛手面容综合征（Freeman-Sheldon syndrome）是一种少见的、形态学上颇具特点的先天性畸形（Freeman 和 Sheldon，1938），发病率尚无统计，其关节挛缩表现为多发性，以肢体远端较为严重。主要表现为关节屈曲挛缩，尤其是手部关节挛缩，面部也有不同程度的发育异常，也可累及足部关节。病人面部表现为小嘴伴噘唇，似吹笛手吹笛时的状态，因此又被在英文文献中称为“Whistling face syndrome”。多数为散发，也可与常染色体异常有关。本综合征病人颜面畸形无特殊治疗，手部畸形治疗与先天性关节挛缩症一样。

二、形态学特点

形态学上的异常主要累及面部、手、足，也有伴发颈部宽、短畸形、面部僵硬、矮小等，但手部关节屈曲挛缩及面部发育异常为常见的畸形（图 4-5-1、图 4-5-2）。

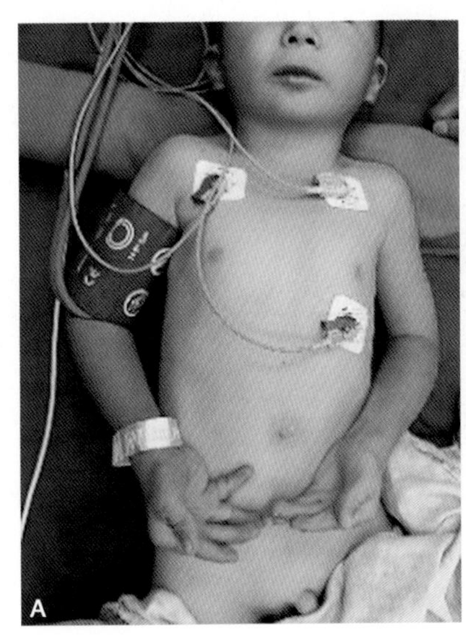

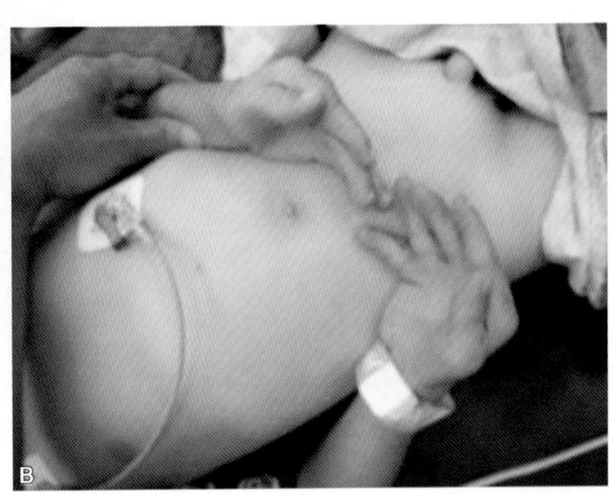

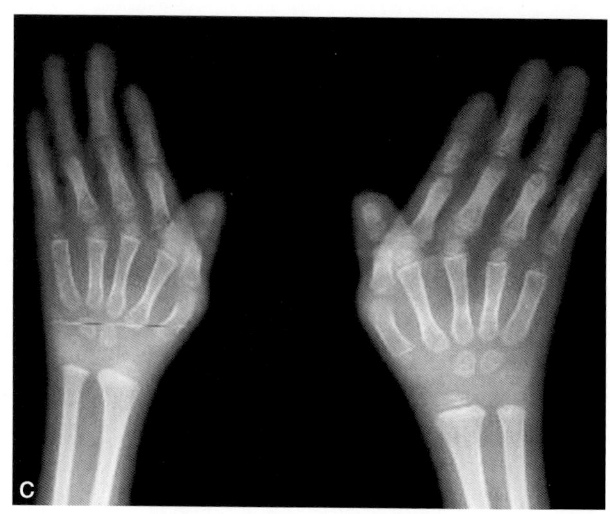

图 4-5-1　吹笛手面容综合征病例 1

A. 病人吹笛手面容伴双手多关节屈曲挛缩；B. 双手掌指关节尺偏、屈曲，拇指内收、屈曲，表现为吹风手样挛缩，指间关节同时也有屈曲挛缩；C. 双手骨关节畸形

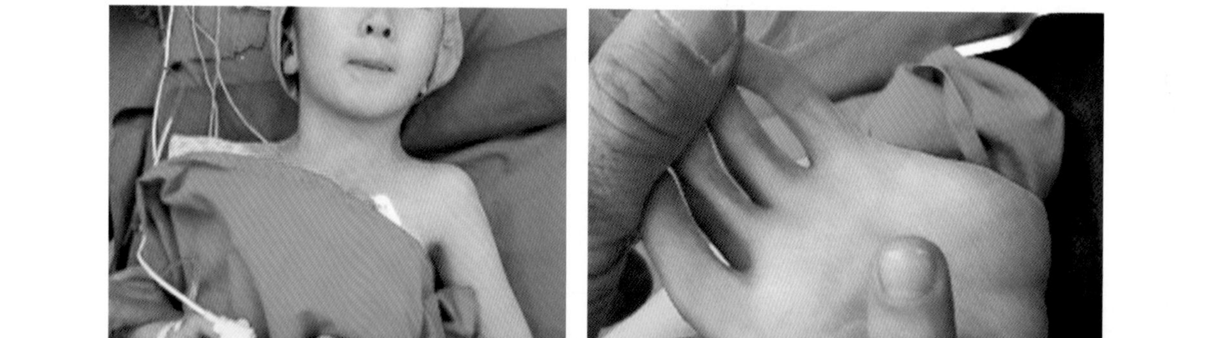

图 4-5-2　吹笛手面容综合征病例 2

A. 病人面部表现，双手吹风手畸形；B. 被动伸直腕关节及掌指关节，可以看到手指指间关节同时有屈曲挛缩畸形；C. 手部骨关节畸形（正位 X 线片）；D. 手部骨关节畸形（侧位 X 线片）

第六节　肌源性肢体肥大综合征

一、概述

先天性肌源性肢体肥大综合征是一种临床上罕见的先天性疾患。其主要临床形态学表现为肢体骨骼肌特发性数量增多、体积增大，多累及单侧上肢，目前也发现双上肢发病及下肢发病者。在上肢，手畸形尤为严重，内在肌、外在肌同时受累，患手功能受到严重影响。该畸形由 Mizuoka 于 1962 年首先报告，对于此先天性畸形综合征，研究者一直有不同的命名，如巨肢症、副肌肉综合征、迷走肌肉综合征、先天性单侧上肢肌肉肥大等。无论称谓如何，目前已有共识，该畸形应为一个独立的先天性肢体畸形类别。笔者建议采用"先天性肌源性肢体肥大综合征"来命名该畸形。

笔者研究发现，先天性单侧肌源性上肢肥大综合征的主要形态学特点为单侧上肢肥大，而手部肥大及畸形最为明显。虽然上肢明显肥大，但肩肘关节功能基本无影响，而患手则存在严重的抓、握、捏功能障碍，引起上肢及手肥大的主要原因为广泛的内、外在肌肉体积异常增大、数量异常增多，其起止点走行异常。磁共振检查可以证实上臂、前臂、手部内、外在肌肉广泛肥大，而其信号显示肌肉结构除肥大外并无其他异常，偶有肌肉组织水肿的表现。虽然笔者发现畸形上肢的骨性结构也有不同程度的增大，但相对肌肉组织较轻，特别是前臂和上臂骨结构畸形更显轻微，因此肩、肘关节功能障碍较小。造成手部功能严重障碍的主要原因有大量异常肥大肌肉堆积，同时其容积、数量、走行等异常，导致手部骨关节运动及动力学机制失常，产生一系列的手畸形，使用手时变异肌肉之间产生不协调的非正常收缩，导致相互拮抗、作用抵消、应力方向异常改变等，使手功能无法正常完成。

笔者发现，该畸形可以发生在双侧上肢及下肢，其形态学特点一致。由于该畸形较为罕见，对其确切的病因及生物力学机制的改变认知有限，目前尚没有形成统一的治疗原则。笔者主要根据病人家属的求治愿望和对畸形的认识进行一定的外科干预，对于变异肌肉行一定程度上的外科切除，改善患手外形和功能，但异常肌肉的解剖切除几无可能。

二、形态学特点及诊断

（一）主要形态学特点（以单侧上肢为例）

1. 出生时即存在。

2. 单侧上肢肥大（屈伸侧），手比上臂及前臂严重，非进行性增长（图 4-6-1）。

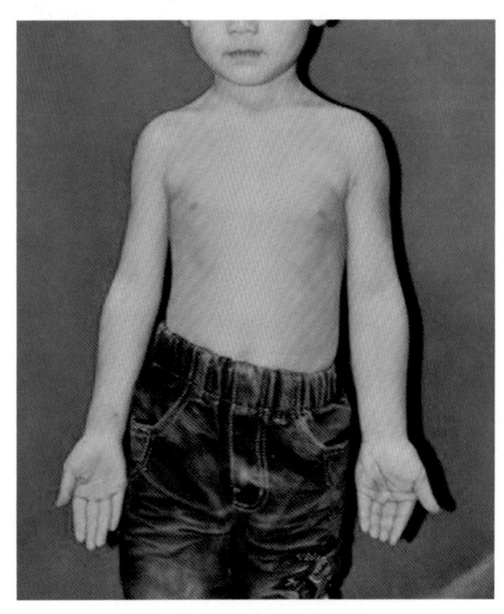

图 4-6-1　病人患儿左侧上肢肥大

3. 强力伸指时，手指过度外展（图 4-6-2）。

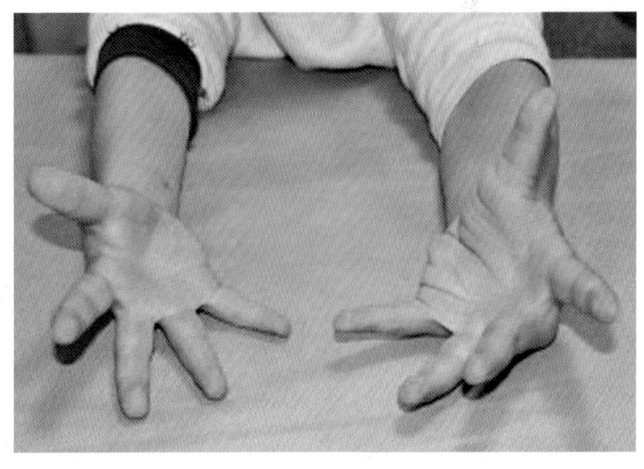

图 4-6-2　左手手指过度外展

4. 拇指过度桡、掌侧外展，虎口极度宽大（图 4-6-3）。

5. 手掌增宽（图 4-6-4）。

6. 掌指关节尺偏、屈曲（类吹风手畸形），尤以示中指严重（图 4-6-5）。

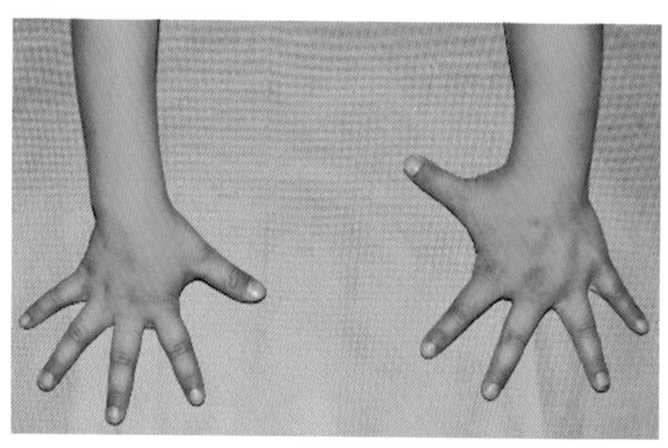

图 4-6-3　左拇指极度桡侧外展，虎口宽大

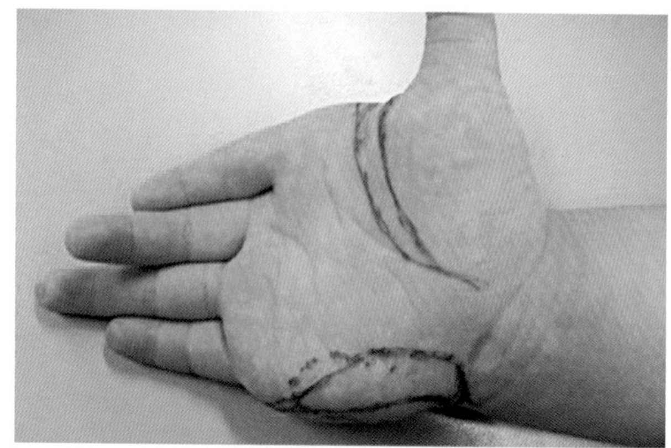

图 4-6-4　右手掌明显增宽

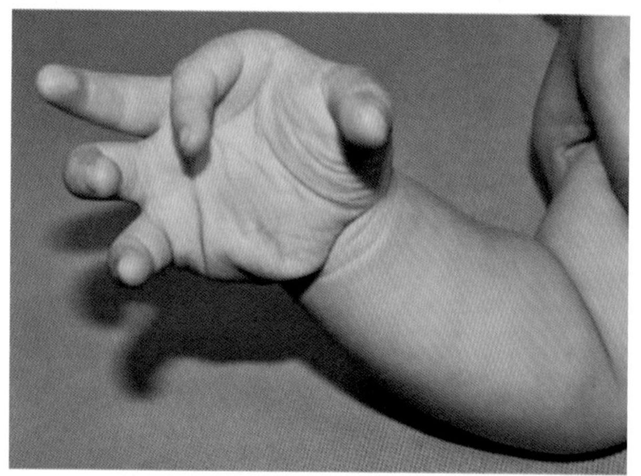

图 4-6-5　右侧手，类似吹风手畸形

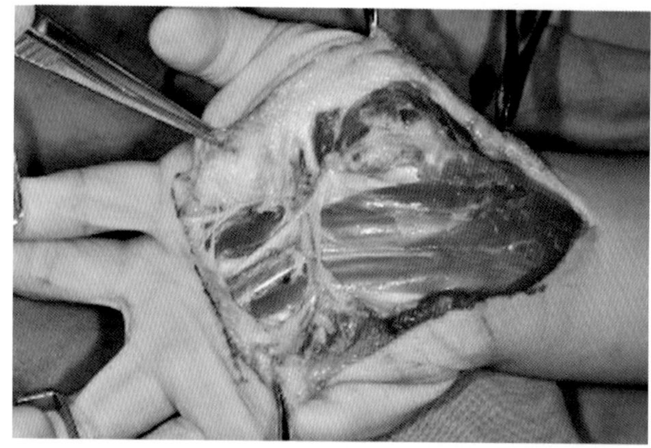

图 4-6-6　手掌、大鱼际及腕、前臂远端可见到大量的异常肥大肌肉

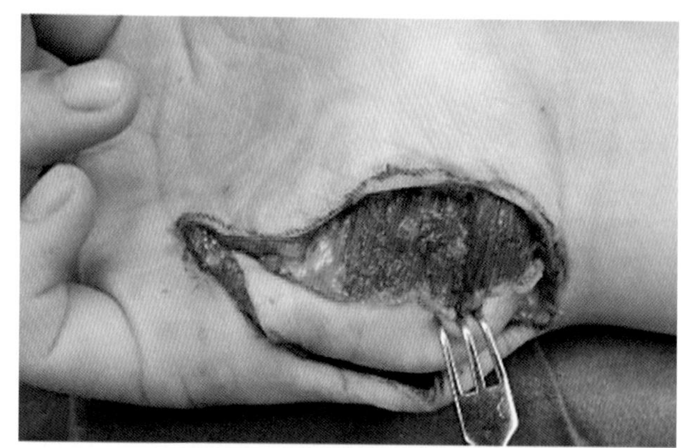

图 4-6-7　小鱼际可见到肥大肌肉

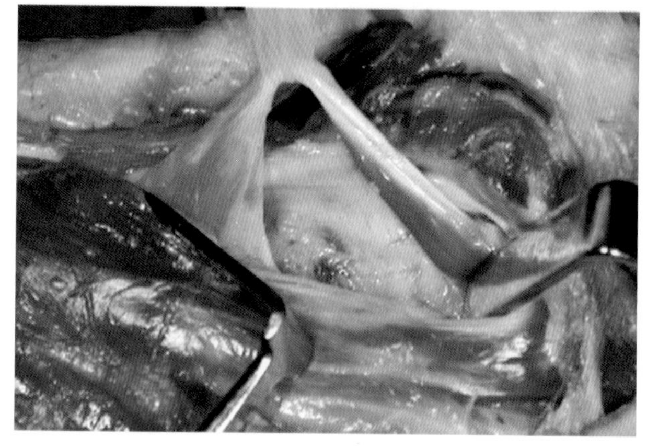

图 4-6-8　异常二腹肌

7. 除外其他原发性和继发性巨肢（指）症。

8. 手术探查可见到大量数目增多、起止点及走行异常、体积增大的内在和外在肌（图 4-6-6 ~ 图 4-6-12）。

（二）诊断依据

具备（一）中第 1 ~ 7 项即做出临床诊断，同时具备第 8 项则可最终诊断。

（三）其他形态学特点

1. 皮肤皱褶增多（图 4-6-13）。

2. 掌纹异常（图 4-6-14）。

3. 掌指关节韧带松弛（图 4-6-15）。

4. 中央腱束不稳定，强力伸指时也可导致掌指关节屈曲桡偏畸形。

5. 示、中指交叉畸形（图 4-6-16）。

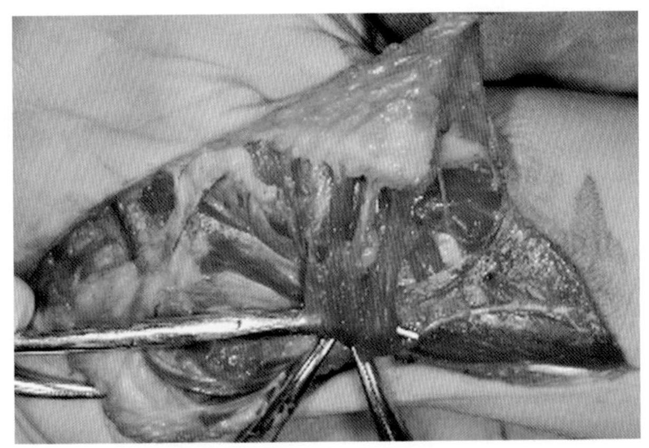

图 4-6-9　异常肌肉止于皮下组织

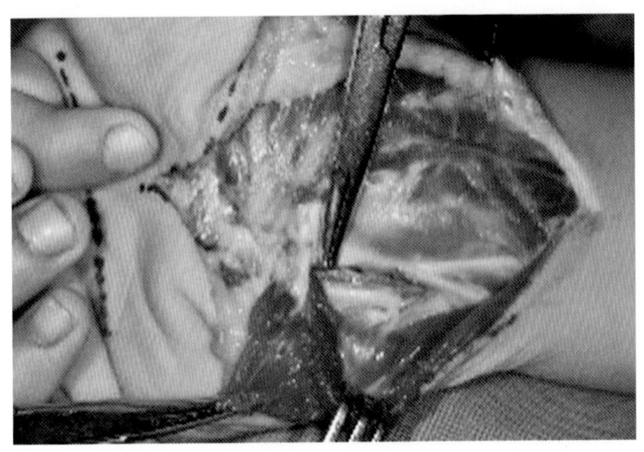

图 4-6-10　腕尺管内尺神经血管束正常，未见卡压迹象

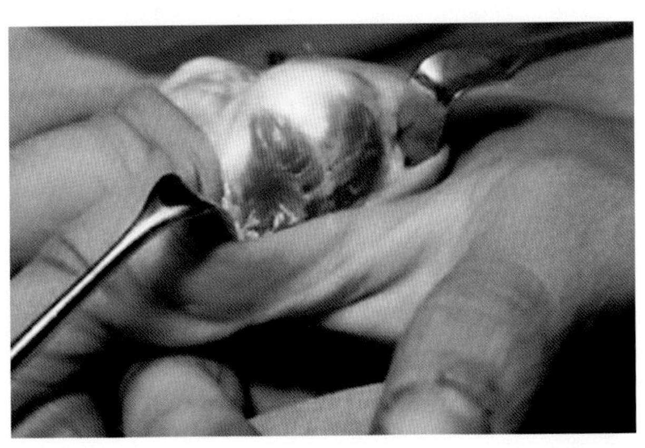

图 4-6-11　掌指关节可见到来自手掌的异常肌肉附着

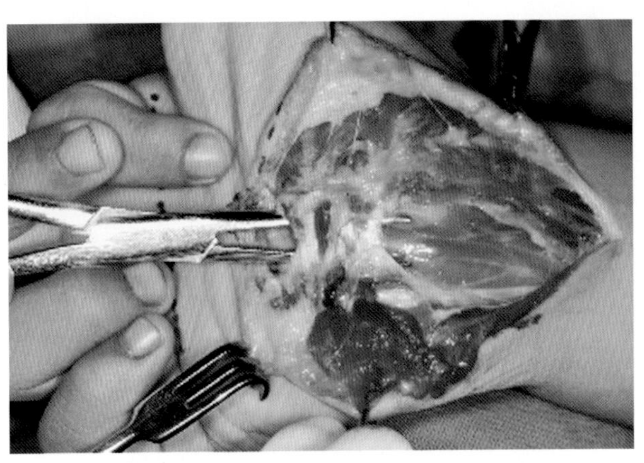

图 4-6-12　腕横韧带菲薄，腕管内充满肥大肌肉

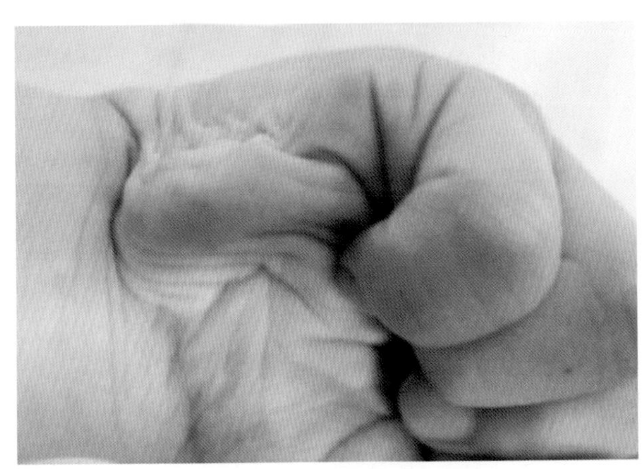

图 4-6-13　皮肤皱褶增多

右手握拳时可见明显增多的皮纹，与肥大肌肉直接止于皮下组织有关

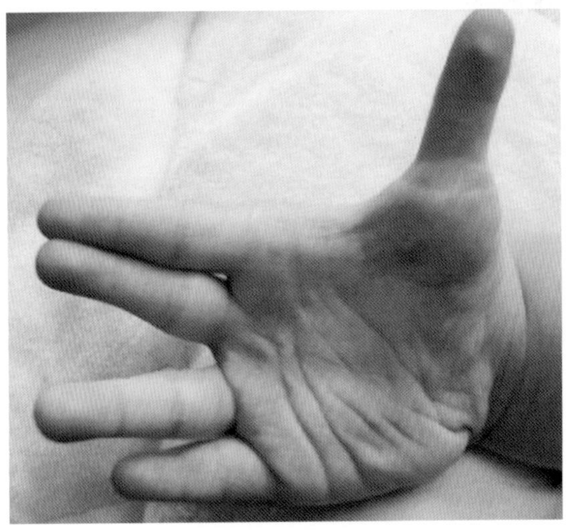

图 4-6-14　掌纹异常

手掌掌横纹、鱼际纹失去正常形态

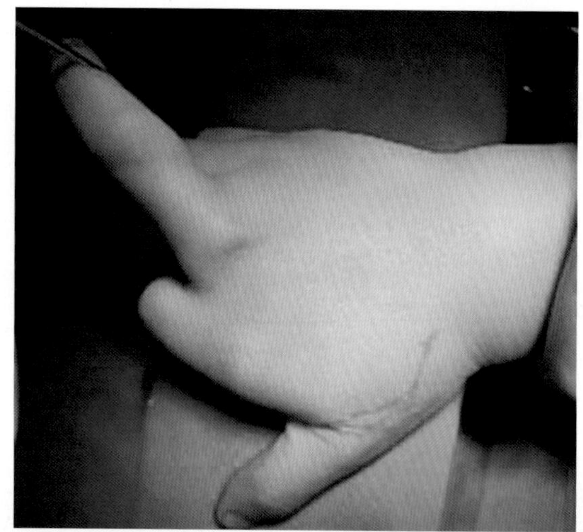

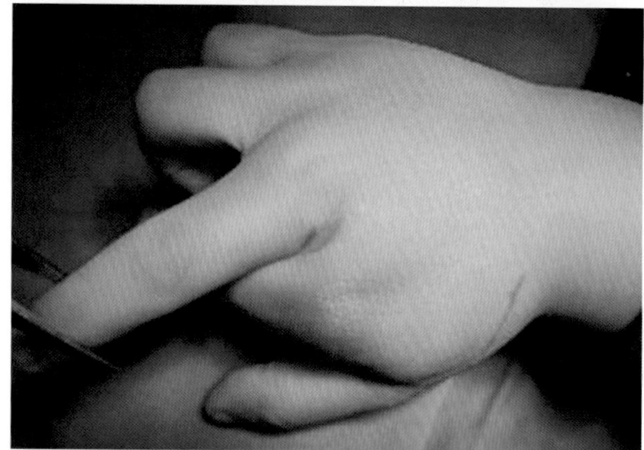

图 4-6-15　MP 韧带松弛
中指掌指关节两侧侧副韧带应力作用下严重松弛

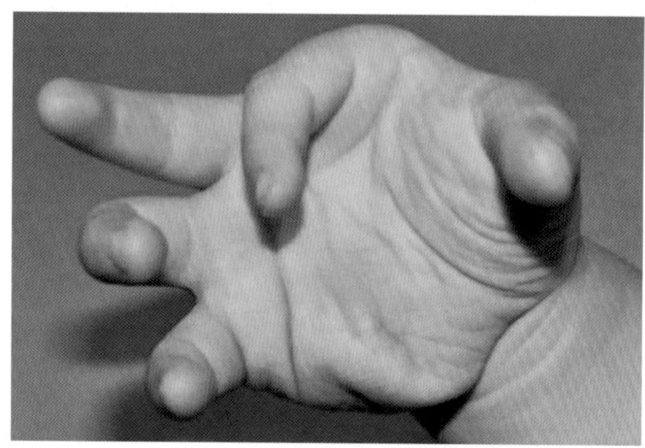

图 4-6-16　示中指交叉畸形
示指掌指关节水平尺偏严重，导致与其他手指交叉，影响手功能及外形

（四）X 线表现

1. 肱、桡、尺骨及掌指骨稍粗，长度变化不大（图 4-6-17）。

2. 掌骨头间隙增宽，尤其第二、三掌骨头间隙明显增宽（图 4-6-18）。

3. 肌肉软组织阴影　软组织阴影来自于肥大的肌肉（图 4-6-18）。

4. MP 半脱位　部分掌指关节半脱位，原因为掌骨头发育不良及异常肥大肌肉的作用（图 4-6-19）。

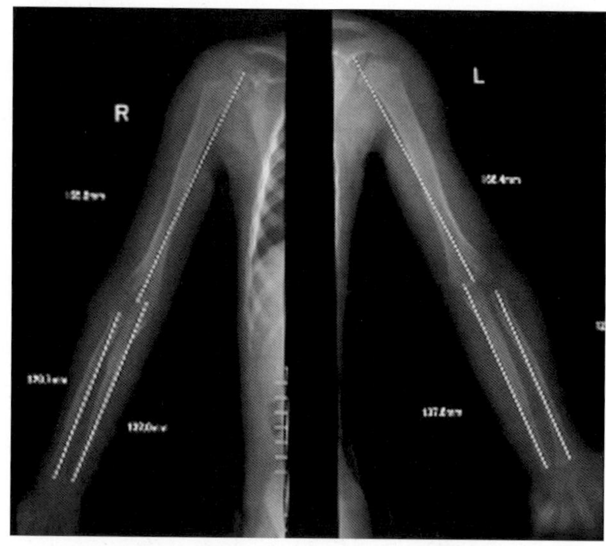

图 4-6-17　上臂及前臂 X 线片
患侧（左）上臂、前臂长管状骨较对侧稍长、粗

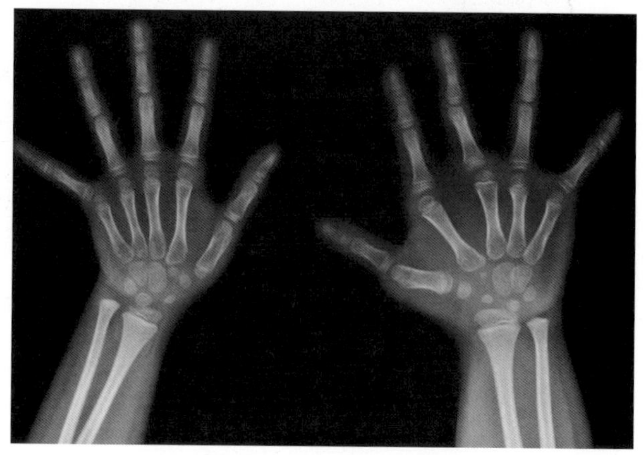

图 4-6-18　掌骨头间隙增宽
右手为患侧，可见到掌骨头间隙明显增宽，软组织阴影明显可见

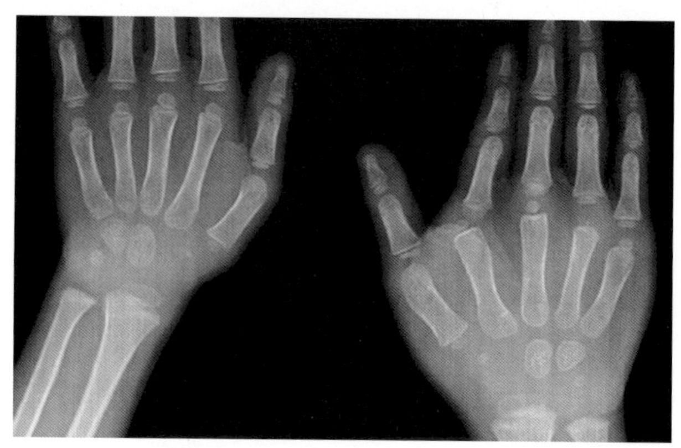

图 4-6-19　掌骨头形态异常
患侧（右）第二、四掌骨头骨骺发育不良，第二掌指关节半脱位

5. 掌骨头形态异常(掌骨骨骺发育不良)(图4-6-19)。

(五) MRI 表现

广泛内、外在肌肌容量增大,波及上臂、前臂、手,肌肉影像信号与正常侧一致(图4-6-20 ~ 图4-6-22)。

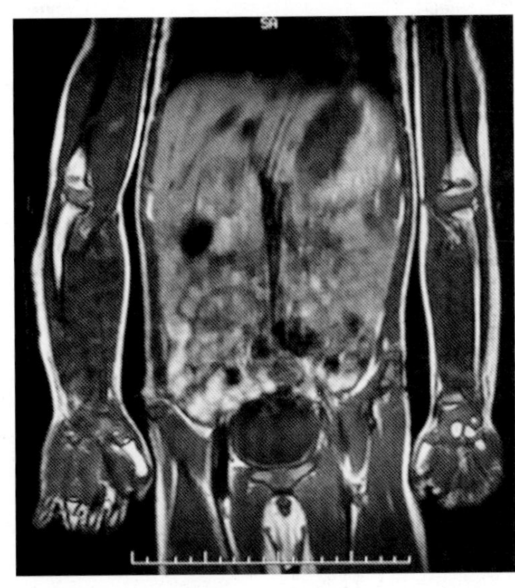

图 4-6-20　MRI 表现
患侧(右)上臂、前臂可见广泛外在肌肉信号,肌肉容量明显大于对侧

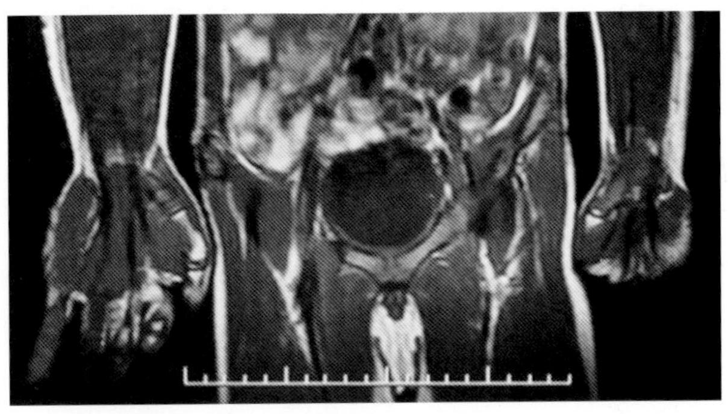

图 4-6-21　患手(右)内在肌肉 MRI 表现

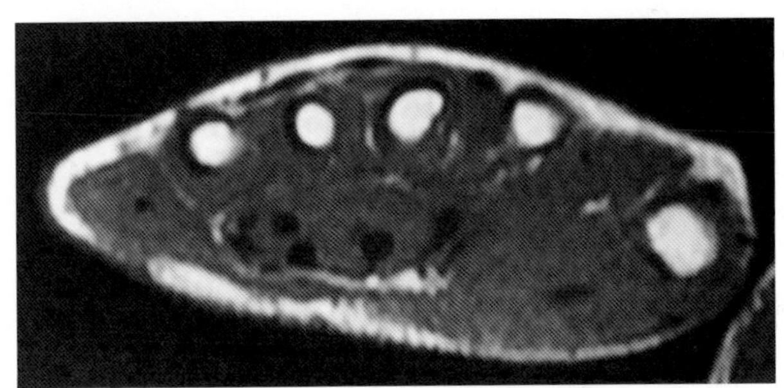

图 4-6-22　手掌横断面 MRI 显像

三、双侧上肢肌源性肥大

以前文献仅报告单侧上肢可发生肌源性肥大,笔者在临床工作中发现,此综合征尚可发生在双侧上肢,其形态学表现与单侧发病基本一样,辅助检查的发现也完全一致(图 4-6-23)。

四、单侧下肢肌源性肥大

单侧下肢肌源性肥大的病例也有发生,但迄今笔者还未发现双侧下肢的病例(图 4-6-24)。

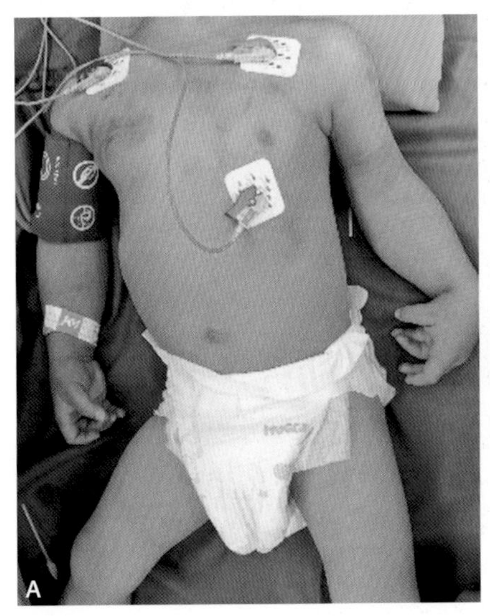

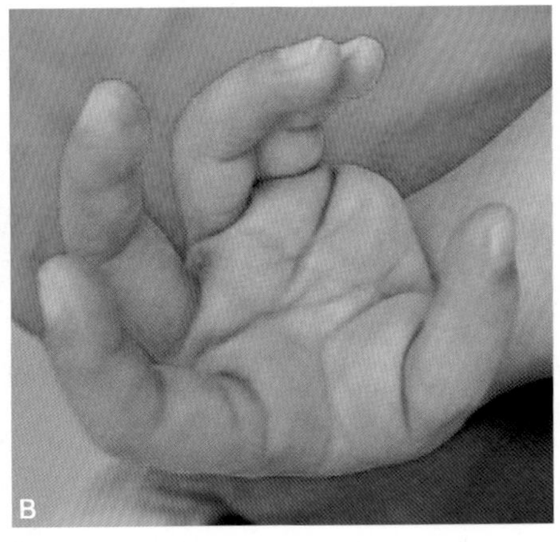

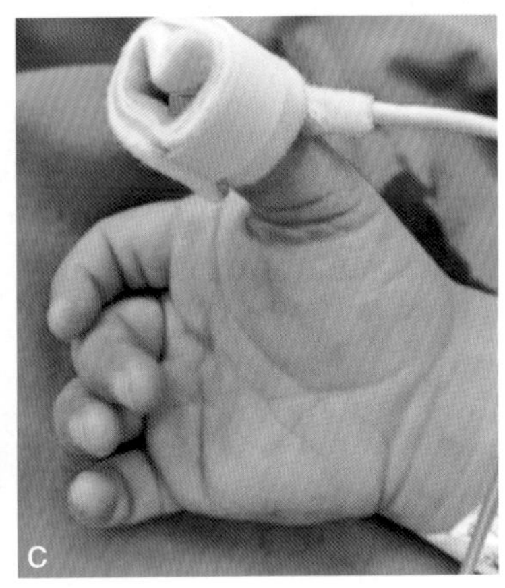

图 4-6-23　双侧上肢肌源性肥大病例
A. 双侧上肢肌源性肥大;B. 左手形态学表现;C. 右手形态学表现

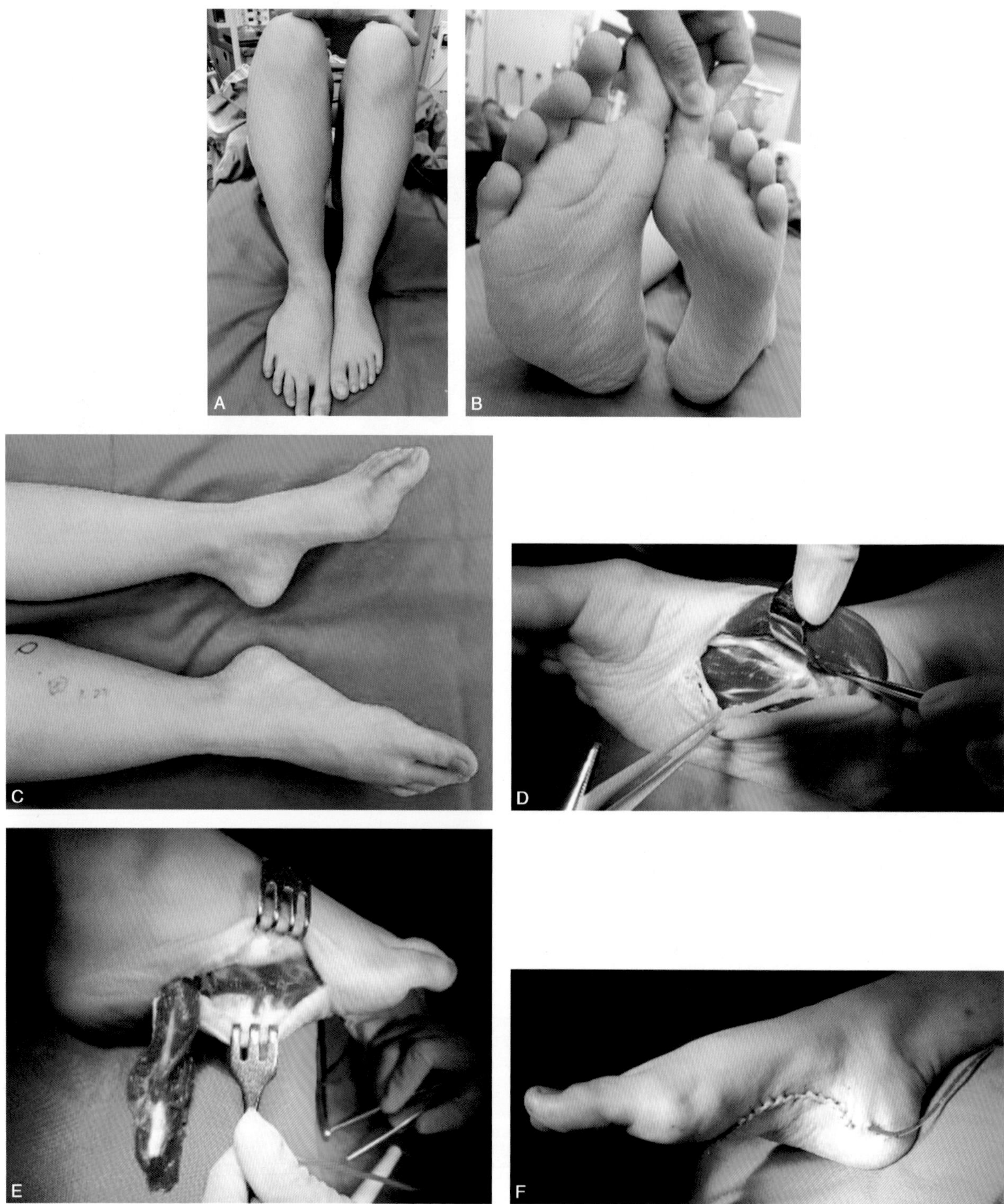

图 4-6-24　单侧下肢肌源性肥大病例

A. 右下肢肌源性肥大；B. 足弓消失；C. 双侧足对比；D. 右足底内侧手术探查见到广泛肥大的肌肉组织；E. 足外侧探查也可见到肥大肌肉组织；F. 切除部分肥大肌肉组织后的足弓

第五章

分裂手(中央纵列发育不良)

一、概述

分裂手畸形又称为裂手、裂掌或龙虾爪形手畸形，是一种由于肢体形成障碍而发生的手中央纵列缺如性畸形。肢端多处发病者较多见，双手、双足也可同时受累及，可具有遗传因素，常合并其他的肢体或内脏的严重畸形。典型分裂手的形态学特点是手中央部分缺如，其边缘部分手指相对正常。非典型裂手表现为手中央部分发育不良和边缘部分组织的退化。

Blauth 将分裂手分为两型：①中央型：以第三列骨发育障碍为主的近中央轴线缺陷，分裂向近端延伸达掌骨和腕骨，手掌部可见一深的纵行裂口，将手掌分为两部分；②中央偏桡侧型：主要累及第一列或第二列手指的骨性结构，手裂 V 型缺如的顶点斜向第一掌骨，第二和第三掌骨远端常有一横行的异常骨。分裂手畸形虽严重影响手的外形，但患手往往具有一定的功能。

Manske 及 Halikis 根据外科手术的需要将中央裂手畸形分为五型：①Ⅰ型：指蹼正常型-拇指蹼没有狭窄；②Ⅱ型：指蹼狭窄型。ⅡA：轻度指蹼狭窄型-拇指蹼轻度狭窄；ⅡB：严重指蹼狭窄型-拇指蹼严重狭窄；③Ⅲ型：指蹼并指型-拇示指轴列并指，拇指蹼消失；④Ⅳ型：指蹼融合型-示指轴列发育受抑制，拇指蹼与手裂部分合并；⑤Ⅴ型：指蹼缺如型-拇指发育受抑制，尺侧列仍存在，拇指蹼缺如。

手术以合并手指的分裂部分、改善外形为主，同时在一定程度上改善功能。一般可在学龄前完成治疗，但如果技术条件允许，适当提早手术可预防和减轻畸形对手其他部分发育的影响，特别是合并其他畸形时。对于某些外观虽较差、但功能尚好、患儿年龄又较大时，可以不进行手术治疗，除非病人有强烈的美观要求，但需与患儿家长进行良好的沟通，因为手术可能会造成比较严重的功能障碍。

二、形态学特点

Manske(1995)根据拇指蹼的连续性缩窄和中央缺损的严重程度，将分裂手畸形分为五型。

1. Ⅰ型(指蹼正常型)　拇指蹼间隙正常或基本正常(图 5-0-1 ~ 图 5-0-5)。

2. Ⅱ型(指蹼狭窄型)　拇指蹼出现狭窄。

(1) ⅡA：拇指蹼轻度狭窄(图 5-0-6)。

(2) ⅡB：拇指蹼间隙严重狭窄(图 5-0-7)。

3. Ⅲ型(指蹼并指型)　拇、示指系列并指，拇指蹼消失(图 5-0-8、图 5-0-9)。

4. Ⅳ型(指蹼融合型)　示指系列发育不良，拇指蹼间隙与裂口融合(图 5-0-10)。

5. Ⅴ型(指蹼缺如型)　拇指发育不良，只存在尺侧手指系列，拇指蹼间隙缺如(5-0-11)。

6. 其他类型的分裂手畸形(图 5-0-12 ~ 图 5-0-15)。

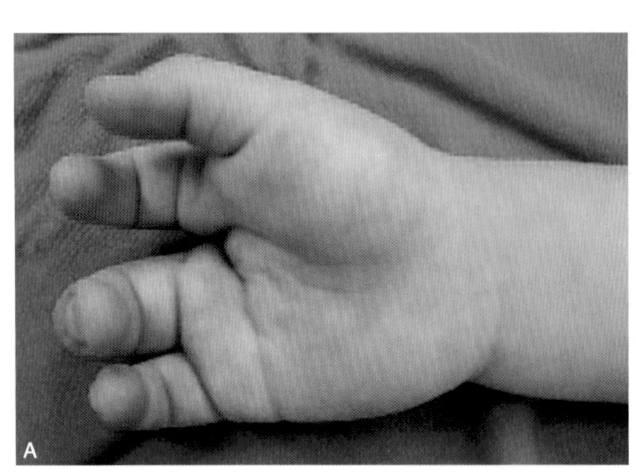

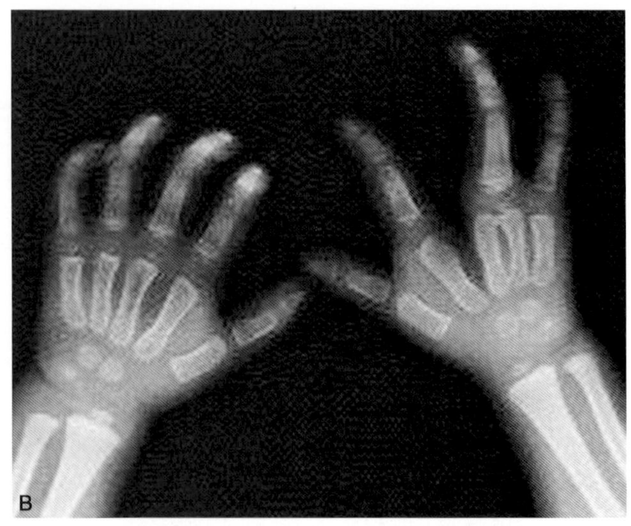

图 5-0-1　分裂手畸形Ⅰ型病例 1

A. 右手分裂手畸形，拇指蹼正常；B. X 线片显示右手中指指骨与环指融合，掌骨仍独立存在，形成手中央裂隙，但是它与第四掌骨头共同形成环指掌指关节，手术合并手裂时如全部切除第三掌骨，可能会影响环指掌指关节稳定性和屈伸活动，因此环指掌指关节可将两个掌骨头同时保留，或仅闭合裂口并重建指蹼即可

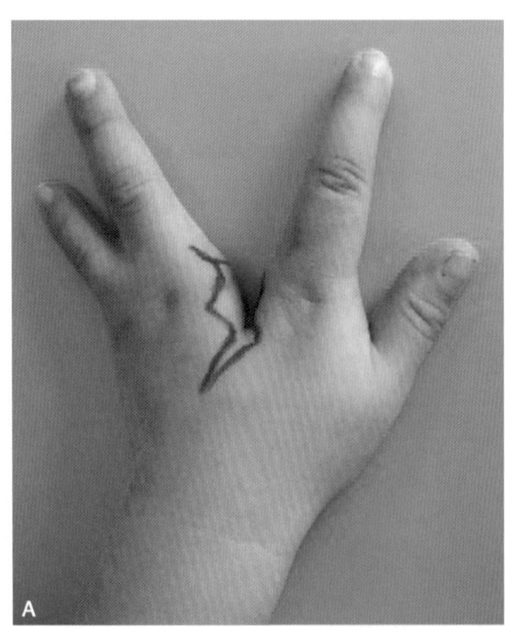

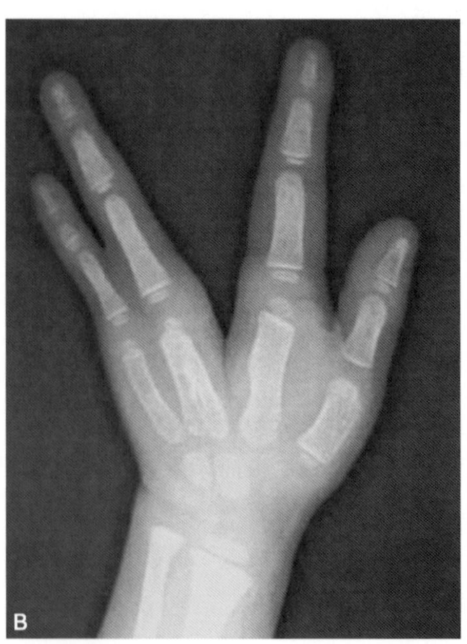

图 5-0-2　分裂手畸形Ⅰ型病例 2

A. 左侧分裂手，拇指蹼正常；B. X 线片显示左中指纵列完全缺如，合并手裂时重点放在重建掌骨头间横韧带及重建指蹼上，也可在环指掌骨基底桡侧闭合楔形截骨，使得环指掌骨尽量接近示指掌骨，可避免术后裂手复发

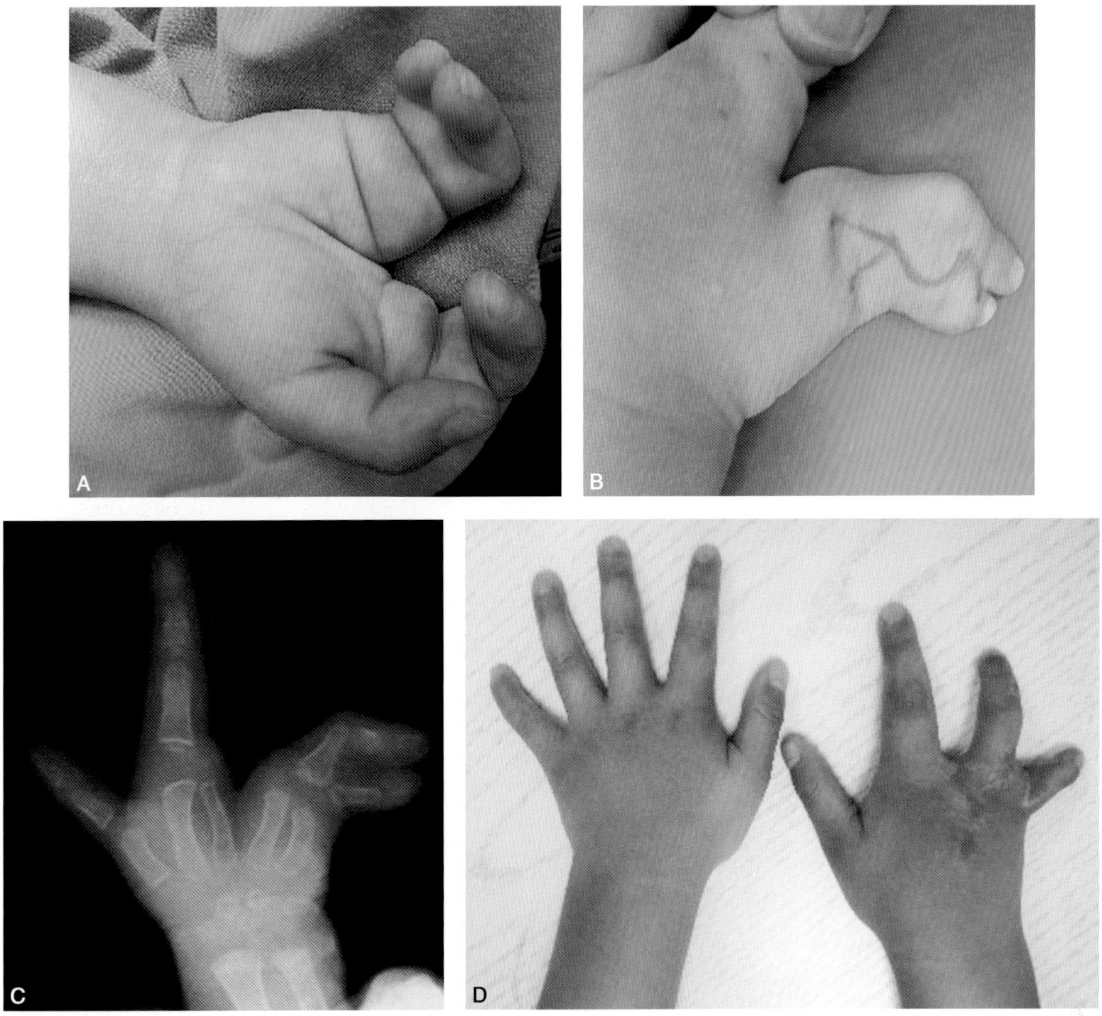

图 5-0-3　分裂手畸形Ⅰ型病例 3

A. 右侧分裂手，拇指蹼正常，环、小指并指，指间关节侧偏畸形；B. 背侧面；C. X 线片显示第三掌骨仍存在，但发育不良，合并手裂时可予以切除，环小指并指分离应先于裂手合并，环指近侧指间关节及环、小指掌指关节均脱位，手术中均需复位；D. 手术分两步，首先行环小指并指分指，二期合并手裂，图示手术后手外形情况，一期分指及裂口合并同时进行会严重影响手指血液循环，应慎重考虑

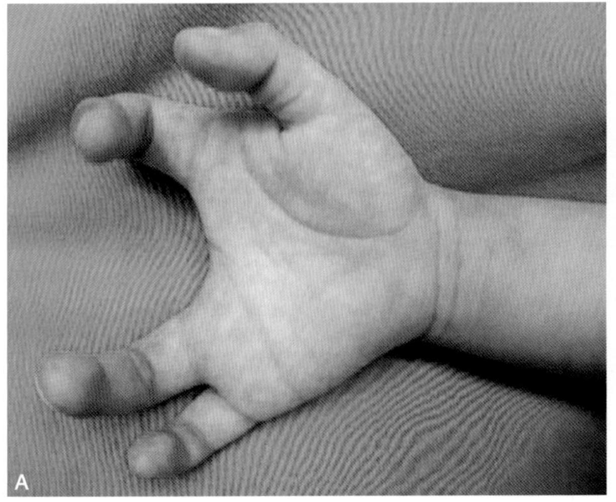

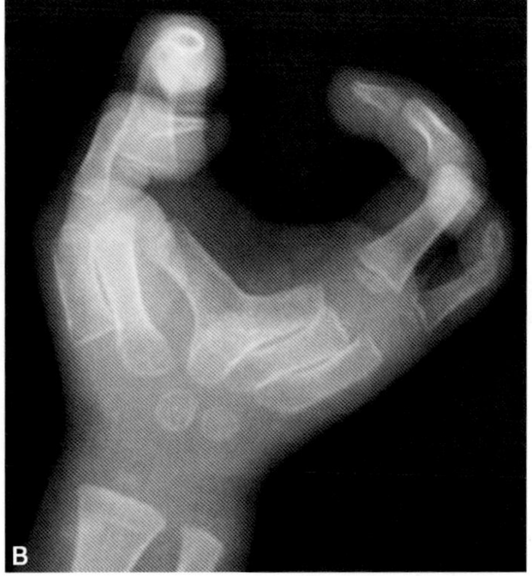

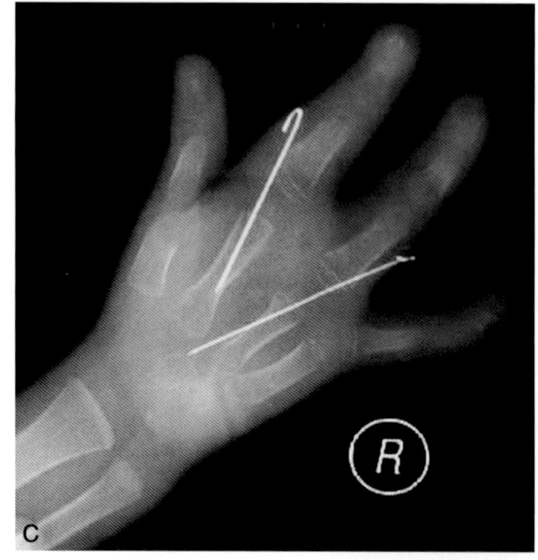

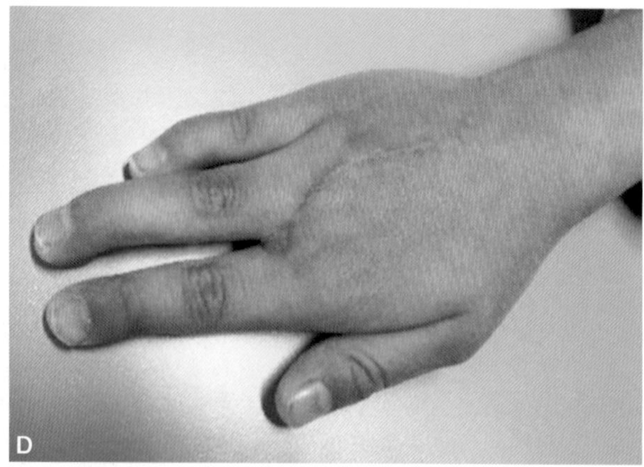

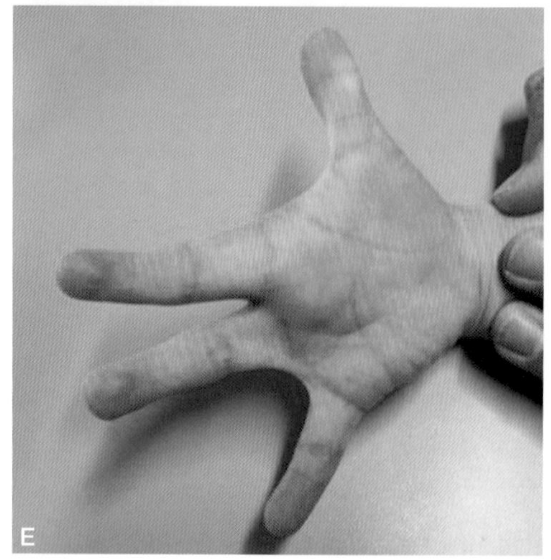

图 5-0-4　分裂手畸形Ⅰ型病例 4

A. 右手分裂手,手裂较大,拇指蹼正常;B. X 线片显示第三掌骨在骨干远端分叉为两部分,分别与示、环指掌指关节关联,横行阻挡在示、环指之间,造成巨大手裂;C. 切除畸形的第三掌骨后合并手裂,术中需修复重建示、环指掌指关节侧副韧带及关节囊、掌骨头间横韧带、小肌肉等结构;D. 手术后手外形(背面观);E. 手术后手外形(掌面观)

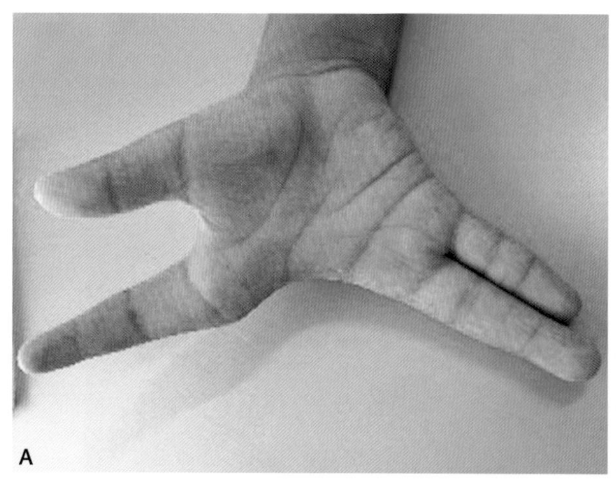

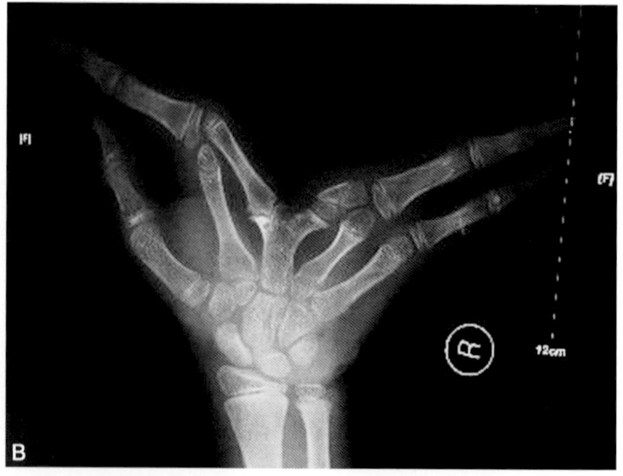

图 5-0-5　分裂手畸形Ⅰ型病例 5

A. 右手分裂手,中央部分形成大的裂隙,拇指蹼正常;B. X 线片显示第三掌骨远端分叉,桡尺侧各发出一个异常的骨结构,与示指及环指的近节指骨共同组成各自的掌指关节,导致巨大裂隙,切除畸形掌骨,合并手裂,与示指掌指关节关联之两个掌骨头均予以保留,以维持示指掌指关节稳定性(因另一掌骨头较小)

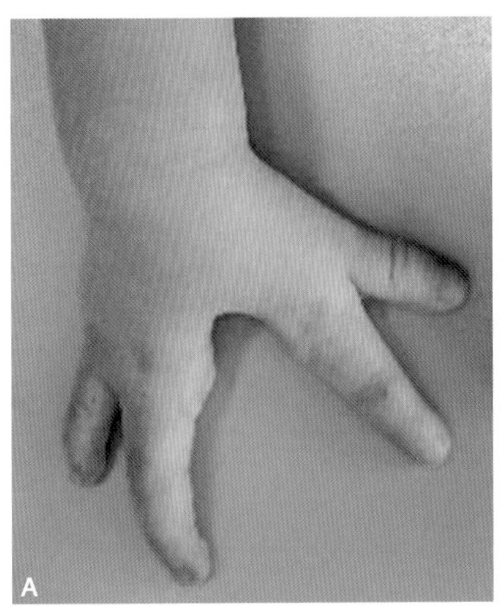
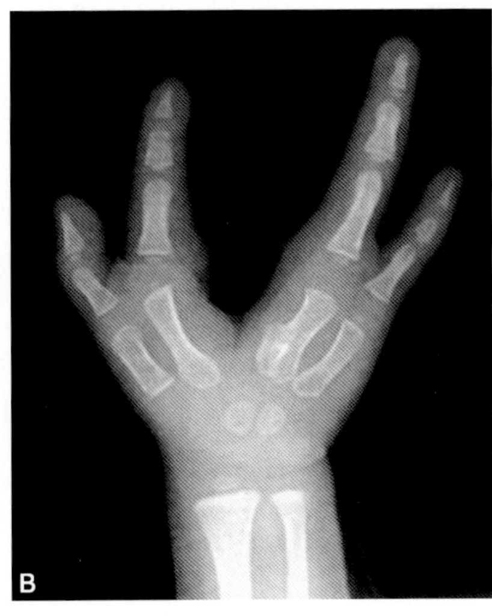

图 5-0-6　分裂手畸形ⅡA 型病例

A. 右手分裂手,拇指蹼轻度狭窄;B. X 线片显示中指列缺如,形成V 型裂隙,松解拇指蹼后二期合并手裂,或一期同时松解拇指蹼、闭合裂口,因拇指蹼狭窄较轻,一般拇指蹼松解后游离皮片移植覆盖即可

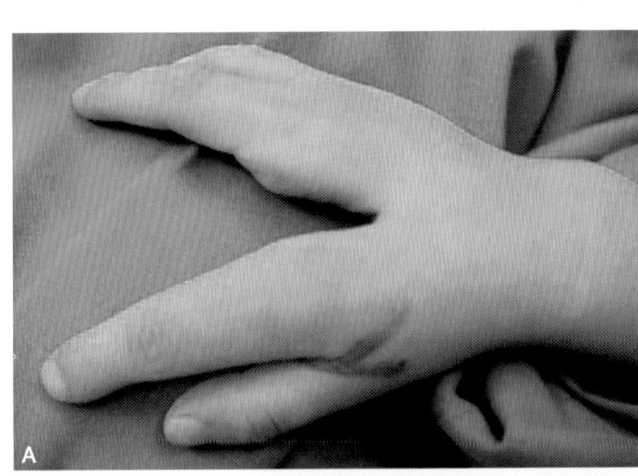
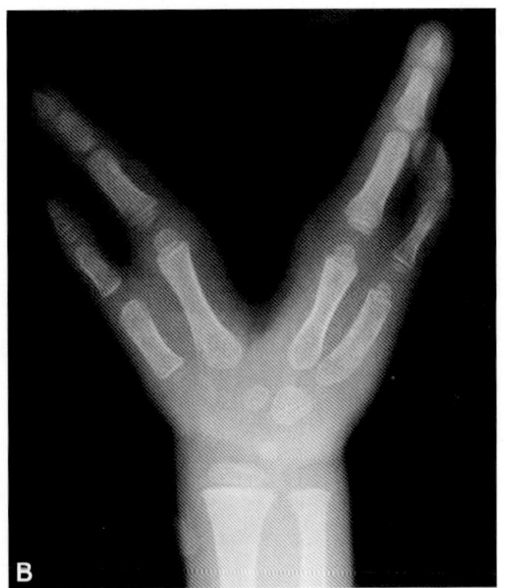
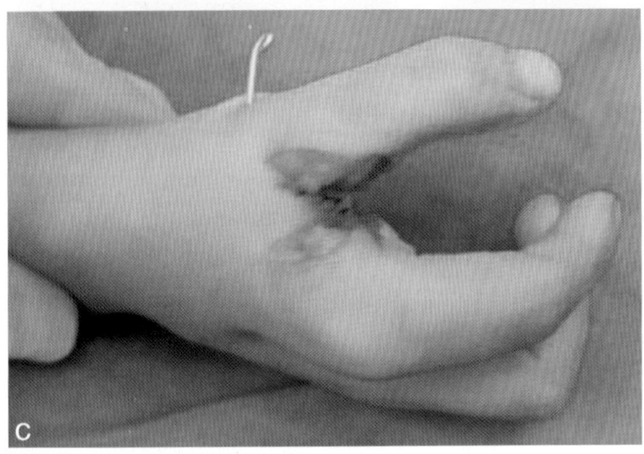

图 5-0-7　分裂手畸形ⅡB 型病例

A. 右手分裂手,拇指蹼明显狭窄;B. X 线片显示中指列缺如,因拇指蹼狭窄较ⅡA 型严重,需进行重建,优先选择皮瓣为重建方法,也可行掌背侧三角形皮瓣互换加植皮;C. 显示拇指蹼松解后,三角形皮瓣互换覆盖拇指蹼后,常常残留皮肤缺损,需植皮覆盖,二期闭合手裂隙。也可采用裂口内带蒂皮瓣覆盖拇指蹼,同时闭合裂隙,但需仔细操作,以免造成患手及皮瓣血液循环障碍,导致手指或皮瓣坏死

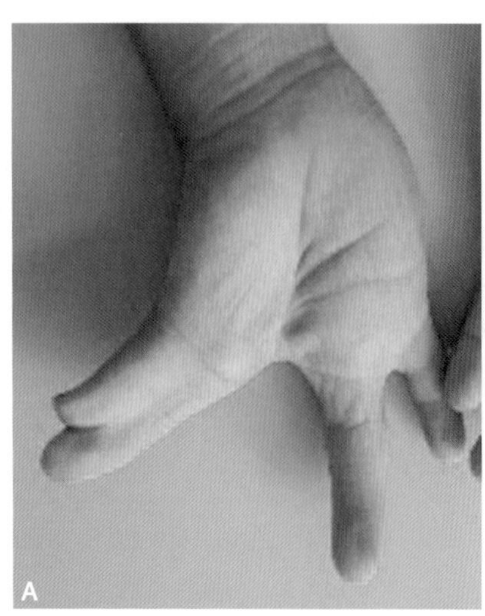
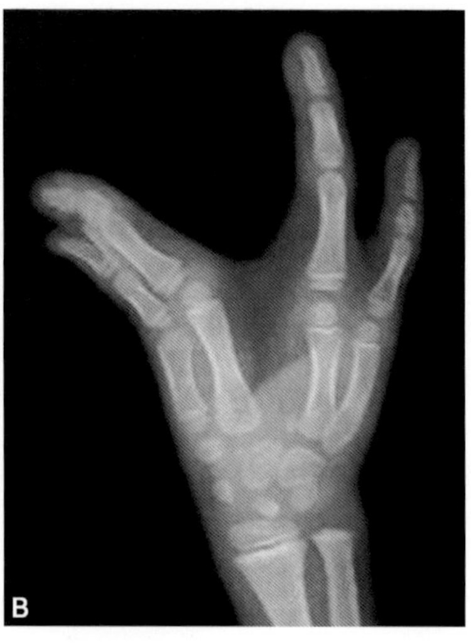

图 5-0-8　分裂手畸形Ⅲ型病例 1

A. 右手分裂手畸形,拇、示指完全并连,拇指蹼间隙完全消失;B. X 线片显示中指骨关节结构缺如,拇、示指骨关节结构紧密靠近,可分期或一期治疗

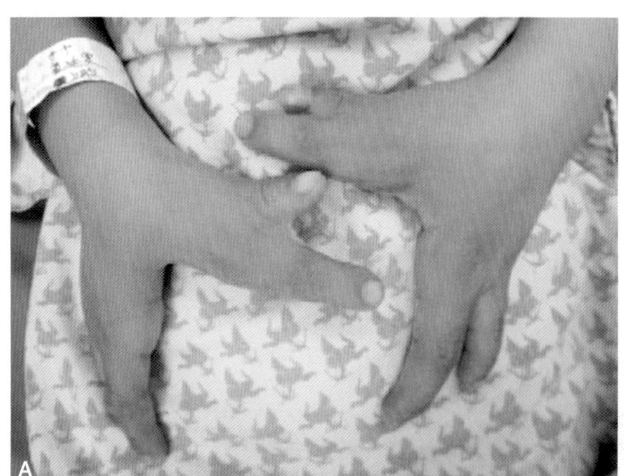
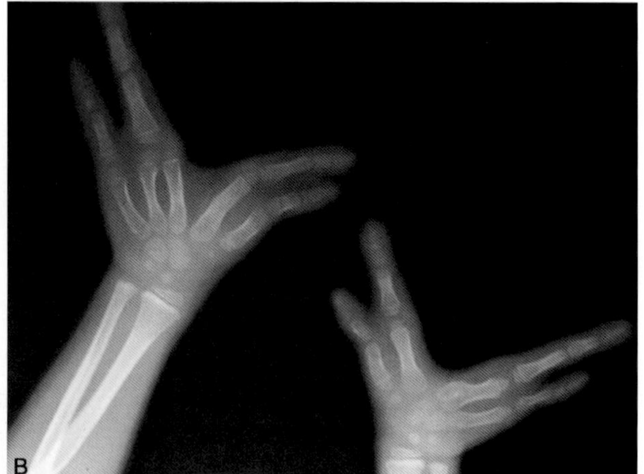
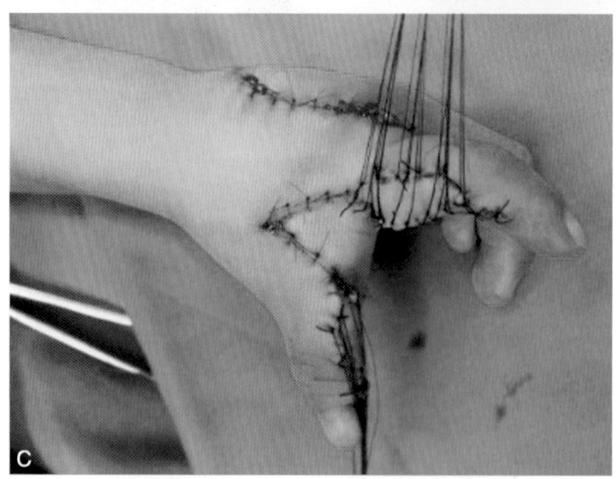

图 5-0-9　分裂手畸形Ⅲ型病例 2

A. 双手分裂手畸形,拇、示指近完全并连;B. X 线片显示双侧第三掌骨均有残留,合并裂手时,左侧环指掌指关节应将两个掌骨头均予以保留;C. 左侧裂手治疗,拇、示指分离后,拇指蹼内软组织缺损较多,需行较大的皮瓣(来自裂口内)覆盖

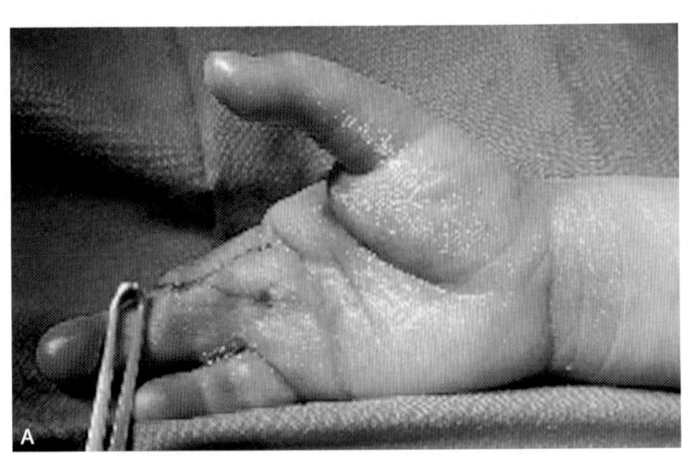

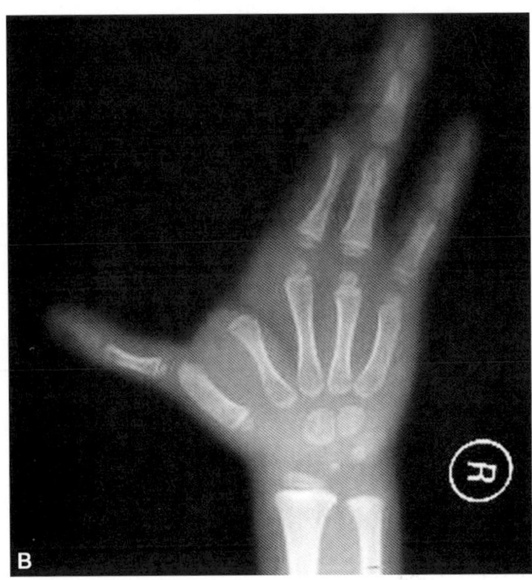

图 5-0-10　分裂手畸形Ⅳ型病例

A. 右侧示指近节指骨以远缺如，发育不良的中指与环指并指，拇指蹼与裂隙融合；B. X 线片显示示、中指发育不良，中指发育不良的骨关节靠近环指，可分离中、环指，示指部分缺如可择期重建手指

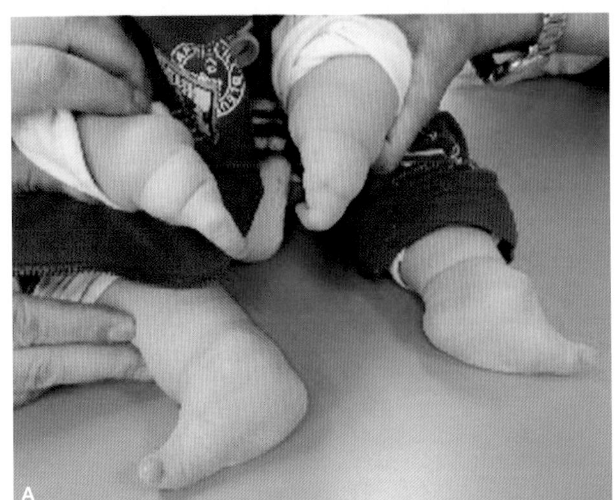

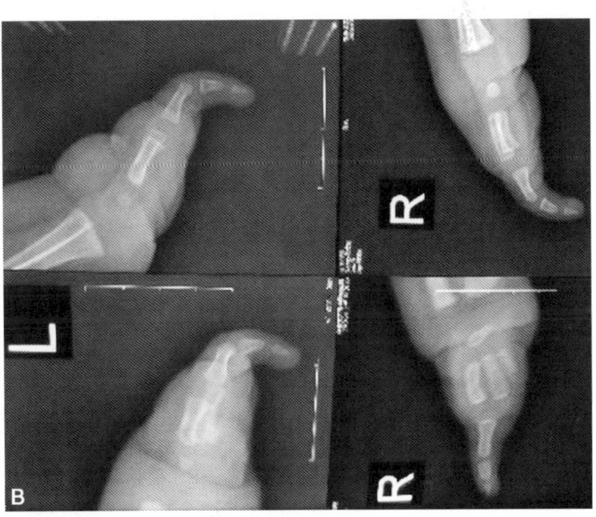

图 5-0-11　分裂手畸形Ⅴ型病例

A. 双手桡侧手指缺如，仅残留尺侧小指及部分中环指存在，双足呈现同样改变；B. X 线片显示小指及中环指部分掌骨残留，此型治疗极为困难

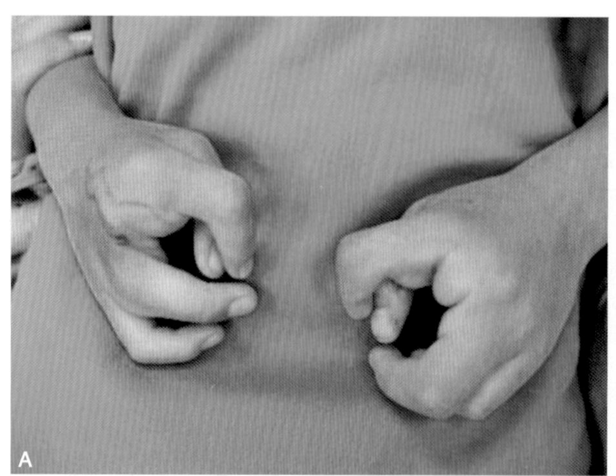

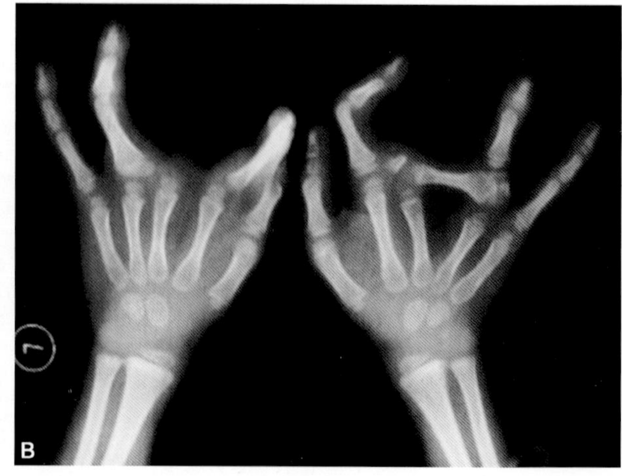

图 5-0-12 其他类型的分裂手畸形病例 1

A. 双侧分裂手外形;B. X 线片显示左手中指近节指骨以远缺如,形成中央缺如。右手中指近节指骨为横行骨,与环指近节指骨融合,形成中央缺如。处理分裂畸形骨是此类分裂手畸形治疗的难点,应充分考虑与其相关联关节的稳定性,需术前仔细研究和评估

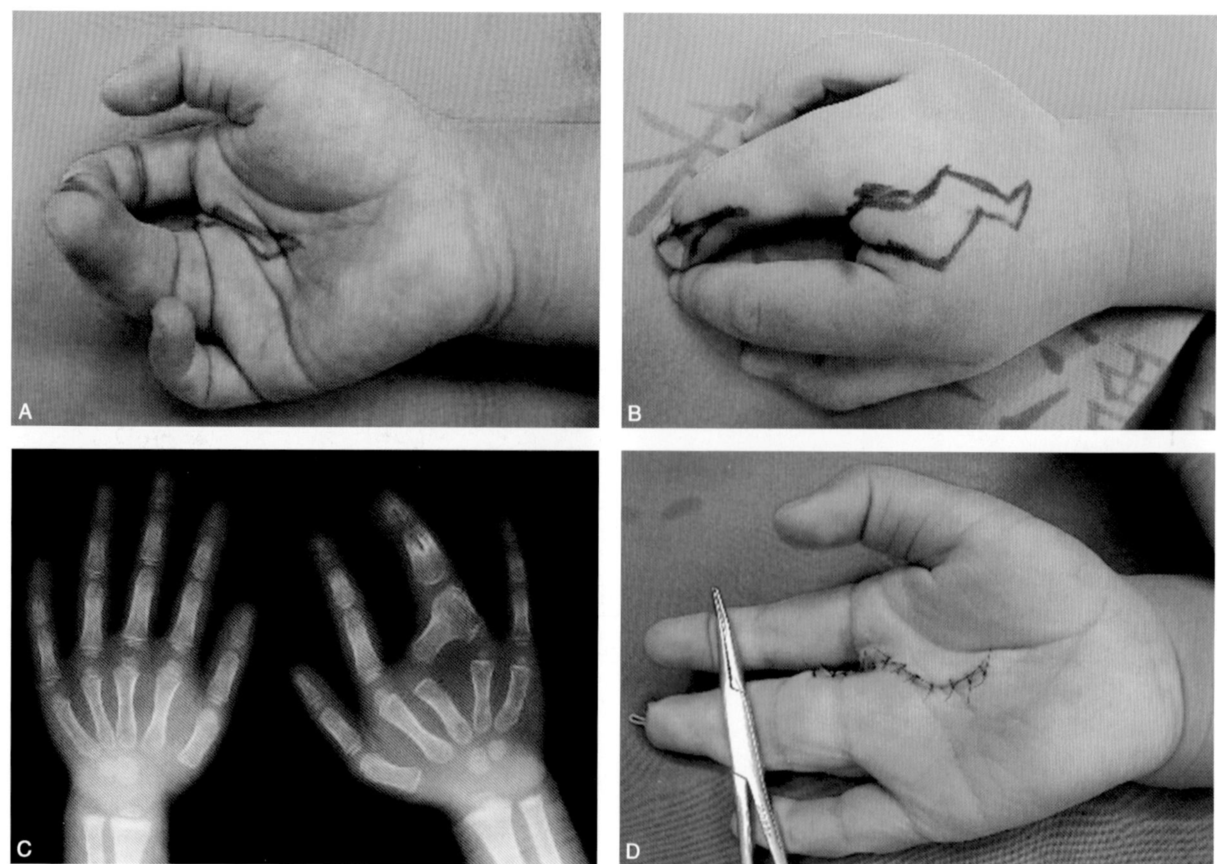

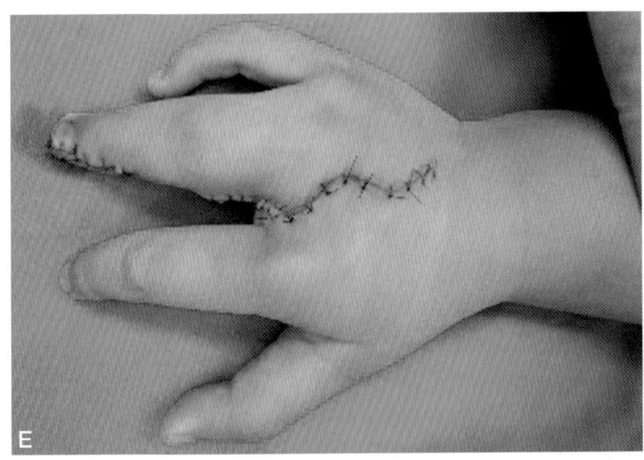

图 5-0-13　其他类型的分裂手畸形病例 2
A. 右手分裂手;B. 右手背面观,环指为双指甲;C. X 线片显示右手中环指近节以远融合,形成中央缺如,裂口合并时需设计畸形骨的切除,但分离融合的指骨对功能影响较大,因此中环指骨性并指可以不做分离,仅切除中指掌骨及部分近节指骨,闭合裂口即可;D. 手术后外形(掌面);E. 手术后外形(背面)

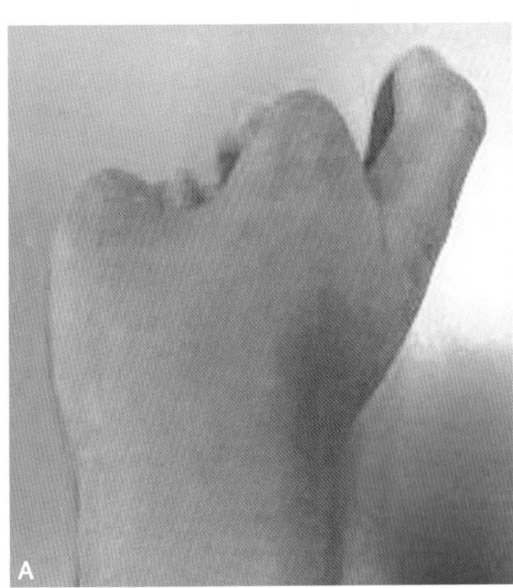

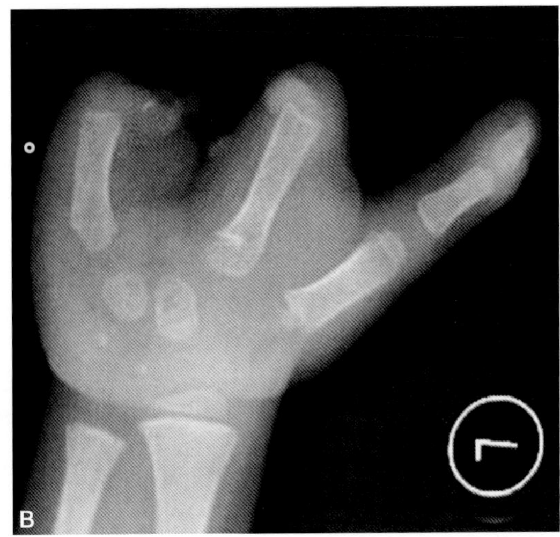

图 5-0-14　其他类型的分裂手畸形病例 3
A. 左手横向发育不良,残指为肢芽样短指,拇指发育尚好;B. X 线片显示左手中、环指骨性结构完全缺如,示、小指掌骨尚存,此类也被称为非典型分裂手畸形,拇指骨关节及拇指蹼发育尚好,此类畸形可选择适当时机行手指再造

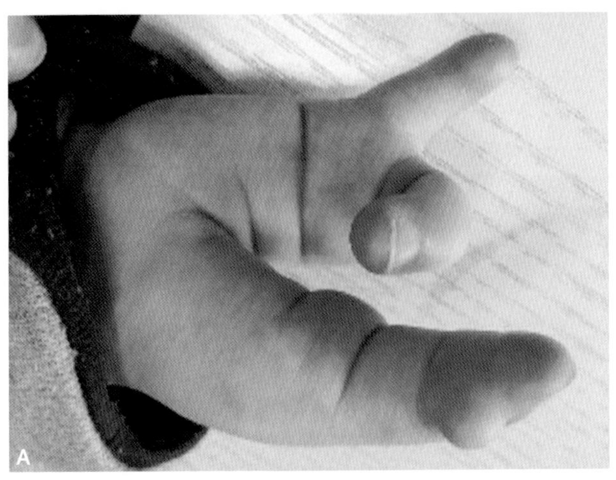

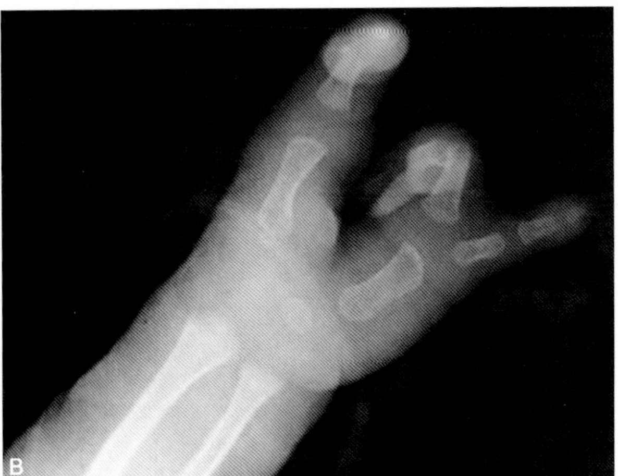

图 5-0-15　其他类型的分裂手畸形病例 4
A. 右拇指末节多指畸形,中央列缺如;B. X 线片显示右示、中指列缺如,环、小指分叉在掌指关节水平,共用一个掌骨,手裂不一定合并,可选择拇指多指切除,同时行第一掌骨旋转截骨,增加拇指与尺侧手指的对捏功能

第六章

巨指(趾、肢)

一、概述

先天性巨指(肢)畸形的确切发病原因不清楚，Brooks 等认为与全身神经纤维瘤病有关；而 Inglis 提出神经分布、血流分布和激素调节异常等学说，如胚胎发育过程中，局部生长抑制因子对生长激素的控制失调，导致局部生长过度。总的来讲，先天性巨指畸形目前尚无明确的病因学解释。从临床角度，将先天性巨肢(指)畸形分为真性巨肢(指)和继发性巨肢(指)畸形。前者根据巨指(肢)生长速度的不同分为稳定型和进行型，稳定型于出生时或生后不久出现，但其后的生长速度与身体其他部位成比例；进行型较稳定型多见，不一定在出生时发生，一般于 2 岁左右肢体增大的速度加快，但与正常部分不成比例。继发性巨肢(指)畸形是由于某些全身或局部的疾病引起，如神经纤维瘤病、淋巴管瘤和血管瘤等疾病。先天性巨指(肢)畸形主要表现为手指和(或)肢体的所有结构或部分结构发生肥大，引起手指、手、甚至整个上肢的粗大，下肢及足趾也可受侵犯。正中神经支配区域的桡侧手指受累及的较多见，依次为示指、中指及拇指，尺侧的环、小指较为少见，可波及掌骨、腕骨和部分前臂，甚至整个上肢。由于腕管内正中神经受压，可引起腕管综合征的表现。本畸形严重影响手和肢体的功能及美观，同时也会给病人和家属造成极大的心理压力。

目前还没有相应的治疗方法能治愈本病，手术仅可在一定程度上改善患手(肢)功能及美观，同时缓解病人及家属的部分心理压力。除非为了美观原因，稳定型巨指可以不进行手术治疗，或等待畸形稳定后再行手术，而进行型巨指需手术治疗。病人往往需多次手术治疗，方可获得一定的功能和外形改善。对于功能极差且外形又不佳者，有时只能采取截肢或截指手术。手术方式可根据不同的临床表现来选择，如软组织过度生长，可行皮肤软组织切除整、粗大弯曲的指神经切除和游离神经移植术；骨骼生长过度者，可行骨骺阻滞或骨组织截骨切除术，以阻止手指纵向生长，但不能控制横向生长和软组织的过度生长；手指偏斜畸形者，可行截骨术，除改善畸形外尚可短缩部分骨组织；合并腕管综合征者，行腕管切开减压术；截肢(指)术仅适用于畸形特别严重且功能严重障碍或肥大手指过于巨大同时对其他手指功能也造成严重影响者。根据临床情况的不同，上述术式可以以不同的组合同时进行。对于就治时畸形或功能障碍已相当严重者，可适时根据病情及家属的要求或对治疗方案的接受程度来设计手术。

二、形态学特点

根据肥大组织类别，分为以下类型：

1. 脂肪组织增生性肥大　造成肥大的主要原因为增生的脂肪组织，骨组织可能轻度肥大(图 6-0-1 ~ 图 6-0-3)。

2. 神经脂肪组织浸溶型　周围神经组织内脂肪组织增生为主，皮下脂肪组织也可增生(图 6-0-4 ~ 图 6-0-11)。

3. 骨关节肥大型　骨关节肥大为主要原因(图 6-0-12、图 6-0-13)。

4. 神经纤维瘤病　神经纤维瘤病引起肢体肥大(图 6-0-14、图 6-0-15)。

5. 肿瘤性肥大　此类肢体肥大由肿瘤疾患引起(图 6-0-16、图 6-0-17)。

6. 血管性疾患　血管组织先天性畸形引起(图 6-0-18)。

7. 畸形综合征　各种畸形综合征有时也可继发引起肢体肥大(图 6-0-19 ~ 图 6-0-21)。

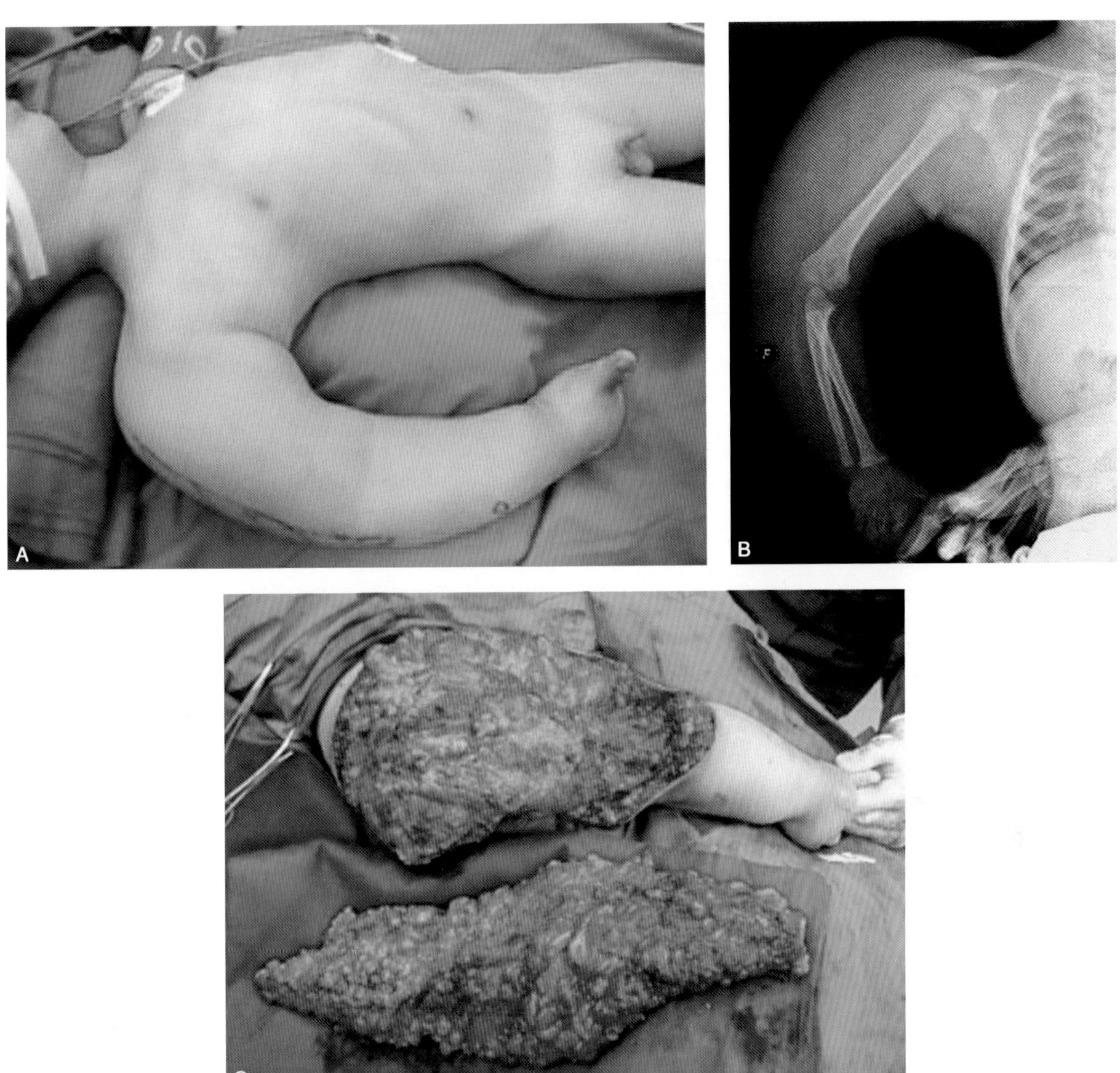

图 6-0-1　脂肪组织增生性肥大病例 1

A. 右上肢进行性巨肢,肥大的脂肪软组织波及锁骨上窝、腋窝及胸部;B. X 线片可见整个上肢软组织阴影,实为大量脂肪软组织充满腋下及整个上肢,骨关节仅肱骨轻度增大;C. 缩容术中可见上臂大量增生脂肪组织,神经组织脂肪组织浸溶较轻,分期手术切除增生脂肪组织,可行反取皮回植皮片移植,当功能受影响时,需多科合作处理腋下及胸部增生的脂肪组织,更为严重者可能需截肢

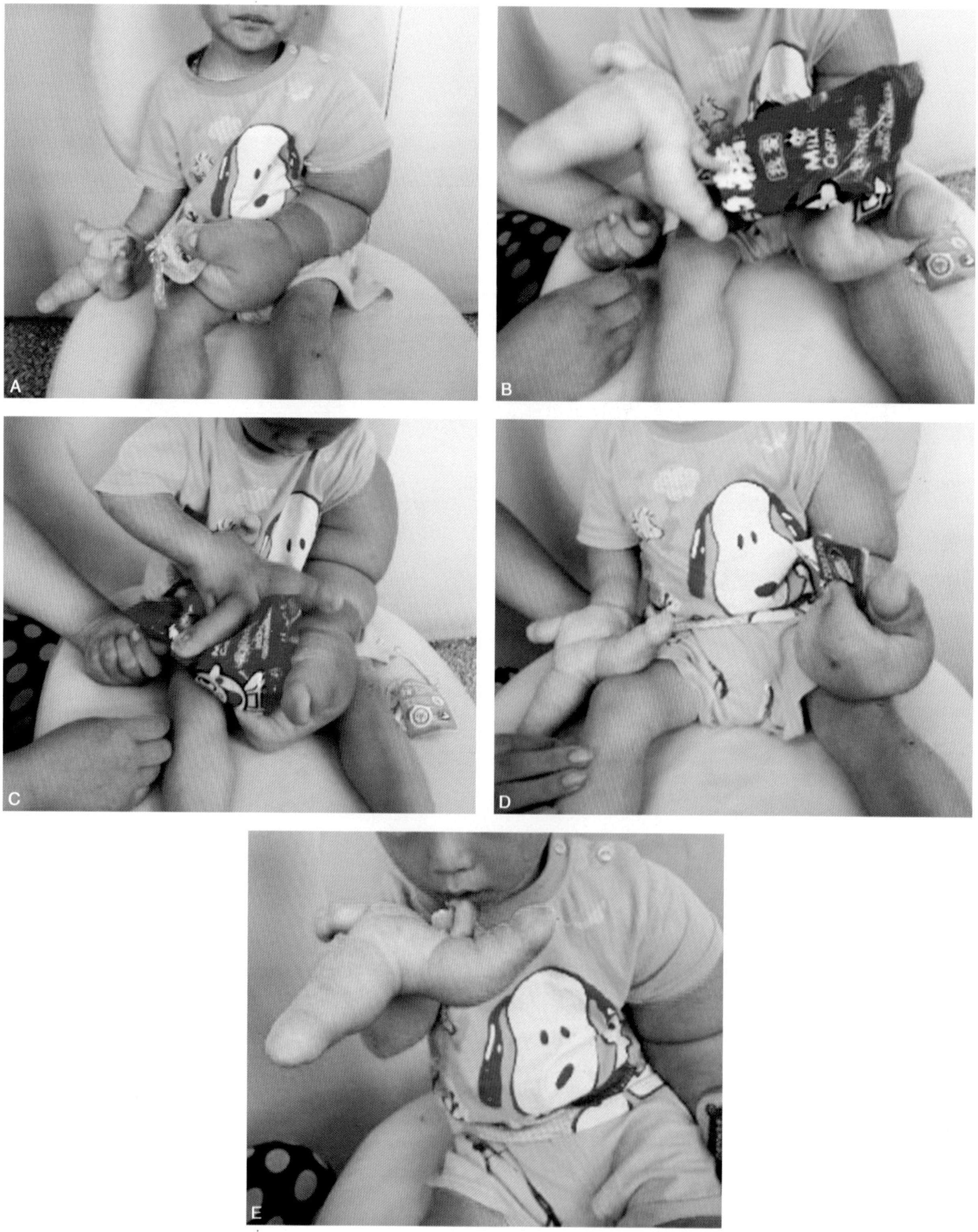

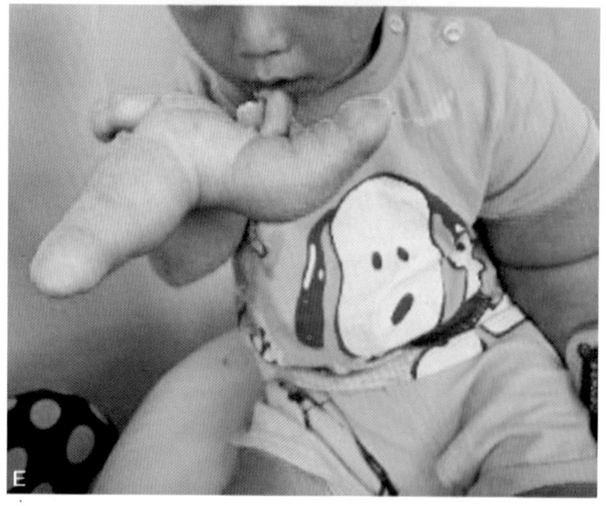

图 6-0-2　脂肪组织增生性肥大病例 2

A. 双上肢巨肢，左侧整个上肢包括手极度肥大，右侧以拇、示、中指肥大为主，尤其示中指极度肥大；B. 右手环、小指基本正常，可以夹持物体，而左手虽然全手肥大，但仍可协同发挥一定功能；C. 双手协同完成一定功能；D. 左手虽极度肥大，但仍有部分手功能单独存在；E. 右手相对正常的环、小指单独完成一定的功能，此类运动功能尚好的病人，预示着骨关节畸形较轻，选择治疗方式极其困难

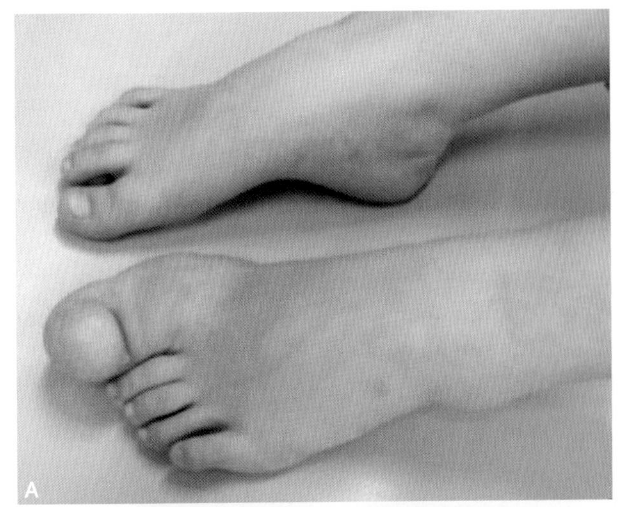
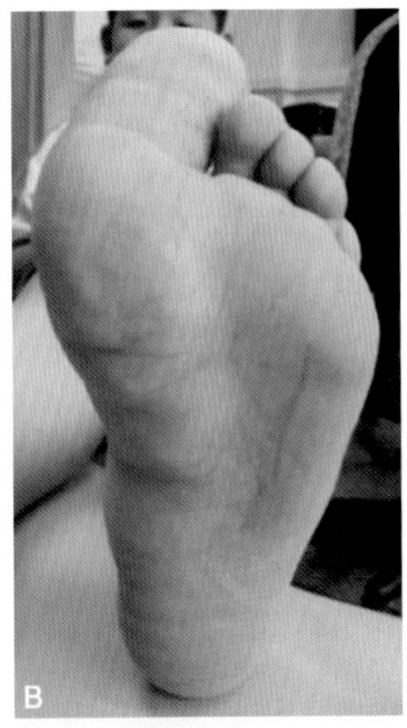
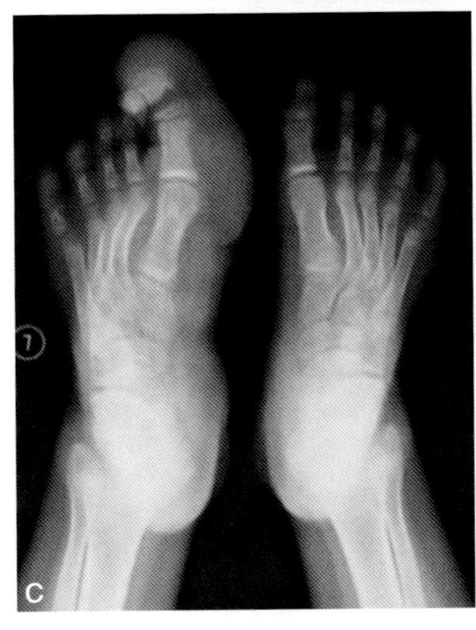
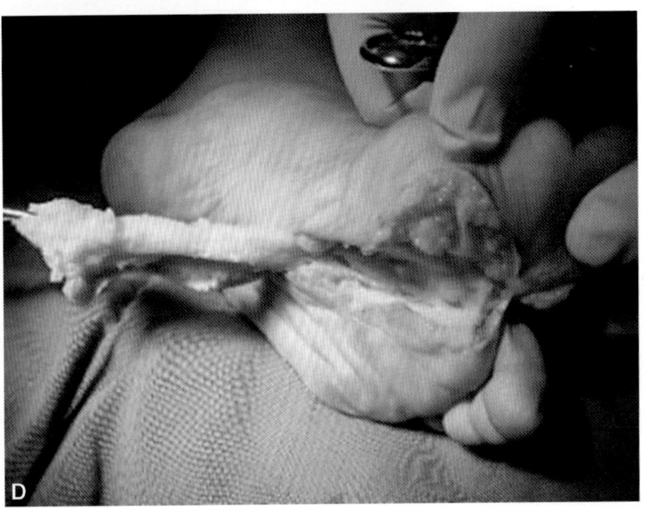

图 6-0-3　脂肪组织增生性肥大病例 3

A. 左足巨趾，主要为足蹈趾；B. 同时足底内侧肥大，波及足弓，前足明显增宽，影响穿鞋及行走；C. X 线片显示左足明显的软组织阴影，骨关节轻度增粗肥大；D. 手术探查见皮下脂肪组织肥大增生严重，趾神经基本正常，此类病人主要以切除肥大脂肪组织，缩容为治疗目的

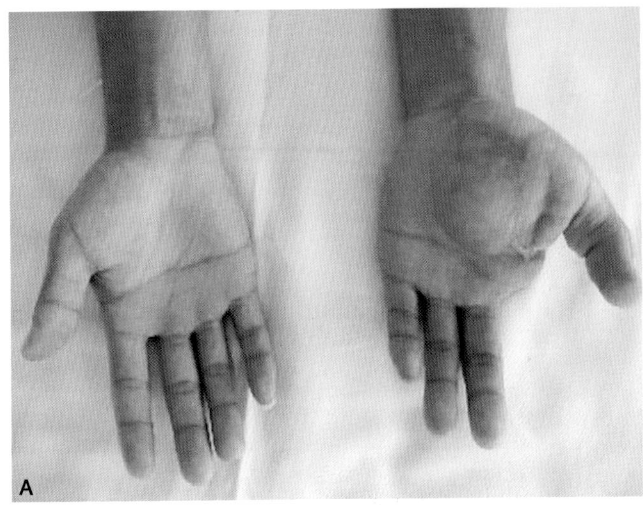
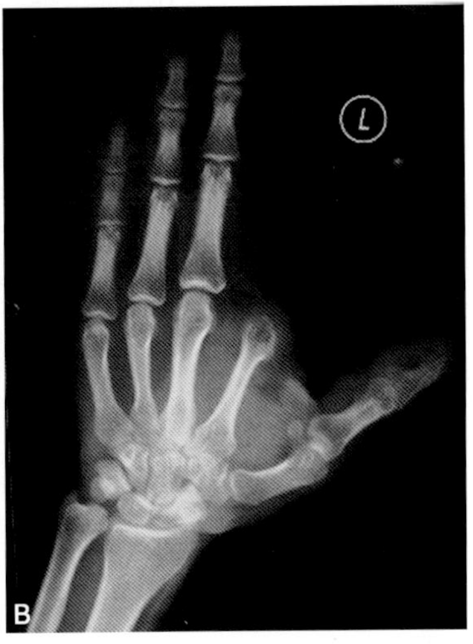

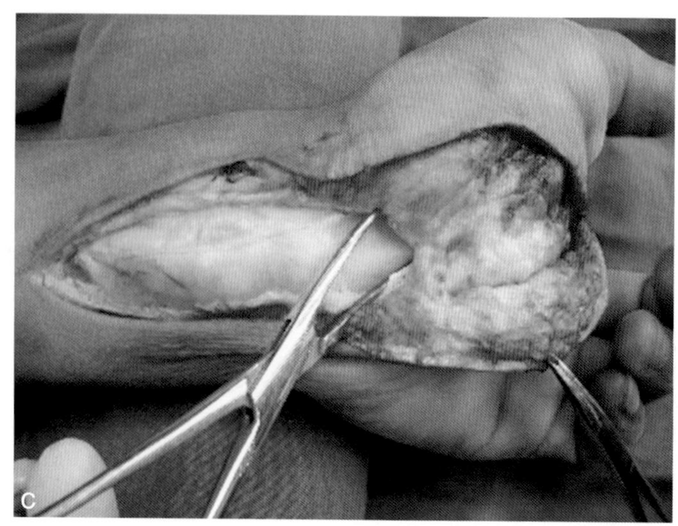

图 6-0-4 神经脂肪组织浸溶型病例 1

A. 左手拇、示指、手掌肥大,波及前臂远端掌侧,示指已手术截除;B. X 线片显示骨关节无明显肥大;C. 手术探查发现,正中神经肥大,广泛脂肪组织浸溶,皮下脂肪组织也增生

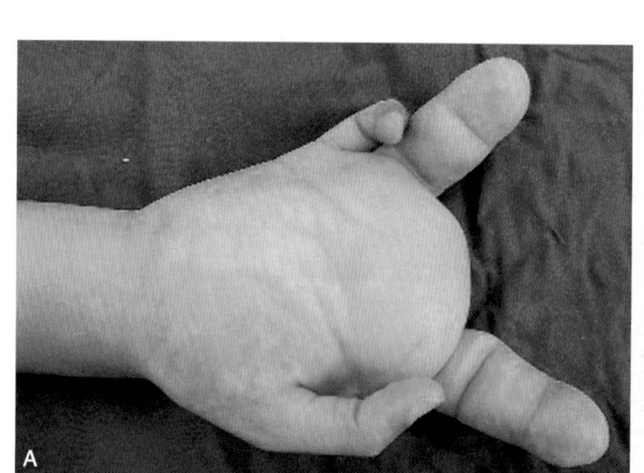

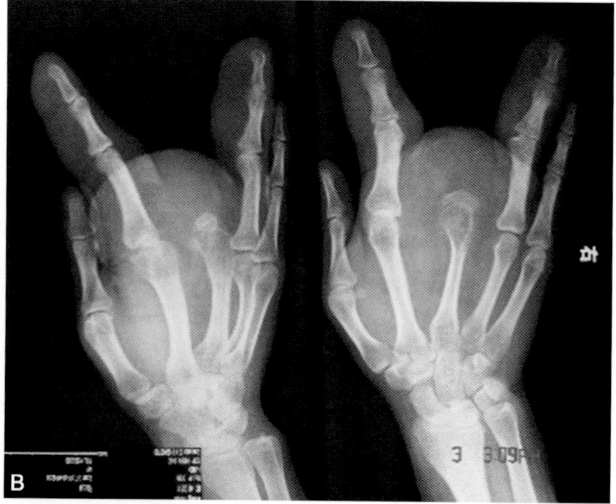

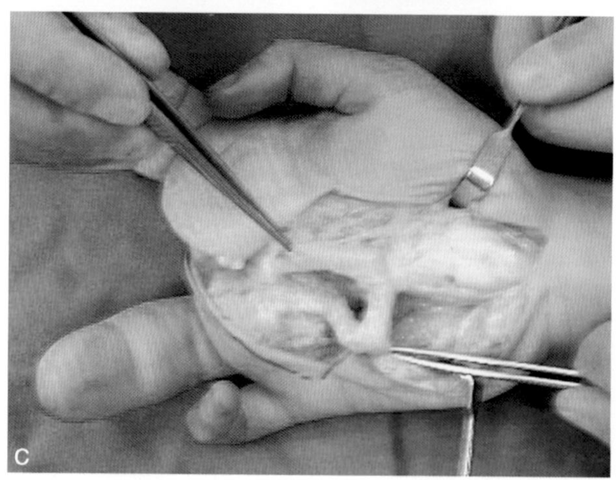

图 6-0-5 神经脂肪组织浸溶型病例 2

A. 右手示、中、环指肥大,波及手掌及前臂远端,中指已截除;B. X 线片显示骨关节无明显肥大;C. 手术探查发现,正中神经主干及分支指神经粗大,脂肪组织浸溶明显

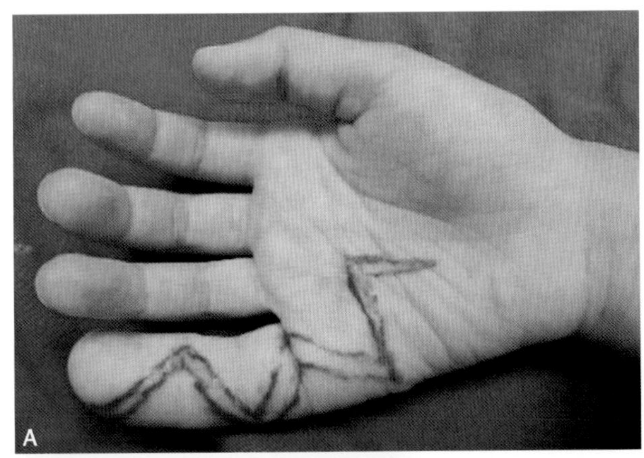

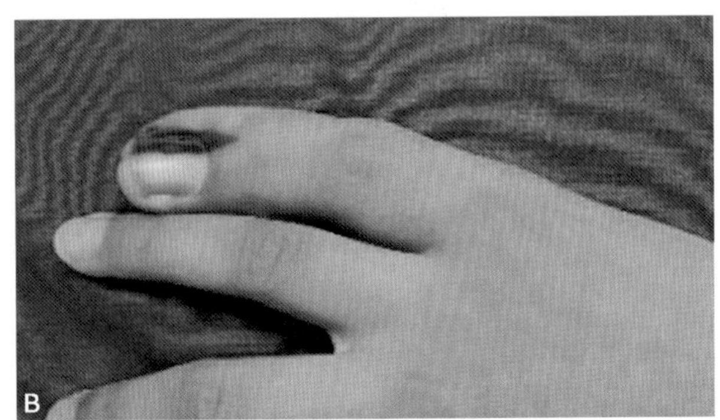

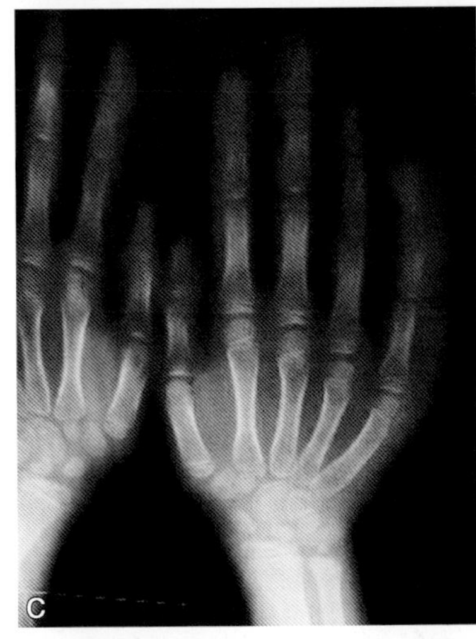

图 6-0-6　神经脂肪组织浸溶型病例 3

A. 右小指肥大增粗，手掌正常；B. 背面观，指甲明显增大，尺侧手指巨指少见，往往为尺神经或其分支脂肪浸溶引起；C. X 线片显示小指软组织阴影，骨关节结构变化不大

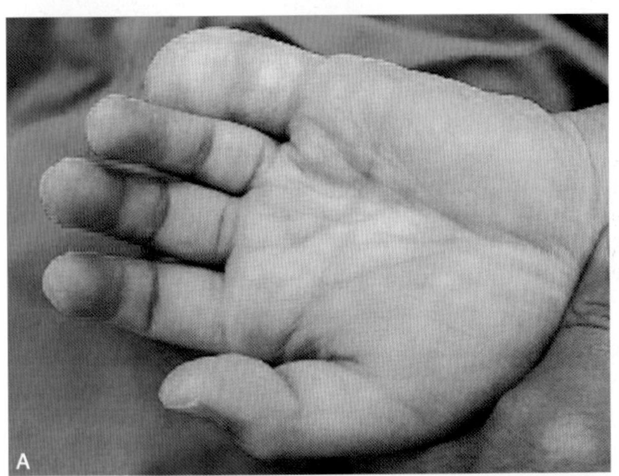

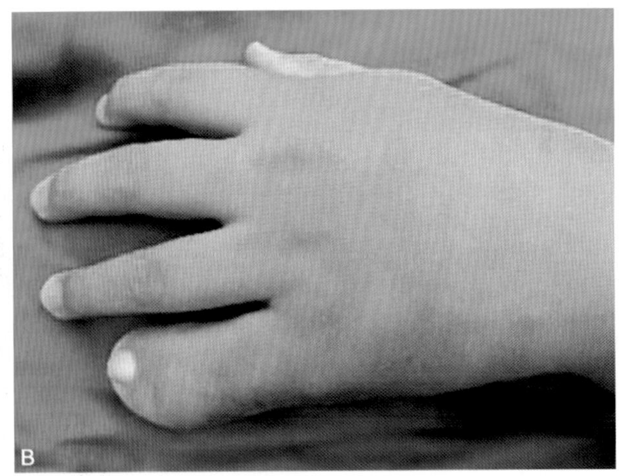

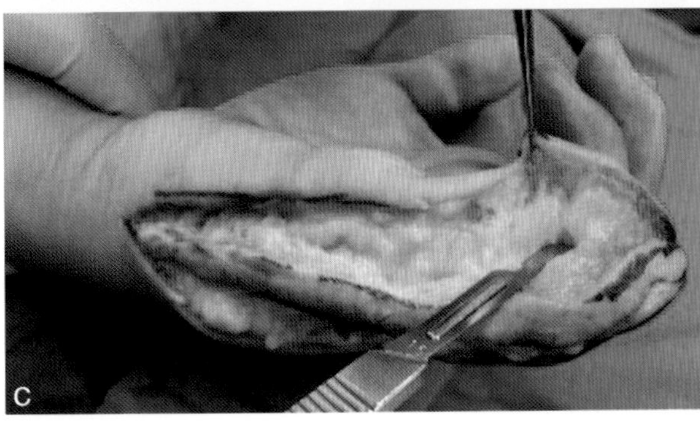

图 6-0-7　神经脂肪组织浸溶型病例 4

A. 左小指巨指；B. 背侧观，小指指甲无明显增大；C. 手术探查发现，指神经增粗明显，脂肪组织严重浸润，皮下脂肪组织大量增生，切除脂肪组织的同时，需修整指神经，保留适当数量的神经束，保存一定的感觉功能

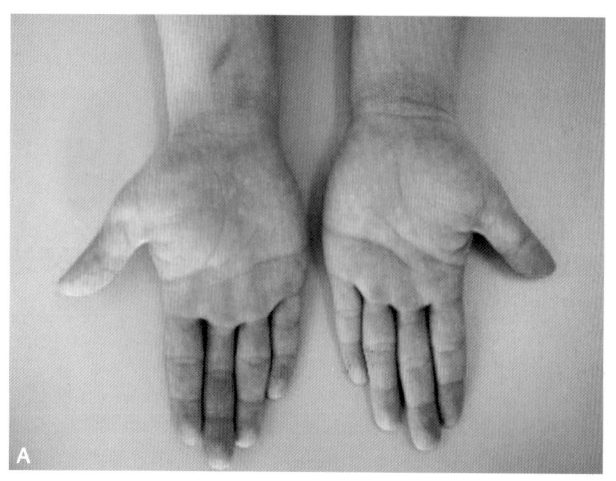
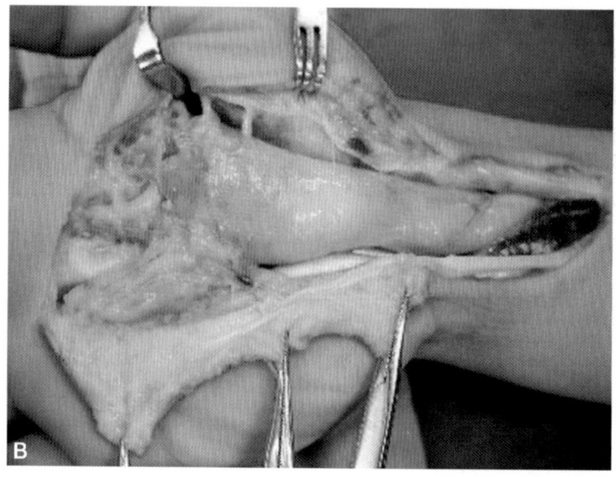

图 6-0-8　神经脂肪组织浸溶型病例 5

A. 右手手掌肥大，波及大鱼际及前臂远端，手指形态、大小正常；B. 手术探查发现，正中神经主干、部分鱼际支及指总神经脂肪浸溶肥大，手术可以游离出主要神经束，切除神经内脂肪组织后，再切除迂曲过长的神经束，然后神经重新断端缝合

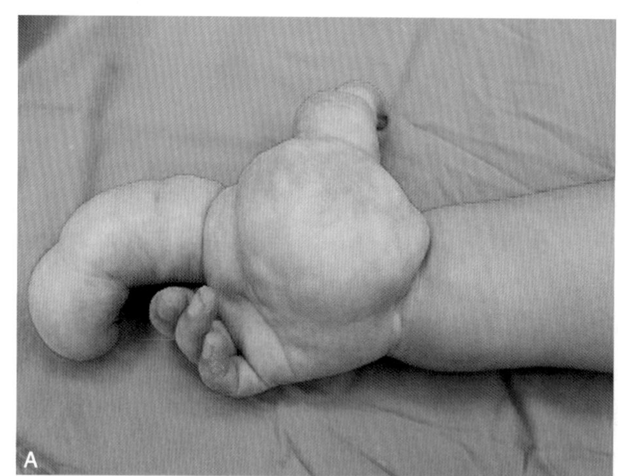
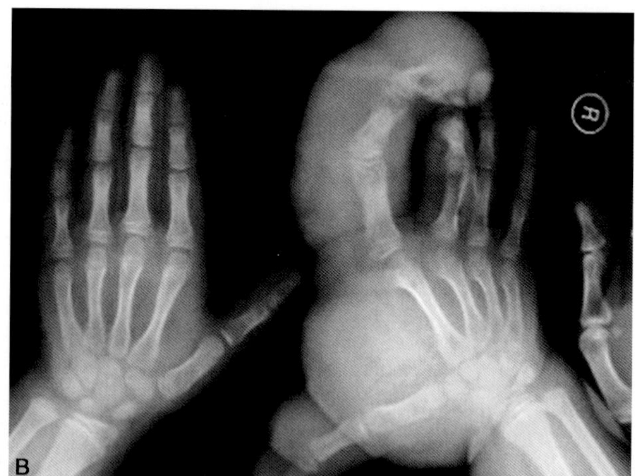
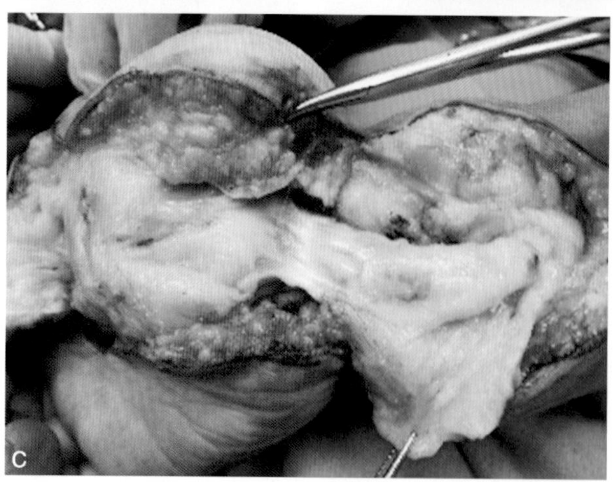

图 6-0-9　神经脂肪组织浸溶型病例 6

A. 右手拇、示指、大鱼际肥大，前臂肥大，拇、示指呈“香蕉”样改变，虎口内充满增生肥大组织，患指几无功能；B. X 线片显示巨大软组织阴影，骨结构增粗、长，严重侧偏，第一、二掌骨间隙明显增宽；C. 手术探查可见皮下大量脂肪组织浸润，正中神经脂肪浸润明显增粗，腕管入口处正中神经卡压明显，从外形及功能角度考虑，示指应予以切除

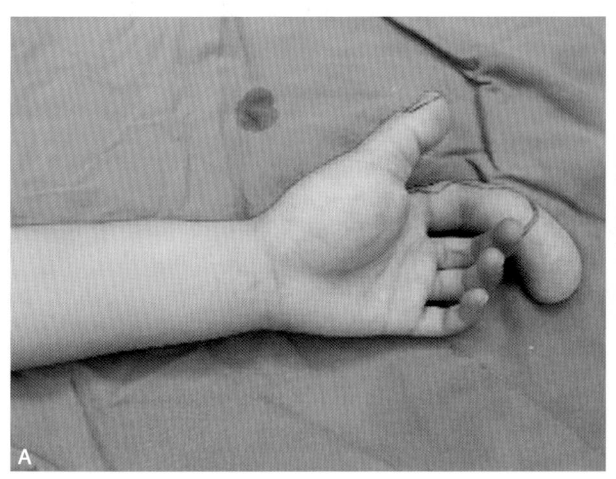

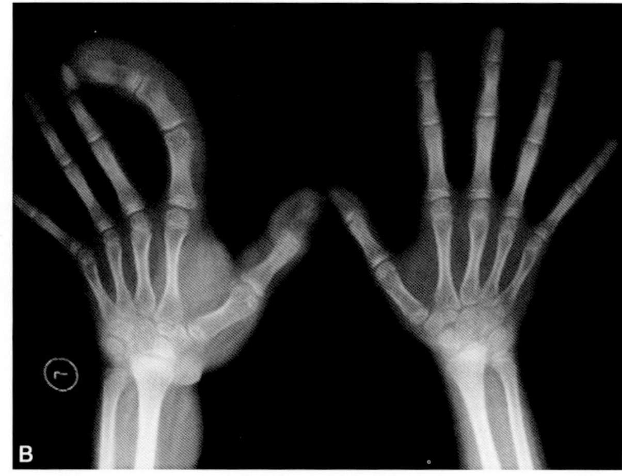

图 6-0-10　神经脂肪组织浸溶型病例 7

A. 左侧拇、示指肥大，大鱼际肥大，示指侧偏明显，前臂掌侧轻度增粗；B. X 线片显示拇、示指骨关节系列肥大，示指呈“香蕉”样外形，可截除示指明显肥大的远节，同时修整去除部分肥大脂肪组织，指骨可行骨骺闭合或截骨纠正侧偏畸形

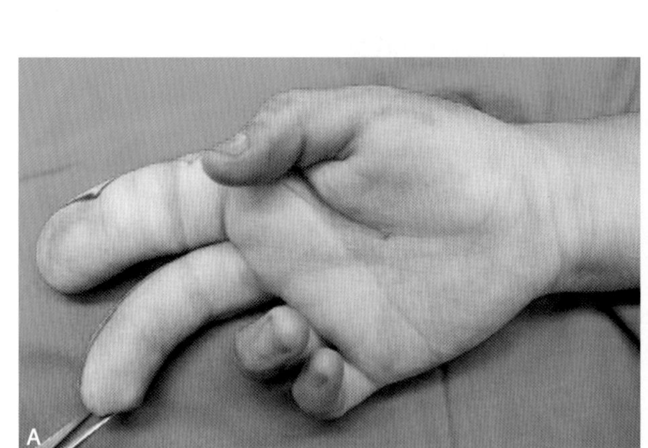

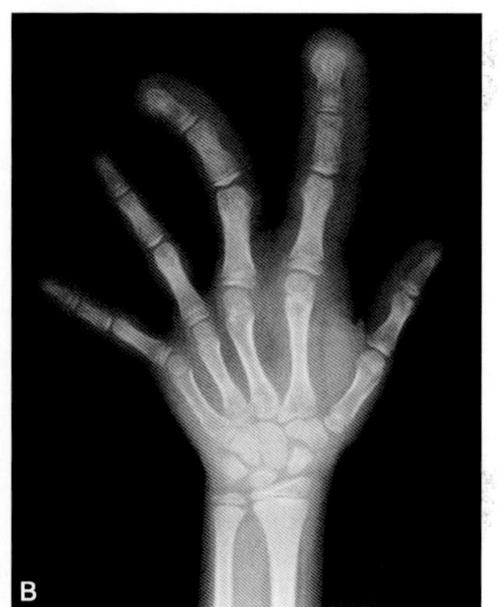

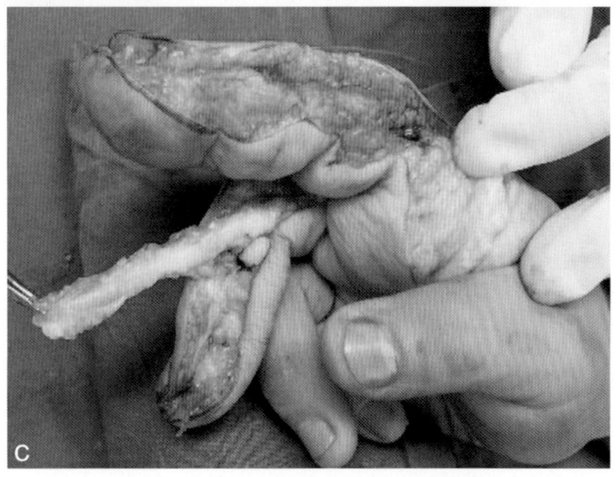

图 6-0-11　神经脂肪组织浸溶型病例 8

A. 右手示、中指肥大，侧偏畸形；B. X 线片显示示、中指骨关节肥大、侧偏畸形；C. 手术缩容切除脂肪浸溶的指神经及部分脂肪组织，同时行骨骺闭合及楔形截骨

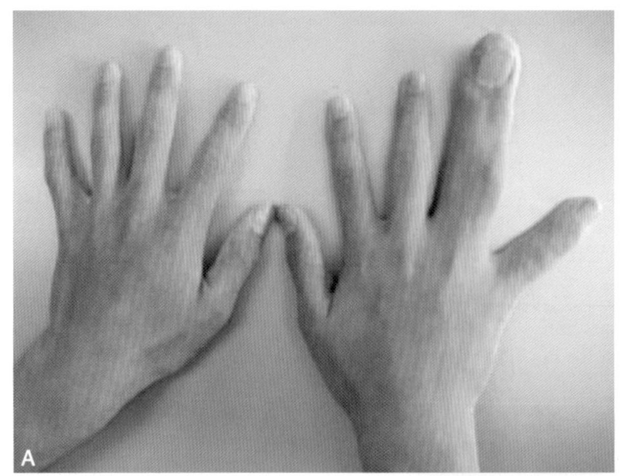
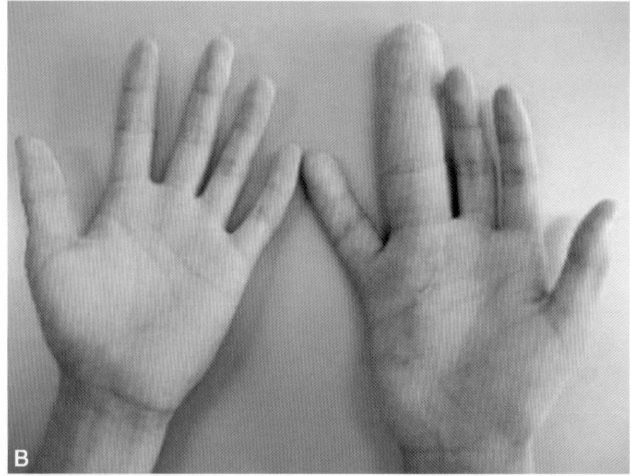
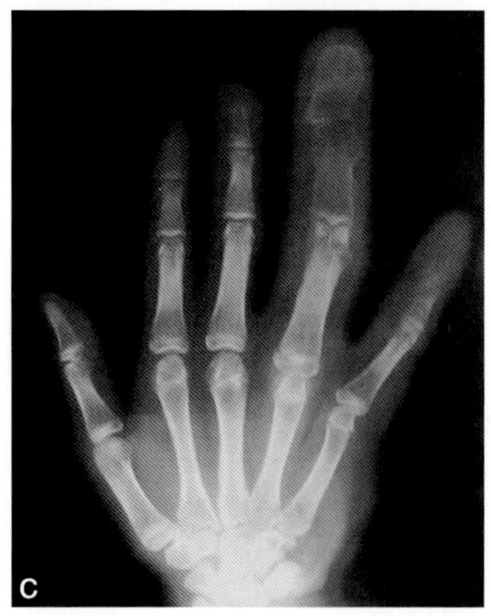

图 6-0-12　骨关节肥大型病例 1

A. 右环指巨指,指甲明显增宽,软组织肥大不明显;B. 掌面观;C. X 线片显示近节指骨以远骨关节结构肥大增粗,软组织阴影不明显,可行指骨修整或骨骺闭合,虽可改善外形,但骨关节手术可能影响已有的运动功能

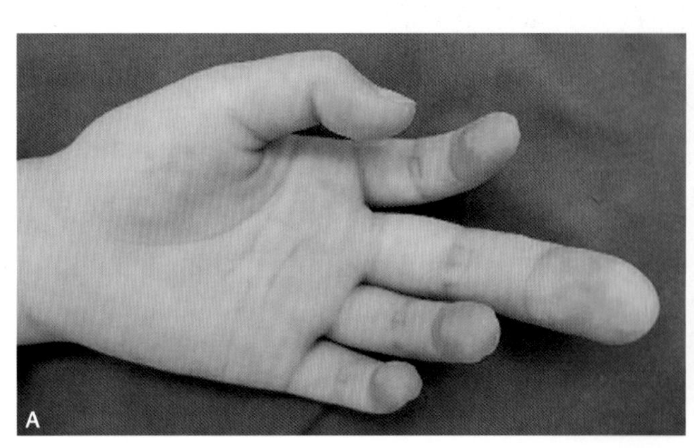
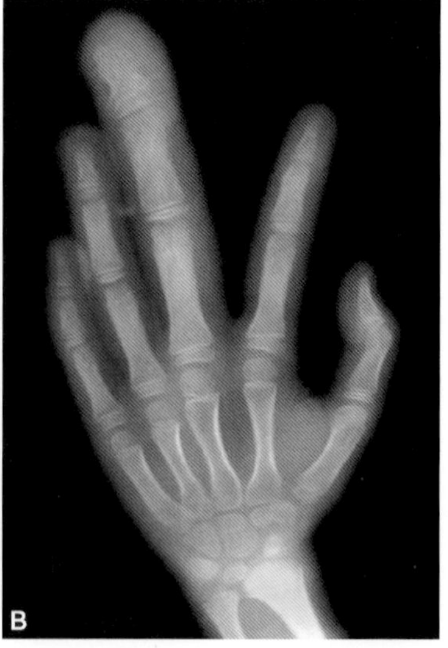

图 6-0-13　骨关节肥大型病例 2

A. 左手中指巨指;B. X 线片显示患指近节指骨以远骨关节结构肥大

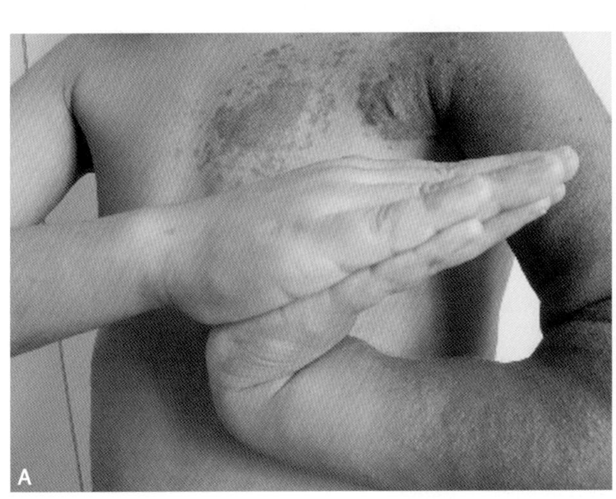
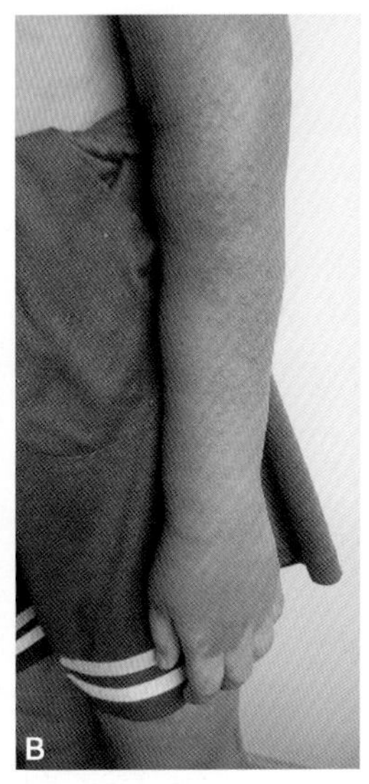
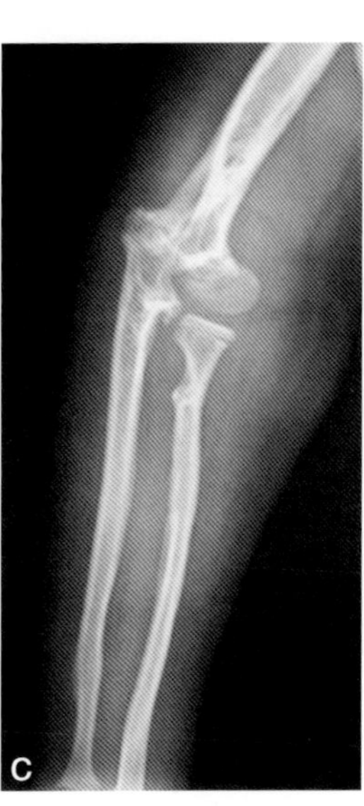

图 6-0-14　神经纤维瘤病病例 1

A. 左侧上肢肥大，患肢及胸、背等部位可见大量色素沉着及牛奶咖啡斑；B. 患肢肥大，广泛色素沉着；C. X 线片显示前臂桡尺骨发育不良，软组织阴影明显

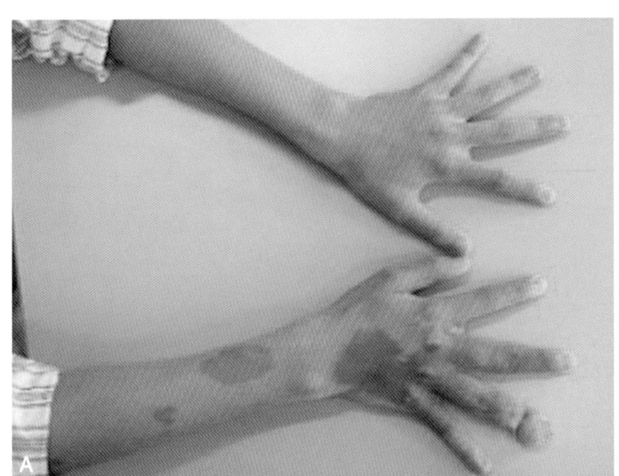
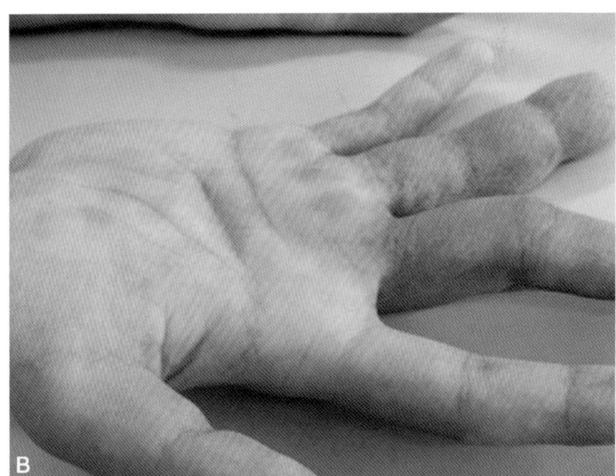
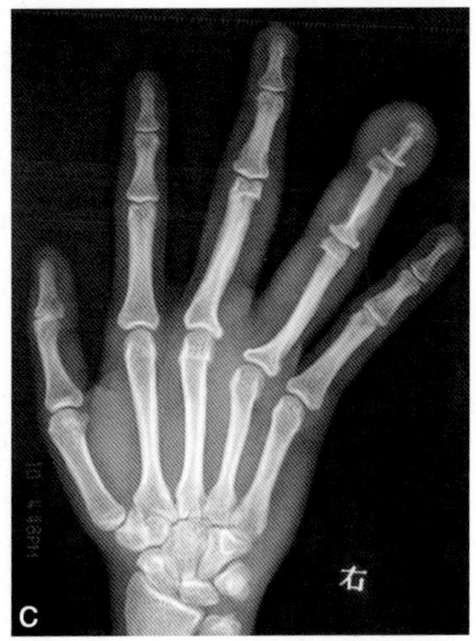

图 6-0-15　神经纤维瘤病病例 2

A. 右中、环指粗大，局部皮肤可见色素沉着，患手及前臂可见散布的牛奶咖啡斑；B. 手指掌侧也可见色素沉着；C. X 线片显示中、环指指骨可见溶骨性发育不良

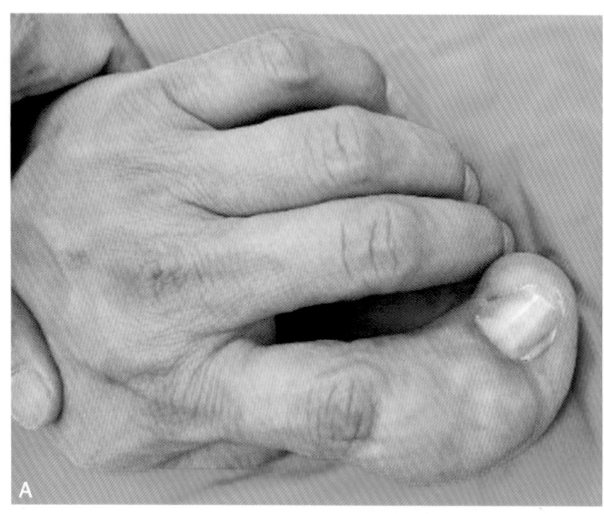
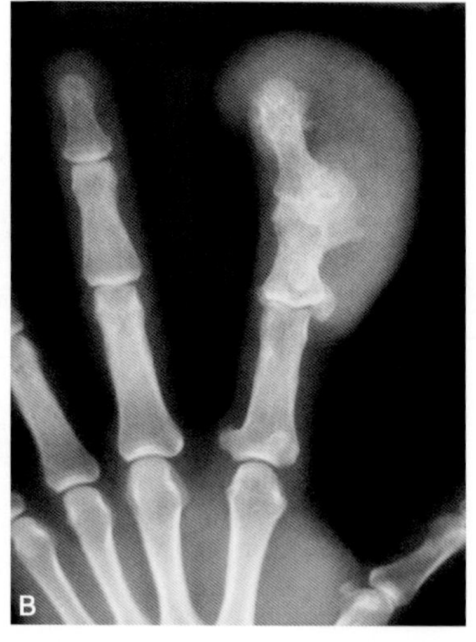

图 6-0-16 肿瘤性肥大病例 1
A. 左示指近节以远巨指(成人),年幼时发病;B. X 线片显示左示指指骨多发骨疣(骨软骨瘤),中节以远软组织阴影明显

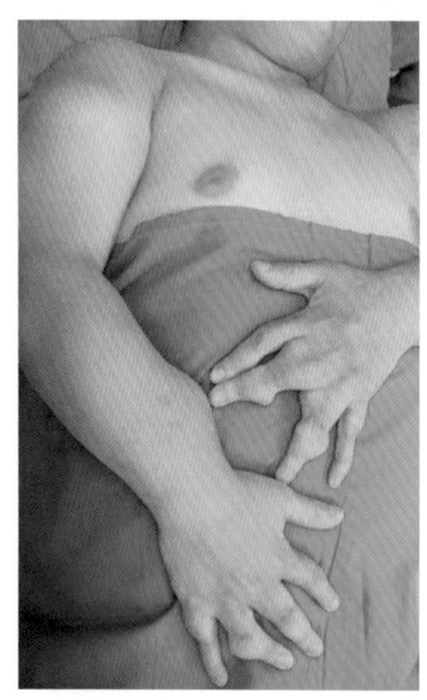

图 6-0-17 肿瘤性肥大病例 2
右上肢粗大-Ollier 病(成人),年幼时发病

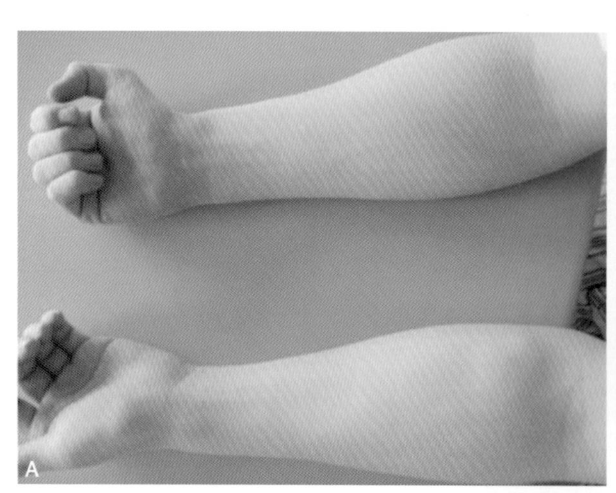
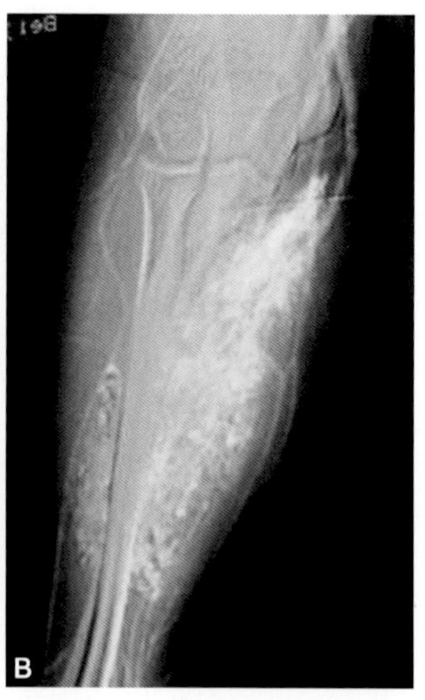

图 6-0-18 血管性疾患病例
A. 左前臂粗大,患手局部增大;B. 左上肢血管造影显示为血管瘤

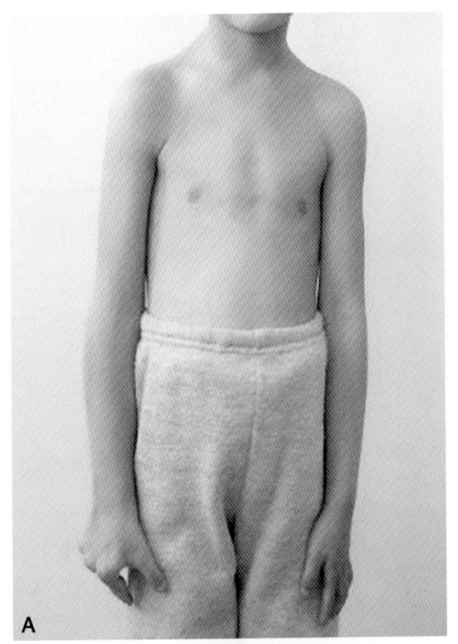

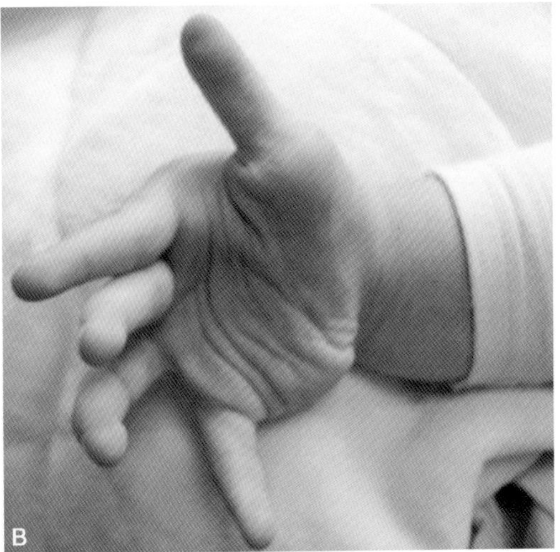

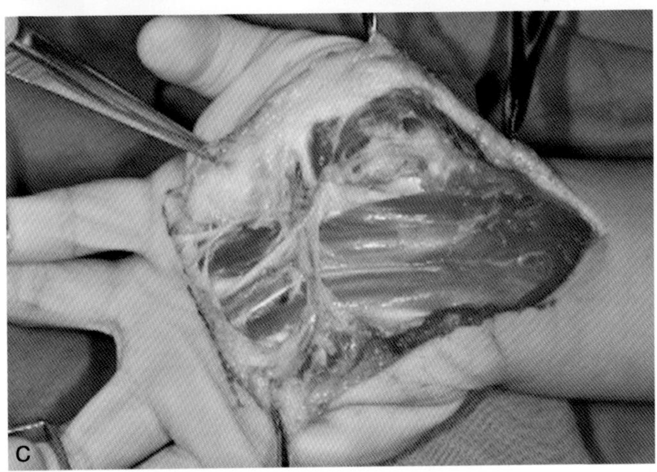

图 6-0-19 畸形综合征病例 1

A. 右上肢包括手肥大,手畸形明显;B. 手部畸形及肥大明显;C. 手术探查发现大量肥大肌肉组织,此例为肌源性肢体肥大综合征

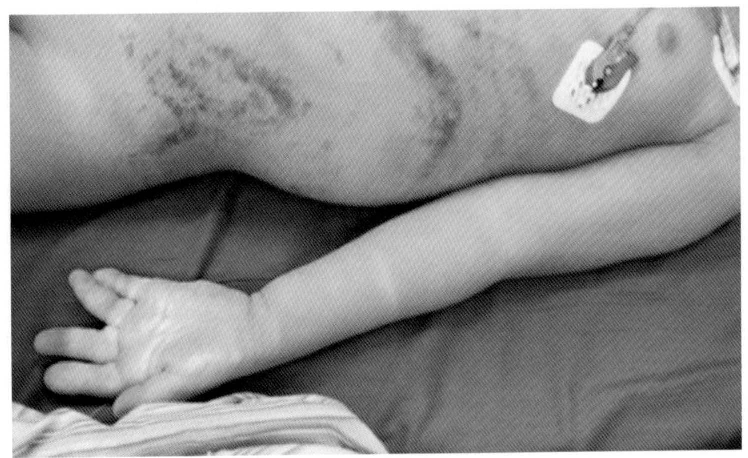

图 6-0-20 畸形综合征病例 2

左上肢粗大,患手可见"脑沟回样改变",此例为海神综合征(Proteus Syndrome)

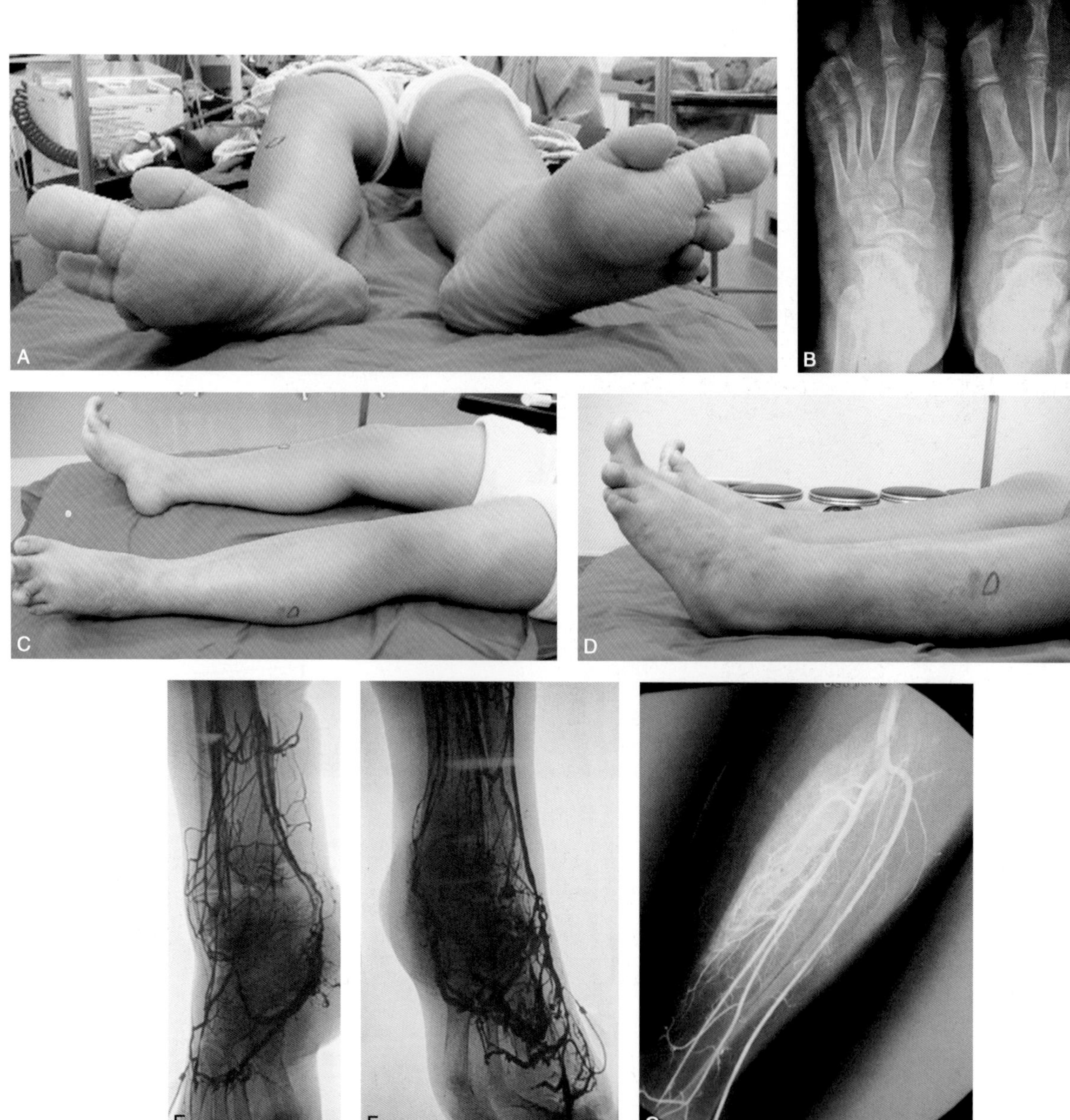

图 6-0-21 畸形综合征病例 3

A. 双足巨趾;B. 双足 X 线片显示肥大足趾骨关节粗大;C. 左下肢全长增粗肥大,皮肤色素沉着,且明显可见血管病变及静脉曲张;D. 左小腿血管病变;E. 小腿远端及踝关节部位血管造影显示广泛血管病变;F. 足部血管造影表现;G. 左小腿血管造影表现,此例为 Klippel-Trenaunay-Weber 综合征

8. 混合型　多种组织均明显增生肥大(图 6-0-22 ~ 图 6-0-28)。

9. 巨指合并并指　巨指(趾)与并指同时存在(图 6-0-29 ~ 图 6-0-34)。

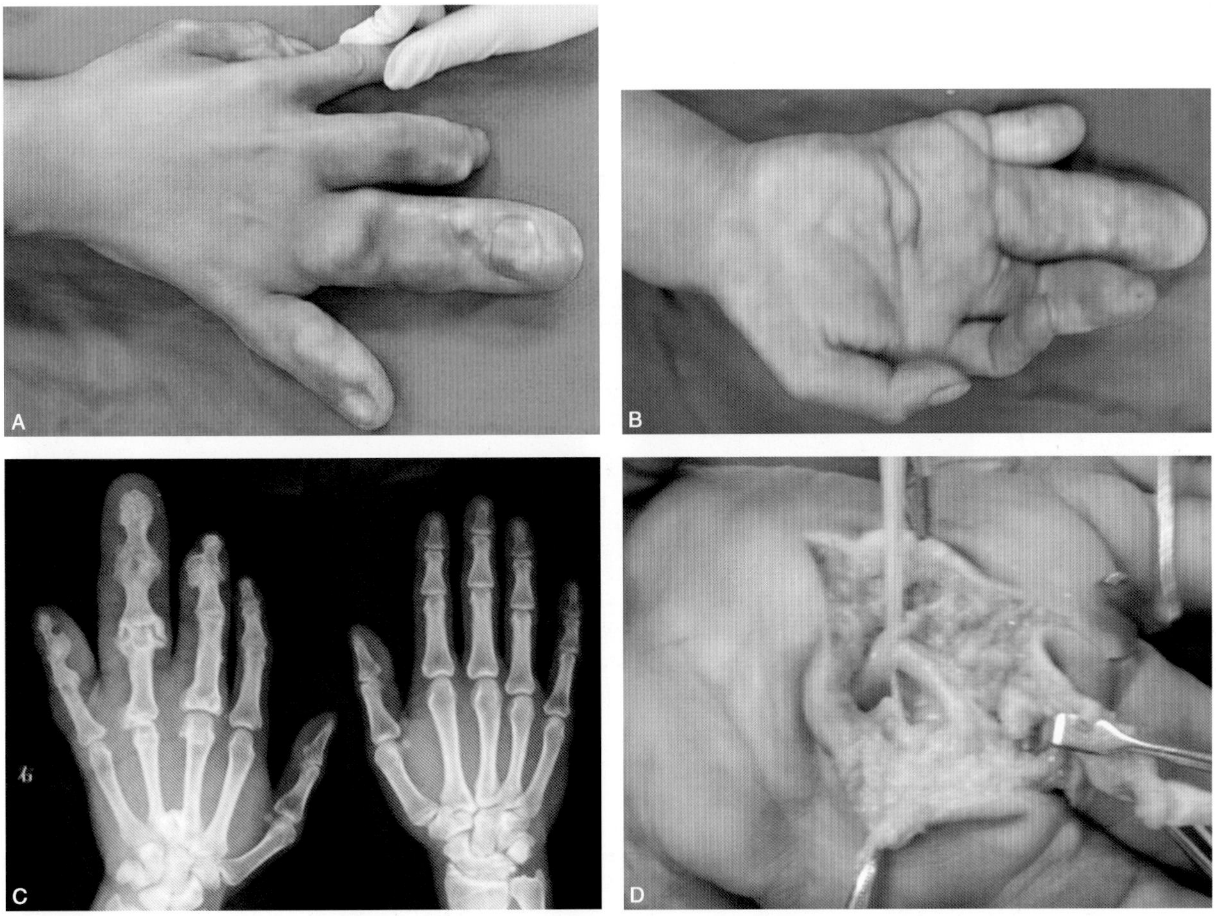

图 6-0-22　混合型病例 1

A. 左手拇、示、中指巨指,可见肥大手指背侧多发骨性突起;B. 掌侧面,可见肥大组织凹凸不平,波及手掌、小鱼际、前臂远端;C. X 线片显示左手多发骨关节病;D 手术探查可见手掌部皮下脂肪浸润,指神经脂肪组织浸润

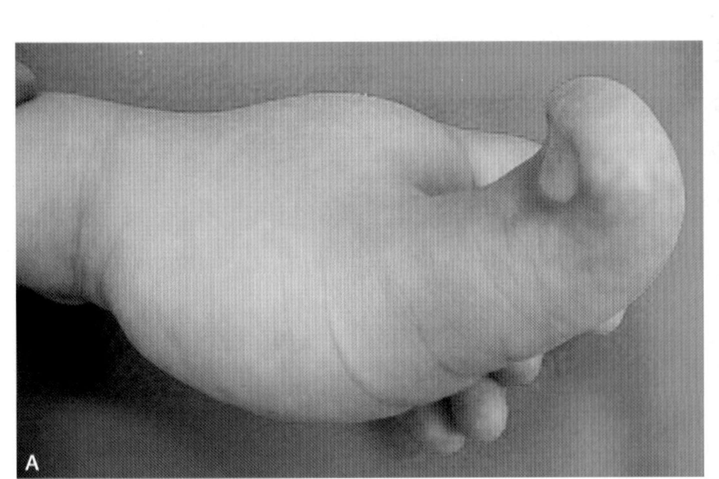

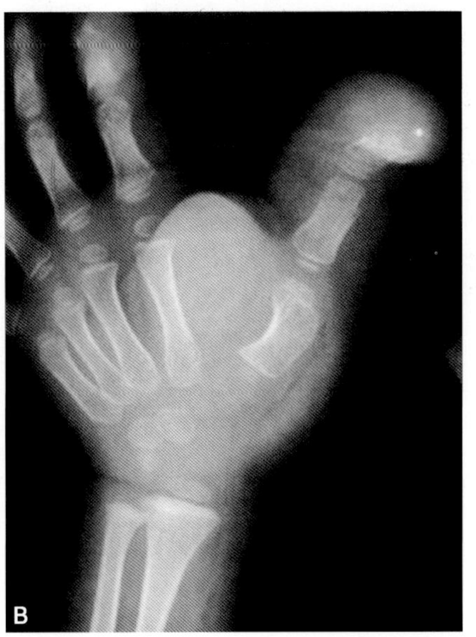

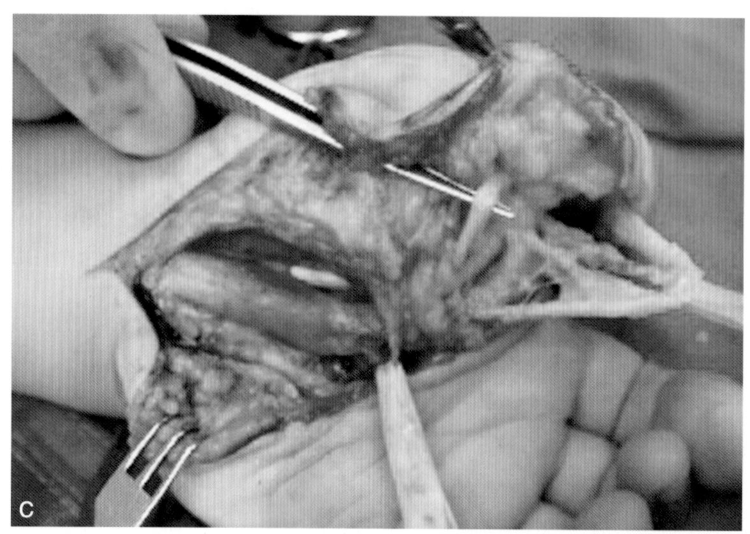

图 6-0-23 混合型病例 2

A. 左拇指肥大，指甲宽大，拇指远节过度背伸，肥大波及大鱼际及拇指蹼；B. X 线片显示左拇指掌指骨明显粗大，局部软组织阴影明显；C. 手术探查发现皮下组织及大鱼际肌肉间隙大量脂肪组织浸溶，正中神经主干脂肪组织浸溶增粗，但指神经基本正常

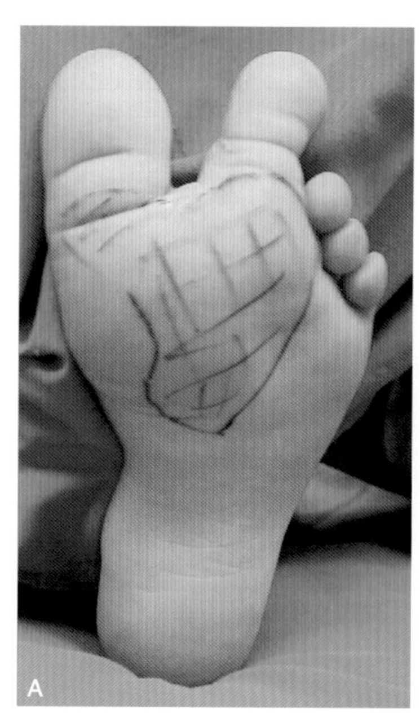

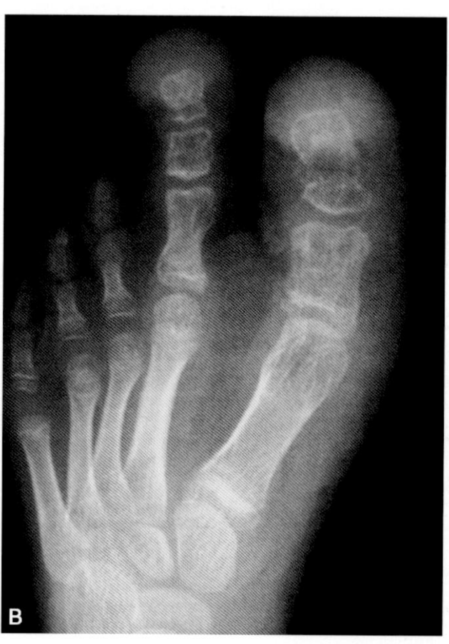

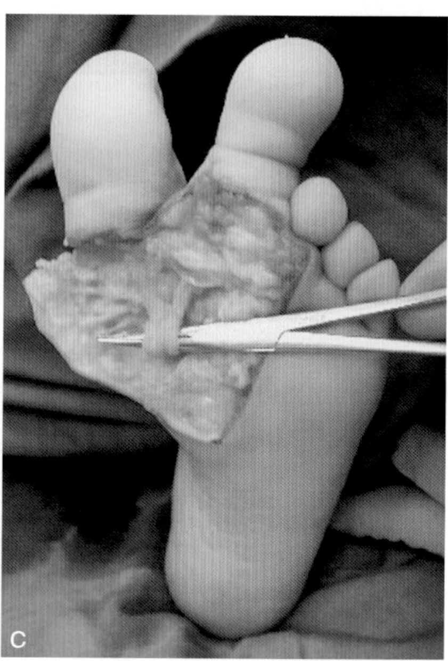

图 6-0-24 混合型病例 3

A. 左足第一、二趾肥大，波及足底；B. X 线片显示，第一、二趾骨关节结构明显粗大，软组织阴影明显；C. 手术探查皮下组织广泛脂肪组织增生，趾神经基本正常，肥大足趾缩容的同时，需修整足底过多的脂肪组织，以改善足的稳定性。也可切除第二趾，保留足踇趾

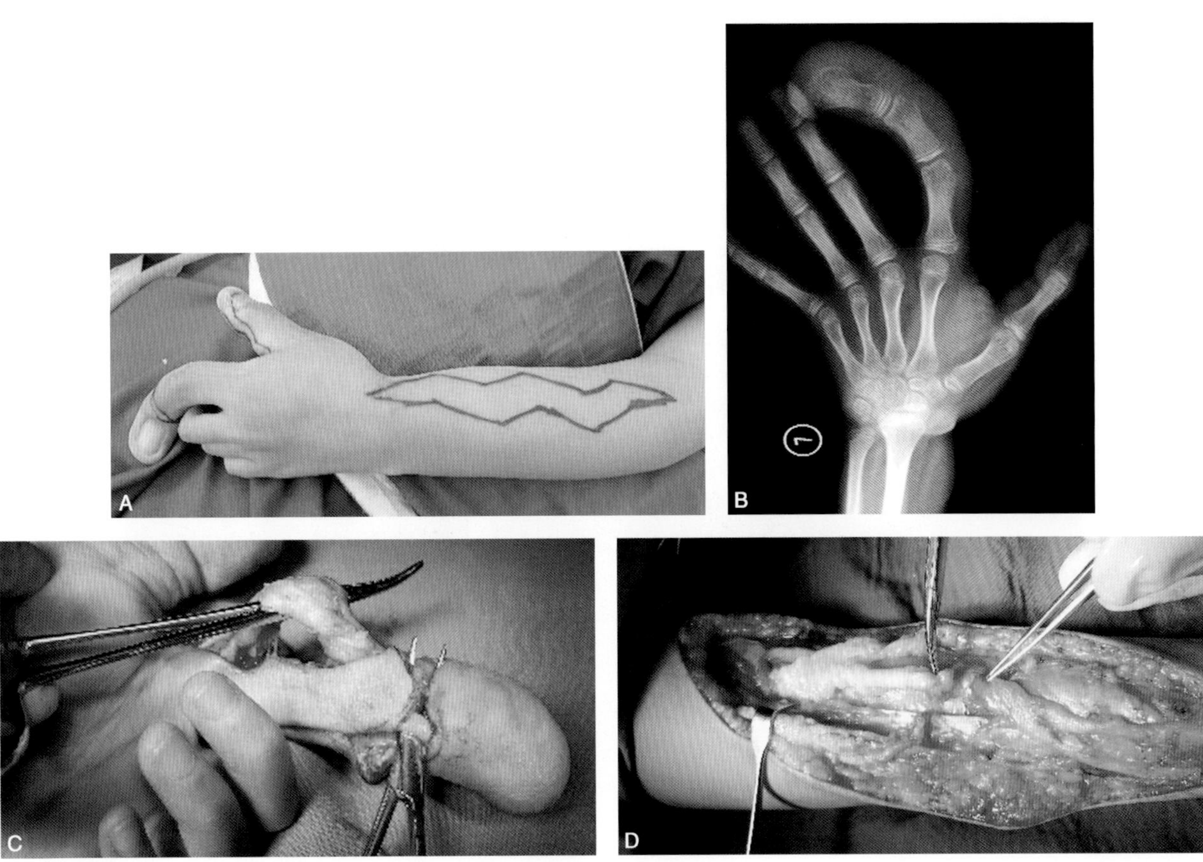

图 6-0-25　混合型病例 4

A. 左拇、示指肥大，前臂桡侧局部性肥大；B. X 线片显示左示指骨关节极度粗大，严重侧偏畸形，缩容的同时需修整骨结构或行骨骺闭合；C. 手术探查发现指神经粗大，脂肪组织浸溶；D. 前臂桡神经浅支脂肪组织浸溶

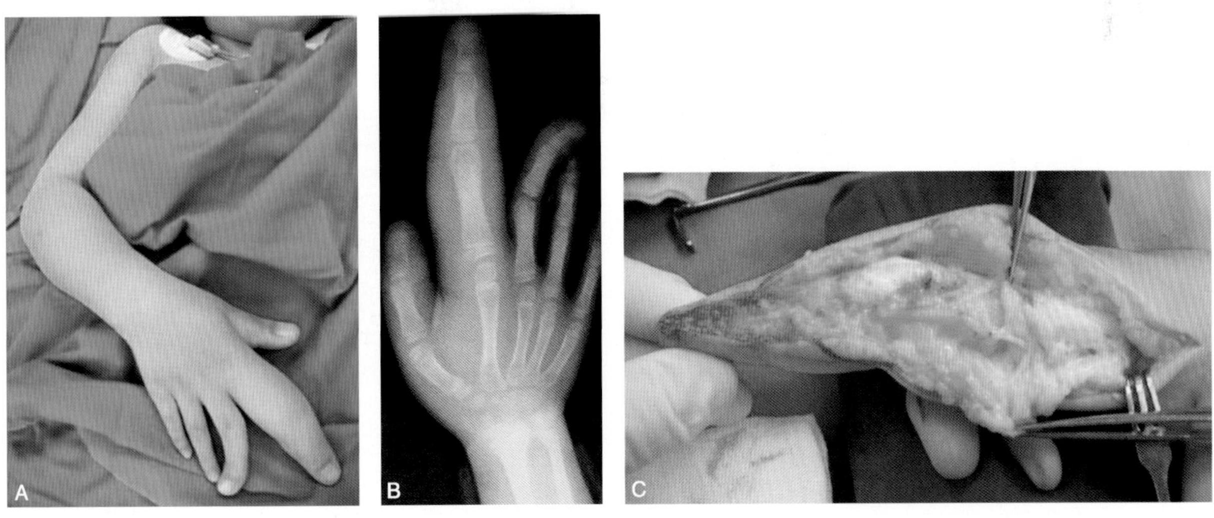

图 6-0-26　混合型病例 5

A. 右示、中指巨指；B. X 线片显示右示指系列骨关节结构肥大增粗，中指骨结构变化较轻；C. 手术探查发现，患指指神经基本正常，皮下脂肪组织浸润明显

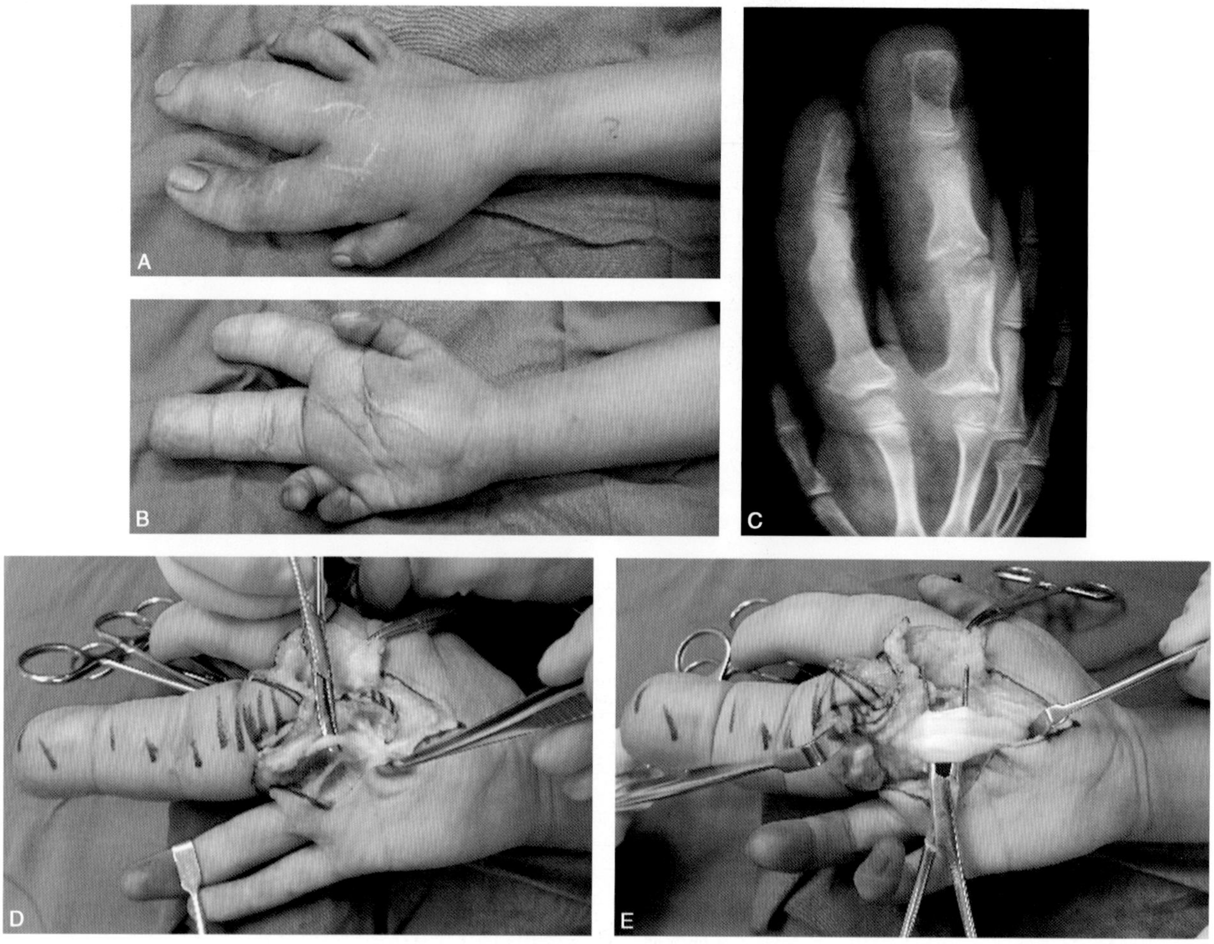

图 6-0-27　混合型病例 6

A. 右示、中指巨指术后，仍进行性发展；B. 患手掌面观，肥大波及手掌及前臂；C. X 线片显示示、中指近节指骨以远骨结构肥大增粗；D. 手术探查发现，皮下广泛脂肪组织浸溶，指神经外形基本正常；E. 进一步探查发现指屈肌腱明显增粗肥大，此例肥大中指予以切除

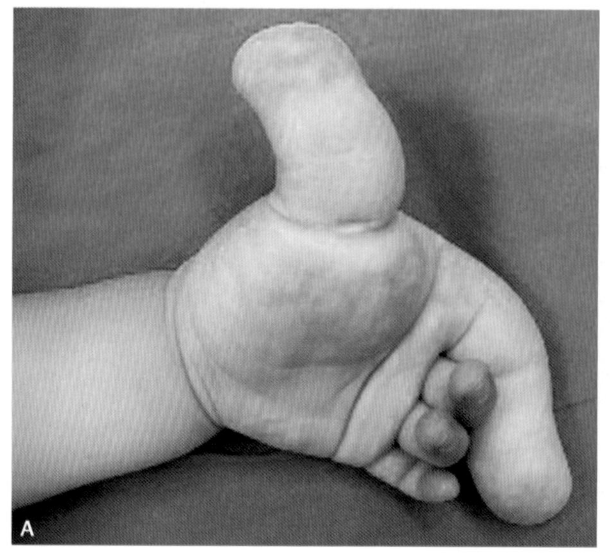

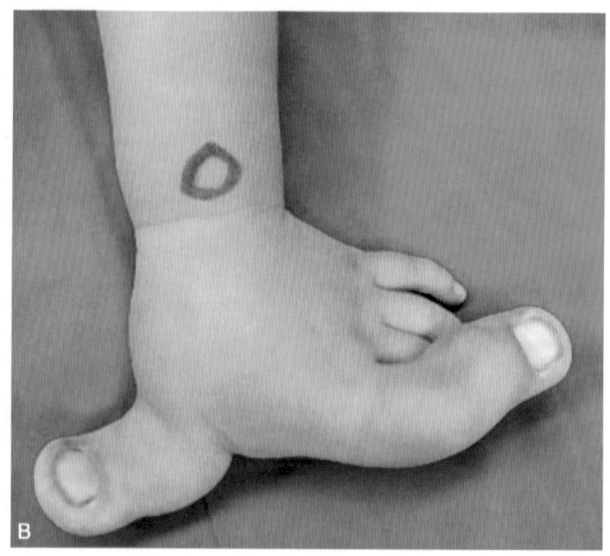

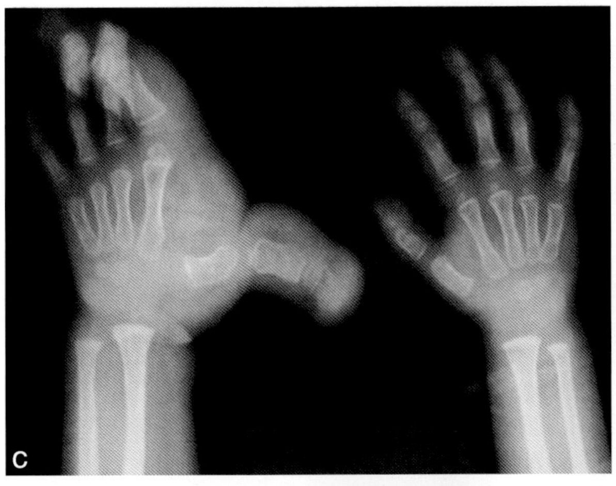

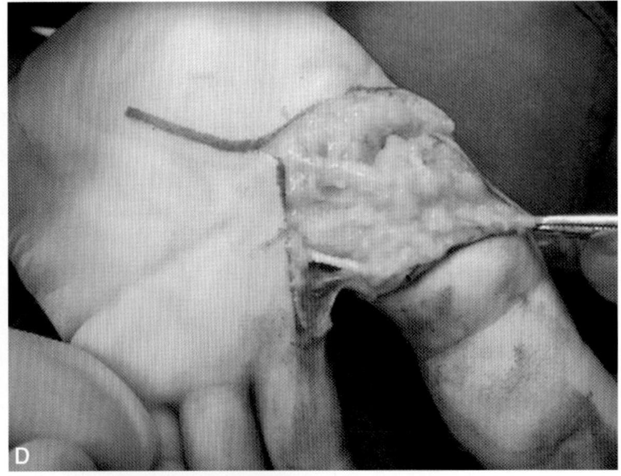

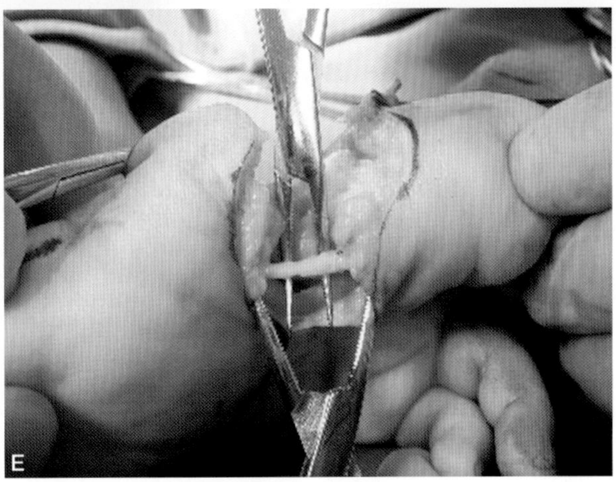

图 6-0-28　混合型病例 7

A. 左拇、示指巨指，“香蕉”样改变；B. 肥大手指指甲明显增宽；C. X 线片显示肥大手指骨关节极度粗大，软组织阴影明显；D. 手术探查发现示指指神经正常，皮下脂肪组织广泛增生；E. 进一步显示手术中指神经探查情况，示指予以切除

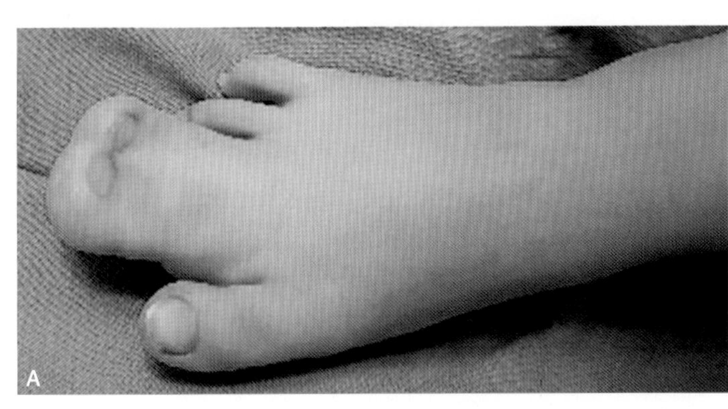

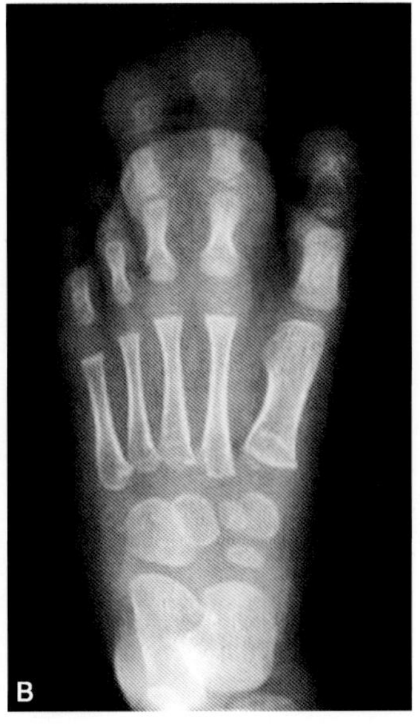

图 6-0-29　巨指合并并指病例 1

A. 右足第二、三趾巨趾并指，此类巨趾不需要分指保留两个足趾，可切除一个，对足功能无影响；B. X 线片显示肥大足趾骨关节粗大

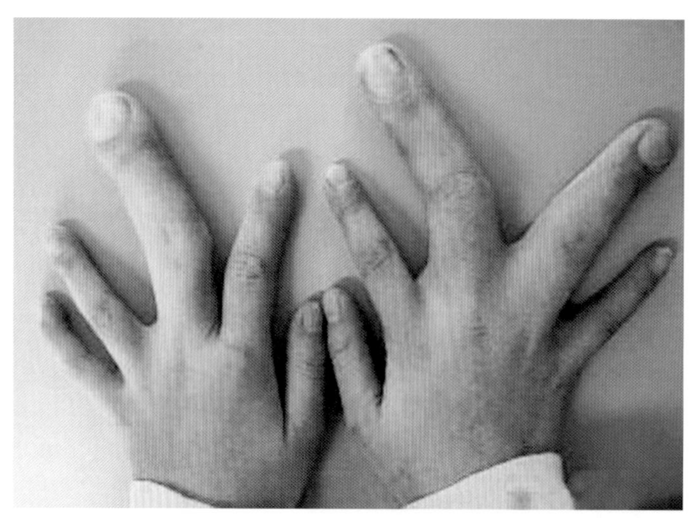

图 6-0-30　巨指合并并指病例 2
左手示、中指巨指,右中、环指部分并指,可分指同时行骨骺闭合或畸形骨楔形截骨

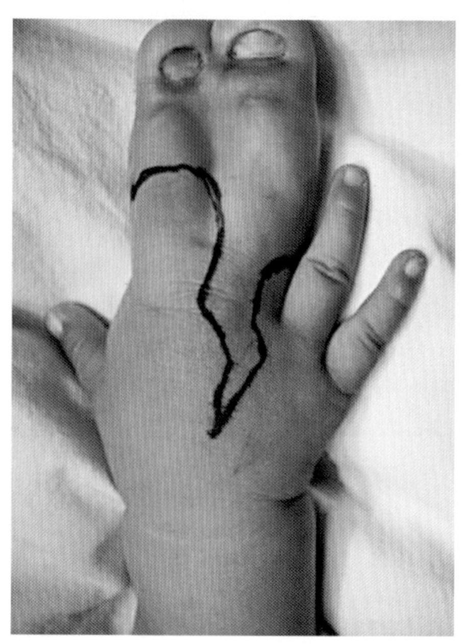

图 6-0-31　巨指合并并指病例 3
右示、中指巨指合并并指,可截除肥大手指,保留部分手指,分离手指意义不大

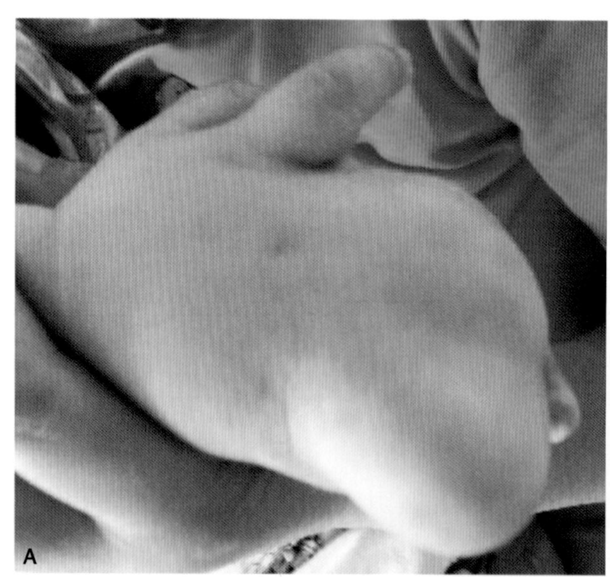

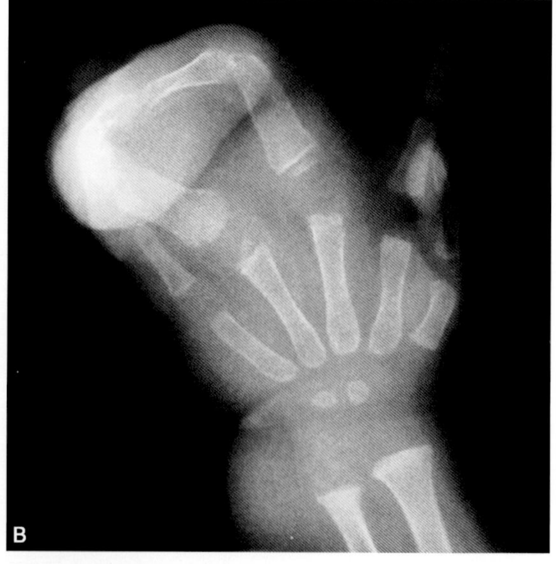

图 6-0-32　巨指合并并指病例 4
A. 右中、环、小指巨指并指;B. X 线片显示肥大手指骨关节粗大,指骨末端融合

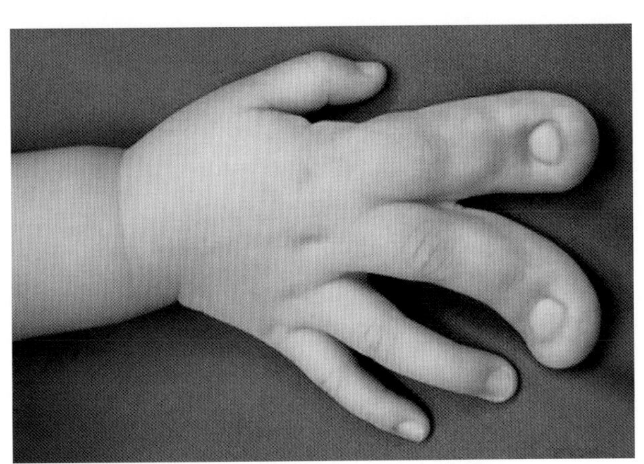

图 6-0-33　巨指合并并指病例 5
右示、中指巨指合并部分并指

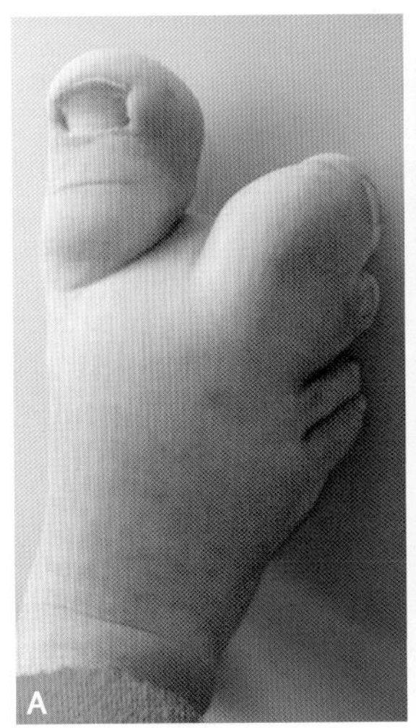
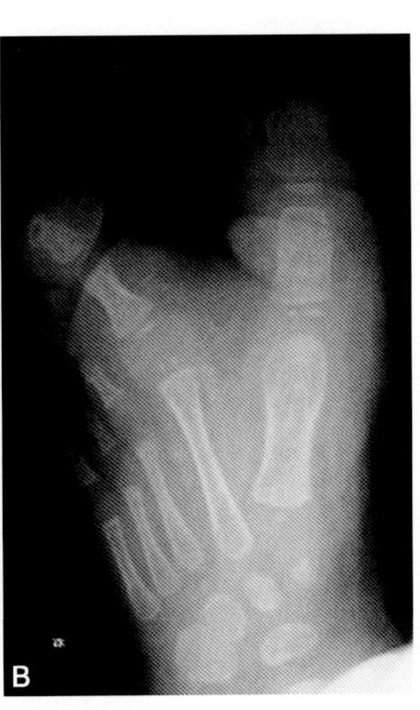

图 6-0-34　巨指合并并指病例 6
A. 右足第 1 ~ 3 趾巨趾，第 2、3 趾并趾；B. X 线片显示肥大趾骨关节肥大增粗，可截除第 2 趾，踇趾进行缩容修整及骨骺闭合

第七章

拇指发育不良

一、概述

先天性拇指发育不良的确切发病原因不是十分清楚，可能是发育过程中肢芽形成或发育障碍引起，具有遗传性。畸形可累及皮肤、肌肉、肌腱、骨关节、血管、神经等组织结构，严重时对拇指的功能影响很大。也可伴发在其他手部畸形或其他器官的发育不良中。手术主要以改善功能为主，辅以改善外形。主要的外科治疗手段有拇指再造和各种拇指功能重建手术。示指拇化手术可在3～4岁左右进行，但有人认为此类手术可开始于1岁，国外也有在出生后数月即实施手术者。其他拇指再造的方法尚有足趾游离移植等。关于拇指再造术，鉴于患儿血管、神经及其他组织结构发育不成熟，手术难度及风险较大，如失败可能导致严重后果；因此，我们不建议过早实施此类手术。各种功能重建手术方案可根据具体病情（如畸形严重程度、骨骼发育成熟情况、全身状况、年龄等）、手术者手术操作技术掌握情况等灵活制订。单纯软组织手术（如拇指蹼松解开大、拇指外展对掌功能重建、侧副韧带重建等）可以在较早时候完成，有可能伤及骨骺的骨性手术可在患儿年龄稍大时实施。

二、形态学特点

目前，多采用 Blauth（1967）分类。Ⅰ型：拇指较对侧细小，可合并大鱼际肌轻度发育不良，拇指功能无损伤或基本正常。Ⅱ型：拇指较小，虽然骨发育也较小，但骨关节的关系基本正常，主要病理改变有：①拇指蹼挛缩、狭窄，引起拇指功能障碍；②大鱼际发育不良较重；③掌指关节尺侧侧副韧带松弛，导致关节不稳定；④血管、神经有时也有发育

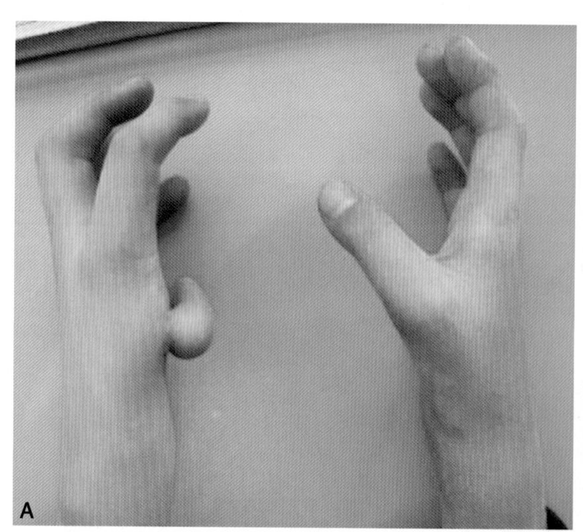

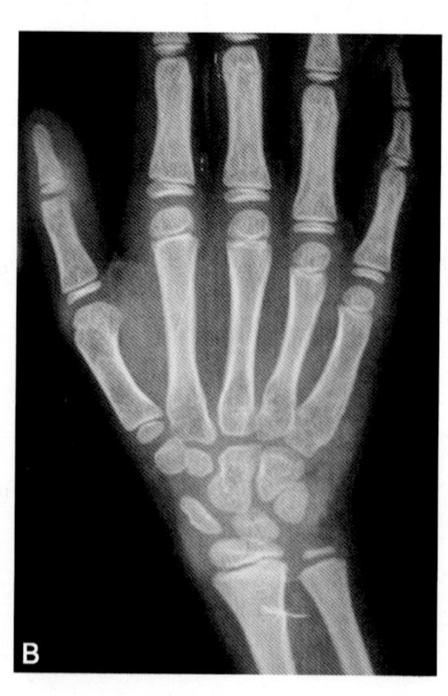

图 7-0-1　拇指发育不良Ⅰ型

A. 双侧拇指发育不良，右侧拇指外形基本正常，拇短展肌轻度发育不良，拇指外展功能存在，但力弱，左侧拇指为漂浮状拇指（Ⅳ度）；B. X 线片显示右拇指骨关节结构基本正常，大小多角骨及舟骨发育差，拇外展功能一般可不予重建，功能要求高时也可重建加强拇指外展力量

异常。Ⅲ型:除Ⅱ型表现外,掌骨及第一腕掌关节发育不良,大鱼际肌缺如,外在肌也有异常,关节不稳定更加明显。Manske 等(1992)又将此型分为两个亚型,ⅢA:广泛的内外在肌缺如,而腕掌关节完整;ⅢB:广泛的内外在肌缺如,腕掌关节发育不良。Ⅳ型:即漂浮拇指或赘生拇指,发育不良之拇指仅靠带有细小血管神经蒂的软组织与手掌或示指桡侧相连系。Ⅴ型:拇指所有结构完全缺如,肌肉、肌腱及血管、神经的变异较大。

1. Ⅰ型　拇指列细长,合并拇短展肌及拇对掌指肌发育不良,拇指功能基本不受影响(图 7-0-1)。

2. Ⅱ型　手的形态及功能明显改变,大鱼际肌萎缩,拇指内收,拇指蹼挛缩,常有第一掌指关节过度松弛(图 7-0-2)。

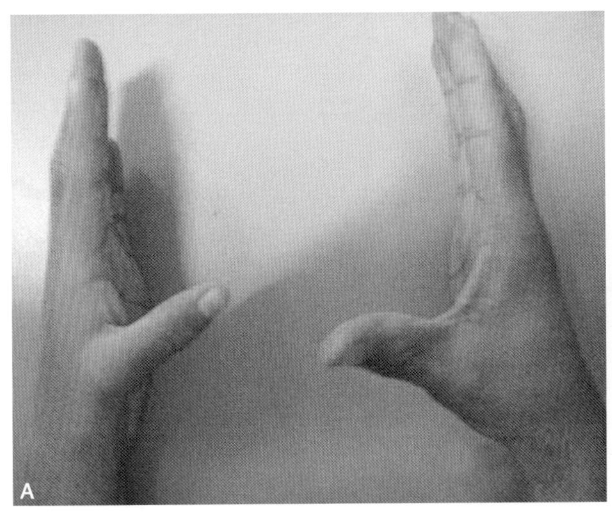

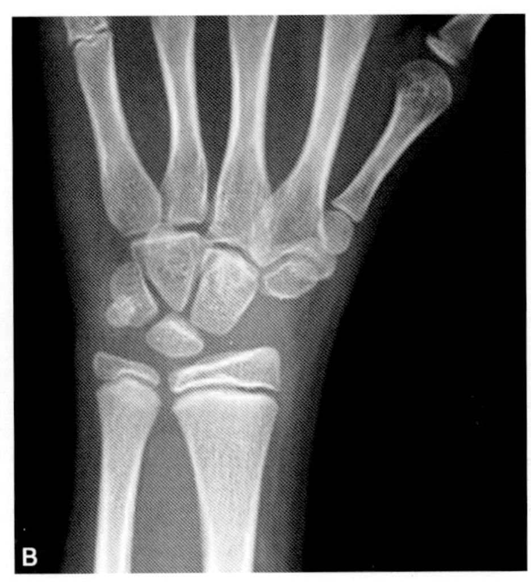

图 7-0-2　拇指发育不良Ⅱ型

A. 左侧拇指细小,大鱼际肌明显萎缩,拇指蹼变小,掌指关节尺侧不稳定;B. X 线片显示左拇指骨关节发育细小,桡侧腕骨发育不良,第一腕掌关节尚稳定,此类患儿重点需重建拇指外展功能,同时松解拇指蹼及稳定掌指关节

3. Ⅲ型　部分掌骨明显发育不全,拇指列明显细小而不稳定,大鱼际肌缺如。此类型患儿需解决的问题有:拇指蹼重建(如示指近节背侧带血管蒂皮瓣)、拇指外展功能重建、掌指关节稳定性重建、拇屈、伸功能重建(部分病人屈伸指肌腱发育不良),ⅢB 型尚需考虑第一腕掌关节的稳定性(图 7-0-3 ~ 图 7-0-6),可能需要重建第一掌骨。

4. Ⅳ度(漂浮拇)　掌骨完全缺如或近完全缺如,短小的拇指仅靠带有血管神经的软组织与手掌相连(呈漂浮状),或从示指近节或第二掌骨的桡侧长出(图 7-0-7 ~ 图 7-0-9)。

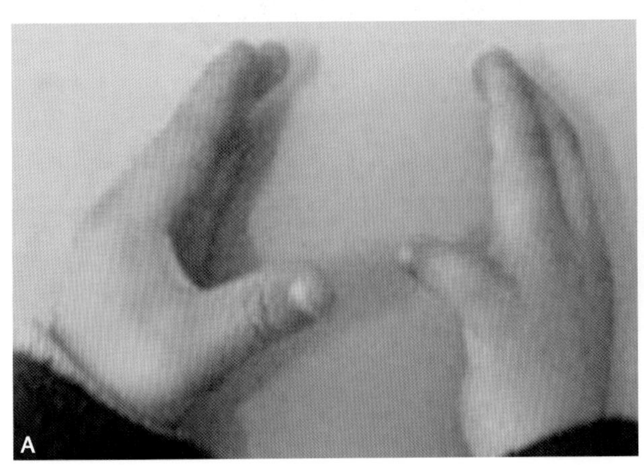

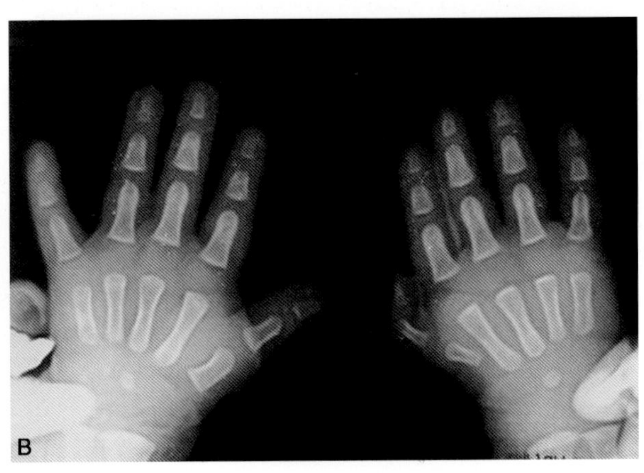

图 7-0-3　拇指发育不良Ⅲ型病例 1

A. 右侧拇指细小,大鱼际缺如,拇指蹼明显狭窄,掌指关节严重不稳定,虎口狭小,伸拇功能障碍;B. X 线片显示右拇指骨关节系列发育不良,第一腕掌关节发育差且不完整,此例为ⅢB。掌指关节不稳定及腕掌关节不稳定为影响功能恢复的主要因素,伸拇功能也需重建

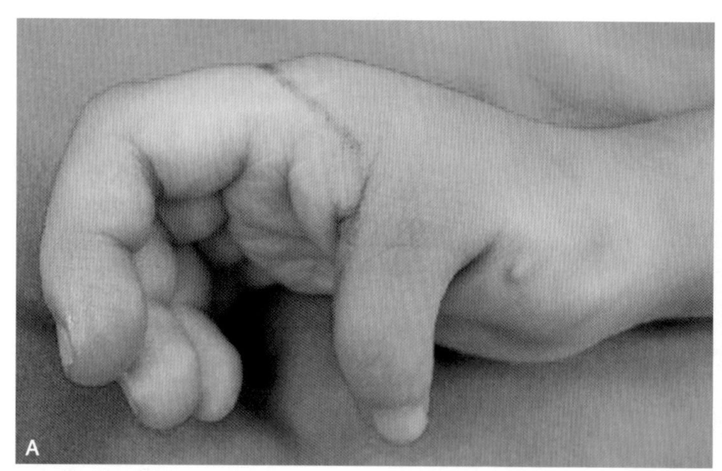

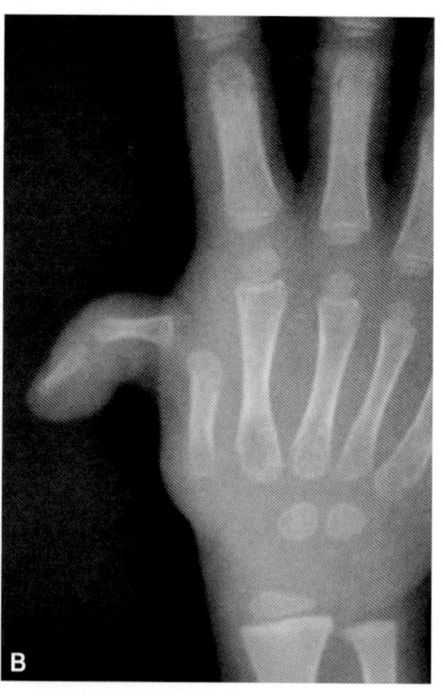

图 7-0-4　拇指发育不良Ⅲ型病例 2

A. 右拇指发育差，大鱼际肌缺如，拇指蹼明显狭窄，掌指关节不稳定；B. X 线片显示第一掌骨虽发育不良，但关节尚完整，此例为ⅢA。掌指关节不稳定的重建是恢复拇指功能的重要措施，伸拇功能也需重建

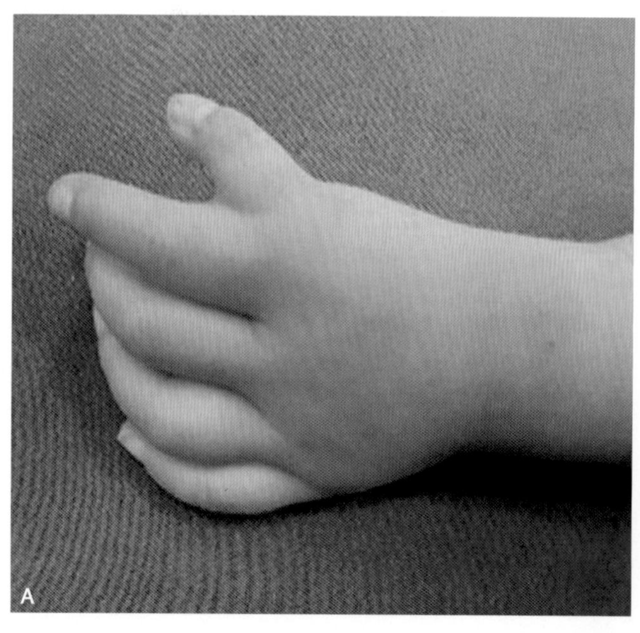

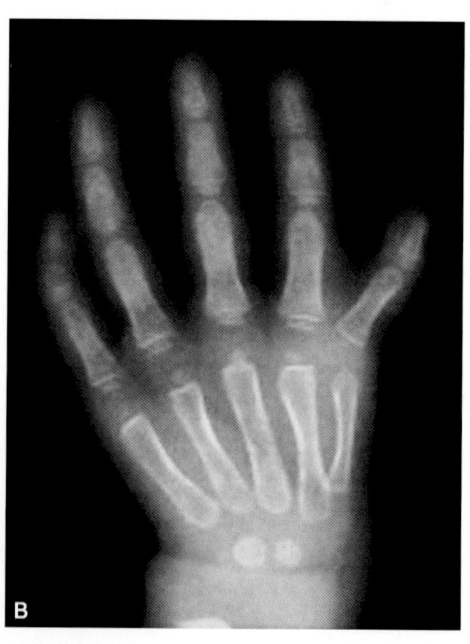

图 7-0-5　拇指发育不良Ⅲ型病例 3

A. 左拇指发育不良合并拇、示指并指，虎口消失，此类患儿拇指蹼重建较为重要，往往第一、二掌骨头间软组织挛缩严重，需彻底松解，有时需选择皮瓣移植重建拇指蹼；B. X 线片显示左拇指发育不良为ⅢA 型

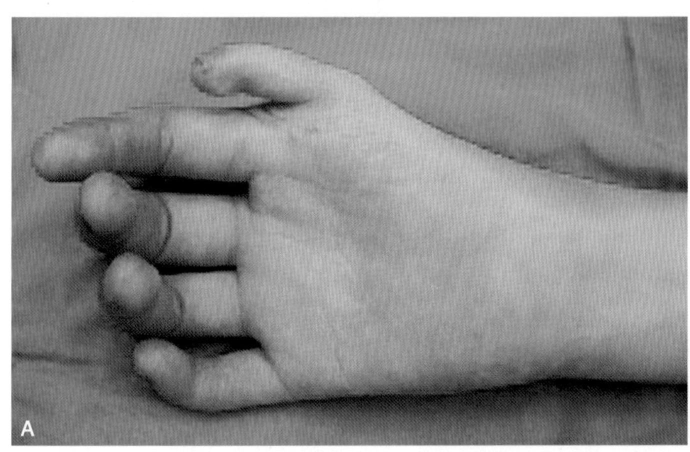

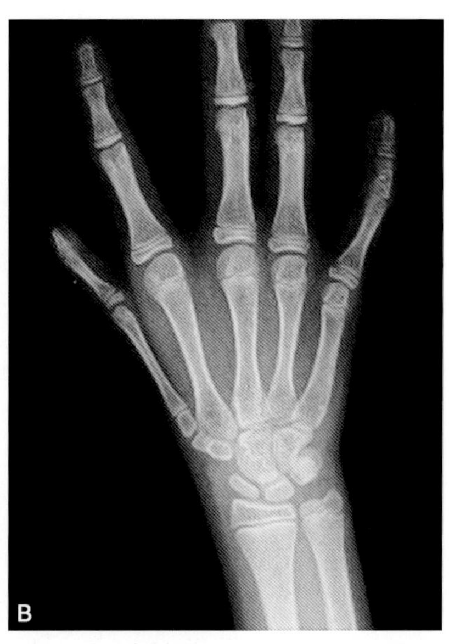

图 7-0-6　拇指发育不良Ⅲ型病例 4

A. 右拇指发育不良，大鱼际明显萎缩，拇指蹼严重挛缩；B. X 线显示，右拇指骨关节系列发育极度细小，但腕掌关节存在，此为ⅢA 型，不同的是，骨关节发育较差时，往往拇屈伸肌腱发育也较差，因此需考虑到重建的问题

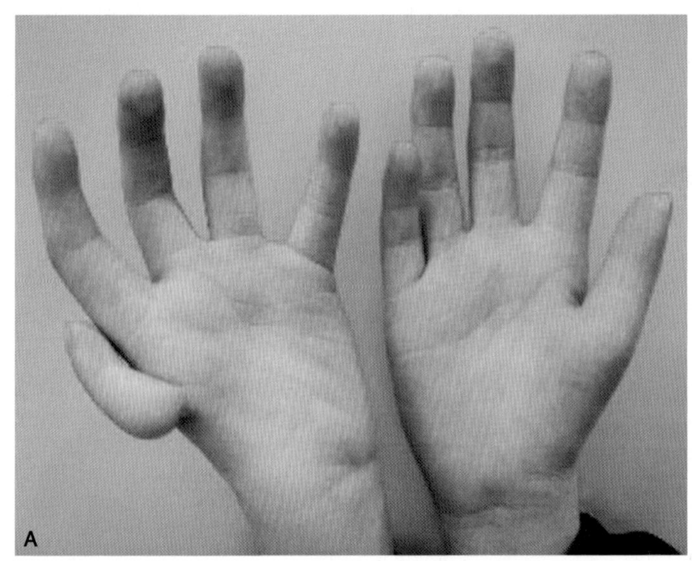

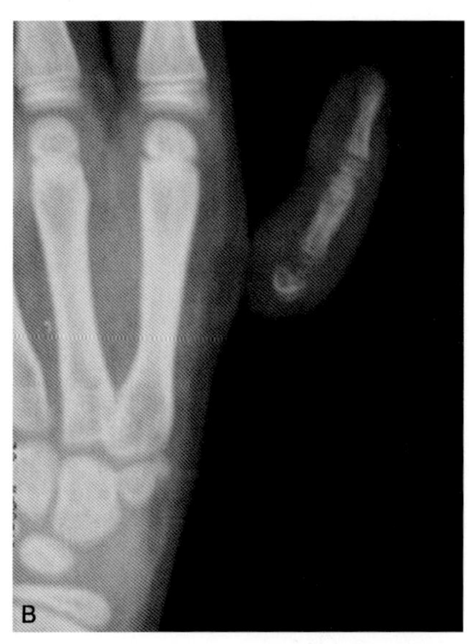

图 7-0-7　拇指发育不良Ⅳ度病例 1

A. 双拇指发育不良，右侧为Ⅰ度，左侧拇指短小，仅残留近节以远部分，外形细小，从第二掌骨发出，呈现漂浮状，蒂尚有一定宽度，此类患儿可行带骨骺髂骨植骨或跖骨移植重建第一掌骨，但植入移植物后，蒂部皮肤伤口难以闭合，需局部皮瓣或远处皮瓣覆盖，拇外展、屈伸拇指肌腱均有可能需重建，示指拇化也是选择之一；B. X 线片显示左拇指掌骨缺如，仅残留远端少量骨块

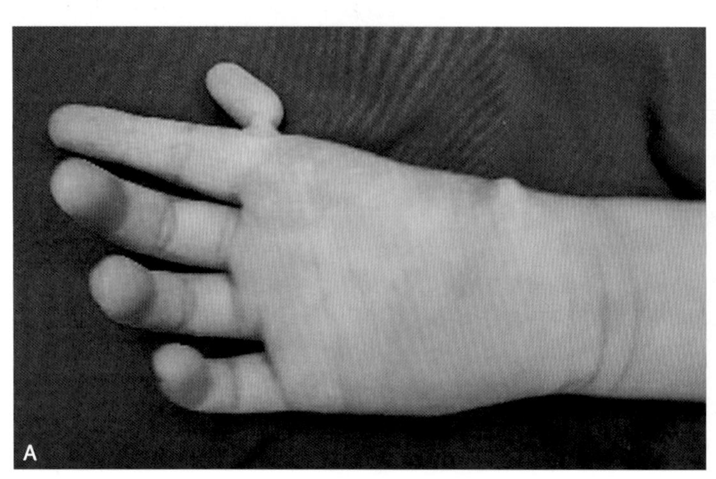

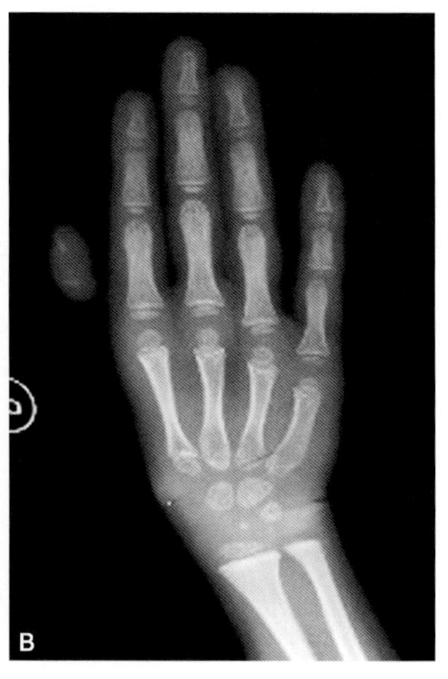

图 7-0-8　拇指发育不良Ⅳ度病例 2

A. 右拇指发育不良，发出于示指近节，以狭细软组织蒂相连，其他拇指结构均缺如，由于蒂部狭细，可切除漂浮拇指，行示指拇化术；B. X 线片显示残留远节及少部分近节指骨细小，因此从骨关节畸形状况看，不适宜保留此漂浮拇指

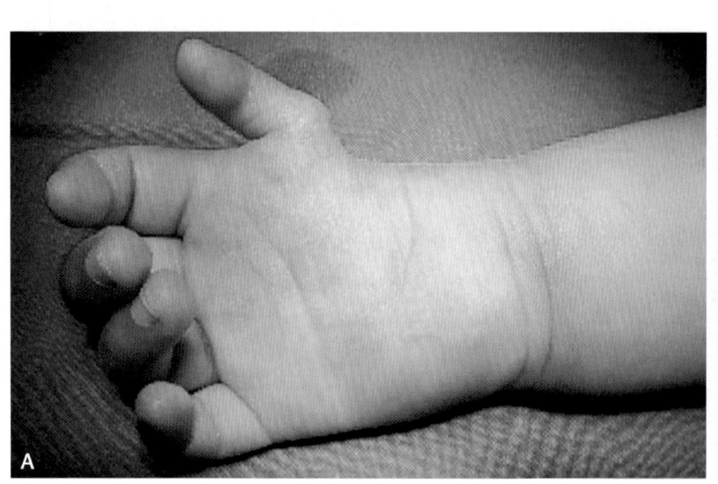

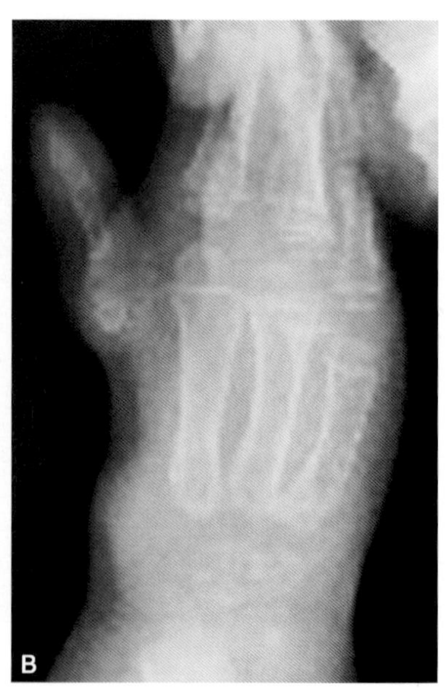

图 7-0-9　拇指发育不良Ⅳ度病例 3

A. 右拇指发育不良，发出于第一掌骨，相连的蒂较宽；B. X 线片显示第一掌骨残留远端少量骨组织，为Ⅳ度，重建第一掌骨后拇指蹼不一定重建

5. Ⅴ度 拇指完全缺如，手部肌肉、肌腱异常改变，神经血管束严重变异（图 7-0-10、图 7-0-11）。

6. 其他类型拇指发育不良（图 7-0-12 ~ 图 7-0-18）。

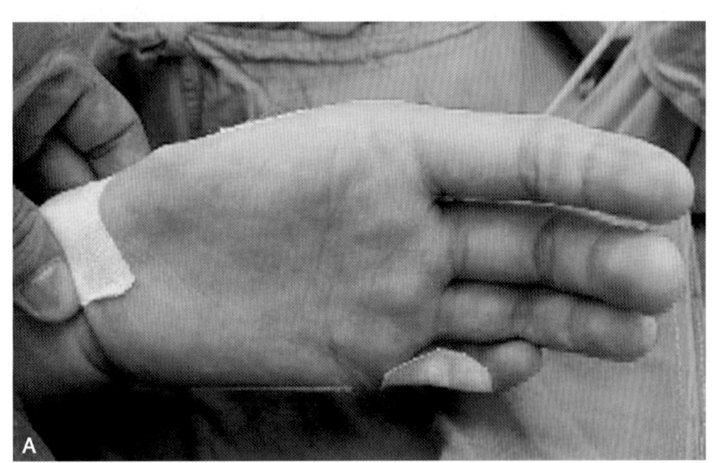

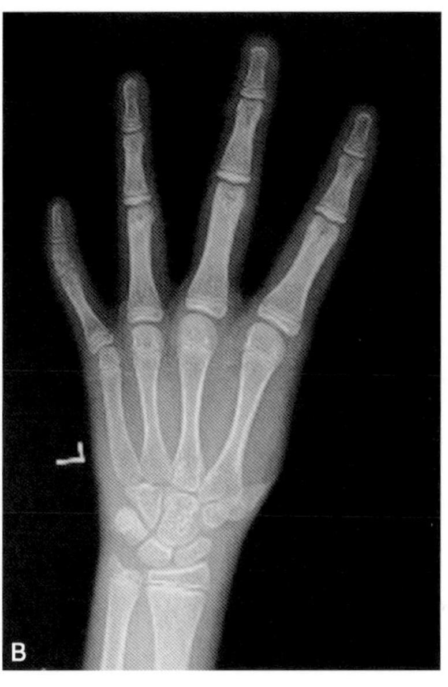

图 7-0-10 拇指发育不良Ⅴ度病例 1

A. 左拇指完全缺如，示指拇化为重建拇指的选择；B. X 线片显示左拇指骨关节结构几乎完全缺如，但大多角骨及第一掌骨基底少量骨块残留，或为重建拇指及拇指蹼留下希望

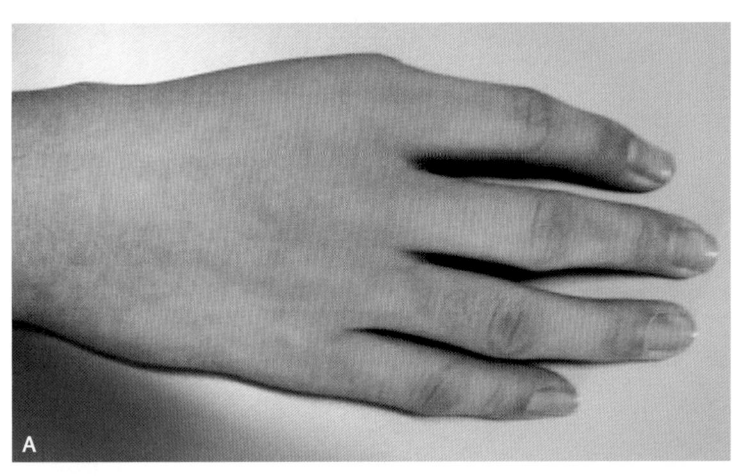

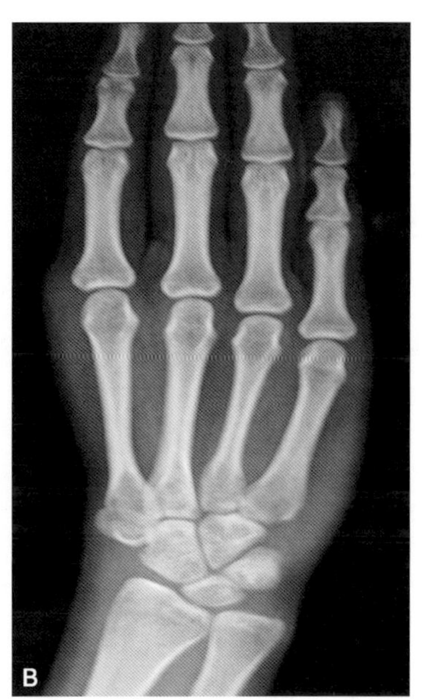

图 7-0-11 拇指发育不良Ⅴ度病例 2

A. 右拇指完全缺如；B. X 线片显示右拇指骨关节结构完全缺如，除示指拇化外，几无其他重建拇指的手段

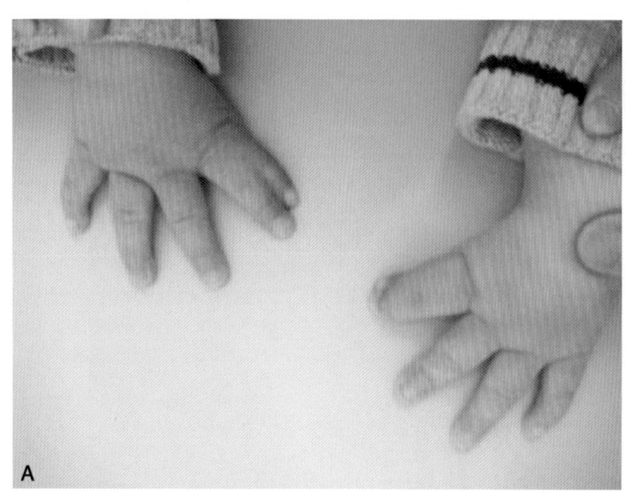
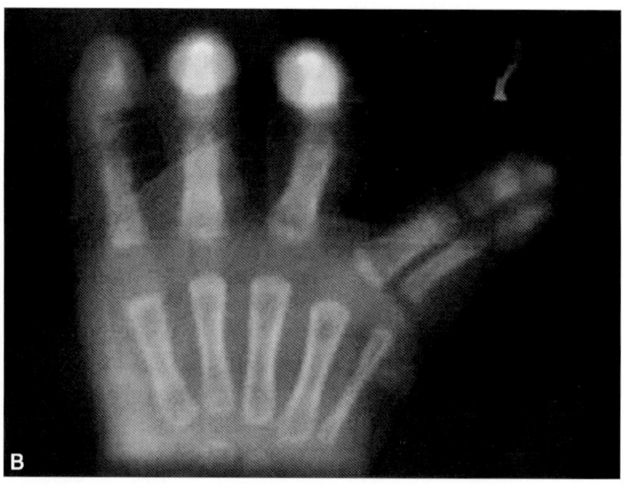

图 7-0-12　其他类型拇指发育不良病例 1

A. 双侧拇、示指完全并指，拇指发育不良；B. X 线片显示（左侧）拇、示指骨关节结构完整，但发育不良，尤其拇指系列严重发育不良，此类畸形首先需分离和重建拇指蹼，由于并指紧密，拇指蹼需行皮瓣移植覆盖残留缺损，二期再设计拇外展功能和屈伸肌腱的重建

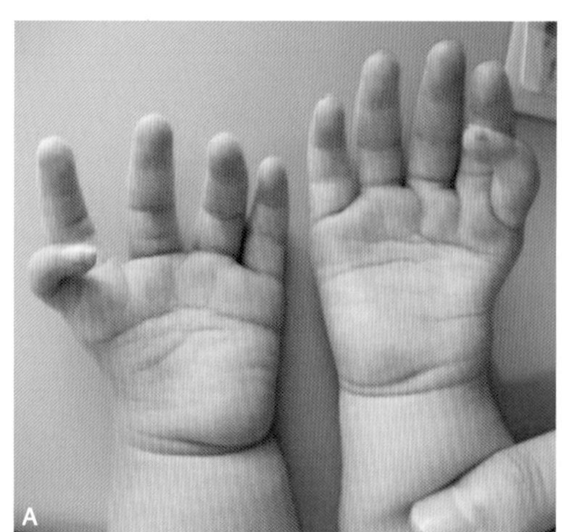
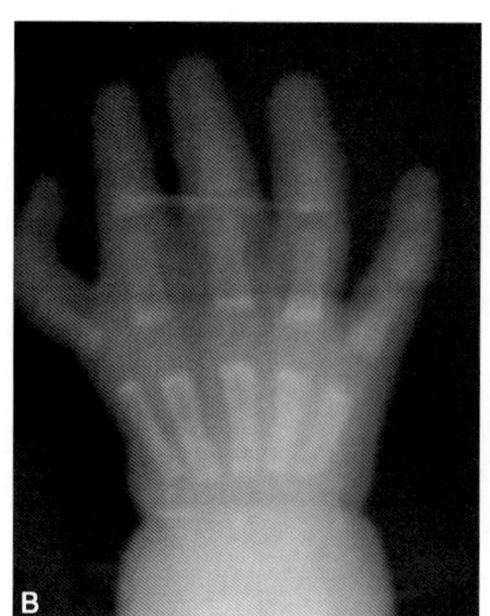
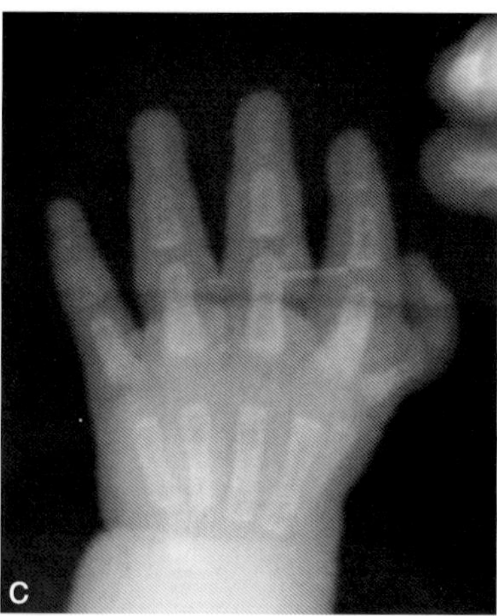

图 7-0-13　其他类型拇指发育不良病例 2

A. 双侧拇指Ⅲ度发育不良；B. X 线片显示（右）拇指骨关节结构完整但发育细小，腕掌关节尚存，有三节指骨，需行融合短缩；C. 左侧拇指骨关节发育同右拇指

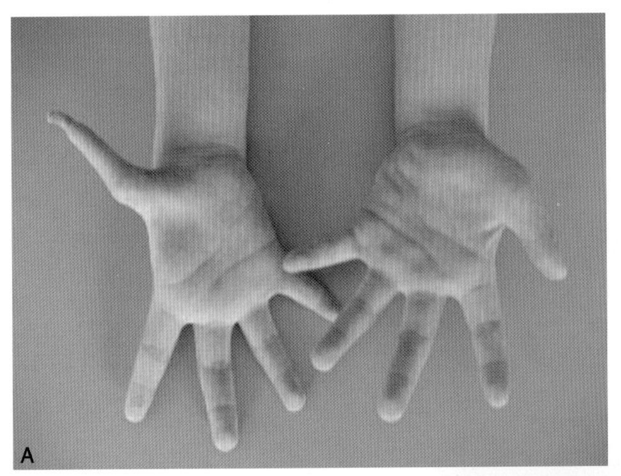

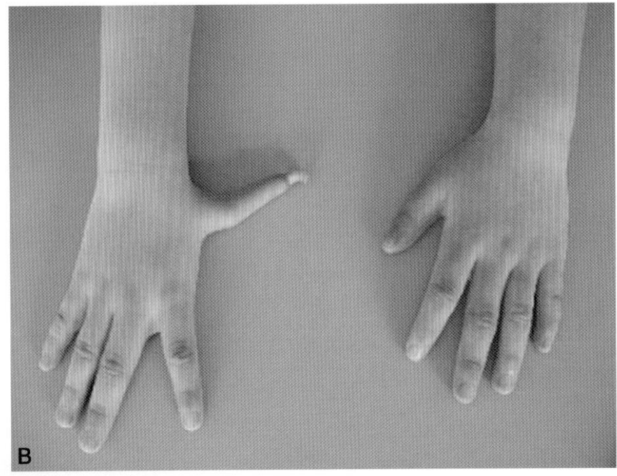

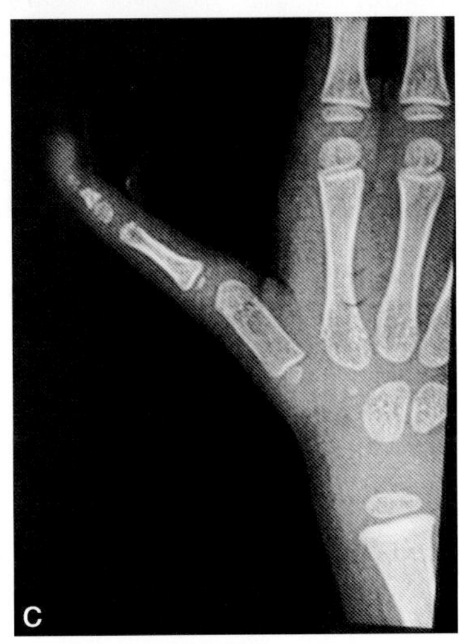

图 7-0-14 其他类型拇指发育不良病例 3

A. 右拇指发育细长，虎口假性宽大，与掌指关节严重不稳定有关；B. 背面观，指甲细长；C. 右拇指骨关节结构发育不良，四节发育细小的指骨，此例需解决拇外展重建、掌指关节稳定、指间关节短缩融合等问题

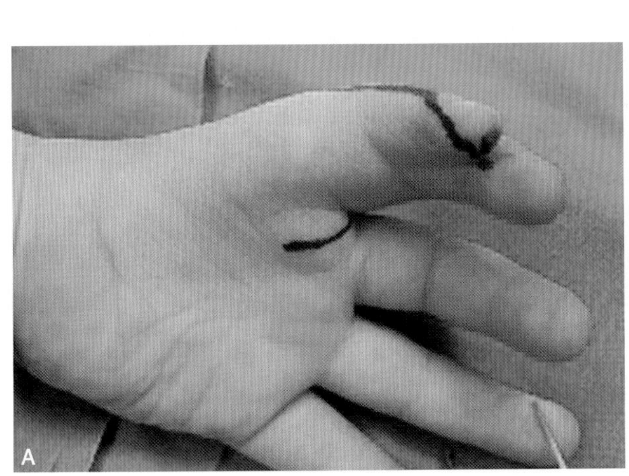

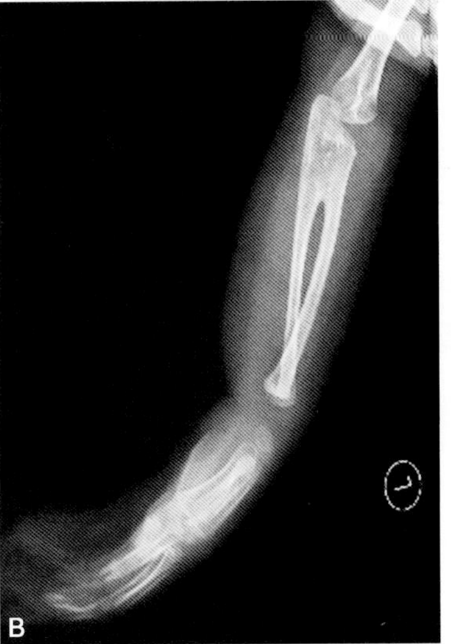

图 7-0-15 其他类型拇指发育不良病例 4

A. 左侧拇、示指完全性并指，拇指发育不良；B. X 线片显示同时合并近侧桡尺关节融合

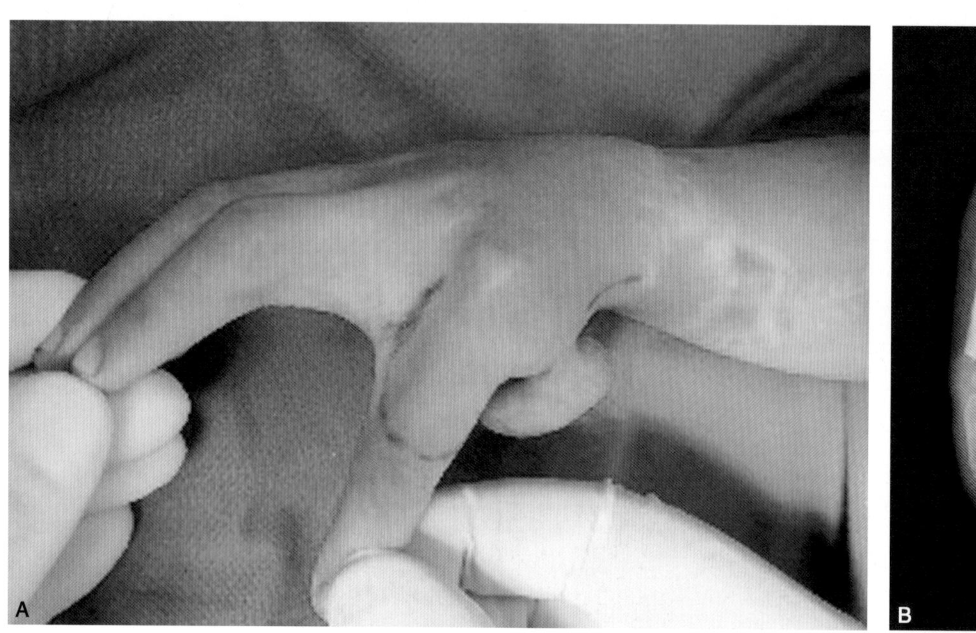
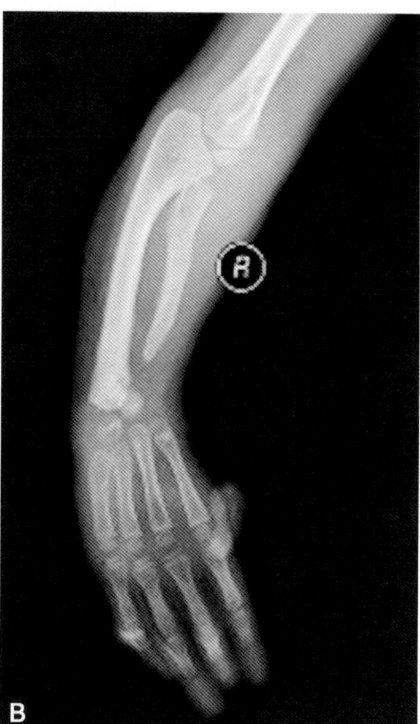

图 7-0-16　其他类型拇指发育不良病例 5

A. 右拇指Ⅳ度发育不良；B. X 线片显示桡侧纵列发育不良合并拇指发育不良

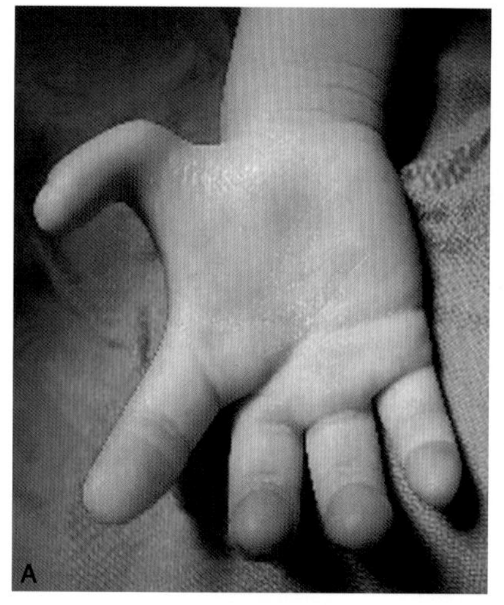
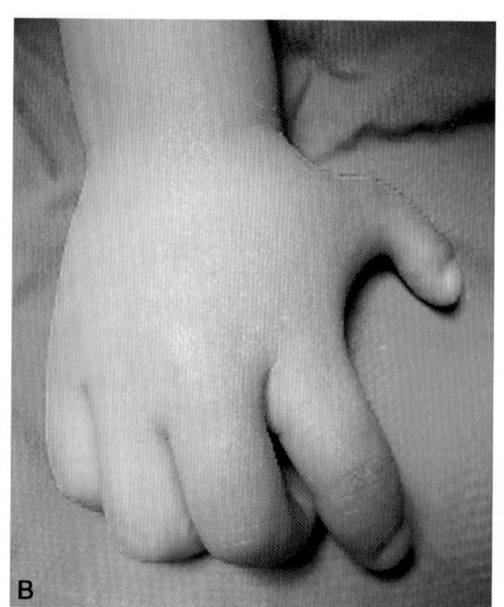
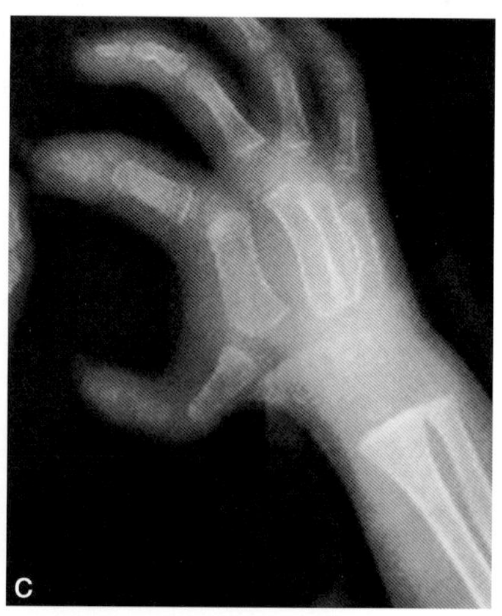

图 7-0-17　其他类型拇指发育不良病例 6

A. 右拇指发育不良，外形看为Ⅲ度，但不同之处为虎口较大；B. 背面观；C. X 线片显示右第一掌骨与第二掌骨在基底成角>90°，治疗中需同时设计适当减小该角度

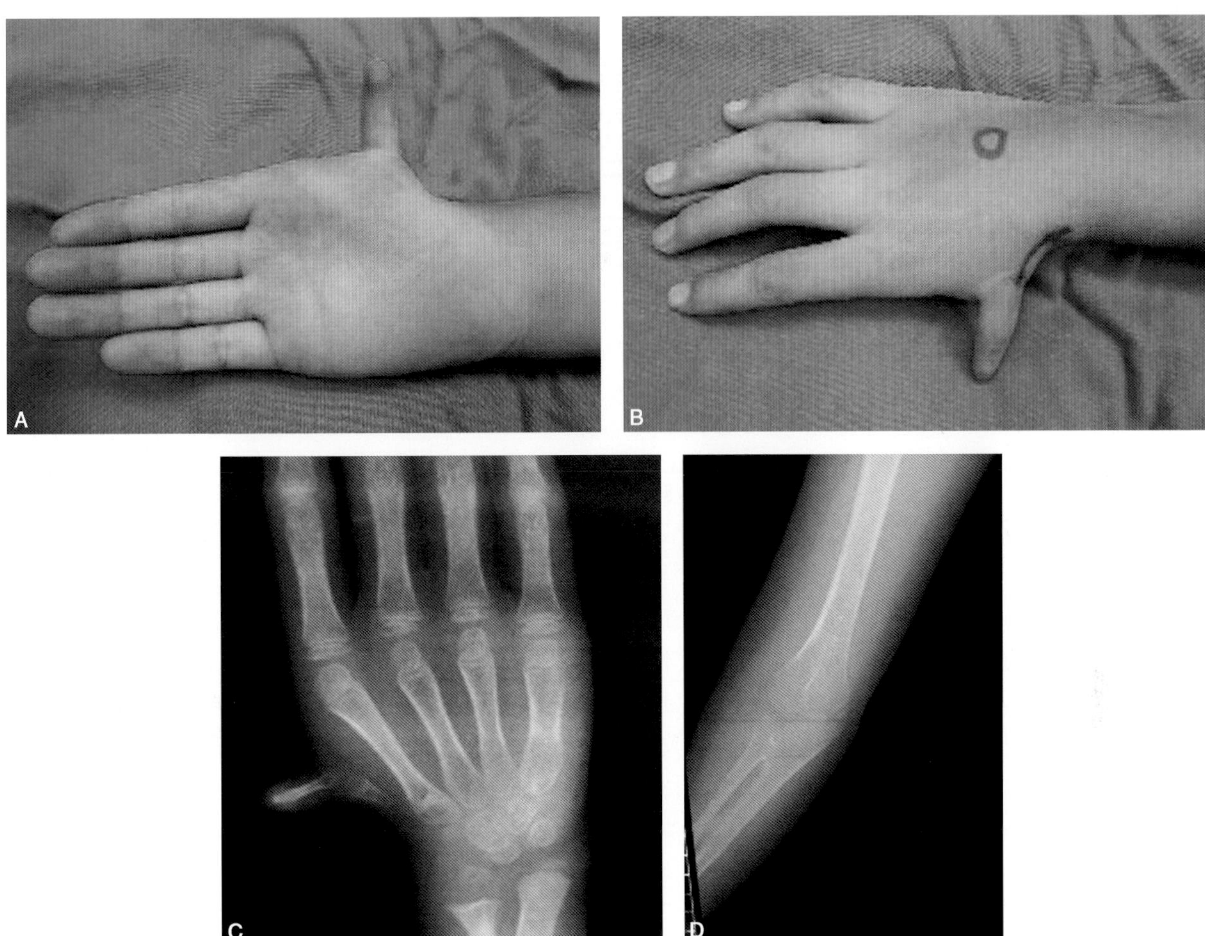

图 7-0-18 其他类型拇指发育不良病例 7

A. 右拇指发育不良，外形为Ⅲ度；B. 背面观；C. X 线片显示，此例骨关节表现似归类于Ⅳ度更合理，需重建第一掌骨；D. 同时合并桡骨发育不良及近侧桡尺关节融合

第八章

桡骨远端发育不良引起的腕部畸形

一、概述

各种异常原因在骨发育完成前作用于桡骨远端骨生长发育区，引起桡骨远端发育性畸形，并导致腕关节畸形，上述内容均在本章节讨论范围。病因不清，部分病人有家族遗传史，或发生于先天性畸形综合征，也有认为是宫内胚胎发育过程中形成。出生后特定原因作用于桡骨远端骨生长区域，导致骨骺生长迟缓或停滞，如创伤导致桡骨远端发育障碍，骨骺早闭或发育不均衡，特定的生活环境或生活习惯等，也是可能的致畸原因。

马德伦畸形是这类发育性畸形中最为人所知的一类，主要是由于桡骨远端尺掌侧发育障碍，并引起远侧桡尺关节半脱位畸形。Dupuytren(1829)首先报道了这种畸形，Madelung(1878)又作了详细的描述。多数学者认为其与外伤、骨软骨发育不良、营养障碍性发育不良、遗传性家族史等有关。近年有研究表明，位于桡骨远端掌尺侧至月骨的异常韧带(Vicker's 韧带)是限制桡骨远端掌尺侧骨骺发育的重要原因，因此建议手术切除，但应当在患者发育成熟前进行。马德伦畸形是桡骨远端骨骺的尺侧和掌侧发育障碍所致，桡骨远端向掌侧和尺侧偏斜。腕关节的近排腕骨近端由曲拱顶形变成尖顶形。由于尺骨下端生长较桡骨远端快，尺骨远端常向桡背侧及远端突出，在腕尺背侧有明显的骨隆起。腕关节活动受限，特别是背伸及尺偏时明显，而屈腕活动度增加。畸形严重时，腕部出现疼痛、无力及腕关节不稳定。此种畸形男女均可发病，但女性多见，可单侧也可双侧发病。

其他的桡骨远端发育不良引起的腕部畸形有：尺骨正向变异、反-马德伦畸形、桡骨远端尺侧发育不良等。

二、形态学特点(X 线分类)

1. Ⅰ型　桡骨远端均衡发育不良(尺骨正向变异)—桡骨远端整体成比例的纵向发育受限。X 线表现：尺骨远端长于桡骨远端>2mm，可合并远侧桡尺关节半脱位、尺腕撞击征象，严重者可有骨性关节炎表现，尺偏角正常(图 8-0-1 ~ 图 8-0-5)。

2. Ⅱ型　桡骨远端尺侧发育不良(Premadelung 畸形)。X 线表现：桡骨远端尺侧倾斜明显，尺偏角增大，可合并尺骨远端背侧半脱位，部分病例可见到桡骨远端尺掌侧轻度发育不良，但腕骨不向掌侧移位，假性尺骨正向变异，尺腕撞击征象，骨性关节炎表现(图 8-0-6 ~ 图 8-0-9)。

3. Ⅲ型　桡骨远端掌尺侧发育不良(Madelung 畸形)。X 线表现(前三项为主要诊断依据)：尺偏角增大>33°，月骨下沉>4mm，腕骨掌侧移位

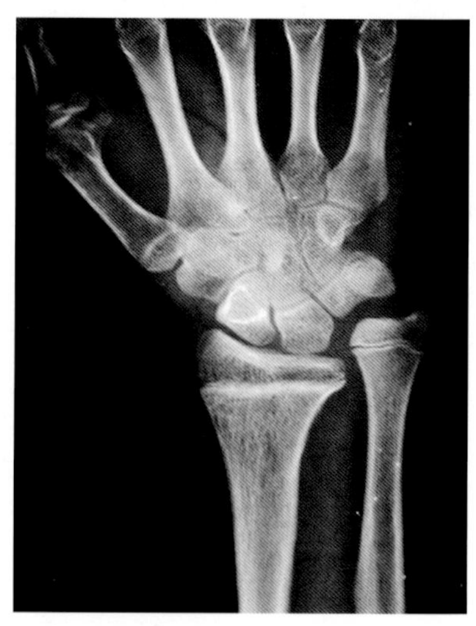

图 8-0-1　Ⅰ型畸形病例 1

右侧尺骨远端明显长于桡骨远端，远侧桡尺关节间隙增宽，桡骨远端骨骺接近完全闭合，而尺骨远端骨骺仍存在，有症状或影响外形时可以行桡骨延长或尺骨短缩术

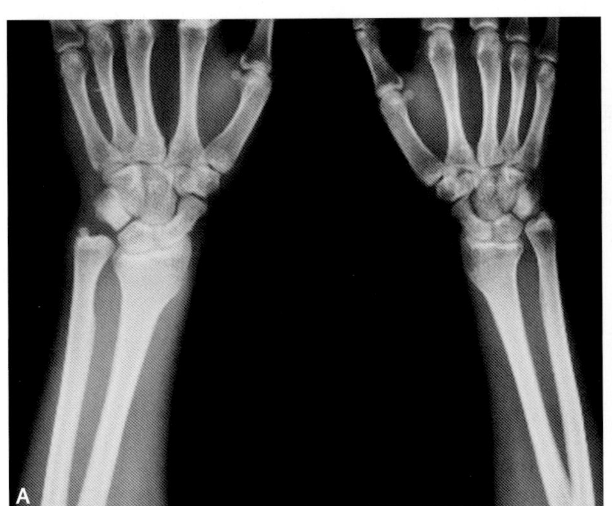

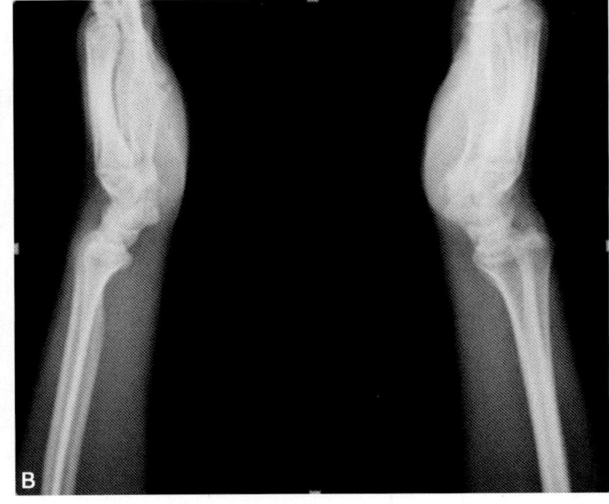

图 8-0-2　Ⅰ型畸形病例 2

A. X 线片显示双侧尺骨正向变异(成人),远侧桡尺关节间隙增宽;B. 侧位 X 线片显示右侧尺骨头半脱位,可选择尺骨短缩或桡骨延长术

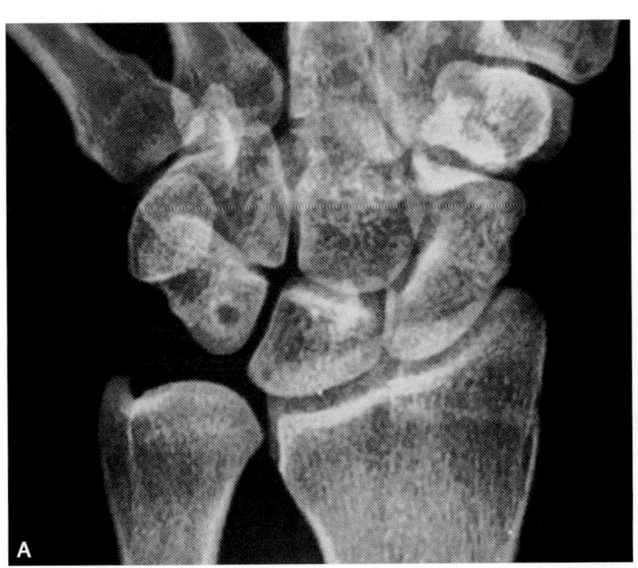

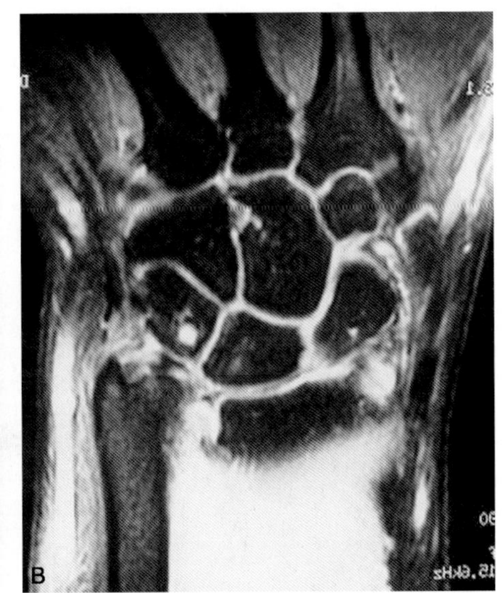

图 8-0-3　Ⅰ型畸形病例 3

A. 正位 X 线片显示左侧尺骨正向变异,三角骨内囊性变,病人腕关节尺侧痛,诊断为尺腕撞击综合征,无关节炎征象;B. MRI 显示三角骨内囊性改变,TFCC 穿孔,可行腕关节镜清创加尺骨短缩术,也可直接行尺骨短缩术

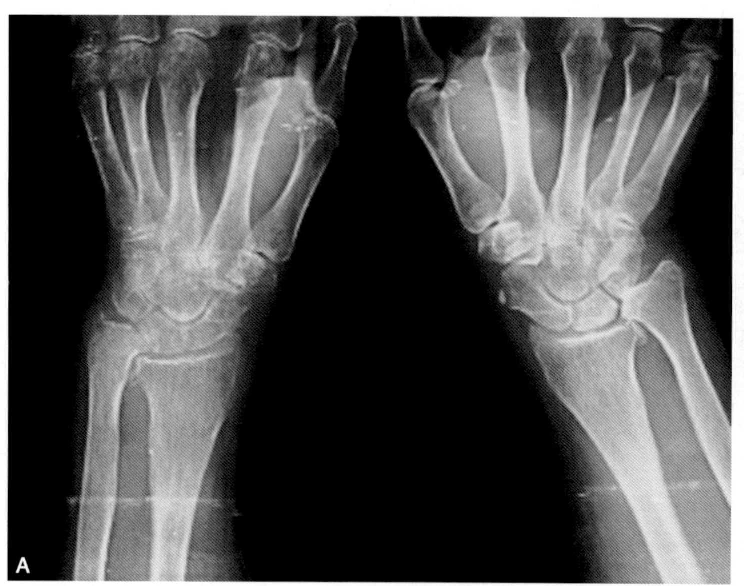

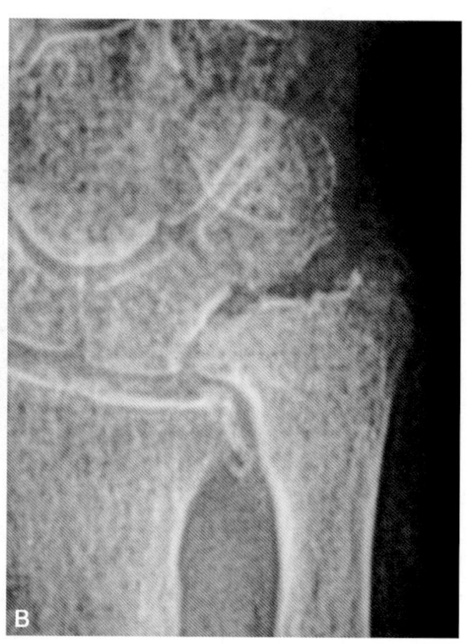

图 8-0-4 Ⅰ型畸形病例 4

A. X 线片显示，双侧尺腕撞击征，已形成远侧桡尺关节及尺腕关节骨性关节炎；B. X 线片近视可见骨性关节炎范围广泛，可选择切除尺骨头

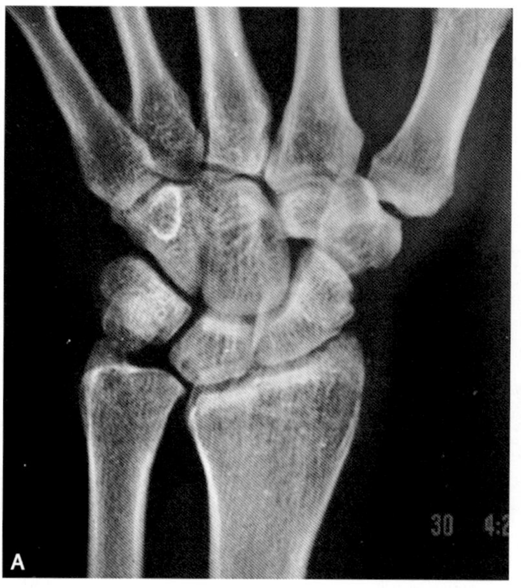

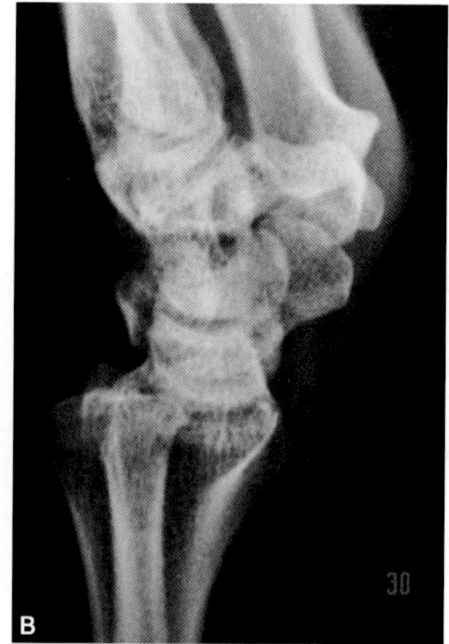

图 8-0-5 Ⅰ型畸形病例 5

A. 正位 X 线片显示左侧尺骨正向变异，月骨近侧与尺骨相对面可见囊性变；B. 侧位 X 线片显示尺骨头半脱位，如有症状可选择尺骨短缩术

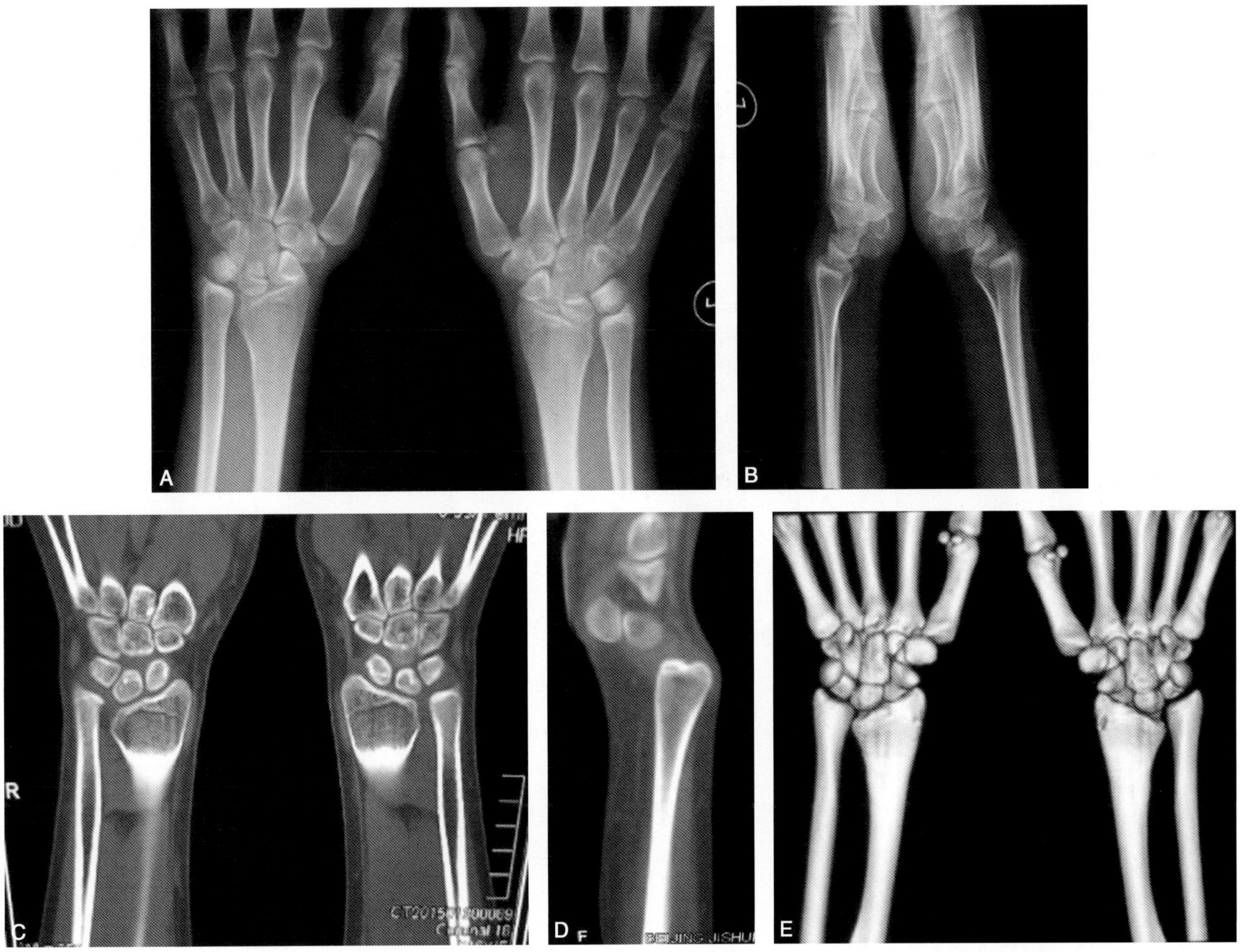

图 8-0-6　Ⅱ型畸形病例 1

A. 正位 X 线片显示双侧桡骨远端尺偏角增大，尺骨远端相对长于桡骨远端；B. 侧位 X 线片显示腕骨没有向掌侧移位，选择桡骨远端尺侧开放楔形截骨、髂骨植骨，纠正尺偏角；C. CT 冠状位也可见尺骨远端尺侧倾斜加大，远侧桡尺关节间隙增大，尺骨远端长于桡骨远端；D. 矢状位 CT 扫描显示尺骨头背侧半脱位；E. CT 三维重建同样可见桡骨远端尺侧发育不良

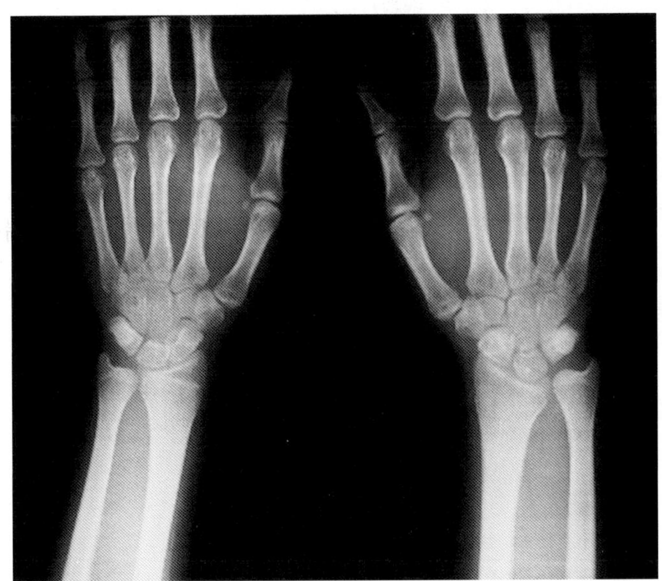

图 8-0-7　Ⅱ型畸形病例 2

正位 X 线片显示，右侧桡骨远端尺侧发育不良，左侧正常

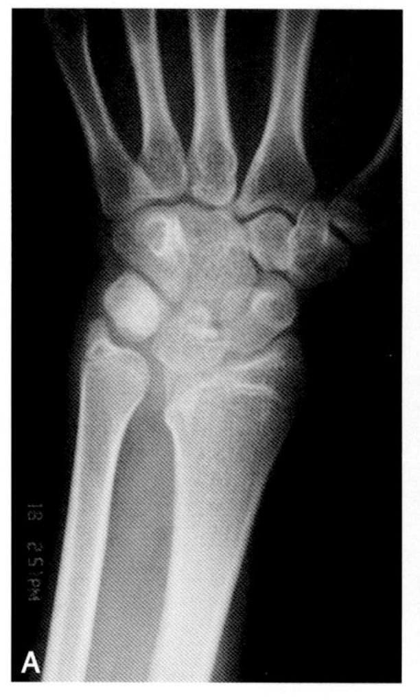
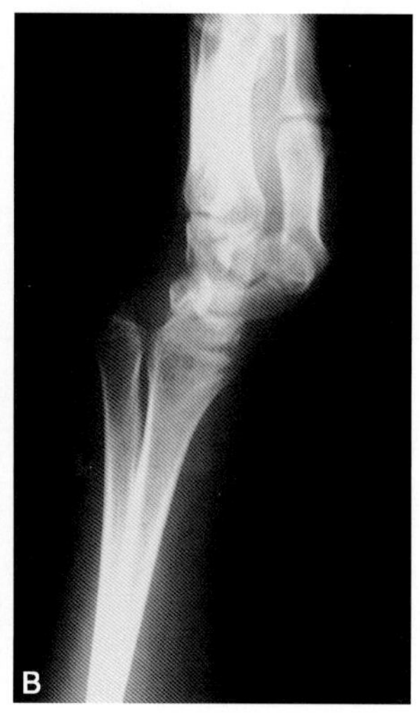

图 8-0-8　Ⅱ型畸形病例 3

A. 正位 X 线片显示左侧桡骨远端尺侧发育不良，掌尺侧轻度发育不良，远侧桡尺关节间隙增宽，尺骨远端相对长于桡骨远端；B. 侧位 X 线片显示尺骨头背侧脱位，腕骨没有掌侧移位（与马德伦畸形不同），可诊断为 Pre-madelung 畸形，可选择桡骨远端尺掌侧开放楔形截骨髂骨植骨

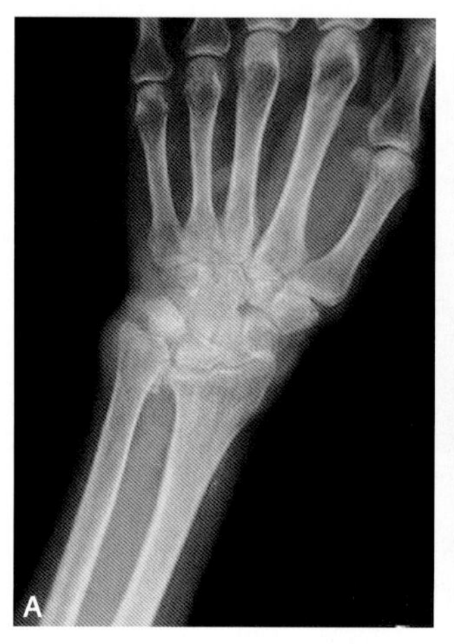
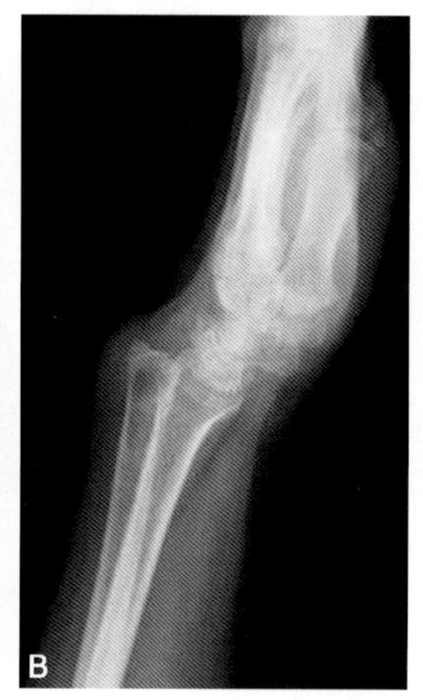
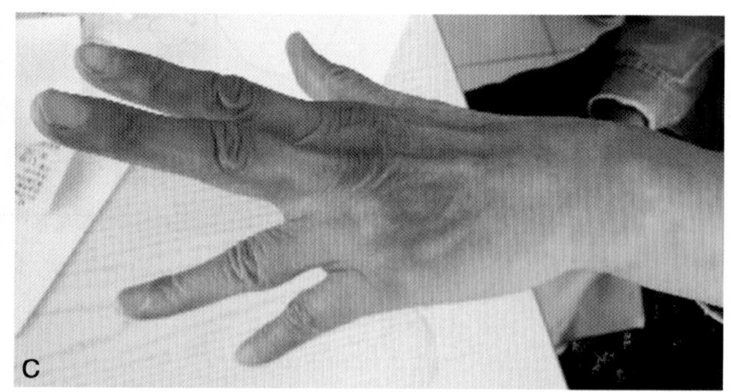

图 8-0-9　Ⅱ型畸形病例 4

A. 正位 X 线片显示左侧桡骨远端尺侧发育不良，远侧桡侧关节骨性关节炎；B. 侧位 X 线片显示尺骨头半脱位；C. 病人环、小指指伸肌腱因骨突磨损断裂，可选择尺骨头切除同时修复指伸肌腱

>20mm，尺骨远端背侧半脱位，桡骨干侧弯（尺侧、掌侧弯曲），桡骨远端关节面不平整，腕骨可为楔形夹持在桡尺骨之间形成 V 形腕骨，桡骨近端也可发育不良（图 8-0-10 ~ 图 8-0-16）。

4. Ⅳ型　桡骨远端桡背侧（reverse-Madelung 畸形）或桡掌侧发育不良，此类畸形多因桡骨远端发育过程中受到外伤等原因作用造成。X 线显示桡骨远端桡侧发育不良为基本表现，可合并桡背侧或桡掌侧发育不良，桡骨远端尺偏角消失，桡偏角出现，腕骨掌侧移位或背侧移位，桡骨远端关节面不规则，尺骨头相对长于桡骨远端（图 8-0-17 ~ 图 8-0-20）。

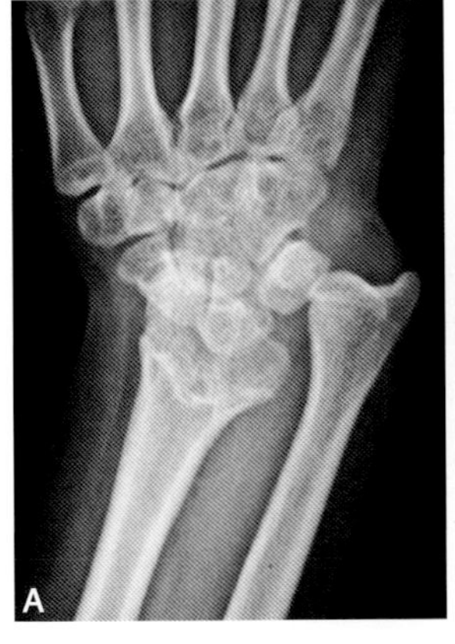
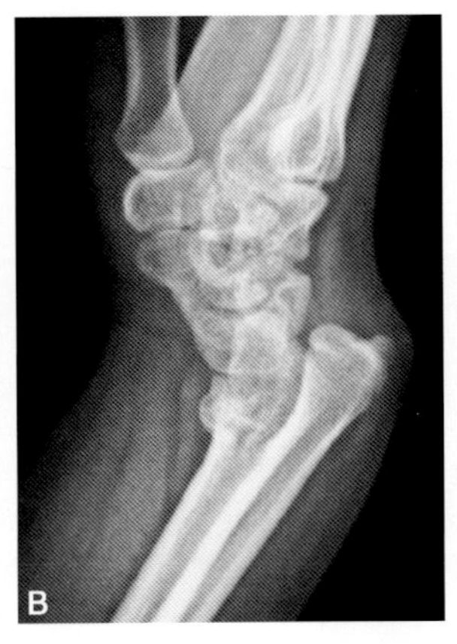
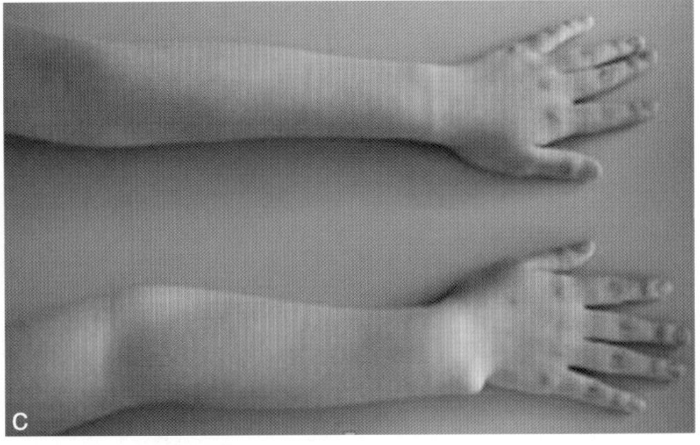

图 8-0-10　Ⅲ型畸形病例 1

A. 正位 X 线片显示右侧桡骨远端尺掌侧发育不良，尺偏角增大，月骨下沉，远侧桡尺关节间隙明显增宽，尺骨脱位向尺背侧，桡骨远端关节面不规则；B. 侧位 X 线片显示腕骨掌侧移位，尺骨头背侧完全脱位；C. 体位像显示右腕关节掌屈桡偏，肘关节外翻，治疗可选择桡骨远端掌尺侧开放楔形截骨植骨加尺骨短缩，但是手术后可能丧失部分腕关节运动功能

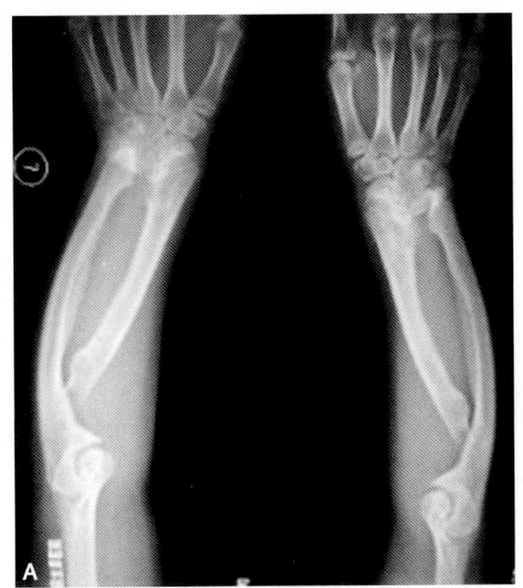
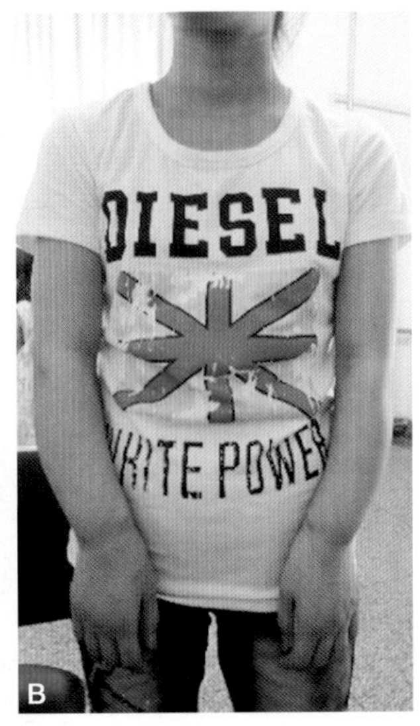

图 8-0-11　Ⅲ型畸形病例 2

A. 正位 X 线片显示双侧马德伦畸形，同时合并桡骨近端发育不良，尺骨弯曲；B. 体位像，因桡骨近端发育不良引起肘关节内翻，此类病人腕关节功能往往没有障碍，而外形尚可，腕关节如无症状可不予治疗，桡骨近端缺如一般无特殊处理

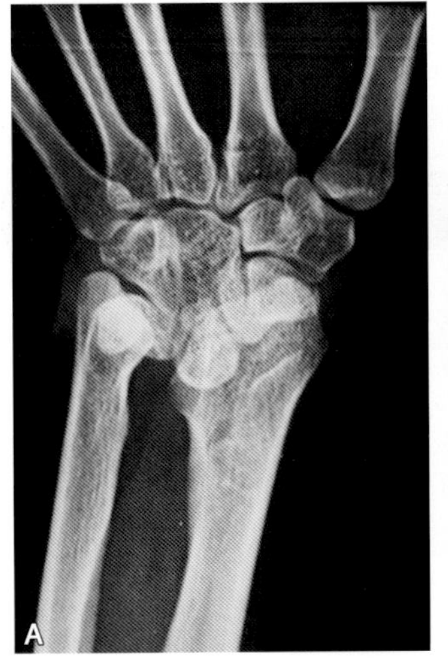
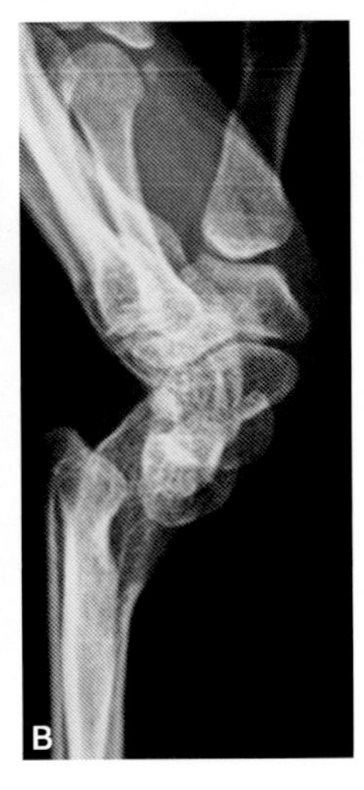

图 8-0-12　Ⅲ型畸形病例 3

A. 正位 X 线片显示左侧马德伦畸形，腕骨下沉夹持在桡尺骨之间，形成腕骨典型的 V 形改变；B. 侧位 X 线片显示，腕骨掌侧移位，桡骨远端掌侧弯曲，远侧桡尺关节半脱位，可选择单纯桡骨远端楔形截骨术，纠正桡骨远端尺偏、掌倾畸形，症状不明显也可不手术

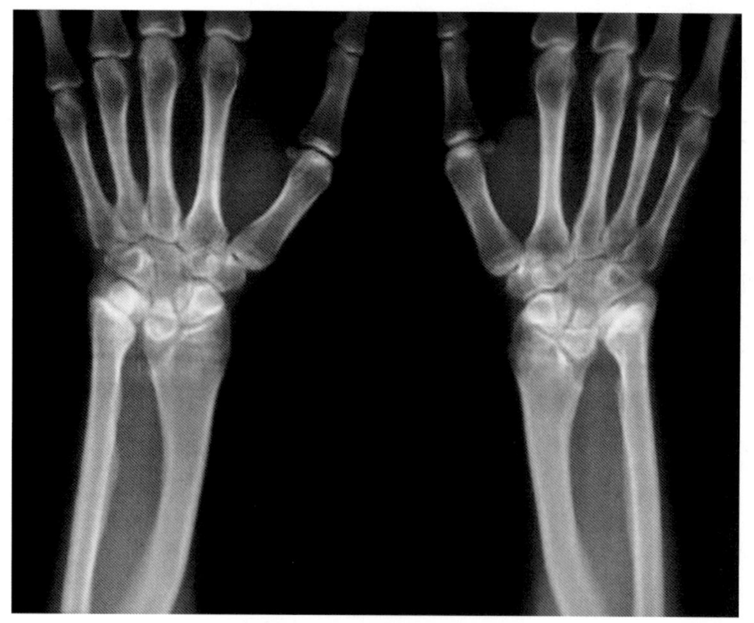

图 8-0-13　Ⅲ型畸形病例 4

正位 X 线片显示双侧马德伦畸形，桡骨轻度侧偏畸形，此类畸形常常为双侧发病，腕关节功能常正常，无症状时可不予治疗。但晚期发生骨性关节炎的可能较大

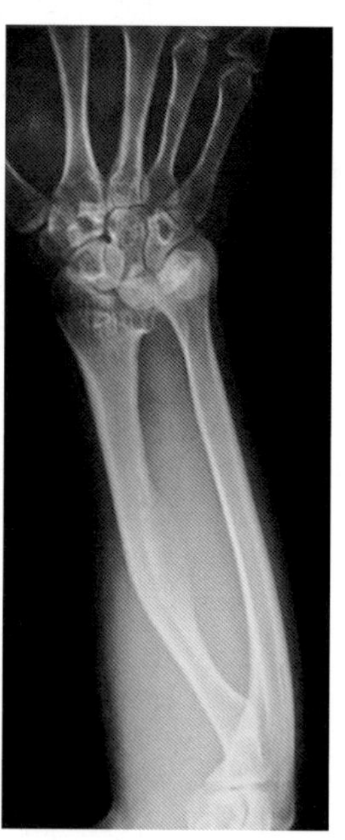

图 8-0-14　Ⅲ型畸形病例 5

正位 X 线片显示右侧马德伦畸形，桡骨干明显弯曲

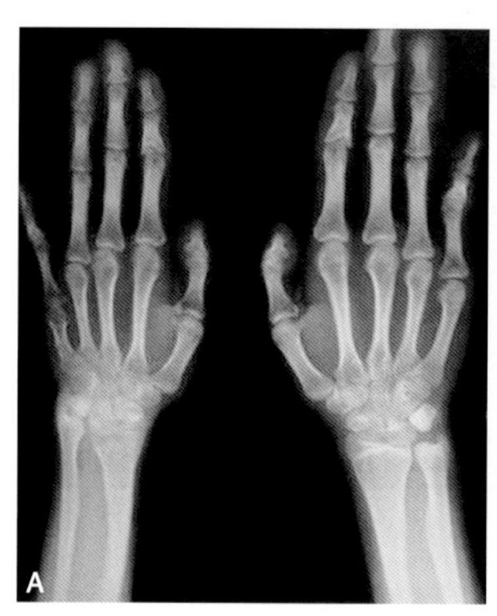

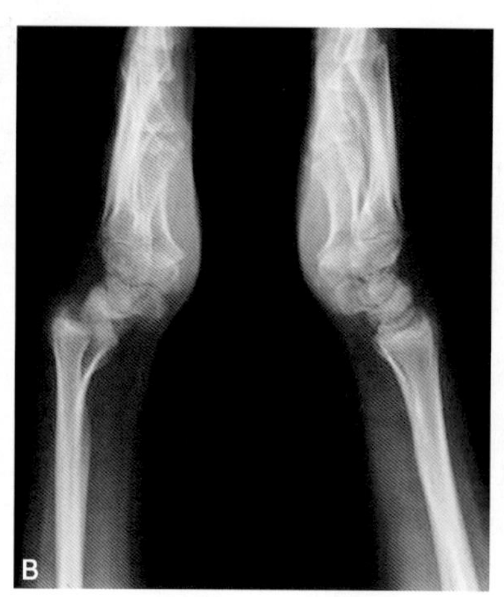

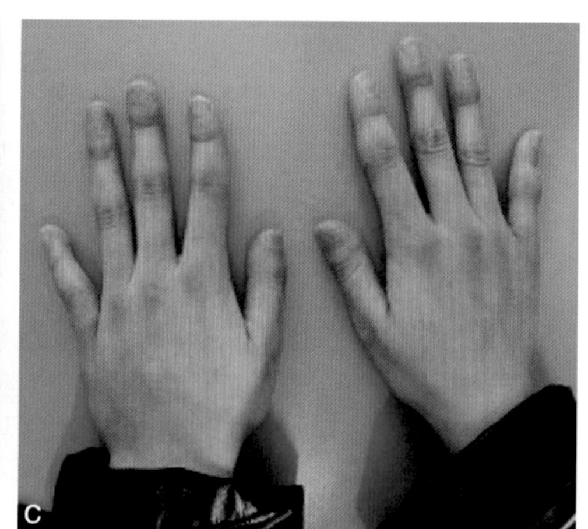

图 8-0-15　Ⅲ型畸形病例 6

A. 正位 X 线片显示左侧马德伦畸形，双手部分指骨发育不良，骨软骨发育不良症为引起马德伦畸形和桡骨远端畸形的可能原因；B. 侧位 X 线片显示左侧腕骨掌侧移位；C. 双手部分指间关节膨大，左小指短小

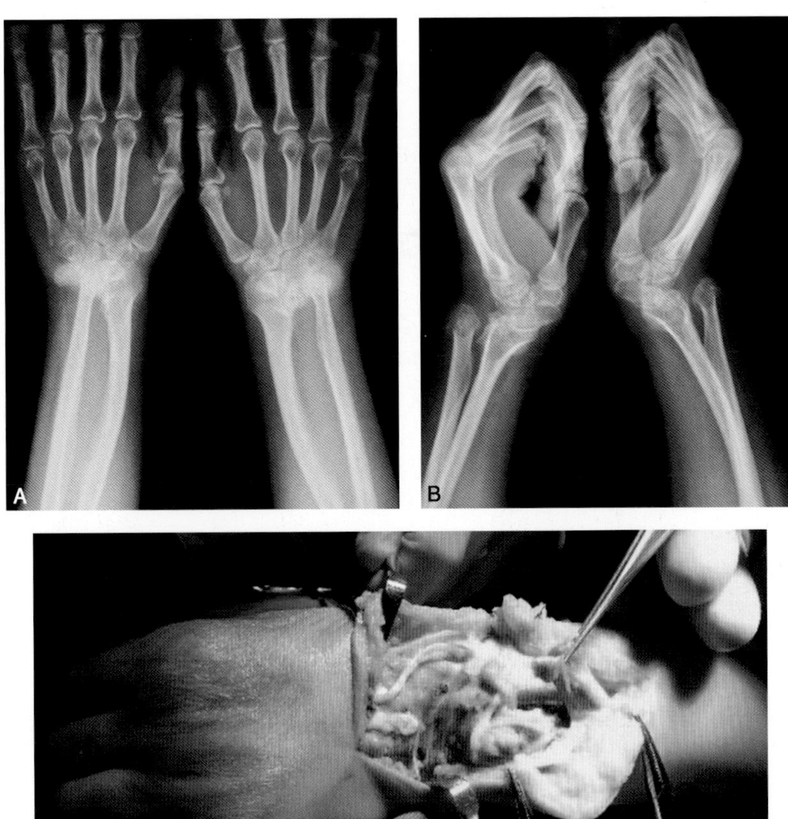

图 8-0-16 Ⅲ型畸形病例 7

A. 正位 X 线片显示双侧马德伦畸形合并腕关节骨性关节炎;B. 侧位 X 线片显示双侧尺骨头完全脱位;C. 病人同时伴有左侧指伸肌腱断裂,选择尺骨头切除,同时修复指伸肌腱。类似病人如桡腕关节不稳定或有关节炎改变,可同时融合

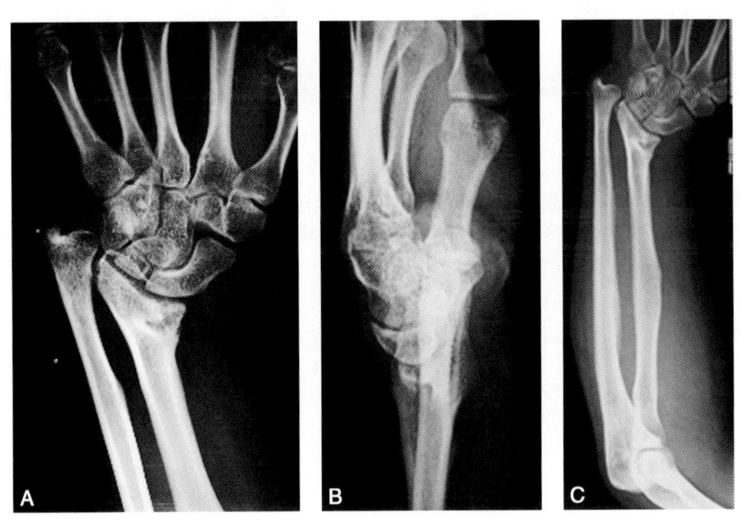

图 8-0-17 Ⅳ型病例 1

A. X 线正位 X 线片显示左桡骨远端桡侧发育不良,极度桡偏,腕骨桡侧移位,尺骨远端相对长于桡骨远端;B. 侧位 X 线片显示桡骨远端背侧发育不良,腕骨背侧移位,可选择桡骨远端桡背侧开放楔形截骨植骨,纠正桡偏背倾畸形,因桡骨延长后桡尺骨远端关节面无法匹配,所以尺骨头可切除;C. 前臂全长 X 线片显示左侧前臂骨关节全貌

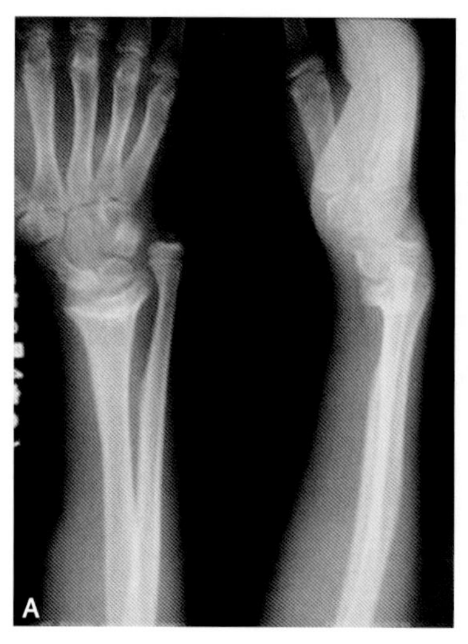
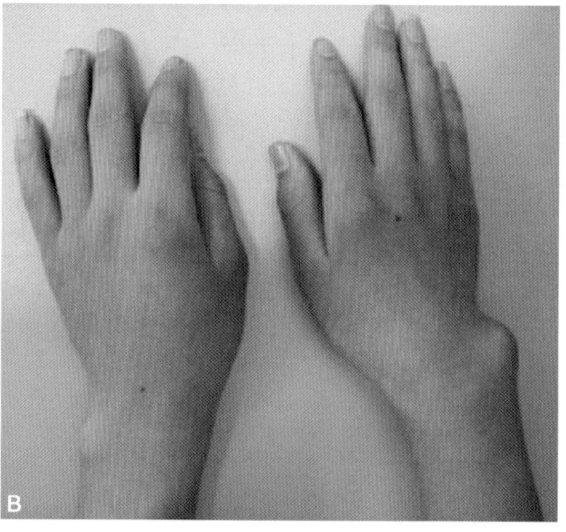

图 8-0-18　Ⅳ型病例 2

A. X 线片显示右侧桡骨远端桡侧及轻度掌侧发育不良；B. 体位像显示右腕关节桡偏，尺骨头突出皮下，治疗上可选择桡骨延长术，尺骨可短缩或尺骨头切除（高龄病人）

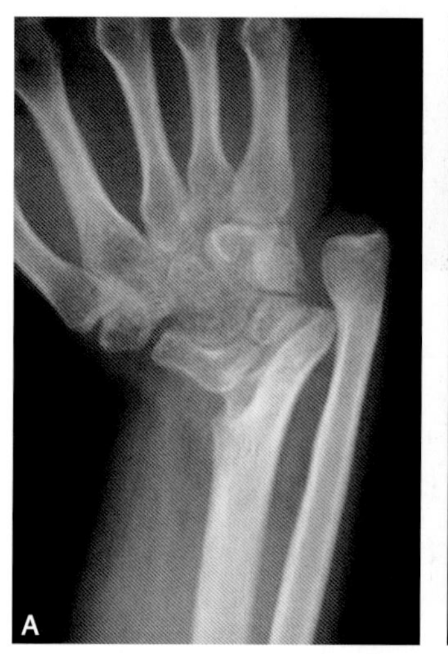
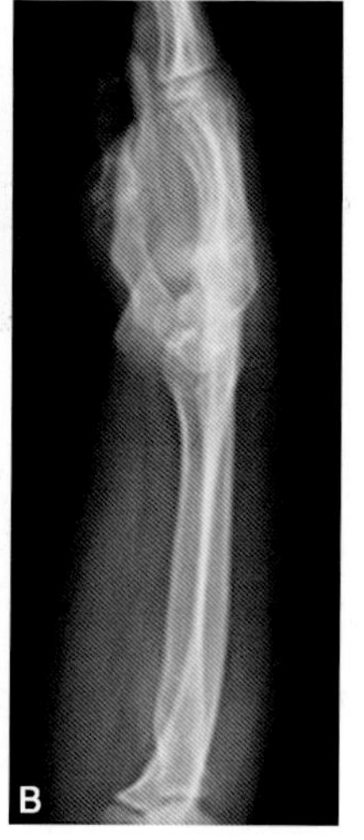

图 8-0-19　Ⅳ型病例 3

A. 正位 X 线片显示右侧 reverse-Madelung 畸形，桡骨远端桡侧、背侧发育不良，腕关节桡偏明显，尺骨明显长于桡骨；B. 侧位 X 线片显示腕骨向背侧移位，此例可选择桡骨远端桡背侧开放截骨植骨，尺骨头可以切除

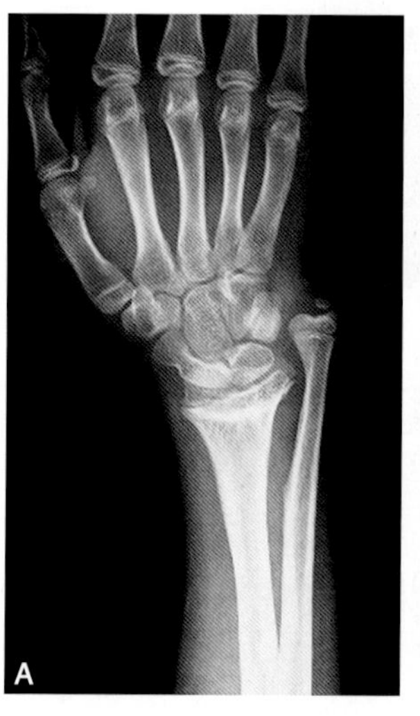
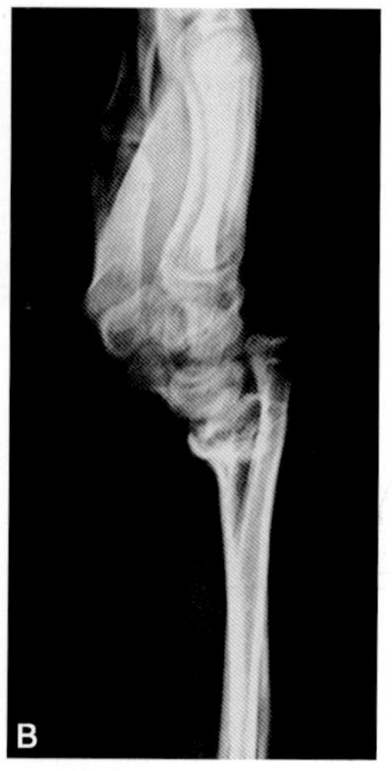

图 8-0-20　Ⅳ型病例 4

A. X 线片显示桡骨远端桡侧发育不良，尺骨茎突陈旧骨折，提示桡骨发育不良与创伤相关；B. 侧位 X 线片显示桡骨远端掌倾加大，此例桡骨远端关节面偏斜较轻，适合行桡骨延长外架延长术，可明显改善外形，但术后腕关节运动功能会受一定程度的影响

第九章

桡侧纵列发育不良

一、概述

由于手及上肢桡侧部分发育的形成障碍造成桡侧缺如或发育不良而形成一系列的畸形，对此有多种称谓，如桡侧纵列缺如、桡侧发育不良、桡侧球棒手等。主要表现为桡骨、桡侧腕骨、拇指程度不一的发育不良或缺如，其相应的肌肉(腱)、血管、神经、皮肤等组织也有不同程度的缺如和发育不良。大多数情况下，还合并手的其他畸形，如肩、肘畸形，其他器官或系统的先天异常，如心血管系统缺陷、消化系统缺陷，造血系统功能障碍等也常有发生。

手术目的是矫正畸形，改善患手及整个上肢的功能，同时改善部分外观。鉴于畸形的病理解剖机制复杂，治疗应充分考虑桡侧发育不良特别是软组织畸变的程度、功能损害程度及年龄等情况。正规的治疗应该是一个系统性的治疗过程，从出生一发现畸形即应开始治疗和矫正，非手术方法和手术治疗应合理的配合进行。支具或矫形器在非手术期、手术期及手术后均为重要的辅助治疗手段，如利用合理可有效控制畸形的发展并大大提高手术治疗效果。外科手术适应于严重的腕关节桡偏畸形或不稳定、手部明显偏移或位置不正、拇指缺如或严重发育不良及不能用支具或矫形器矫正的软组织畸形。

对于一个先天性桡侧纵列发育不良的病人，治疗应该从出生后即开始，特别是非手术治疗，如治疗得当，可有效控制和延缓软组织畸形的发展，同时为手术治疗提供有利的条件。国外有人认为，开始手术治疗的理想时机在出生后 6 个月至 1 年，也有人主张外科手术从 2 ~ 3 岁左右开始，早期可通过手术松解软组织，如关节囊、肌肉、肌腱及韧带。对于拇指发育不良者，如需行示指拇化术，应选择在 3 ~ 4 岁时，且最好先纠正桡骨畸形。腕关节稳定手术或桡骨延长术、尺骨中央化术等骨性手术可在稍晚时候进行，以免损伤骨骺造成新的骨性畸形或影响骨生长发育。但由于具体条件所限，多数病人并不可能从一出生即能得到正规系统的治疗，就诊时年龄、畸形严重程度及合并其他畸形的情况已非常复杂，所以应根据具体情况灵活制订相关的治疗方案。对于年龄已大、患手又保留有一定功能且能满足日常生活者，可以不考虑手术治疗。

二、形态学特点

根据桡骨缺如或发育不良的程度将其分为五型：①Ⅰ型：桡骨远端短缩，桡骨远端骨骺存在，但发育得较短，桡骨近端发育尚正常。桡骨整个长度较尺骨短，但解剖形状尚正常。拇指或桡侧腕骨常出现发育不良。腕关节虽有轻度偏斜，但尚稳定，功能受影响不大；②Ⅱ型：桡骨发育不良，桡骨远、近端骨骺存在，但均有缺陷，桡骨短、小；尺骨开始变短粗，桡侧腕骨和拇指发育不良，尺骨向桡侧弯曲。腕关节桡侧偏斜较大，关节不稳定明显；③Ⅲ型：桡骨部分缺如，多发生在桡骨远端或中段 1/3，近端 1/3 也可发生部分缺如；尺骨进一步变粗、变短，并向桡侧弯曲。桡侧的腕骨、掌骨及指骨常出现缺如。腕关节不稳定更加严重；④Ⅳ型：桡骨完全缺如，最为严重和常见的类型。此时，前臂软组织严重畸形和挛缩，拇指和桡侧腕骨发育不良也更加严重，手完全失去桡侧的支持，并向桡侧严重弯曲。舟骨、大多角骨、第一掌骨、拇指指骨可出现轴列缺如，或出现漂浮状拇指。肱骨也可出现发育不全；⑤Ⅴ型：拇指发育不良，鉴于其功能重要性，将其单独分型。但常常与桡骨发育不良各个类型共存。

1. Ⅰ型　桡骨骨结构尚完整，仅有桡骨远端短缩（图9-0-1、图9-0-2）。

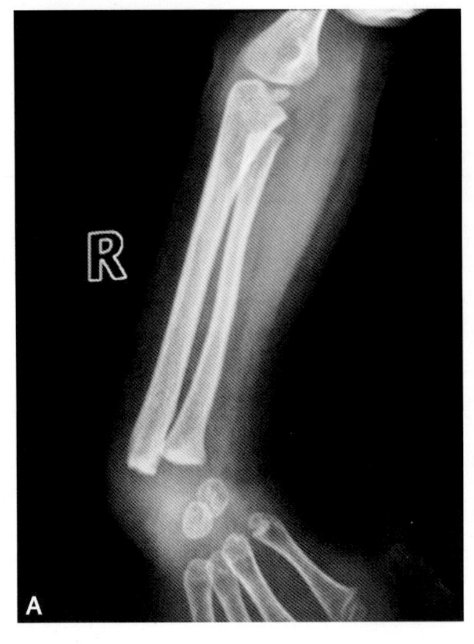

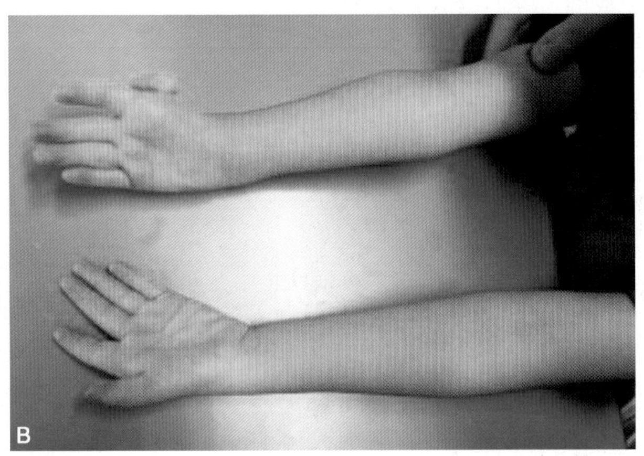

图9-0-1　桡侧纵列发育不良Ⅰ型病例1

A. 正位X线片显示右侧桡骨结构完整，仅有远端短缩，腕关节轻度桡侧偏斜；B. 体位像显示拇指为Ⅳ型发育不良，腕关节轻度桡偏，此型可佩带矫形支具纠正腕关节桡偏，控制桡侧软组织挛缩，发育接近成熟时，可行桡骨延长术纠正桡骨短缩，拇指发育不良可先行处理（见拇指发育不良章节）

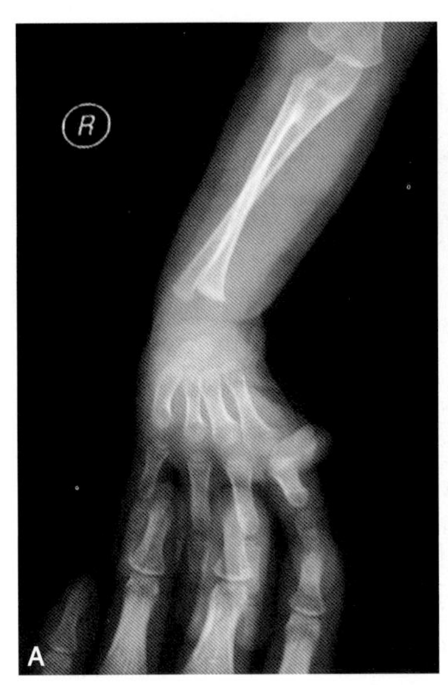

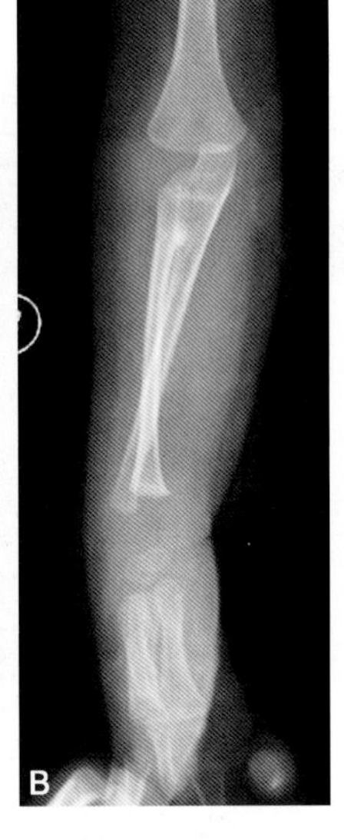

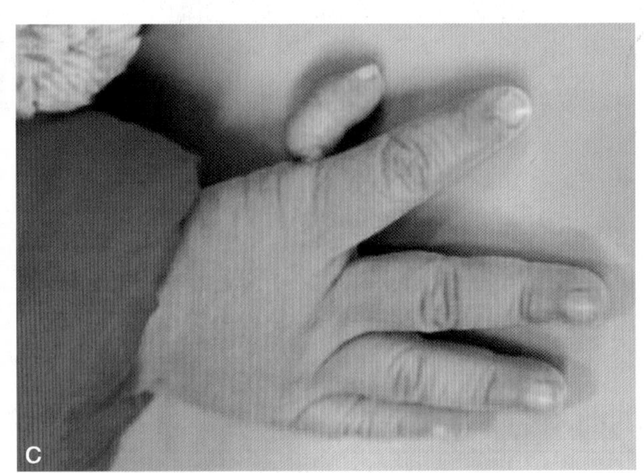

图9-0-2　桡侧纵列发育不良Ⅰ型病例2

A. X线片显示右侧桡侧纵列发育不良Ⅰ型，合并近侧桡尺关节融合，拇指发育不良，腕关节轻度桡偏畸形，前臂固定在旋前位，旋后功能丧失；B. 侧位X线片显示近侧桡尺关节融合，此例可首先解决前臂旋后功能障碍，选择桡尺骨近端旋转截骨效果可靠，桡骨短缩可适当时机行延长术，拇指发育不良也需早期治疗；C. 体位像显示拇指发育不良为Ⅳ型，示指拇化术为治疗选择，也可重建第一掌骨保留发育不良之拇指

2. Ⅱ型　桡骨发育不良，桡骨全长细小，远近端均发育不良，远端发育不良更为明显，短缩>2cm（图9-0-3、图9-0-4）。

3. Ⅲ型　桡骨部分缺如（图9-0-5、图9-0-6）。

4. Ⅳ型　桡骨完全缺如（图9-0-7、图9-0-8）。

5. Ⅴ型（拇指发育不良）　见第七章拇指发育不良章节。

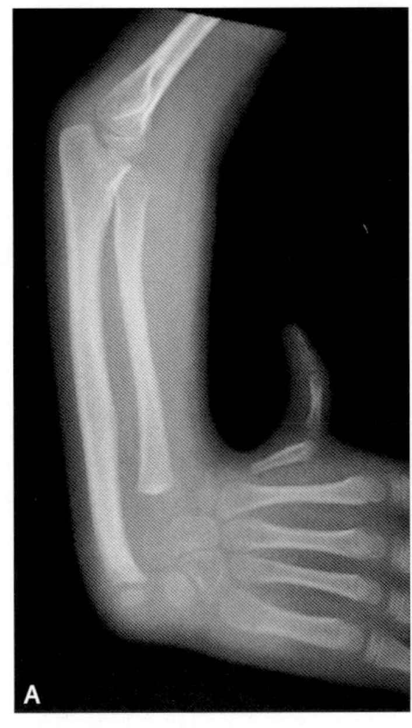
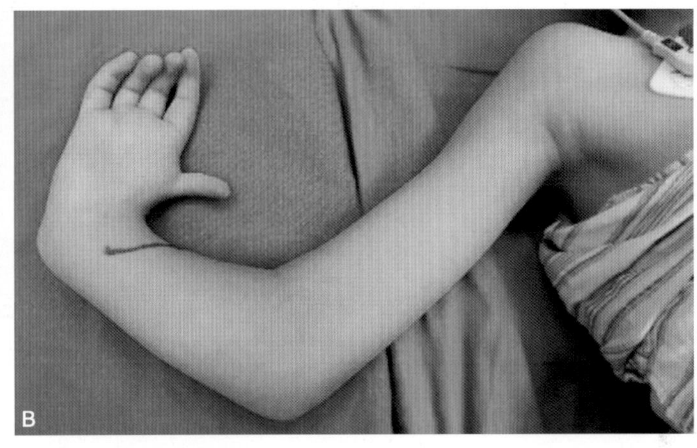

图 9-0-3 桡侧纵列发育不良Ⅱ型病例 1
A. X 线片显示右侧桡骨发育不良，结构存在，细小，远端短缩超过 2cm，拇指骨关节结构发育不良，腕关节明显桡侧不稳定；B. 拇指ⅢB 度发育不良，腕关节桡偏严重，尺骨头突出皮下，病人桡侧软组织严重挛缩，需手术松解，术后佩带支具稳定软组织后，可延长架延长桡骨

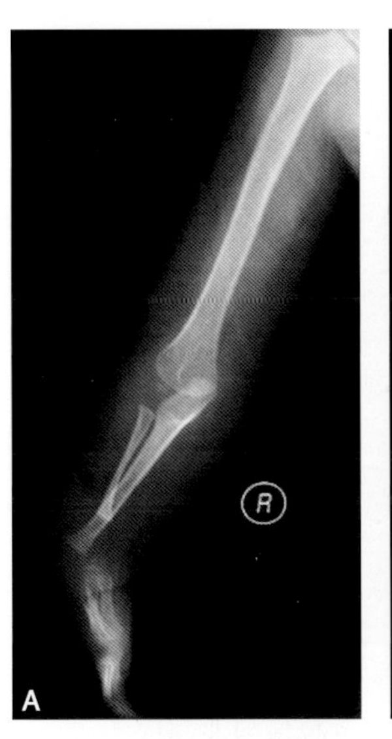
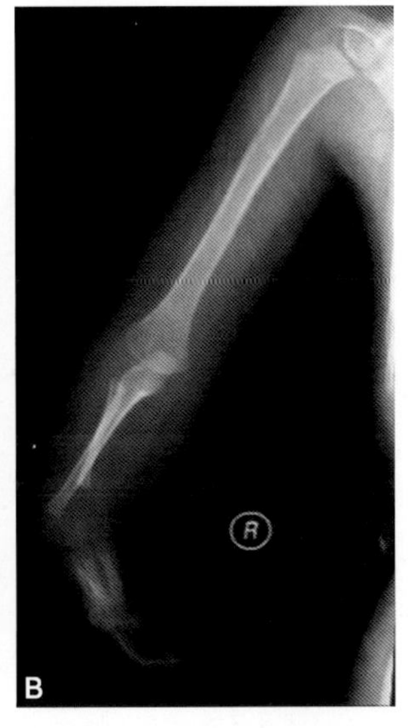

图 9-0-4 桡侧纵列发育不良Ⅱ型病例 2
A. X 线片显示右侧桡骨发育不良，远近端均有发育不良，程度较图 9-0-3 病例严重，但桡骨结构存在；B. 前臂旋转功能受限，拍摄 X 线片时，无法完成正常体位拍摄

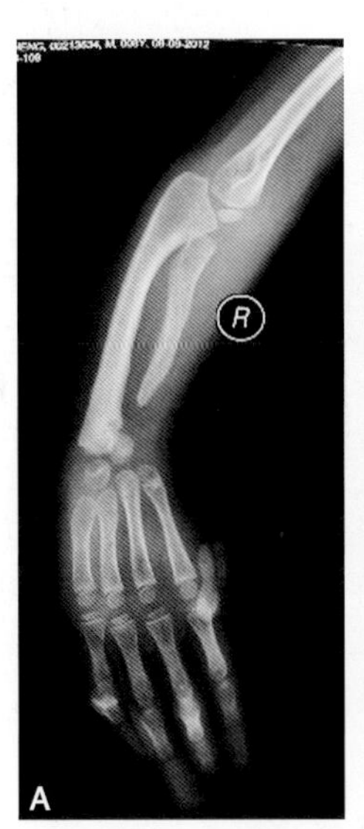
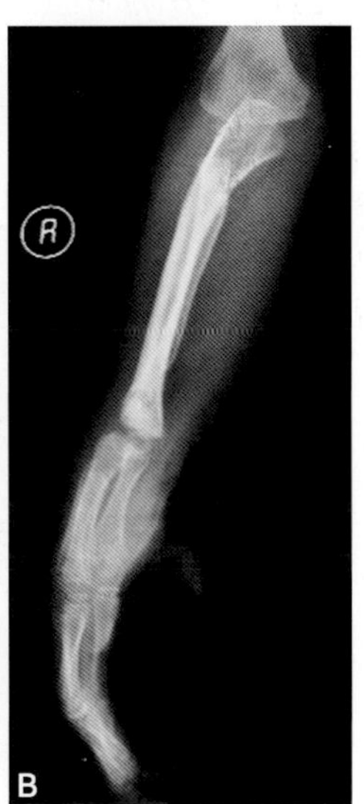

图 9-0-5 桡侧纵列发育不良Ⅲ型病例 1
A. 正位片 X 线显示右桡骨远端缺如，肘关节有发育不良，尺骨已出现弯曲，拇指发育不良，此型可选择带血管蒂腓骨上段游离移植重建桡骨远端，未来如尺骨弯曲程度加大，可行尺骨截骨矫正；B. 侧位 X 线片

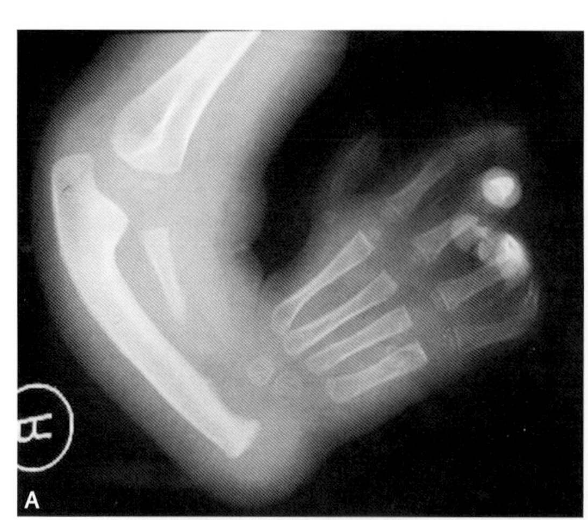
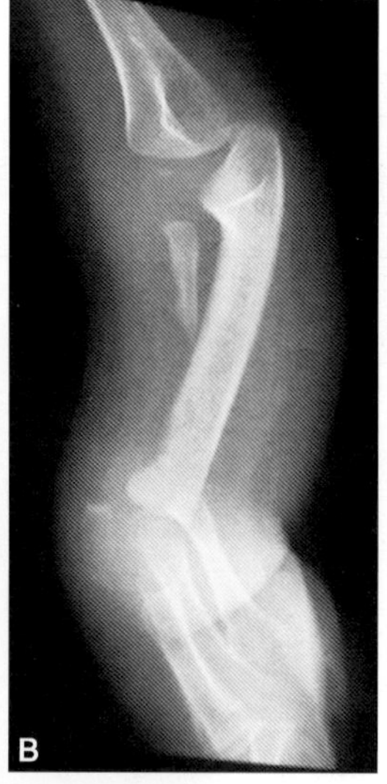
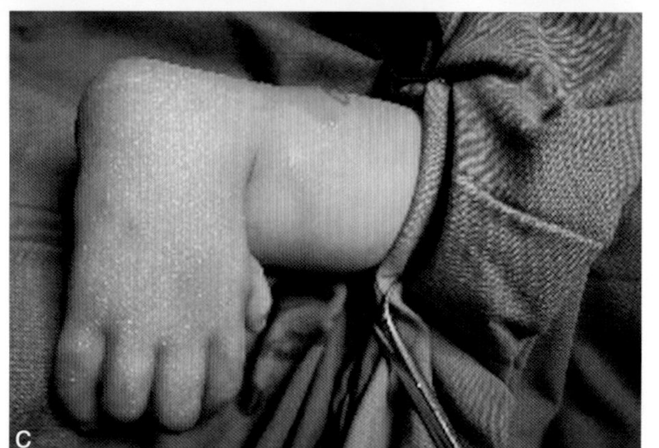

图 9-0-6　桡侧纵列发育不良Ⅲ型病例 2
A. 正位 X 线片显示右侧桡骨大部分缺如，尺骨明显增粗弯曲，拇指缺如，腕关节桡侧极度不稳定；B. 侧位 X 线片显示肘关节也发育不良，此类患儿肘关节往往具有一定的功能，可先不做处理；C. 体位像，腕关节极度桡偏，拇指发育不良，尺骨弯曲可先行截骨术纠正，二期手术松解桡侧软组织同时行尺骨中央化，如软组织挛缩极其严重也可先松解软组织，软组织稳定后再行尺骨中央化，此类病人桡骨近端虽有发育，但极不稳定，且其缺损较长，因此不建议做腓骨移植重建桡骨，拇指发育不良可参照有关原则进行治疗

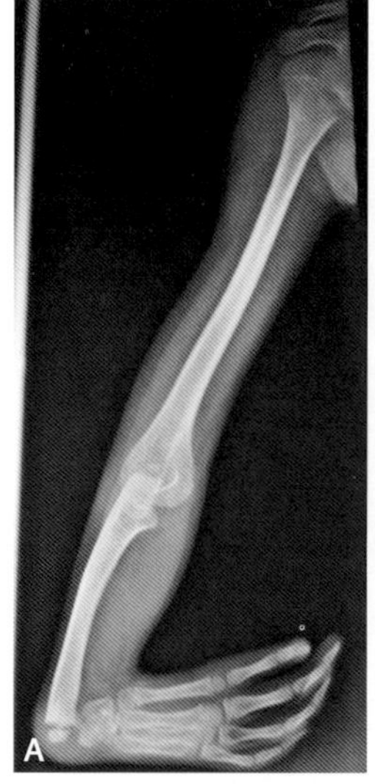
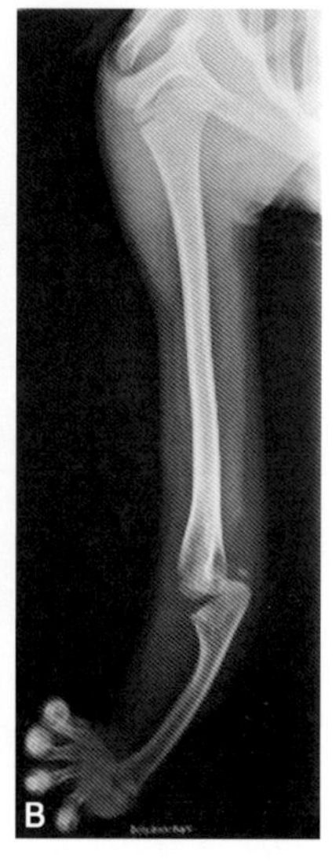
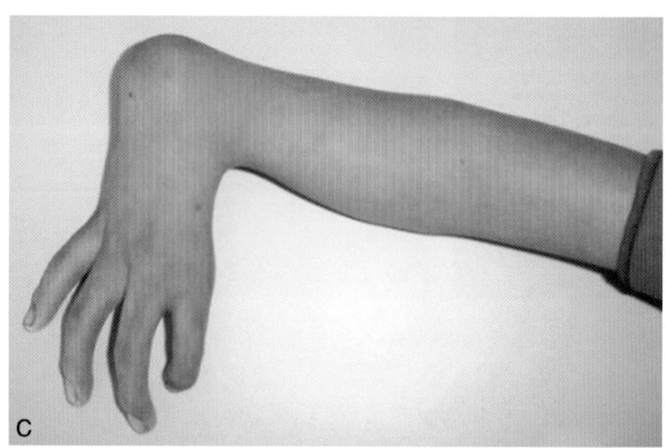

图 9-0-7　桡侧纵列发育不良Ⅳ型病例 1
A. 正位 X 线片显示右侧桡骨完全缺如，腕关节桡掌侧脱位，拇指骨关节系列缺如；B. 侧位 X 线片显示尺骨短粗弯曲；C. 体位像显示腕关节极度桡偏，拇指缺如，松解桡侧软组织加尺骨中央化，年龄较小时，也可先通过手术或支具缓解软组织挛缩，最后行示指拇化，此类患儿往往软组织挛缩最为严重，因此改善软组织条件极其重要

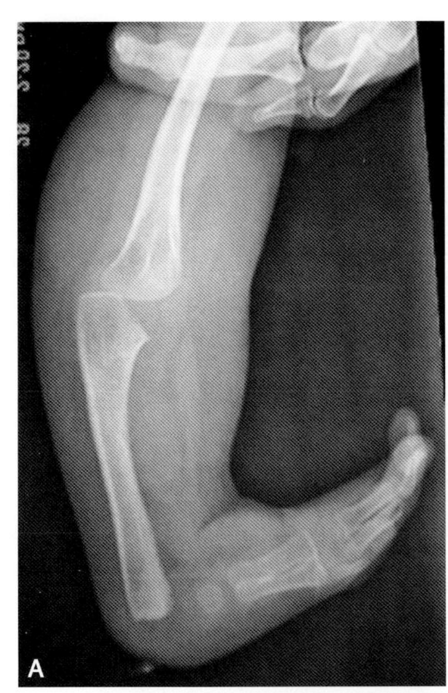

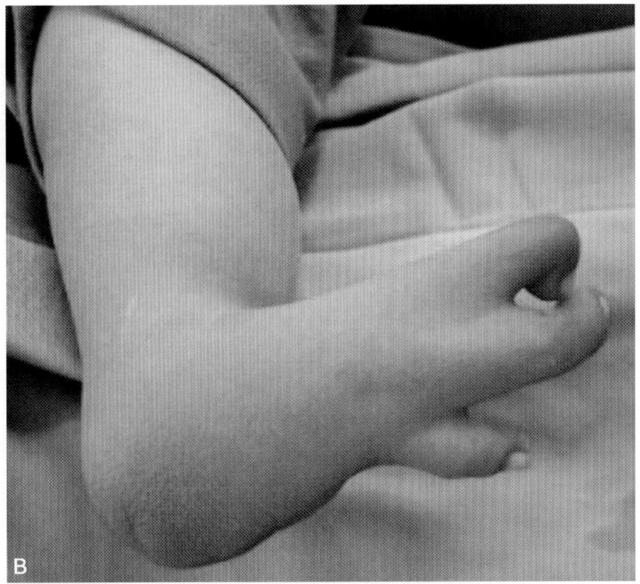

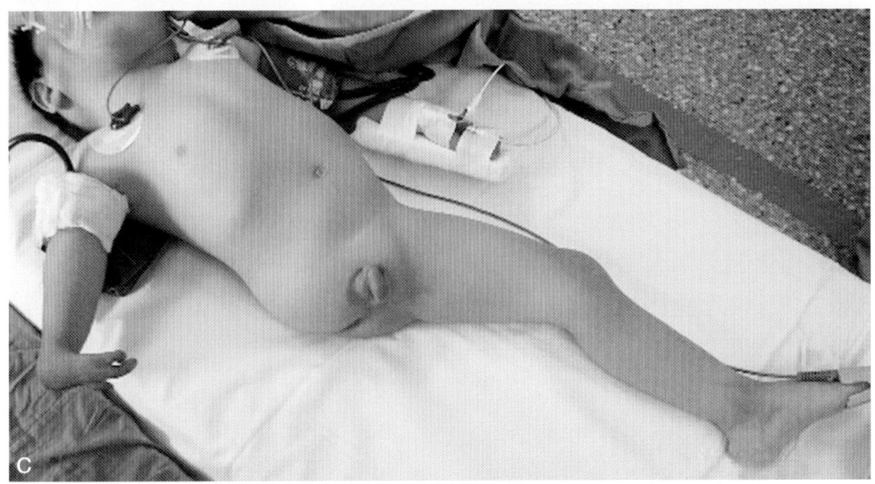

图 9-0-8　桡侧纵列发育不良Ⅳ型病例 2

A. X 线片显示右侧桡骨完全缺如，腕关节脱位，桡掌侧不稳定；B. 休位像显示拇、示指缺如，腕关节屈曲桡偏；C. 同时合并右侧下肢全长缺如

第十章

尺侧纵列发育不良

一、概述

尺侧纵列缺如又称尺侧球棍手畸形。Goller(1683)首先描述,是一种主要影响上肢尺侧部分的抑制性畸形。包括尺骨发育不良、尺骨部分缺如或尺骨全部缺如。有时可合并肱骨及桡骨骨性联合。常伴有尺侧列腕骨发育不全或缺如以及环小指的缺如,但单独以第五掌骨和小指缺如的很少见。典型的表现为前臂短缩,常常向桡背侧弓形弯曲,手向尺侧偏斜。尺侧偏移的原因主要是由弓形弯曲所造成,另外一个原因是由手的尺侧面骨骼支撑不足或缺如。

治疗可通过尺骨延长、桡骨楔形截骨术来矫正腕关节的尺偏畸形。如果肘关节发育不良,处在伸直位、过伸位或极度屈曲位,可通过截骨矫正使肘关节获得合适位置,以便手能完成相应的功能。桡骨头脱位如严重影响功能时,可行桡骨头切除术。手部合并其他畸形,可根据具体情况施行手术,矫正畸形。

二、形态学特点

根据尺骨发育不良的程度分为Ⅰ、Ⅱ、Ⅲ、Ⅳ、Ⅴ型。

1. Ⅰ型　尺骨及骨结构尚完整,仅有轻度短缩(图10-0-1)。

2. Ⅱ型　尺骨发育不良,细小,短缩超过2cm(图10-0-2)。

3. Ⅲ型　尺骨部分缺如,一般发生在尺骨远端(图10-0-3、图10-0-4)。

4. Ⅳ型　尺骨完全缺如(图10-0-5)。

5. Ⅴ型　合并肱骨桡骨融合或桡尺骨融合(图10-0-6、图10-0-7)。

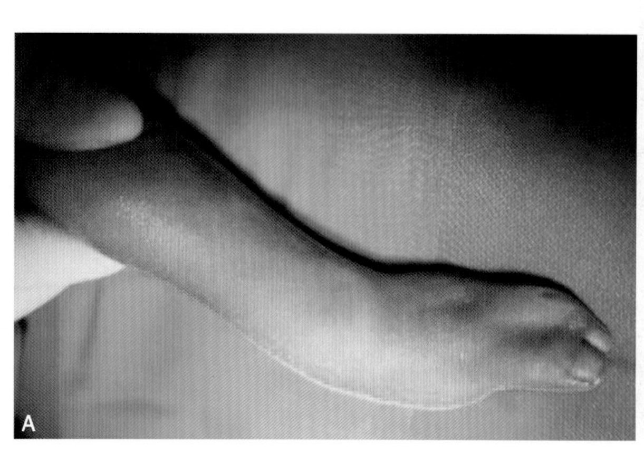

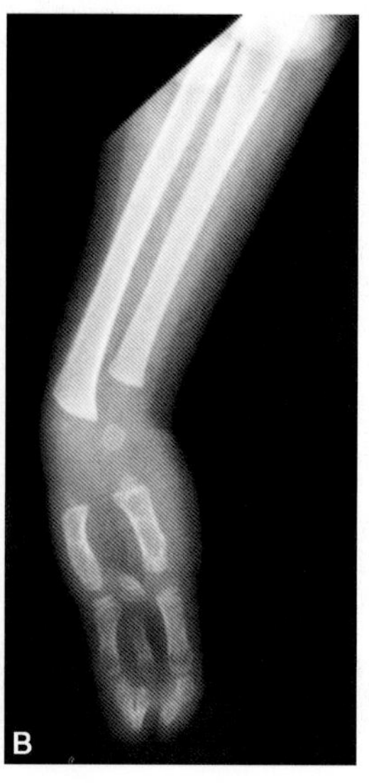

图10-0-1　尺侧纵列发育不良Ⅰ型

A. 左手尺侧手指缺如加并指,腕关节尺偏;B. X线片显示尺侧手指缺如伴发尺骨发育不良,尺骨除轻度短缩外,结构基本完整。早期可佩带支具矫正和控制腕关节侧偏畸形,如随生长发育尺骨短缩加重,可择机应用延长架延长尺骨,缺指并指可按相关原则处理

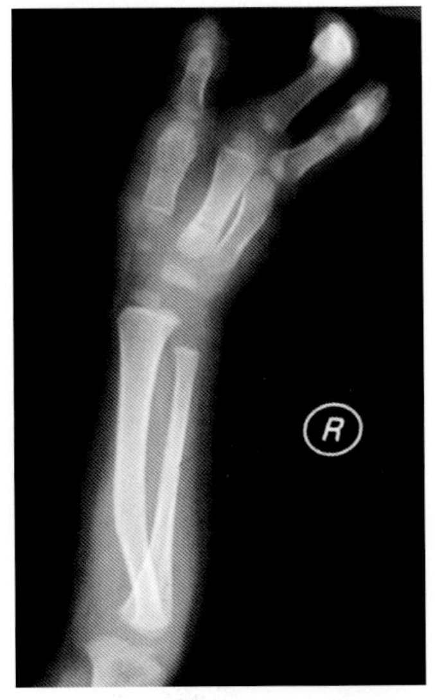

图 10-0-2 尺侧纵列发育不良Ⅱ型病例

X线片显示右侧尺骨结构存在，明显细小，短缩>2cm，伴有环、小指骨关节结构缺如，腕关节轻度尺偏，佩带支具控制软组织畸形，骨发育接近成熟时可行尺骨延长术

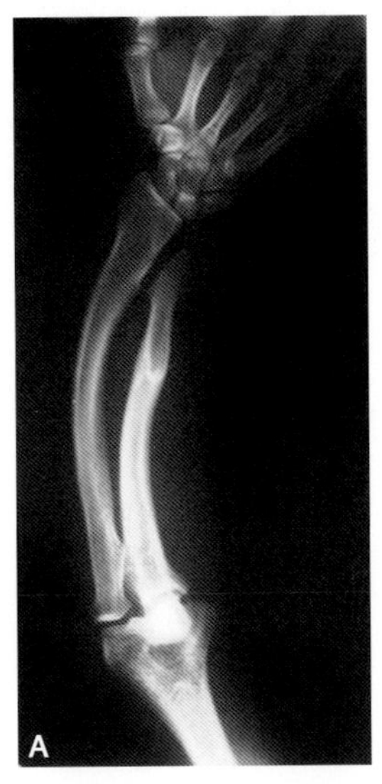

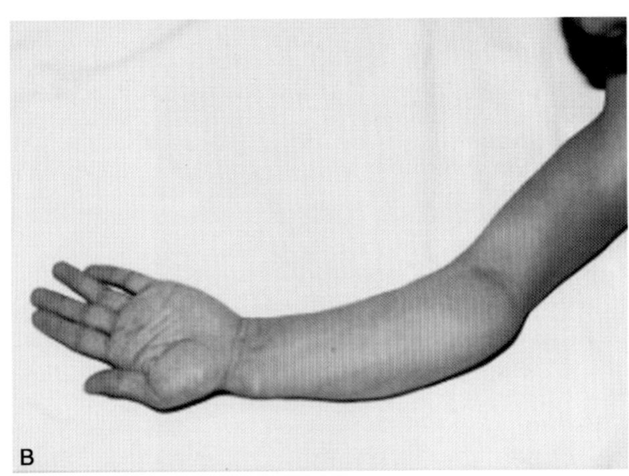

图 10-0-3 尺侧纵列发育不良Ⅲ型病例 1

A. X线片显示右侧尺骨远端缺如，桡、尺骨弯曲明显；B. 前臂向尺侧弯曲，肘关节内翻，腕尺偏，适当松解尺侧软组织，桡、尺骨截骨纠正弯曲畸形，同时在一定程度上改善桡骨远端关节面尺偏，控制腕骨向尺侧进一步移位，肘关节内翻如无功能严重障碍可先不做处理

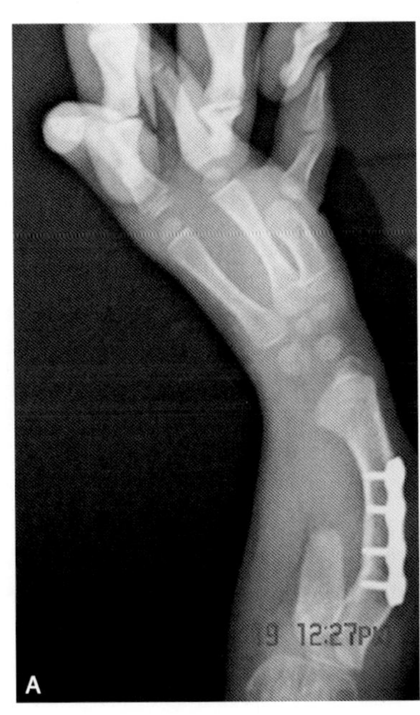

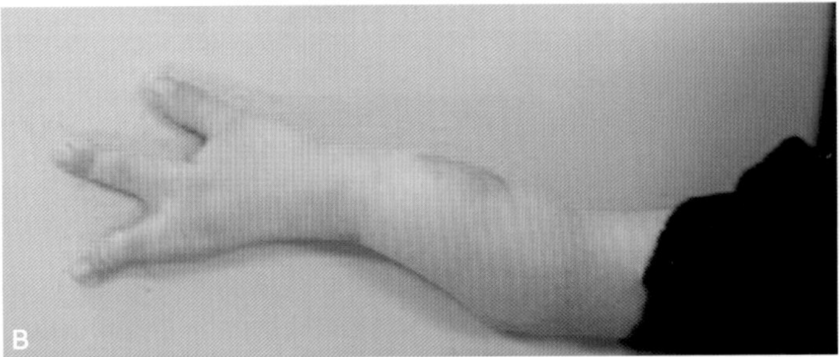

图 10-0-4 尺侧纵列发育不良Ⅲ型病例 2

A. X线片显示左侧尺骨中远端缺如，仅残留近端 1/3，桡骨虽行截骨纠正力线，但畸形仍有发展；B. 术后体位像，前臂仍有尺侧偏斜，偏斜纠正不满意的原因为截骨不彻底，如在桡骨远端和近端同时两处截骨效果会更好，开放截骨或延长器使用可适当延长肢体

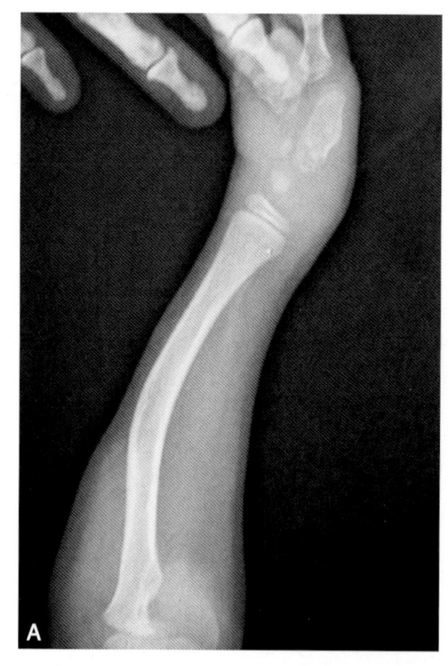

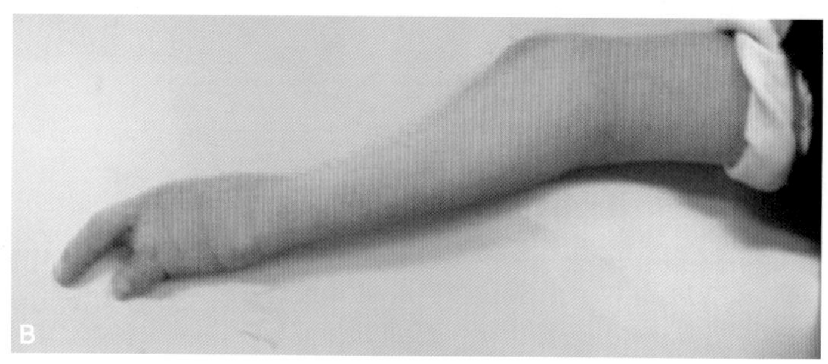

图 10-0-5 尺侧纵列发育不良Ⅳ型病例
A. X线片显示右侧尺骨完全缺如，桡骨中段明显弯曲；B. 体位像显示中、环、小指缺如，前臂弯曲，肘关节内翻，可行桡骨截骨纠正弯曲畸形，手部畸形行相应处理即可

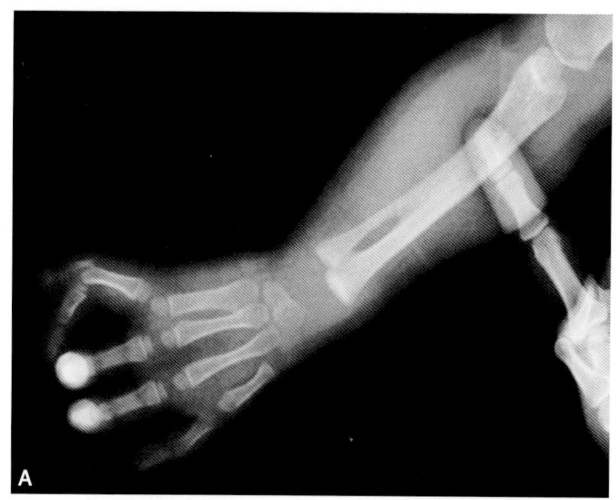

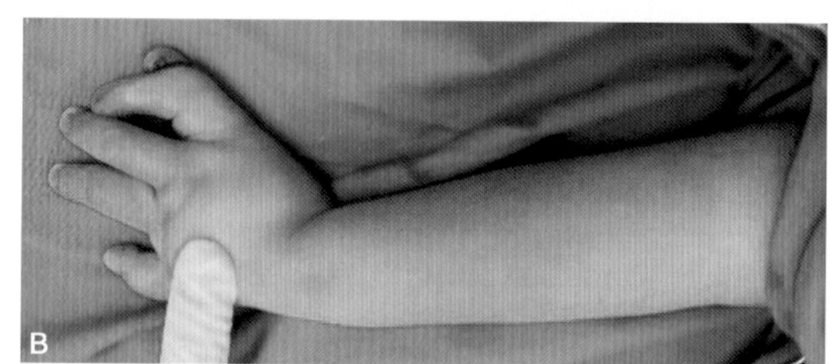

图 10-0-6 尺侧纵列发育不良Ⅴ型病例 1
A. X线片显示右侧尺骨发育不良伴桡尺骨中、近端融合，小指发育不良；B. 体位像显示腕关节尺偏，前臂旋前功能受限，小指于环指近侧指间关节水平长出，可通过桡尺骨旋转截骨改变前臂旋转位置，改善一定的功能

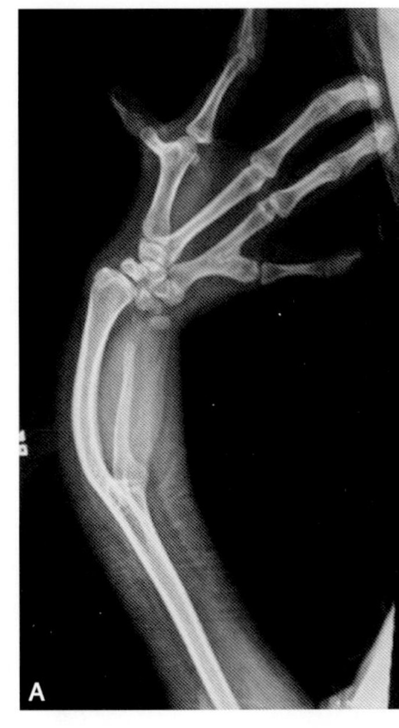

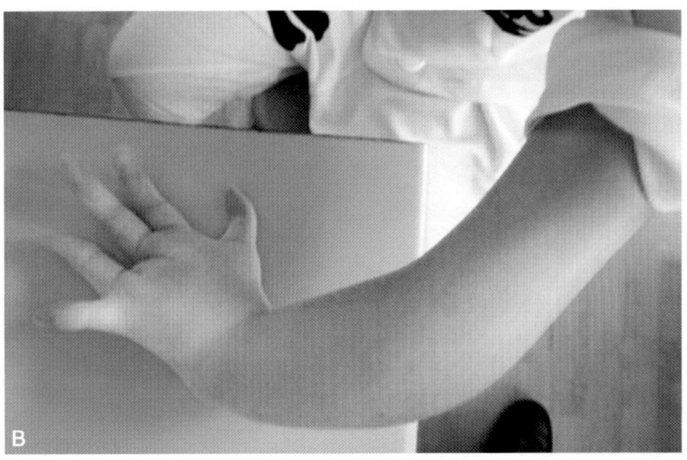

图 10-0-7　尺侧纵列发育不良Ⅴ型病例 2

A. X 线片显示左侧尺骨远端缺如，近端发育不良，桡、肱骨融合，腕关节尺偏不稳定，合并拇、小指发育不良；B. 体位像显示前臂侧弯严重，肘关节固定畸形，运动功能丧失，可行肘关节截骨将肘关节置放在有力于手功能发挥的功能位置，桡骨远端可行楔形截骨纠正偏斜畸形，防止和控制腕骨尺侧移位加重，手部畸形可根据相应原则处理，也可用延长器纠正腕尺偏畸形

第十一章

关节挛缩症

一、概述

先天性关节挛缩症或先天性多关节挛缩是一种复杂的上肢畸形，是指许多关节僵硬于不同位置的一种畸形，又称先天性多发关节强直、多关节挛缩症，或先天性肌发育不全。目前，造成此类畸形的确切病因尚不清楚。胚胎时期，大约在妊娠5周半，软骨的间叶组织开始发育为关节，7周时许多关节腔出现，8周时肢体可活动。早期关节发育及开始运动时，关节及其邻近组织结构发育是非常重要的。神经病变、肌肉病变或两者的混合为其可能的原因，其他的因素包括：可能与关节及邻近组织异常，如骨性联合；或关节周围软组织挛缩；胎儿在宫内拥挤和压缩，如多胎或因肾发育不全及早期持续性羊水漏溢造成的羊水过少等。

早期可用弹性支具及石膏矫正或控制畸形发展，晚期可根据具体畸形进行手术治疗，如皮肤软组织/关节囊松解植皮、肌腱延长或移位、骨关节截骨矫正等手术。

手部畸形治疗上目前尚无统一标准。婴幼儿或挛缩较轻者，可行保守治疗，佩戴矫形支具或可控制畸形的发展，但临床尚未见完全治愈者。挛缩严重、进展较快或保守治疗效果不佳者，只要麻醉允许且没有严重全身疾患，均可考虑手术治疗。尤其软组织手术更应尽早进行，临床发现，如挛缩解除太晚会造成严重的继发性骨关节发育障碍，骨性手术可适当延后。

二、形态学特点

先天性关节挛缩临床形态学改变差异较大，可累及全身各个关节，如肢体大关节，肩关节、肘关节、膝关节、踝关节等均可受累，因此此类畸形实际上是一系列的畸形组合。手部往往表现为多指多关节同时受累及，常表现在双手，也可表现为单个手指发病，但双手对称。主要临床表现为关节似纤维强直，屈侧皮肤短缩，正常的皮肤纹消失，肌肉发育不良等。在挛缩的关节附近，有时骨和皮肤相连太近时，因局部皮下组织及脂肪组织发育不好而造成浅的皮肤凹陷。挛缩严重或时间较长者，也可造成继发性骨关节结构及关节周围韧带、肌腱、关节囊不同程度的畸形发育，或加重原有的挛缩畸形。其形态学分类如下：

1. Ⅰ型　拇指之外的手指单指单关节挛缩，一般为双手对称性发病，往往受累关节为近侧指间关节，小指多发，部分病人有家族遗传史（图11-0-1～图11-0-3）。

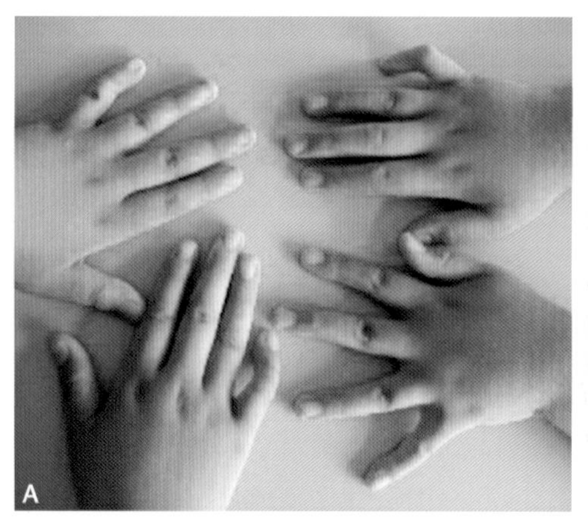

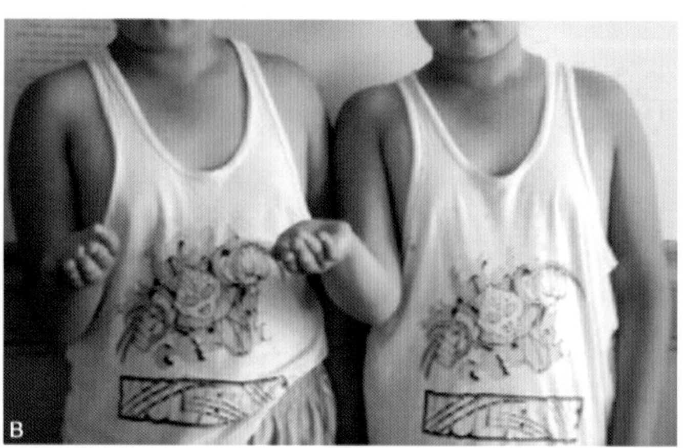

图11-0-1　手部关节挛缩症Ⅰ型病例1

A. 病人为男性双胞胎，双手小指近侧指间关节屈曲挛缩；B. 病人右手挛缩体位像

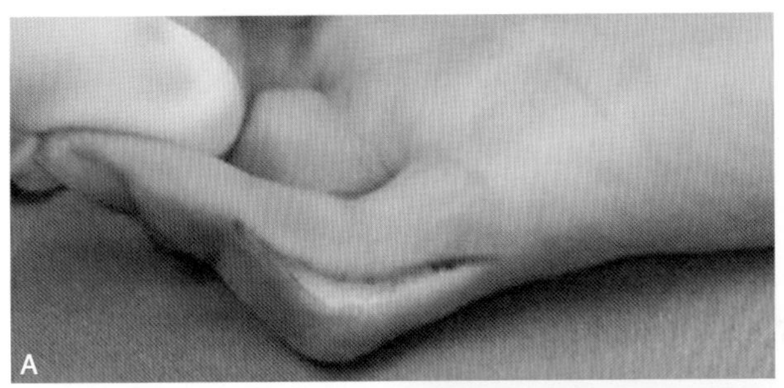

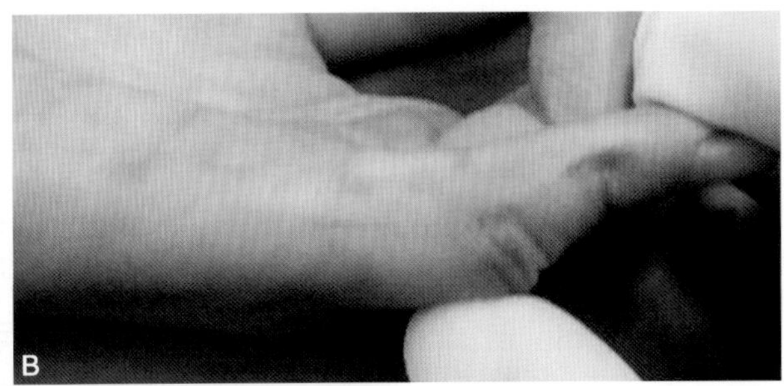

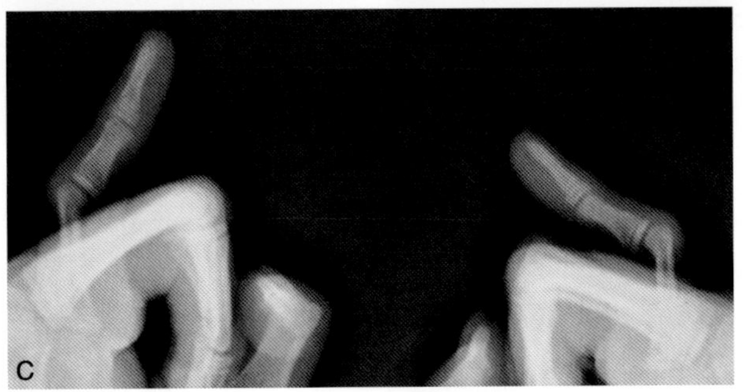

图 11-0-2　手部关节挛缩症Ⅰ型病例 2

A. 病人为双侧小指近侧指间关节屈曲挛缩，图示为右小指，有家族遗传史，皮肤短缩，近侧指间关节被动伸直受限，往往合并掌侧关节囊挛缩及屈指浅肌腱短缩，需松解皮肤、关节囊，指浅屈肌腱予以切断；B. 左侧小指近侧指间关节挛缩；C. X线片显示双侧近侧指间关节掌侧半脱位，近节指骨头发育不良，此类病人如条件允许应早期手术，以免继发骨畸形，造成治疗的复杂化

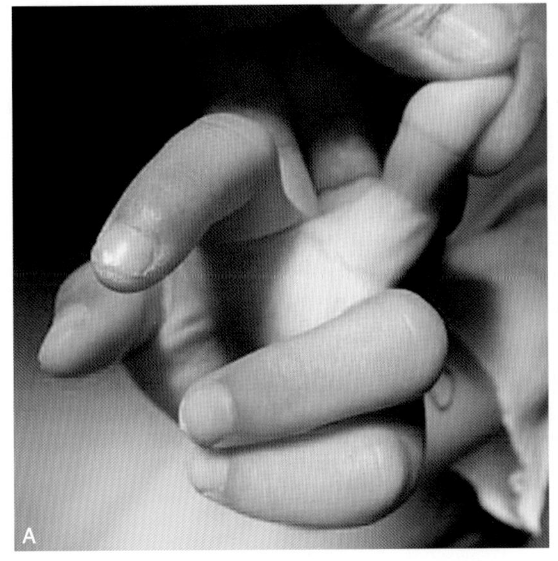

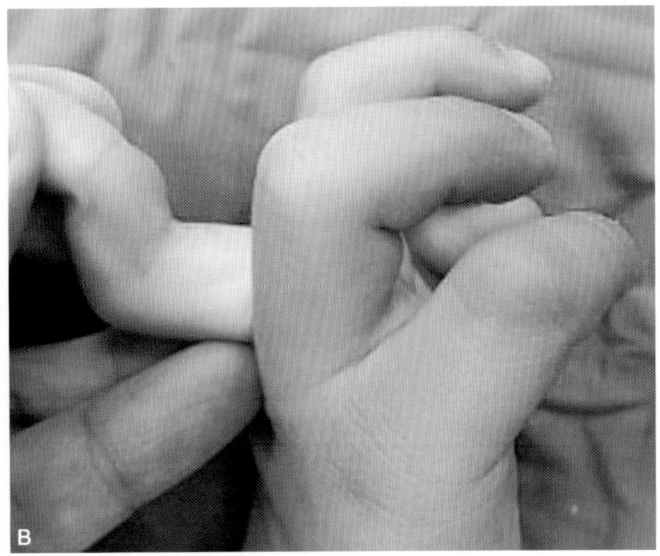

图 11-0-3　手部关节挛缩症Ⅰ型病例 3

A. 双手中指近侧指间关节挛缩，图示为左手；B. 右手中指挛缩

2. Ⅱ型　单拇指屈曲挛缩又称扣拇畸形，扣拇畸形也可与其他手指挛缩同时出现。（图 11-0-4、图 11-0-5）

3. Ⅲ型　不包括拇指，其他手指多个手指指间关节挛缩，往往受累关节为近侧指间关节，多为双手发病（图 11-0-6、图 11-0-7）。

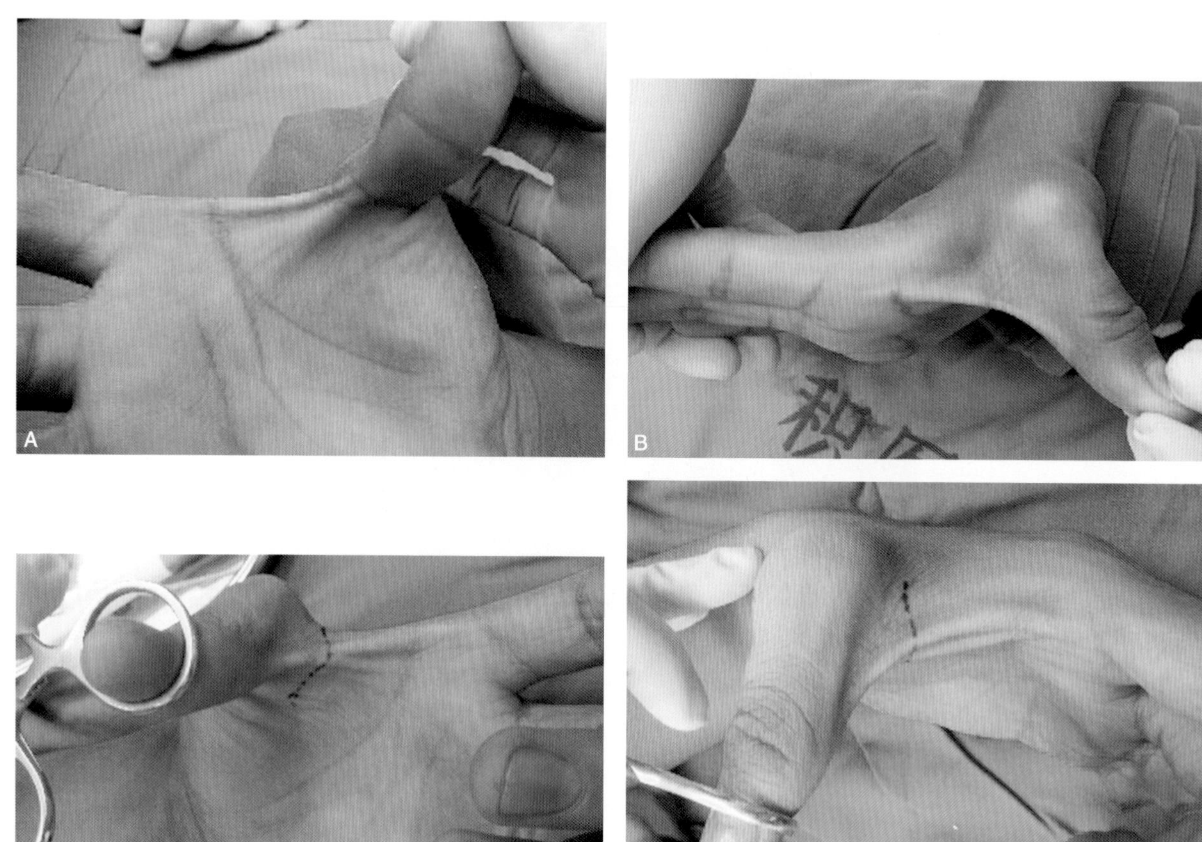

图 11-0-4　手部关节挛缩症Ⅱ型病例 1

A. 双侧扣拇畸形，图示右侧拇指屈曲挛缩，挛缩主要发生在掌指关节掌侧；B. 拇指蹼同时挛缩（右）；C. 左拇指掌指关节屈曲挛缩；D. 拇指蹼挛缩（左），此类患儿需松解掌指关节掌侧及拇指蹼，一般游离皮片移植即可覆盖残留创面，或行局部皮瓣覆盖创面，有时拇短伸肌腱发育不良，二期需重建术后需长期佩带支具，维持手术效果

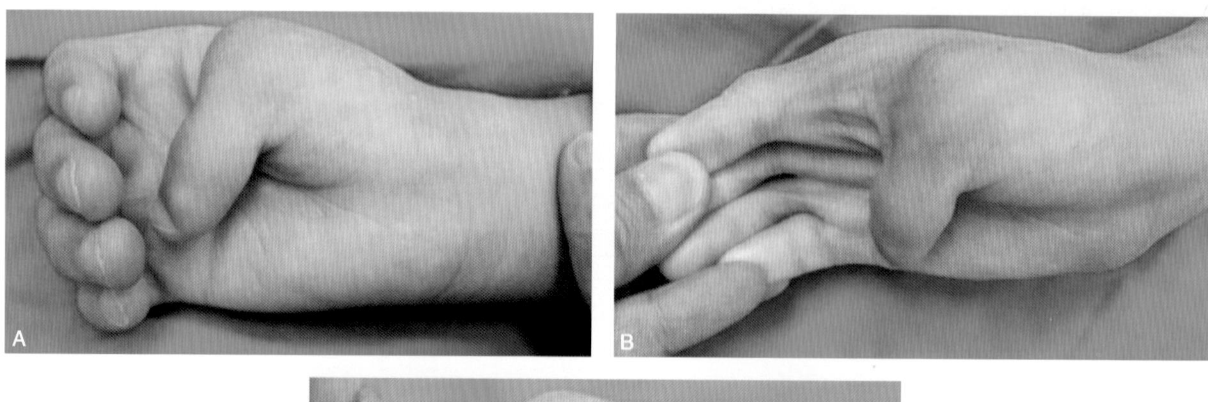

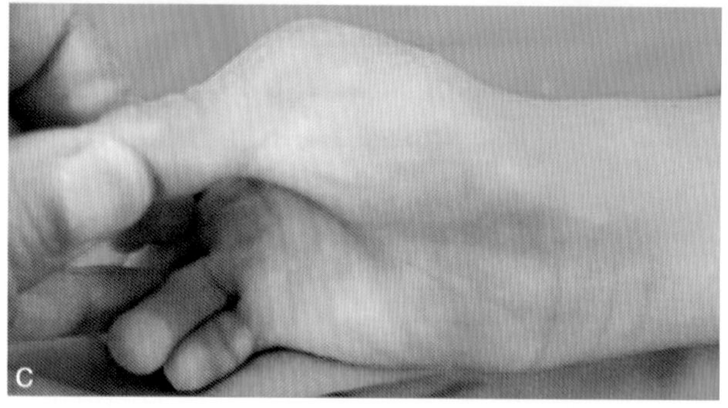

图 11-0-5　手部关节挛缩症Ⅱ型病例 2

A. 右手扣拇畸形，示指至小指指间关节屈曲挛缩；B. 进一步显示示指至小指屈曲挛缩情况；C. 显示拇指掌指关节屈曲内收畸形-扣拇畸形，同时可见大鱼际肌发育不良

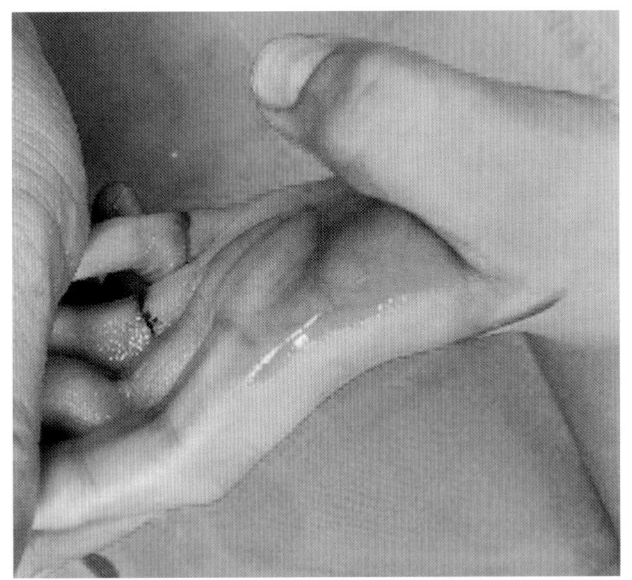

图 11-0-6　手部关节挛缩症Ⅲ型病例 1
右手示指至小指近侧指间关节挛缩，图示皮肤挛缩明显，拇指正常

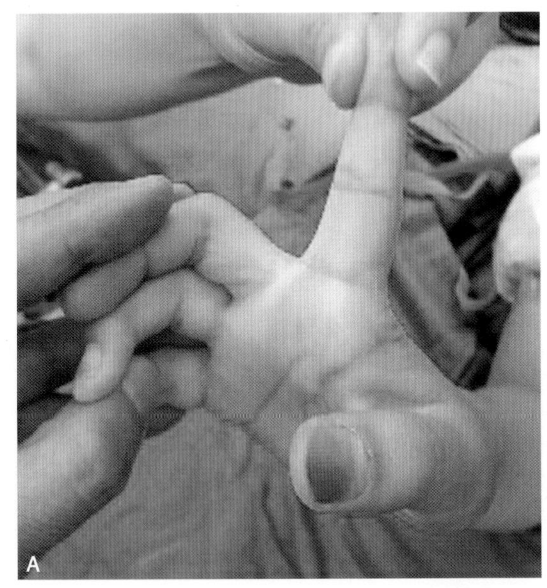

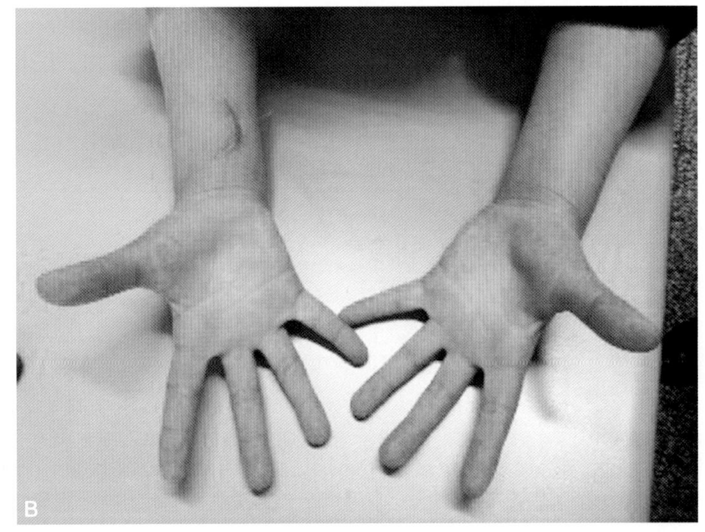

图 11-0-7　手部关节挛缩症Ⅲ型病例 2
A. 右中、环、小指近侧指间关节屈曲挛缩，皮肤挛缩较轻，该例为单纯肌肉发育不良（纤维化）引起，也有认为是肌肉外伤引起肌肉瘢痕纤维化导致关节挛缩；B. 中、环、小指屈肌延长后手指屈曲挛缩消失

4. Ⅳ型　Ⅲ型加上拇指屈曲挛缩，即全手 5 个手指均有挛缩发生，拇指屈曲内收挛缩且其他手指掌指关节屈曲尺偏时称为吹风手畸形（图 11-0-8 ~ 图 11-0-10）。

5. Ⅴ型　除手指关节挛缩外，合并其他大关节屈曲挛缩（图 11-0-11 ~ 图 11-0-15）。

6. Ⅵ型　吹笛手面容综合征。见第四章综合征手畸形。

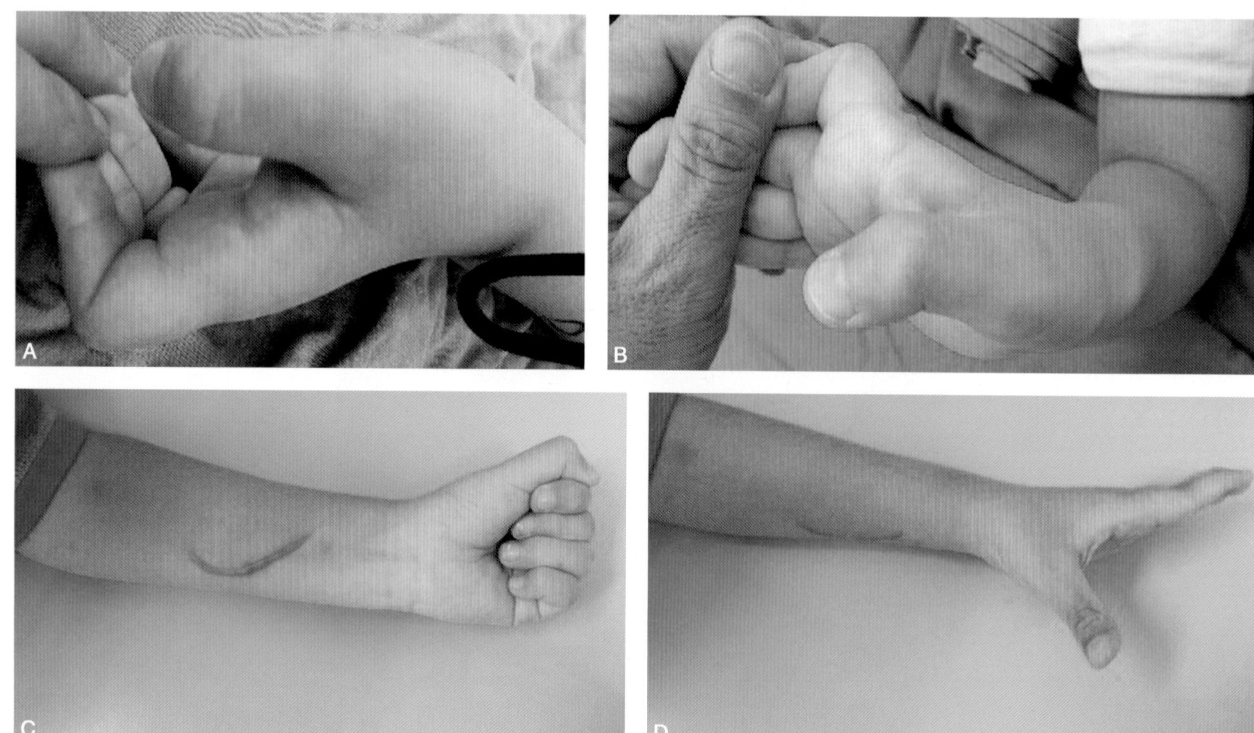

图 11-0-8　手部关节挛缩症Ⅳ型病例 1

A. 双手拇指至小指肌肉发育不良性关节屈曲挛缩，图示为左手；B. 右手；C. 左手屈指肌延长术后半年手指屈曲情况；D. 左手屈肌延长术后半年手指伸直情况

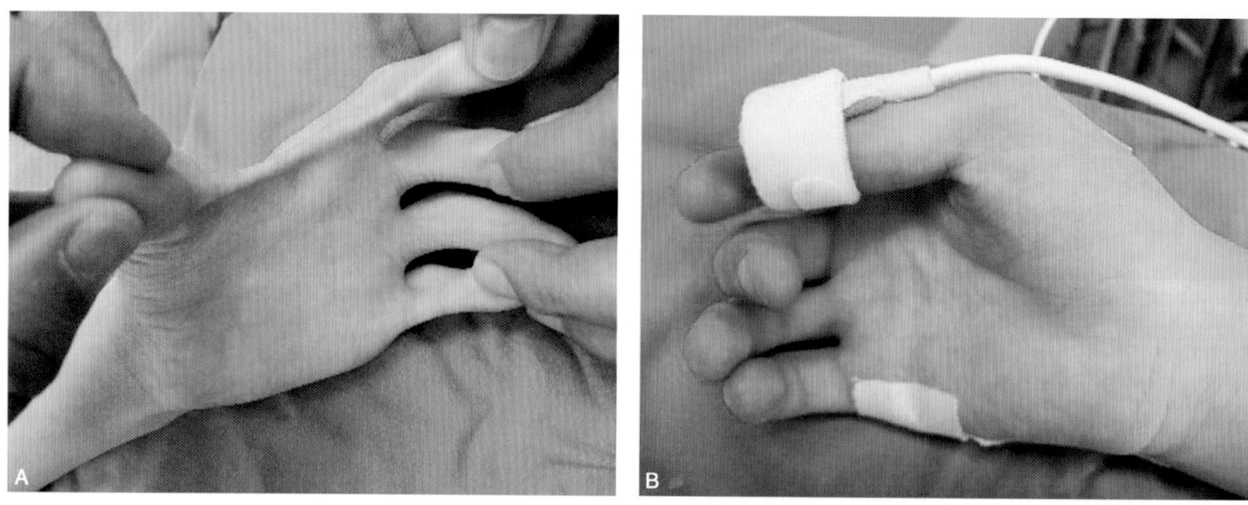

图 11-0-9　手部关节挛缩症Ⅳ型病例 2

A. 双手拇指至小指屈曲挛缩，伴拇指蹼挛缩，图示为左手；B. 右手挛缩情况与左手对称

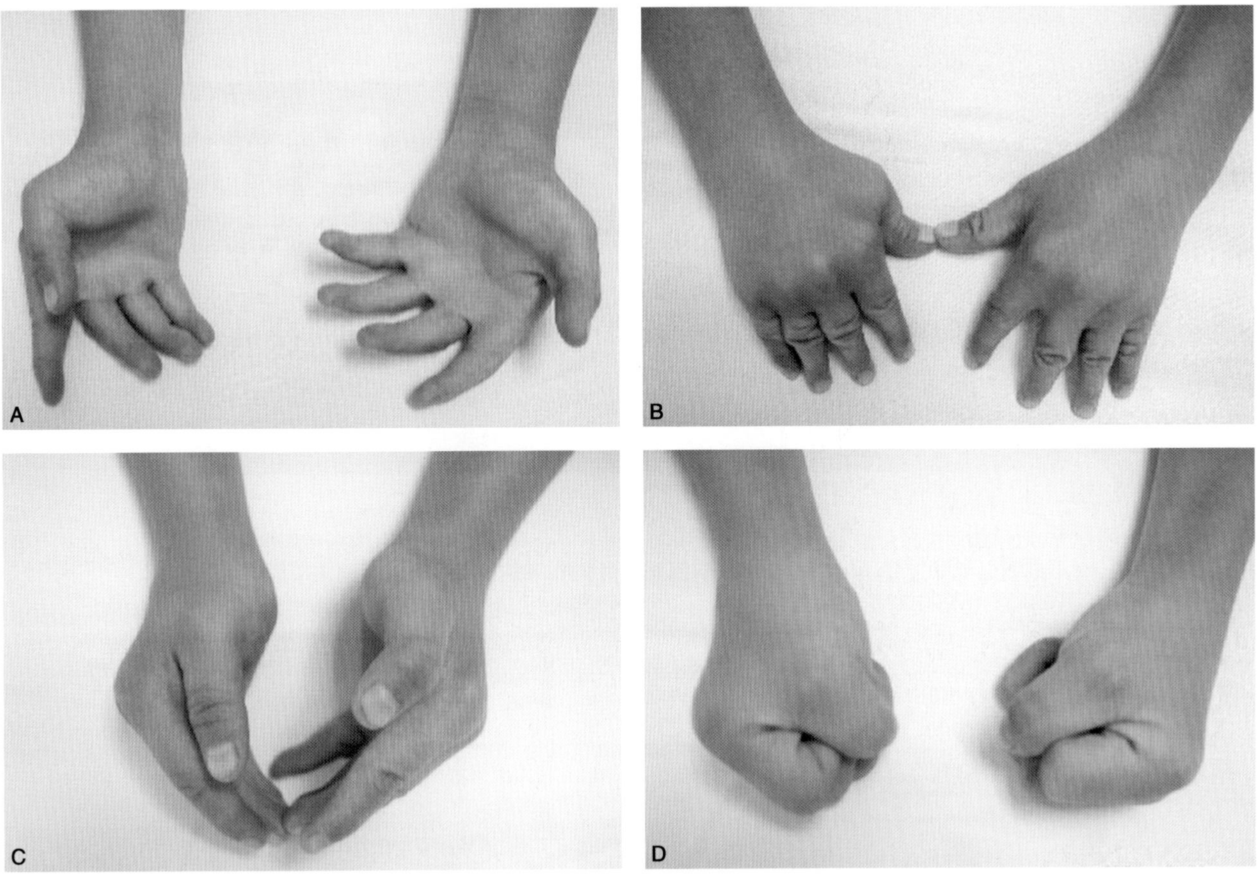

图 11-0-10 手部关节挛缩症Ⅳ型病例 3

A. 双手吹风手，掌指关节屈曲尺偏明显，拇指屈曲内收挛缩；B. 背面观，掌指关节长期屈曲尺偏畸形可继发中央腱束滑脱，在松解关节完成后，尚需手术紧缩和稳定中央腱束；C. 侧面观；D. 双手握拳时

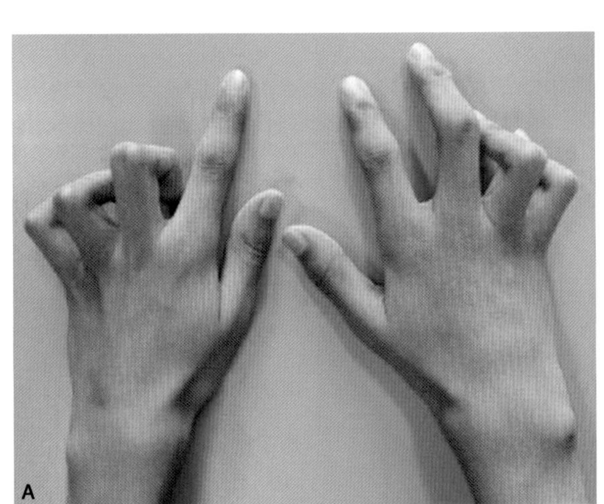

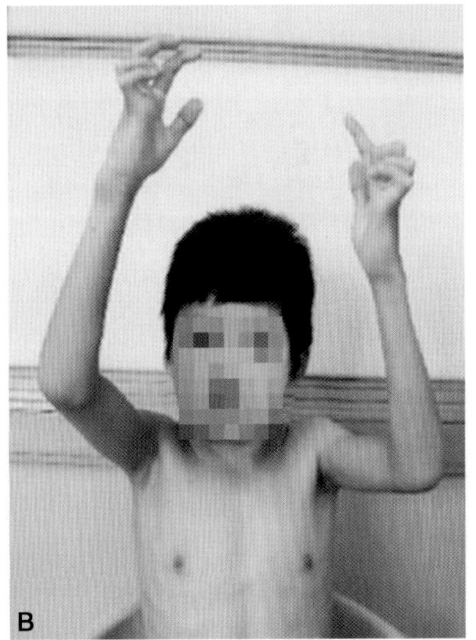

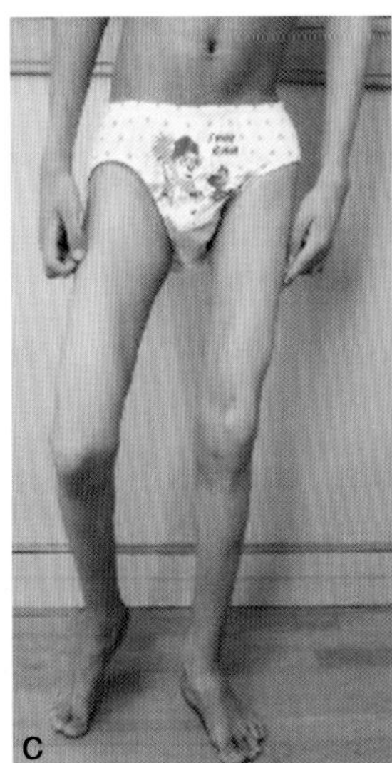

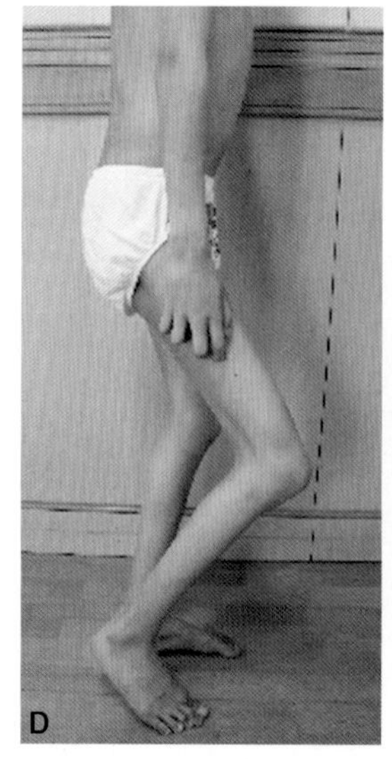
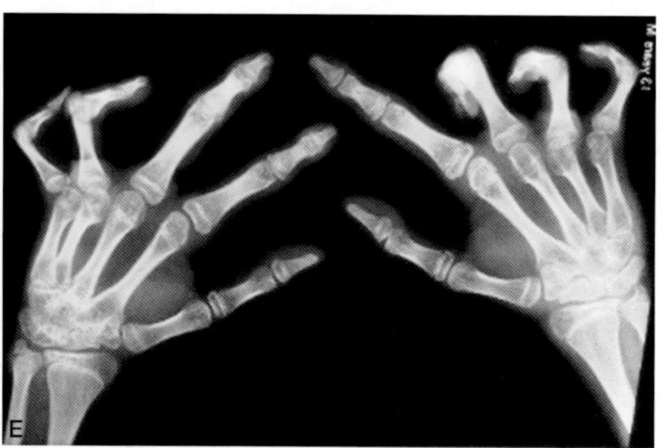

图 11-0-11 手部关节挛缩症Ⅴ型病例 1

A. 双手指间关节挛缩；B. 合并双侧肩关节挛缩；C. 合并双侧膝关节、踝关节挛缩；D. 双下肢侧面观膝关节、踝关节挛缩；E. 双侧手部骨关节 X 线片显示近侧指间关节脱位

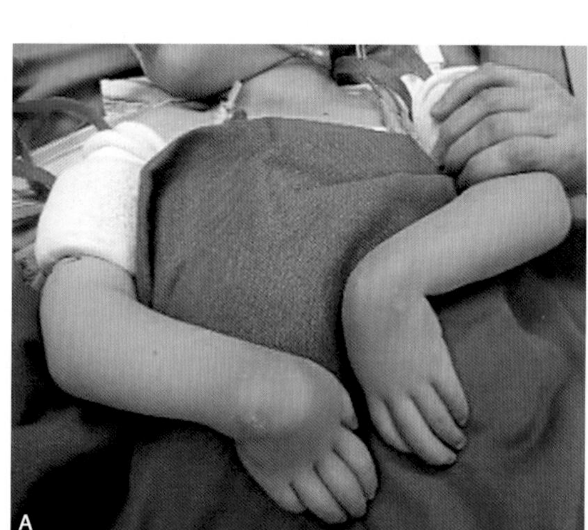
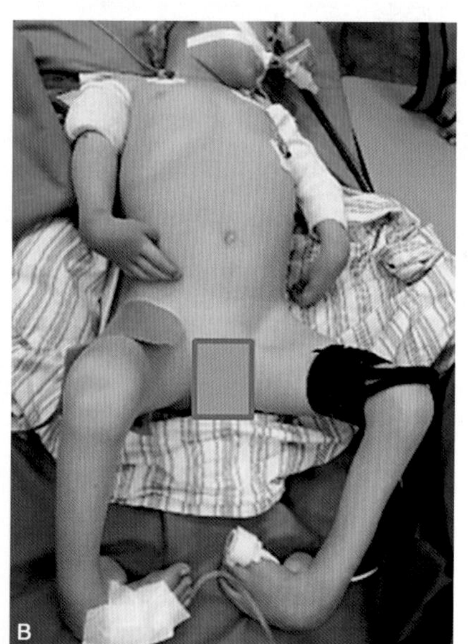
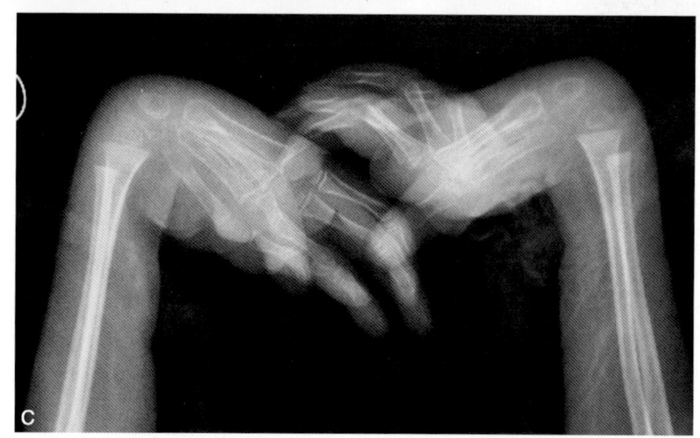

图 11-0-12 手部关节挛缩症Ⅴ型病例 2

A. 双手手指、腕关节屈曲挛缩；B. 同时伴有屈髋、屈膝、踝关节内翻畸形；C. 双手 X 线片显示腕关节长期屈曲挛缩严重影响其骨关节发育

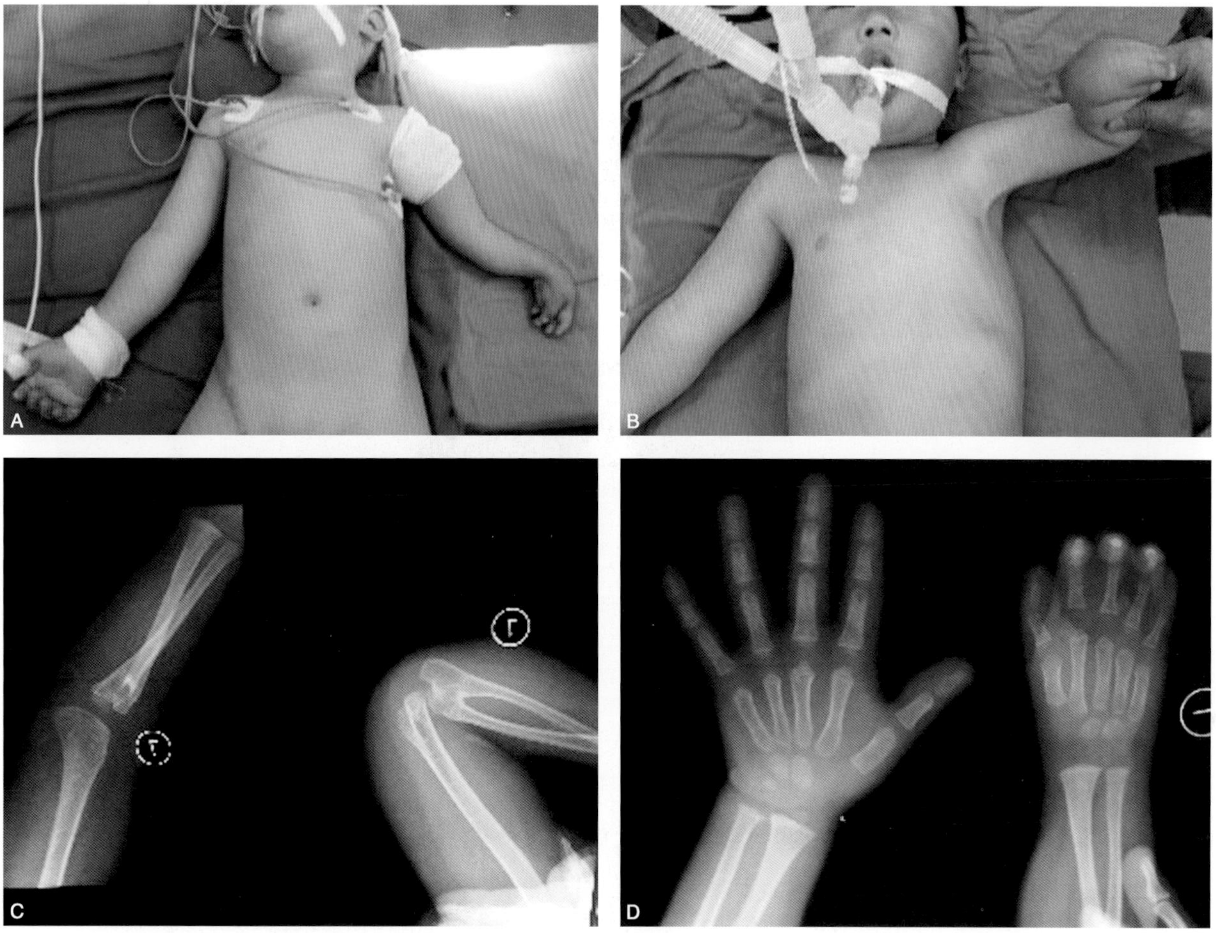

图 11-0-13　手部关节挛缩症Ⅴ型病例 3

A. 左手短指并指、腕关节屈曲挛缩，整个上肢短小；B. 合并胸大肌缺如、胸壁扁平，乳头缺如，腋蹼、肩关节外展受限；C. X 线片显示合并近侧桡尺关节融合；D. 患手骨关节结构短小，此例可诊断为 Poland 综合征非典型型合并多关节挛缩，需分期手术解决不同的问题

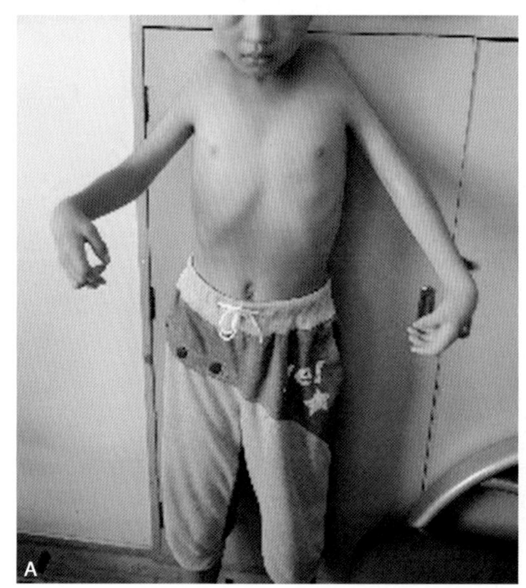

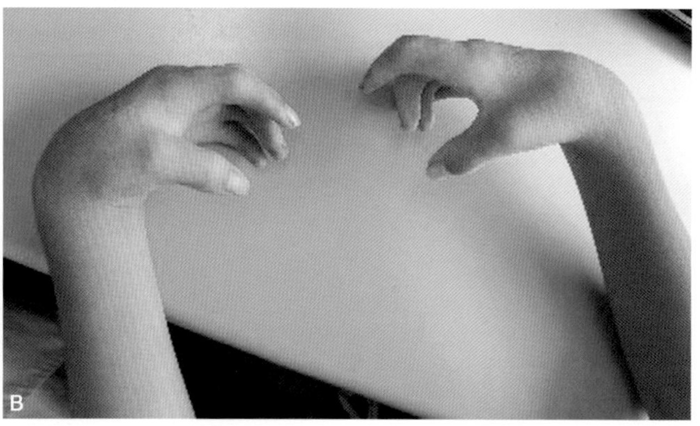

图 11-0-14　手部关节挛缩症Ⅴ型病例 4

A. 双手手指、腕关节挛缩，合并肩、肘关节发育不良及挛缩；B. 双手、双腕关节挛缩

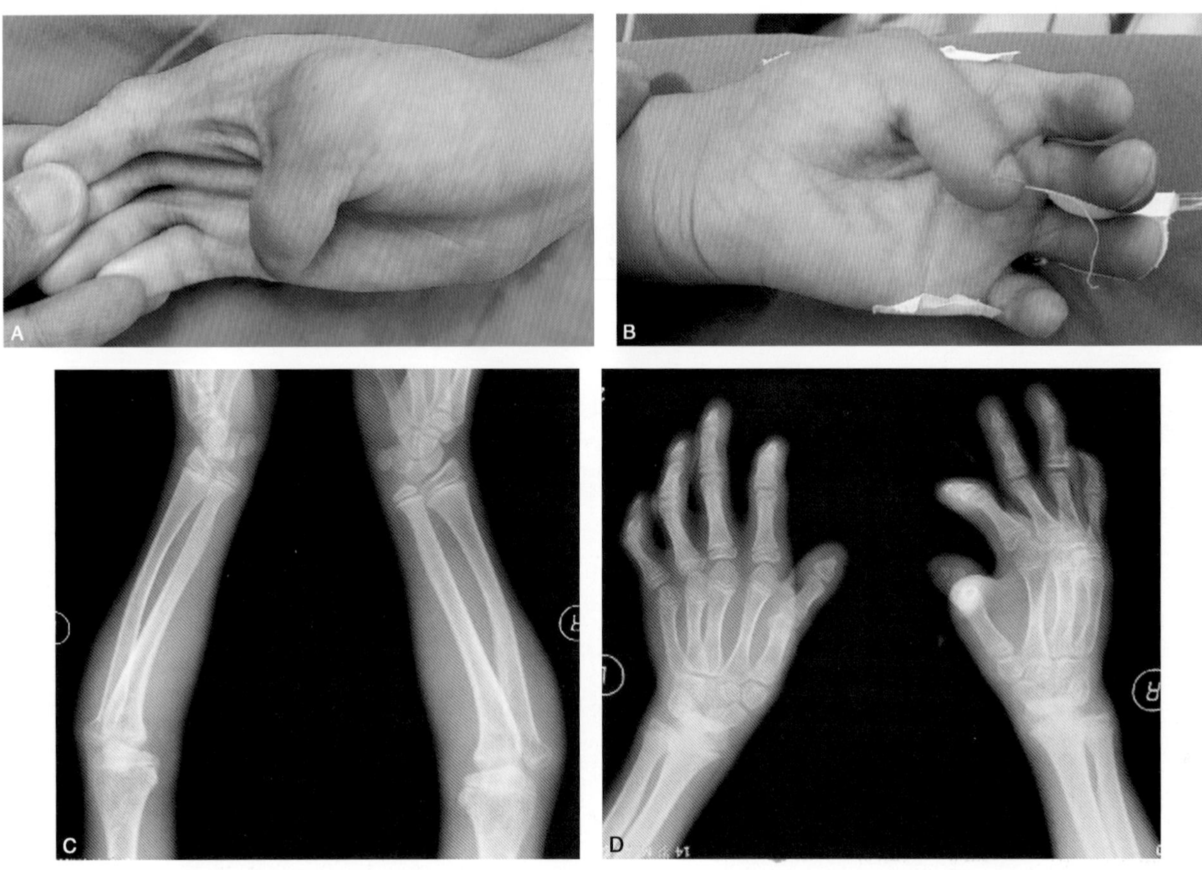

图 11-0-15 手部关节挛缩症Ⅴ型病例 5

A. 双手各个手指关节均可见挛缩,图示为右手;B. 左手挛缩情况;C. X 线片显示双侧桡骨小头发育不良及脱位;D. 双手 X 线片表现

第十二章

桡尺骨、肘关节骨性融合

一、概述

先天性桡尺骨及肘关节骨性融合是一种少见的肘部先天畸形，由于肢体桡尺骨胚胎期分化障碍引起。在分化过程中，上肢的基本成分主要在胚胎的早期从第3周开始至第7周已基本形成。肢体分化障碍的不同临床表现，被认为是产生胚胎侧壁外胚间质团的不同程度的破坏，影响正常肢芽分化成单独的骨骼、皮肤、筋膜或神经血管组织成分。任何因素，环境或其他综合原因，在此期间干扰这种分化都将产生相对应的肢体缺陷。先天性桡尺骨近端融合多数为双侧发病，可有家族史，为常染色体显性遗传所致。肘关节骨性融合有多种不同的形式，常导致前臂旋转功能及肘关节屈曲功能受限，该类畸形严重影响病人生活质量。除骨性融合外，还可合并软组织挛缩、局部肌肉缺如或发育异常，可与其他手部畸形共存，如多指、并指、拇指发育不良等。有时，肘关节软骨融合或纤维融合形成，除功能障碍临床上可见外，X线片无融合表现，诊断只能通过临床检查得出。目前为止，尚无可接受的形态学分类。

此类骨性融合的治疗较为复杂，现有的治疗手段改善功能的效果有限。

二、形态学特点

虽然主要融合部位位于肘关节或桡尺骨近端，但融合范围不一，肘关节融合可为两个骨性融合，也可为桡尺骨与肱骨一起融合（图12-0-1～图12-0-7）。

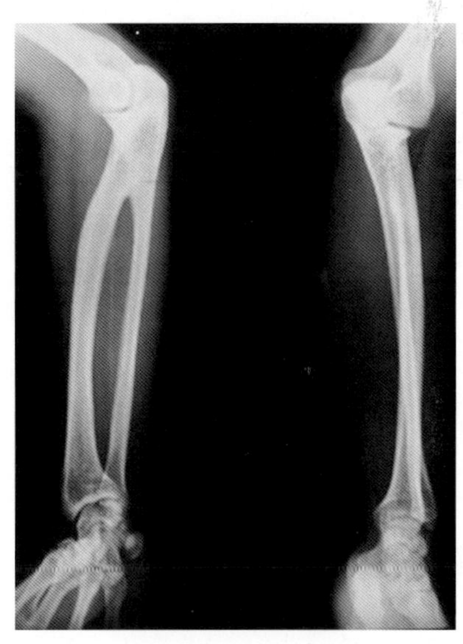

图12-0-1　桡尺骨、肘关节骨性融合病例1

X线片显示右侧桡尺骨近端融合，桡尺骨近端旋转截骨可改变前臂和手的位置，对功能有一定帮助

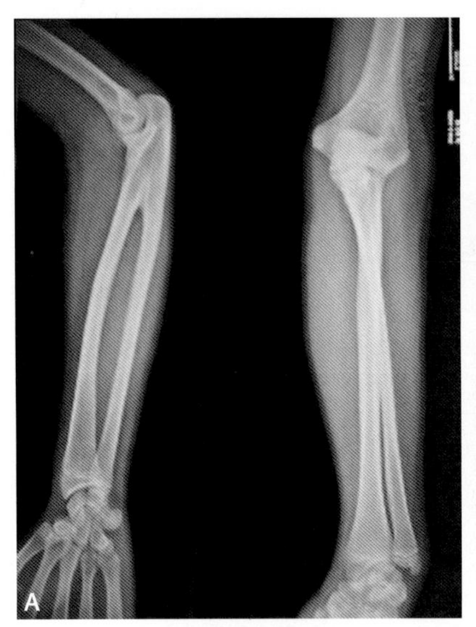
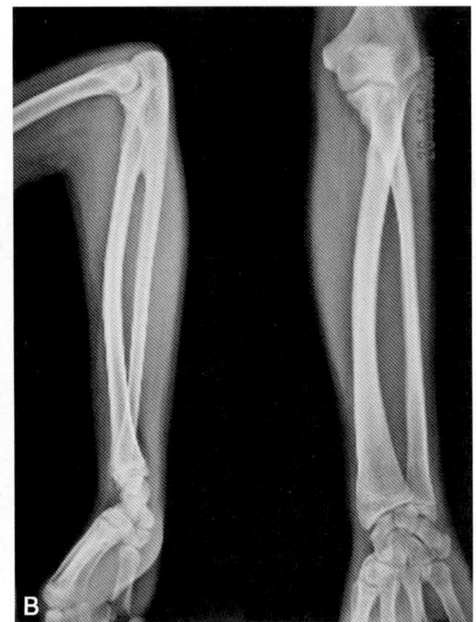
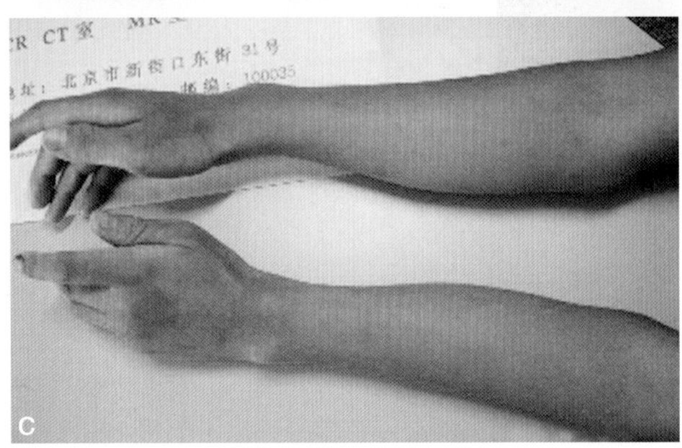

图 12-0-2　桡尺骨、肘关节骨性融合病例 2

A. 双侧桡、尺骨融合，左侧 X 线片显示；B. X 线片显示右侧桡、尺骨近端融合；
C. 体位像显示前臂旋转功能受限，尺骨小头明显突出皮下

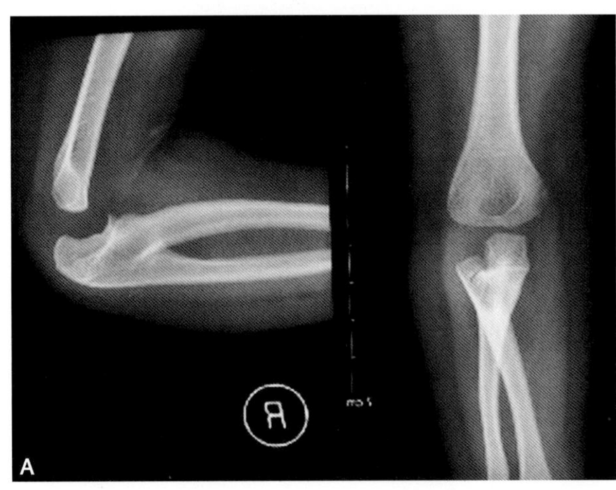
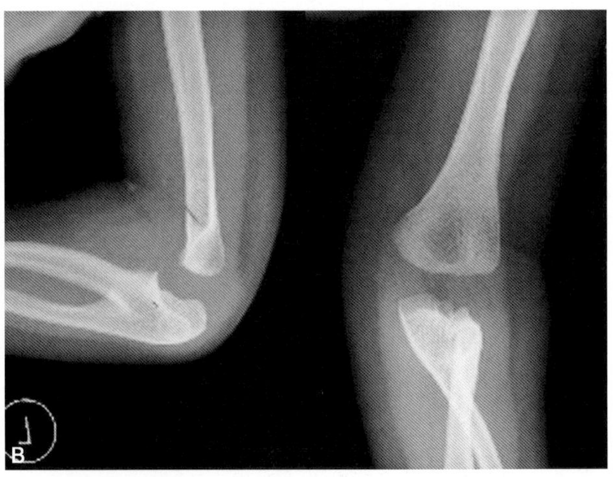

图 12-0-3　桡尺骨、肘关节骨性融合病例 3

A. X 线片显示右侧桡尺骨骨性融合，桡尺骨近端各有一个关节面与肱骨相关联，此类融合虽可手术分离，但手术后遗留问题较多，如旋后肌缺如、分离骨面再愈合、桡骨头脱位等，因此效果难以肯定；B. 同一病人左侧 X 线片表现

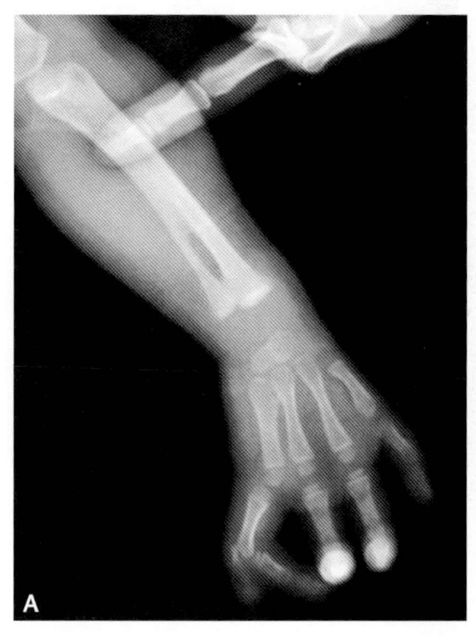

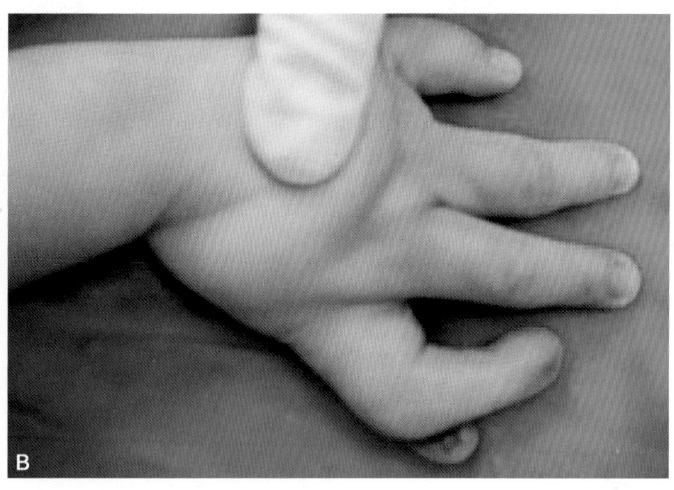

图 12-0-4　桡尺骨、肘关节骨性融合病例 4

A. X 线片显示右侧桡尺骨近端约 2/3 融合，尺骨发育不良；B. 同时伴有小指发育不良，小指从环指近节水平发出，此类融合范围较广泛的患儿，分离桡尺骨无必要，可行选择旋转截骨改善一定功能

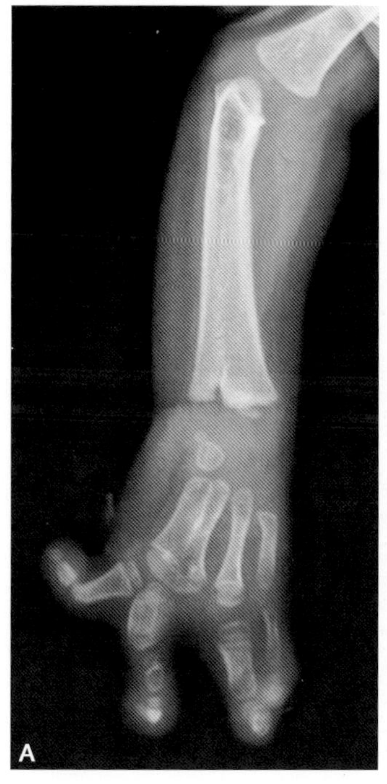

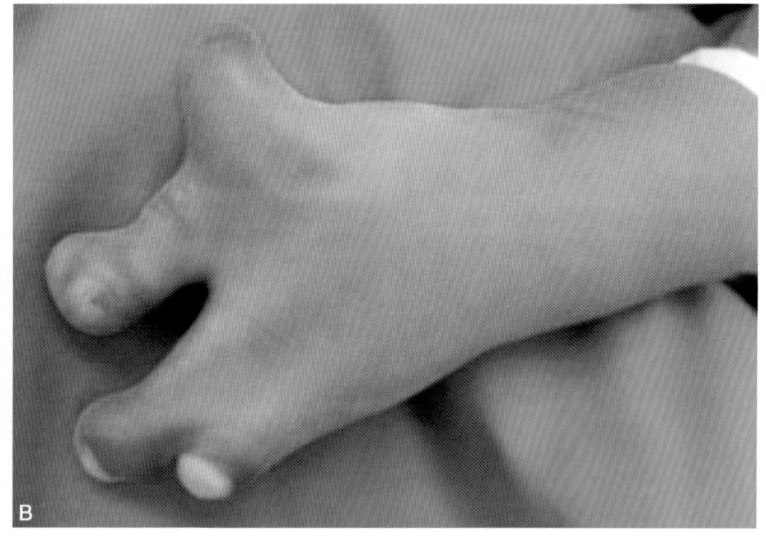

图 12-0-5　桡尺骨、肘关节骨性融合病例 5

A. X 线片显示右侧桡尺骨几乎全长融合，合并复杂性骨性并指畸形；B. 伴发复杂的手部畸形

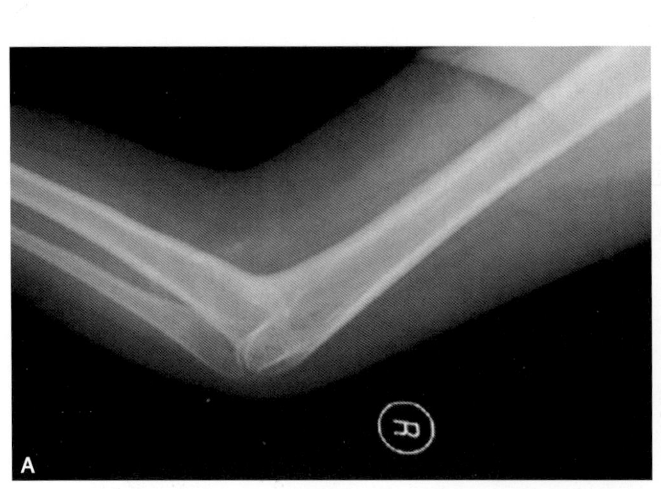

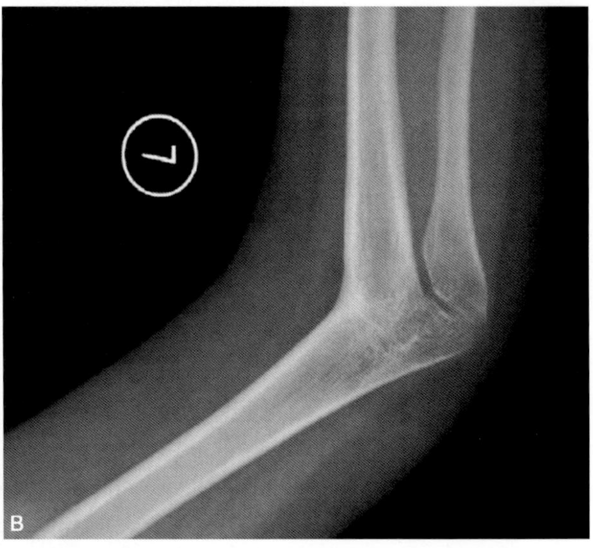

图 12-0-6　桡尺骨、肘关节骨性融合病例 6
A. 双侧肱桡骨融合，合并尺骨发育不良，图示为右侧；B. 左侧 X 线片

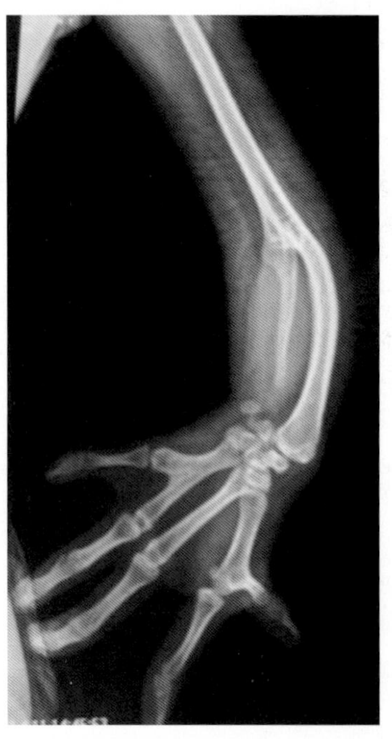

图 12-0-7　桡尺骨、肘关节骨性融合病例 7
右侧肱骨桡尺骨融合（全肘关节融合），合并尺骨发育不良，桡骨继发性侧弯，第一、二及第四、五掌骨融合

第十三章

腕骨、掌骨融合

一、概述

先天性腕骨、掌骨融合的确切发病原因目前尚不清楚，常常与其他严重的肢体畸形合并发生，尤其多发生在各种手畸形综合征中，如 Apert 综合征、Pfeiffer 综合征等，常常为双手发病。先天性掌骨融合较腕骨融合多见，Buck-Gramcko 等将其分为三型：①Ⅰ型：融合部位位于掌骨基底，形态学异常较轻；②Ⅱ型：至少掌骨的一半发生融合，手指靠拢；③Ⅲ型：掌骨完全融合。Ⅲa：掌指关节未发生融合，Ⅲb：掌指关节同时融合。腕骨与掌骨融合经常伴发出现，腕骨融合常不需特别治疗，而掌骨融合会引起严重的外形及功能障碍，需手术治疗。

二、形态学特点

（一）腕骨融合

融合可发生在腕骨间，也可发生在腕骨与桡骨间（图 13-0-1 ~ 图 13-0-5）。

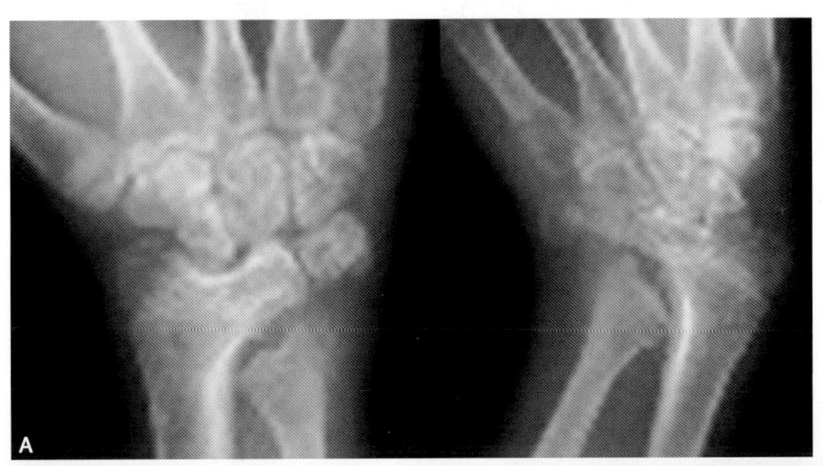

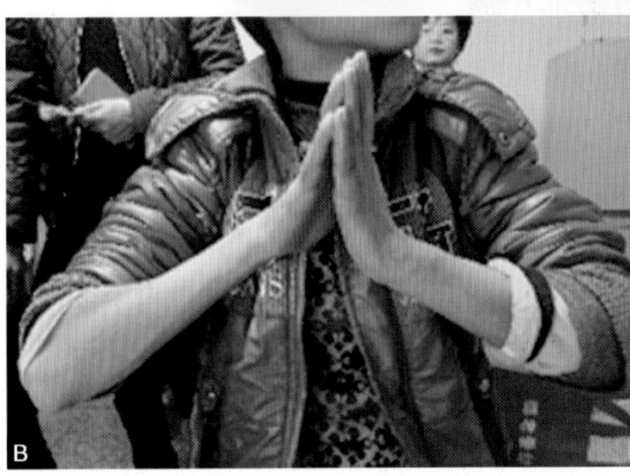

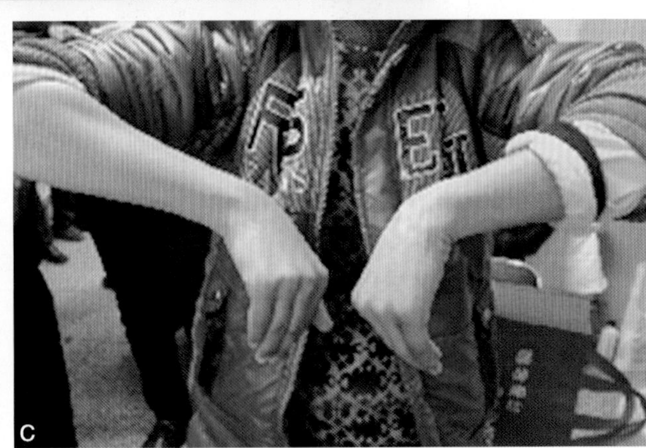

图 13-0-1　腕骨融合病例 1

A. X 线片显示双侧桡月骨融合，同时合并舟骨、尺骨远端发育不良；B、C. 双侧腕关节屈伸活动受限，病人没有症状，可以不予治疗，如成年后发生骨性关节炎可再行相关治疗

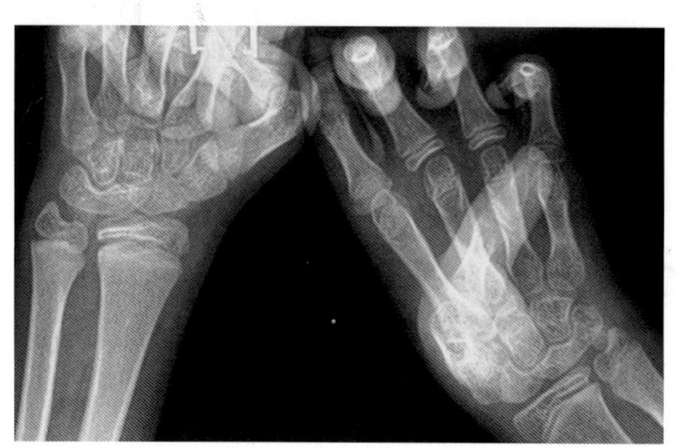

图 13-0-2　腕骨融合病例 2
X 线片显示双侧月三角骨融合，无症状可不予治疗

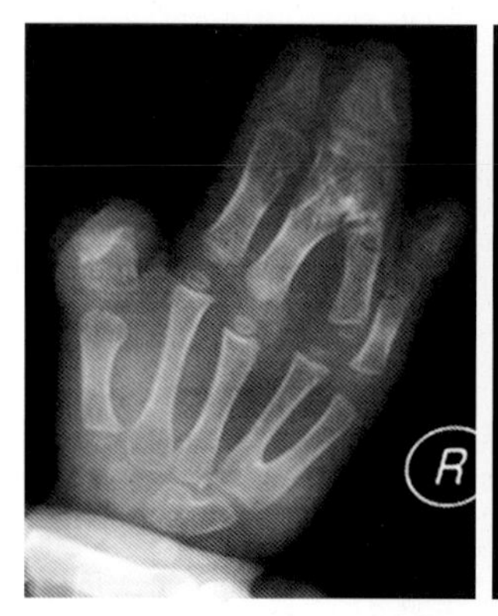

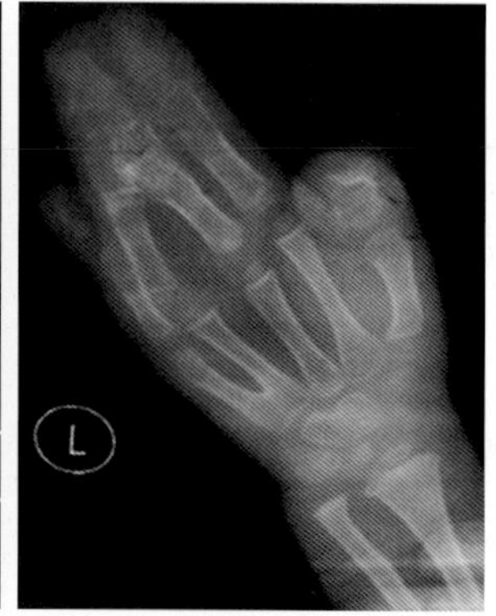

图 13-0-3　腕骨融合病例 3
Apert 综合征，X 线片显示双侧头钩骨融合，伴掌骨、指骨融合

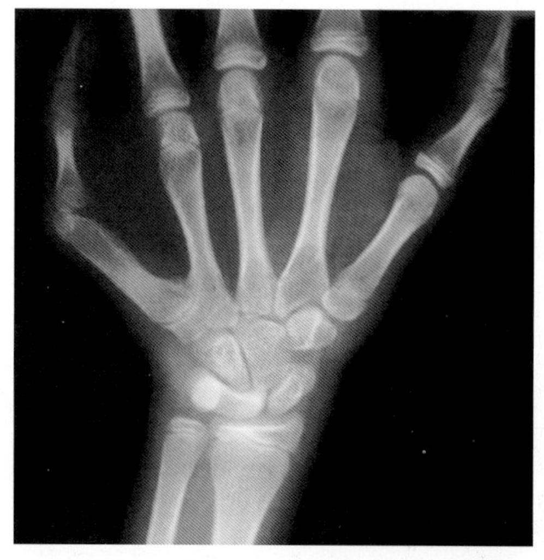

图 13-0-4　腕骨融合病例 4
左侧月、三角融合，合并第四、五掌骨基底融合及小指掌骨头发育不良

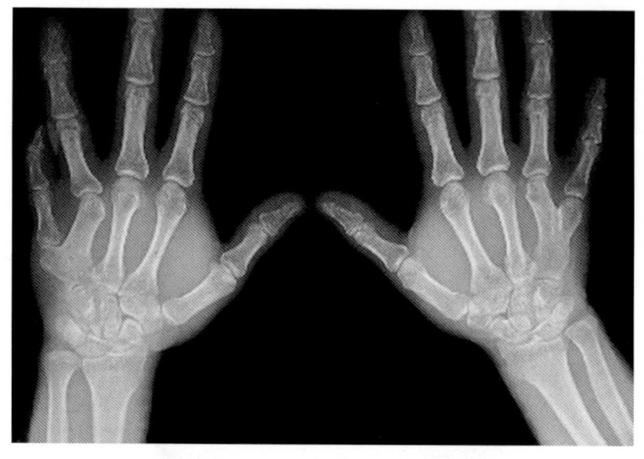

图 13-0-5　腕骨融合病例 5
双侧大小多角骨融合，合并第五掌骨融合

（二）掌骨融合

根据掌骨融合的部位分型（Ⅰ～Ⅳ型为第四、五掌骨融合，Ⅴ型为其他掌骨融合）。

1. Ⅰ型　掌骨基底融合（图 13-0-6～图 13-0-8）。

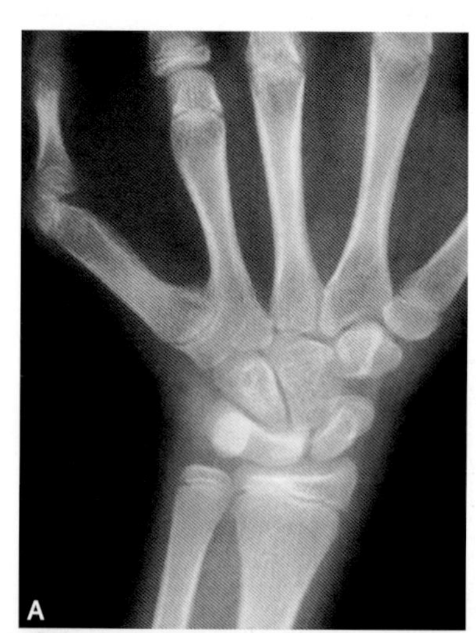

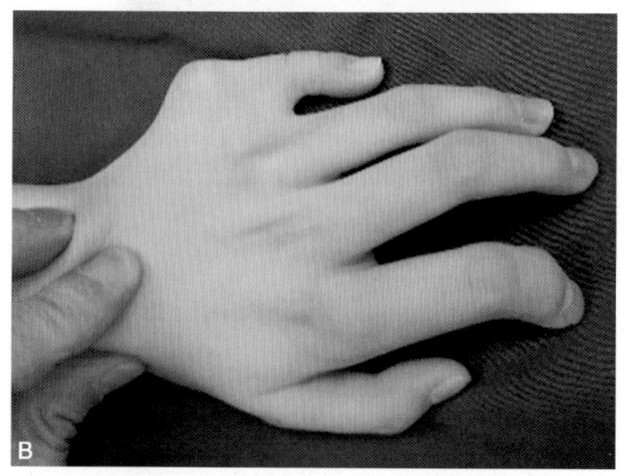

图 13-0-6　掌骨融合Ⅰ型病例 1
A. X 线片显示左侧第四、五掌骨基底融合，第五掌骨力线偏斜向尺侧，掌指关节半脱位，可行第五掌骨基底桡侧楔形闭合截骨或尺侧楔形开放截骨植骨，纠正掌骨力线后掌指关节可复位，同时掌指关节尺侧关节囊韧带松弛可予以紧缩，合并的月、三角骨融合可不予治疗，闭合截骨术后会引起十指的短缩，而开放截骨可一定程度上加长十指；B. 患手畸形体位像

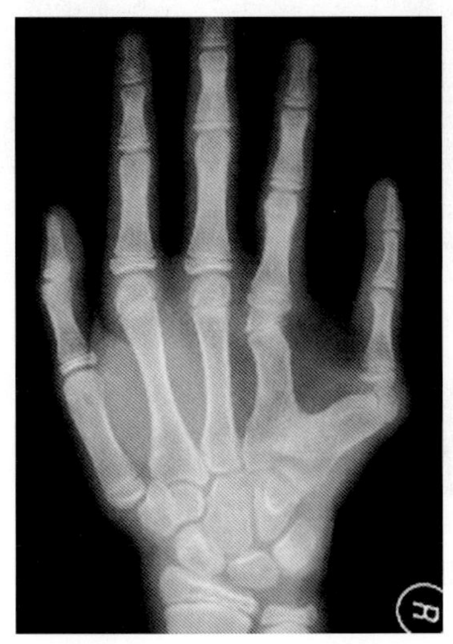

图 13-0-7　掌骨融合Ⅰ型病例 2
X 线片显示右侧第四、五掌骨基底融合，两个掌骨力线均偏斜伴有短缩，小指掌指关节脱位，第四、五掌骨均需截骨矫正力线，选择开放楔形截骨植骨，可适当延长掌骨长度，日后如掌骨仍明显短小，可用延长器再次延长掌骨

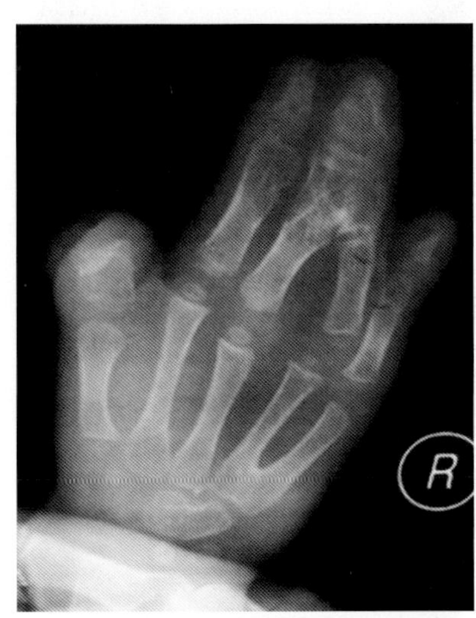

图 13-0-8　掌骨融合Ⅰ型病例 3
Apert 手畸形，X 线片显示右侧第四、五掌骨基底融合，伴中、环指中节以远指骨融合，虽有融合，但掌骨力线尚好，可暂时不予处理，仅处理骨性并指即可

2. Ⅱ型　掌骨一半以上融合（图 13-0-9 ~ 图 13-0-13）。

3. Ⅲ型　掌骨完全融合。此类畸形往往合并其他严重的手部畸形，不可能单独设计治疗方案，需综合考虑其他畸形的治疗方案，决定最终的治疗方法。（图 13-0-14 ~ 图 13-0-18）

4. Ⅳ型　掌骨远端融合（图 13-0-19）。

5. Ⅴ型　其他掌骨融合，第四、五掌骨之外的掌骨间融合（图 13-0-20 ~ 图 13-0-22）。

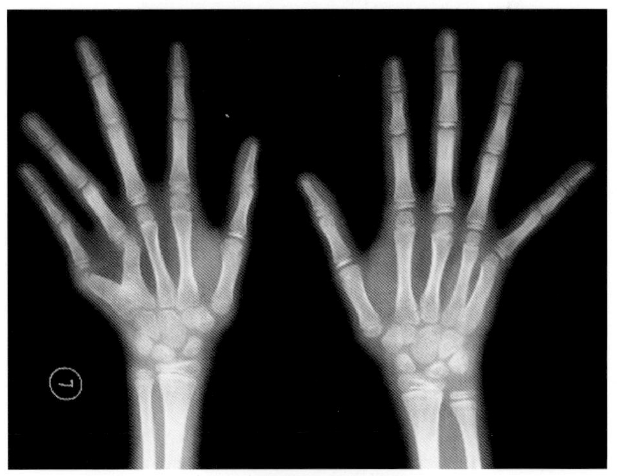

图 13-0-9　掌骨融合Ⅱ型病例 1
X 线片显示左侧第四、五掌骨融合，融合范围近一半，两个掌骨力线均不好，需在分叉处行开放楔形截骨植骨，掌指关节同时复位

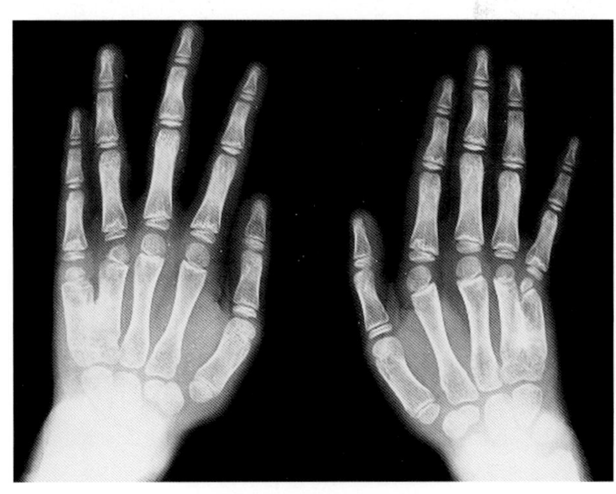

图 13-0-10　掌骨融合Ⅱ型病例 2
X 线片显示双侧第四、五掌骨融合，融合范围均超过一半，左侧不需治疗，右侧需行第五掌骨楔形截骨纠正力线（桡侧开放楔形截骨植骨）

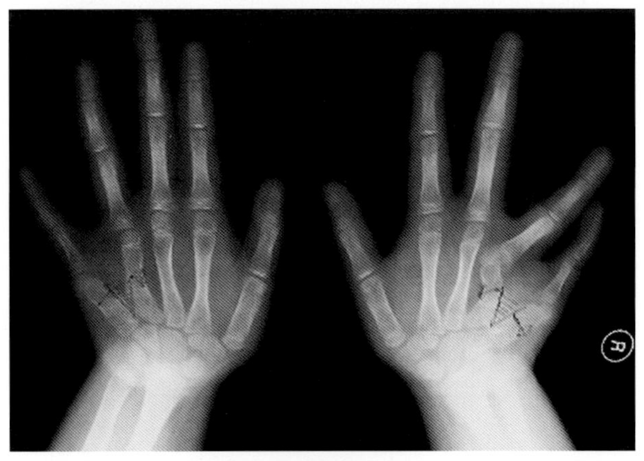

图 13-0-11　掌骨融合Ⅱ型病例 3
X 线片显示双手第四、五掌骨融合，左手第四掌骨需截骨，右手第四、五掌骨均需截骨

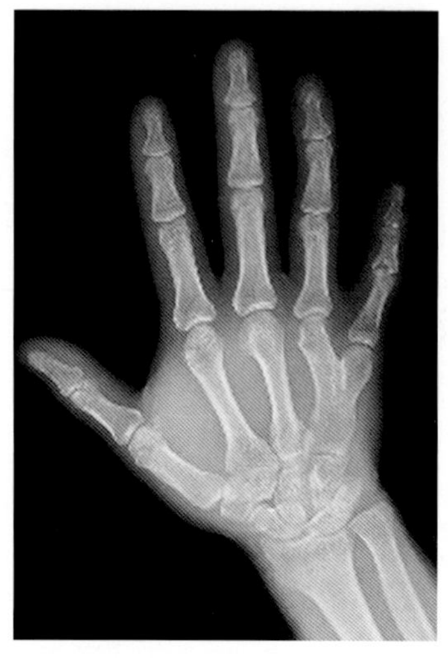

图 13-0-12　掌骨融合Ⅱ型病例 4

X 线片显示右侧第四、五掌骨融合，远端掌指关节无脱位，发育良好，环、小指力线基本可以接受，可暂不考虑手术治疗，可长期佩带矫形支具控制畸形发展

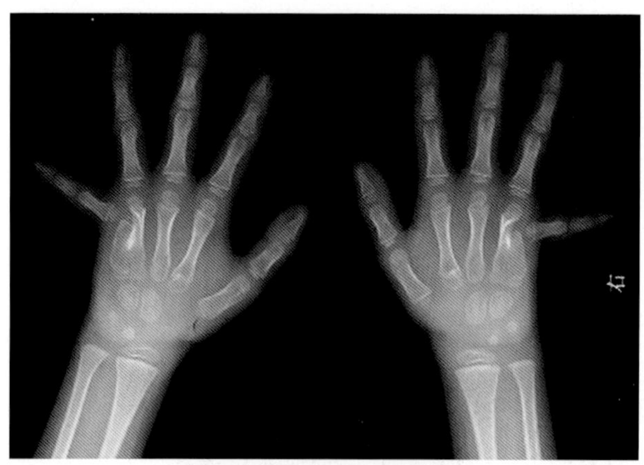

图 13-0-13　掌骨融合Ⅱ型病例 5

双侧第四、五掌骨融合，第五掌骨力线严重偏斜，掌指关节完全脱位，行第五掌骨开放楔形截骨（桡侧），将掌指关节复位，紧缩桡侧关节囊韧带，此类病人伸肌腱中央束往往滑向尺侧，需手术中一并修复

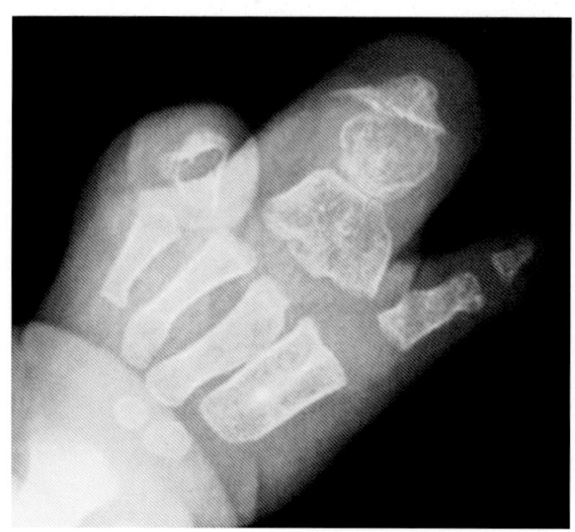

图 13-0-14　掌骨融合Ⅲ型病例 1

X 线片显示 Apert 手畸形（右），第四、五掌骨完全融合，是否分离需根据骨性并指的治疗情况来综合考虑

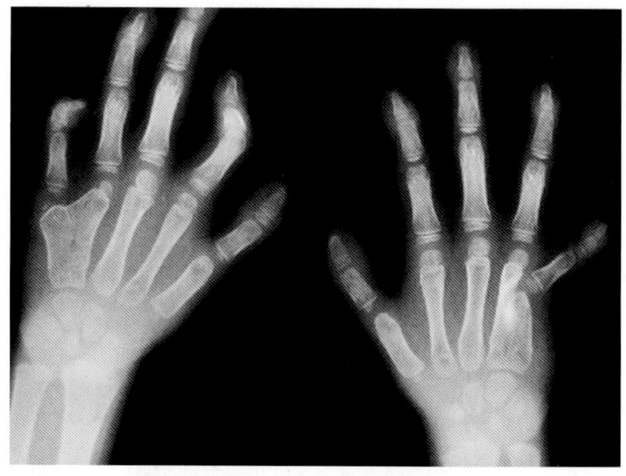

图 13-0-15　掌骨融合Ⅲ型病例 2

X 线片显示双侧第四、五掌骨融合，右侧为Ⅱ型，左侧完全融合。将左侧第四、五掌骨融合的远端一半截开，然后分别行桡侧和尺侧楔形截骨植骨，第五掌骨行尺侧开放截骨，第四掌骨行桡侧开放截骨，纠正力线和掌指关节脱位

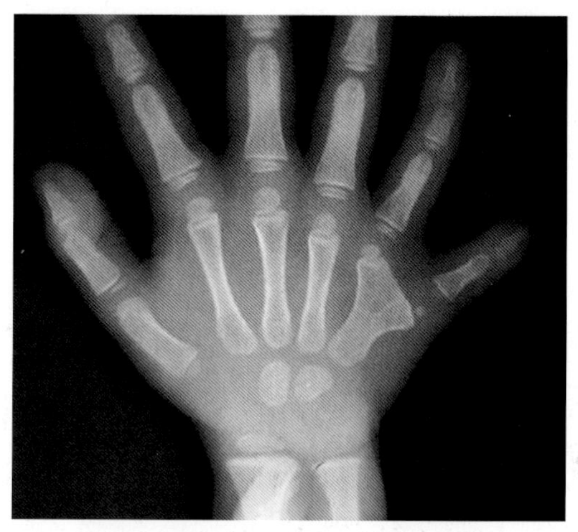

图 13-0-16　掌骨融合Ⅲ型病例 3

X 线片显示右侧第四、五掌骨完全融合，小指中节指骨发育不良，小指骨关节力线尚好可暂时不予治疗，第四掌骨可行截骨纠正力线及掌指关节脱位复位

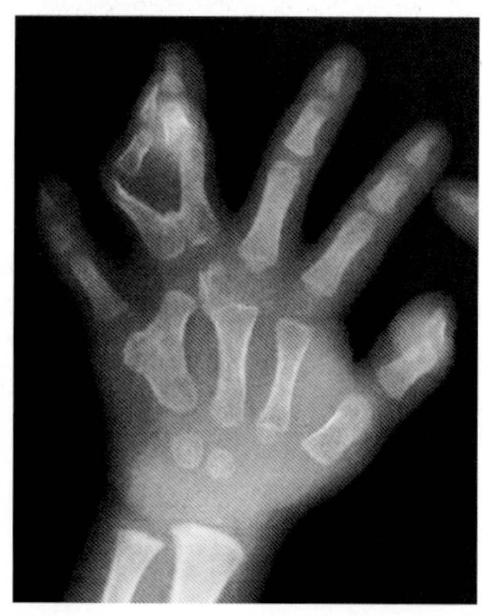

图 13-0-17　掌骨融合Ⅲ型病例 4

X 线片显示左侧第四、五掌骨完全融合，环指多指并指，近节指骨融合，此类畸形较为复杂，需要与多指并指综合考虑治疗方案

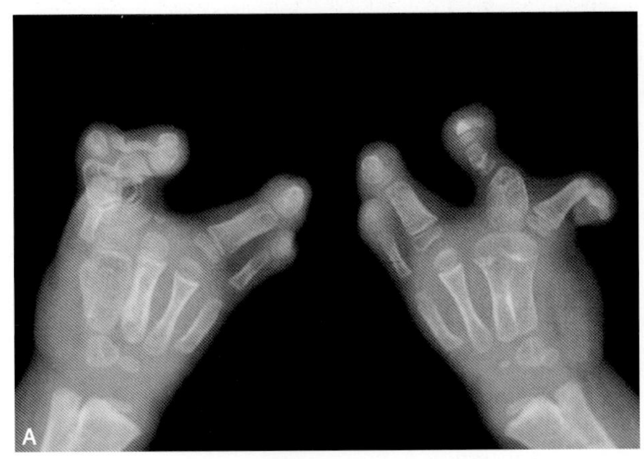
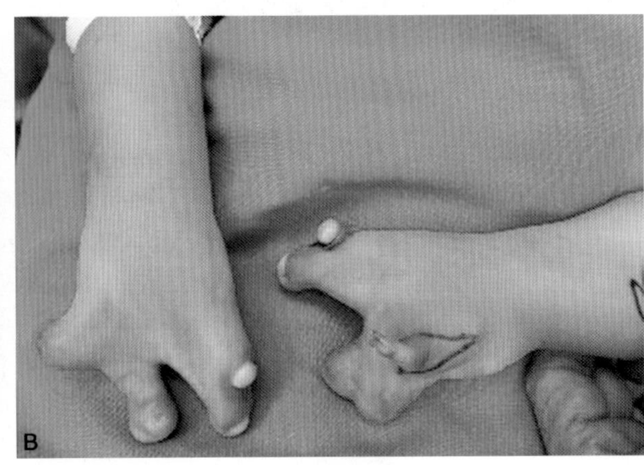

图 13-0-18　掌骨融合Ⅲ型病例 5

A. X 线片显示双侧第四、五掌骨完全融合，同时合并多种严重畸形，此类畸形十分复杂，需要与其他畸形一并综合考虑治疗方案；B. 手畸形体位像

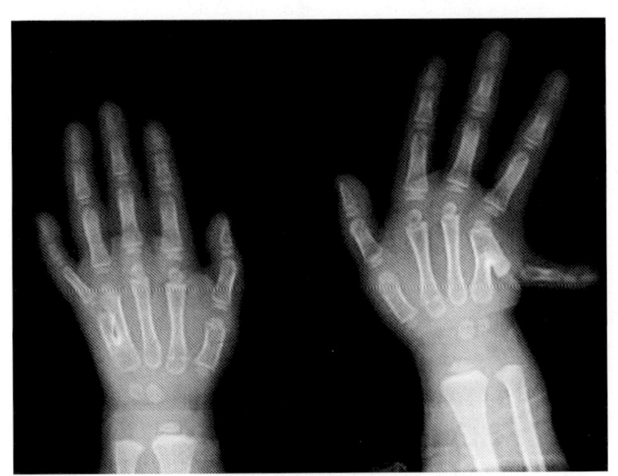

图 13-0-19　掌骨融合Ⅳ型病例

X 线片显示双侧第四、五掌骨融合。左侧为Ⅱ型，右侧第四、五掌骨在远端融合，第五掌骨近端缺如，远端逆行融合于第四掌骨，关节面朝向近侧，此类畸形需解决的问题较多，如恢复小指掌指关节解剖序列、第五掌骨近端缺如、小指近端尺侧皮肤软组织缺损等，需经过仔细设计方可进行手术治疗

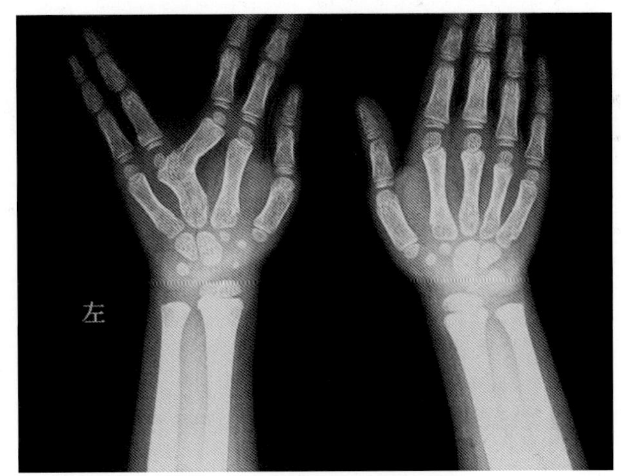

图 13-0-20　掌骨融合Ⅴ型病例 1

X 线片显示左侧第三、四掌骨融合

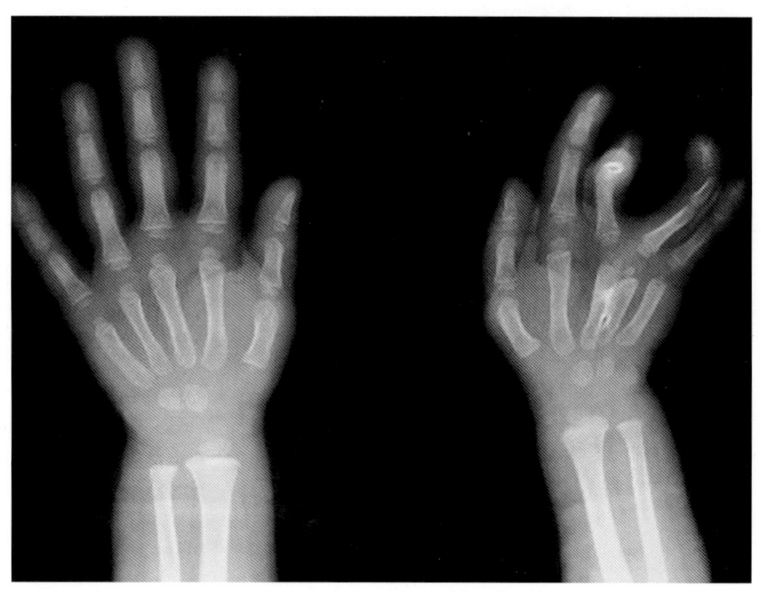

图 13-0-21　掌骨融合Ⅴ型病例 2
X 线片显示右侧第三、四掌骨完全融合

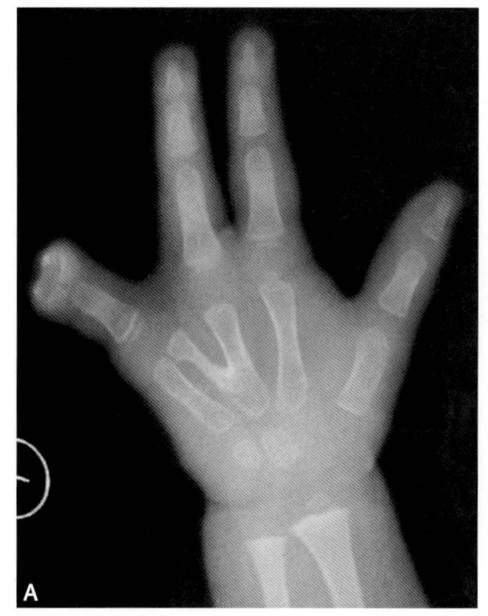

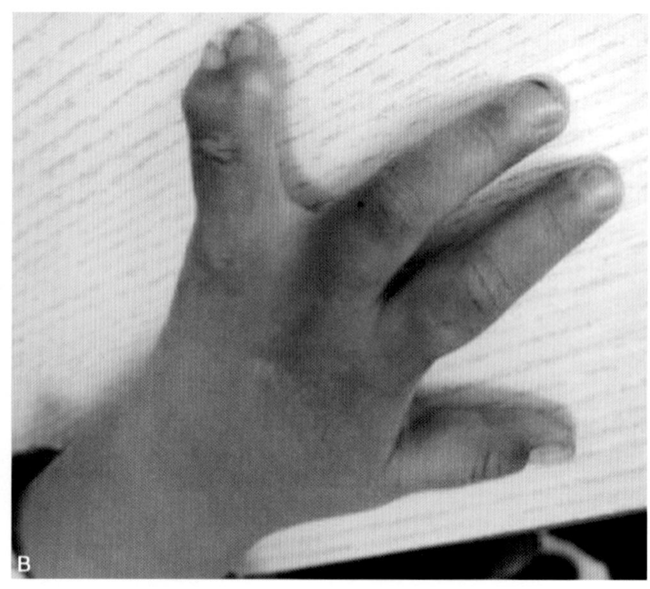

图 13-0-22　掌骨融合Ⅴ型病例 3
A. X 线片显示左侧第三、四掌骨部分融合，合并环小指骨性并指；B. 手畸形体位像

第十四章

脉管系统发育不良

第一节　血　管　瘤

一、概述

先天性血管瘤起源于中胚叶，是血管内皮细胞形成的良性肿瘤，出生时或出生后不久即可被发现，多见于头面颈部，也可发生在躯干和四肢。我国大多数医生选择使用 Virchow 分型，将血管瘤分为毛细血管瘤、海绵状血管瘤、蔓状血管瘤和混合性血管瘤。一部分皮肤血管瘤可能会自行消退，但也有相当一部分皮肤血管瘤会逐渐增大引起症状，如疼痛、出血、继发感染等，有一小部分甚至会压迫上肢的神经血管束，造成肢体麻木、感觉异常，甚至引起肢体的坏死，需要外科干预治疗。有时候，临床上很难将血管瘤和血管畸形区分开来。有学者认为血管瘤就是一种先天性血管结构的变异或畸形。

二、形态学特点及诊断

（一）病理分类

1. 毛细血管瘤　①平面型（红斑痣、葡萄酒斑），是由真皮浅层丰富的成熟毛细血管组成；②隆凸型（草莓状血管瘤），主要由真皮深层毛细血管血窦状扩张组成；③分叶状毛细血管瘤，可以发生在手指末端。

2. 海绵状血管瘤　是由充满血液的静脉窦所形成，腔壁衬有内皮细胞层，多生长在皮下。发生在前臂或手的毛细血管瘤常与上肢的神经血管关联紧密，因此会造成相应的症状。

3. 混合性血管瘤（毛细血管海绵状血管瘤）皮层有毛细血管瘤，皮下层有海绵状血管瘤。

4. 蔓状血管瘤　是血管先天性畸形多发性小动静脉瘘引起。

（二）临床表现

1. 毛细血管瘤　①红斑痣、葡萄酒斑：出生时即存在，平坦而不高出表皮，多数在面部；色泽从橘红（红斑痣）到深紫色（葡萄酒斑），加压可短暂退色，随即恢复；出生后不再发展，终生存在，绝大多数无症状；②草莓状血管瘤：发病率很高，通常在出生后即发现，或在出生后数周内只有小的红斑点，以后逐渐增大，高出皮肤，鲜红或深红色，呈许多小叶，状似草莓；它大小不一，按压时大小和色泽无明显改变；通常在 1～4 岁间逐渐消退；③分叶状毛细血管瘤：又称为毛细血管扩张性肉芽肿，是一种常由损伤引起的皮肤黏膜毛细血管和四周组织水肿引起的鲜红色、褐色或深蓝色稍微高起的肿块。此类疾病可发生于任何年龄的男女士，通常以青少年多见，常发生在手指、足、皮肤黏膜。

分叶状毛细血管瘤多单个发生。早期损害为鲜红色或暗红色小丘疹，渐渐或迅速增大，形成有蒂或无蒂结节，有的呈短棒状，直径为 0.5～1.0cm，表面多光滑和呈小分叶状。质软、易脆，以至稍微创伤可引起明显出血，也可因此坏死、溃疡、表面结棕黄色痂。无自觉症状，无压痛等。但若继发细菌感染时可见损害及其基底红肿、疼痛、触痛。一般在皮肤外伤后出现，发展很快，容易出血，由于覆盖它们的皮肤很薄，可以迅速增大，其发生原因尚不清楚。假如持续存在，医生应取活检，确定它们是否是黑素瘤或其他肿物。必要时用手术或电凝术切除，但可能复发。

2. 海绵状血管瘤　肿瘤多生长在皮下组织内，有时侵入肌肉，多见于躯干、四肢和腮腺等部位；一般瘤体占肢体的比例较大，在手指的肿瘤可以围绕指骨生长，甚至包绕手指一周。肿瘤表面皮肤色泽可以正常或呈暗蓝色；触诊为柔软肿块，有如海绵或面团的感觉；有缓慢自行消退的可能。辅助诊断可以采用磁共振检查，该肿瘤在磁共振片上为高信号改变。如果肿瘤在短期内有明显疼痛、增大或出血，可以采用手术治疗完整切除。

3. 混合性血管瘤　主要生长在面颈部，一般在出生后前6个月迅速增大，可达很大范围，具有极大的侵犯性，正常组织可受严重破坏；肿瘤形态不规则，呈蓝红色，易发生溃破、出血、感染、坏死和瘢痕形成；巨大者可致 Kasabach-Merrit 综合征。

4. 蔓状血管瘤　多发于额颞部头皮下及肢端，可见一高起的肿物，皮肤潮红，皮下隐约可见迂回弯曲的血管的搏动和蠕动，听诊可闻得杂音，扪之有搏动并可摸到条索状扩张的血管，局部温度增高，一般不自行消退（图 14-1-1 ~ 图 14-1-7）。

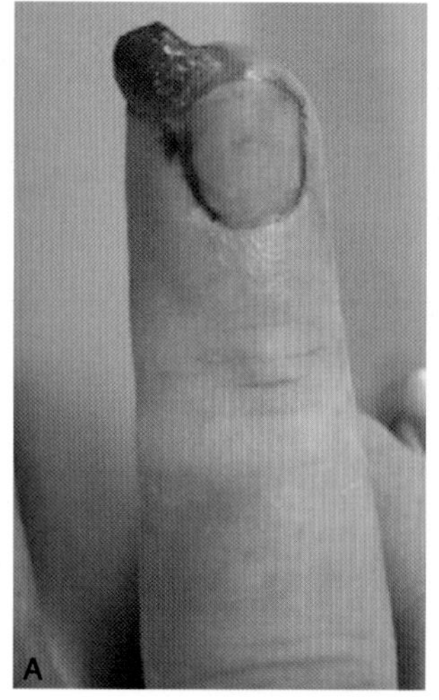

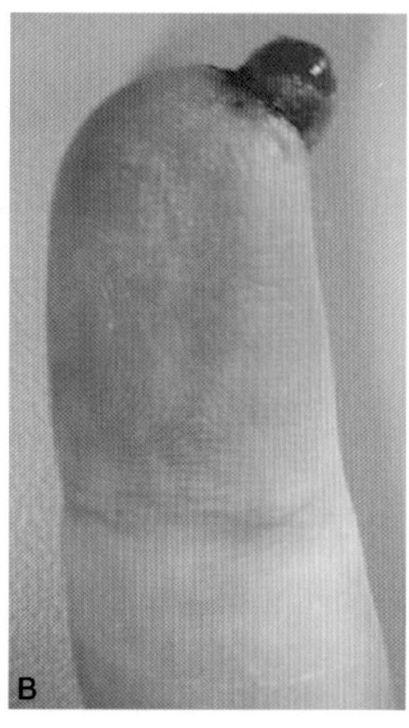

图 14-1-1　血管瘤肉芽肿病例 1

A. 右侧中指指端的毛细血管瘤肉芽肿；B. 肿物常迅速增大，又称毛细血管扩张性肉芽肿

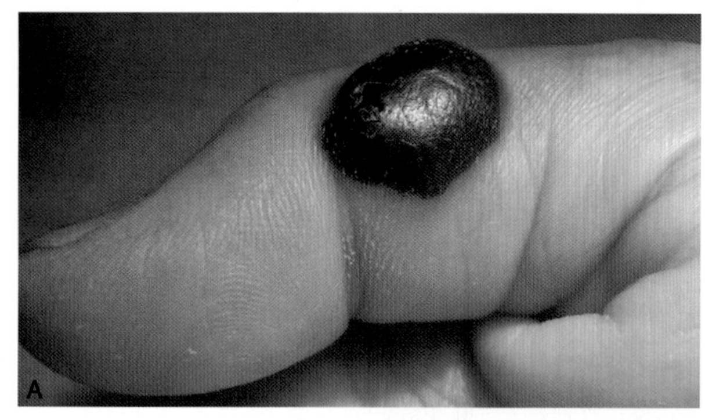

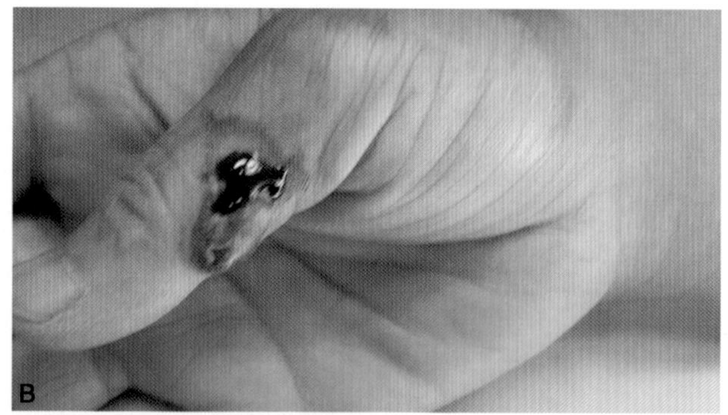

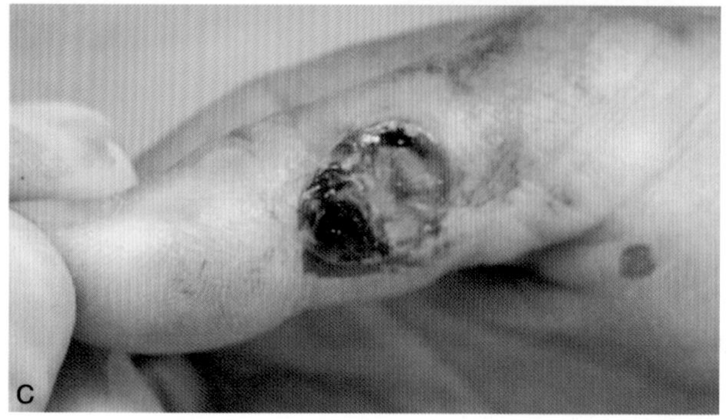

图 14-1-2　血管瘤肉芽肿病例 2

A. 右拇指桡侧黑色肿物，疑为黑色素瘤；B. 手术中探查发现瘤体内有陈旧积血，出血位于皮肤角化层与真皮层之间；C. 清理出血后，发现一微小紫红色肿物，切除后病理结果为：毛细血管瘤肉芽肿

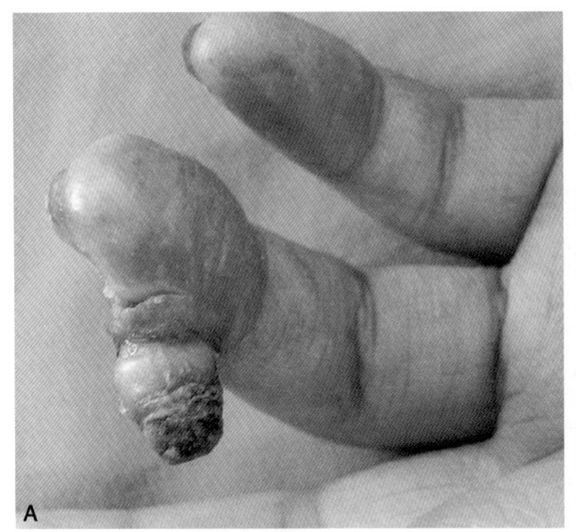

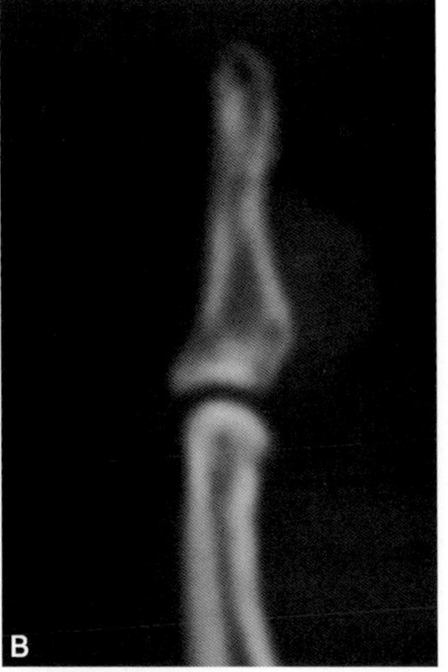

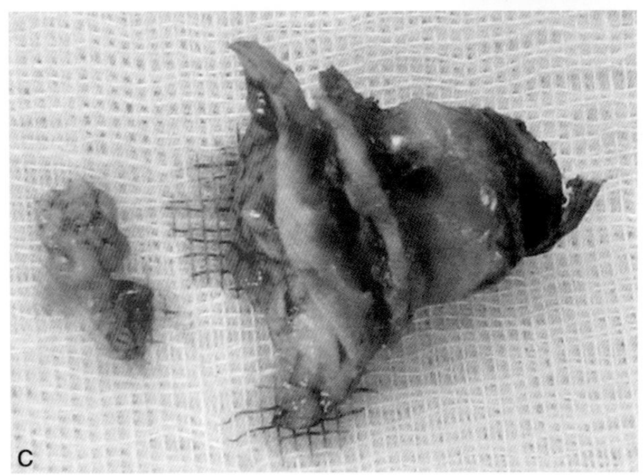

图 14-1-3　血管瘤肉芽肿病例 3

A. 左环指外伤后出现肿物，基底宽大，生长迅速，有出血，凝血后肿物表面形成黄褐色痂皮，易破溃出血；B. X线片显示界限清晰的软组织阴影；C. 手术切除肿物，病理证实为毛细血管瘤肉芽肿

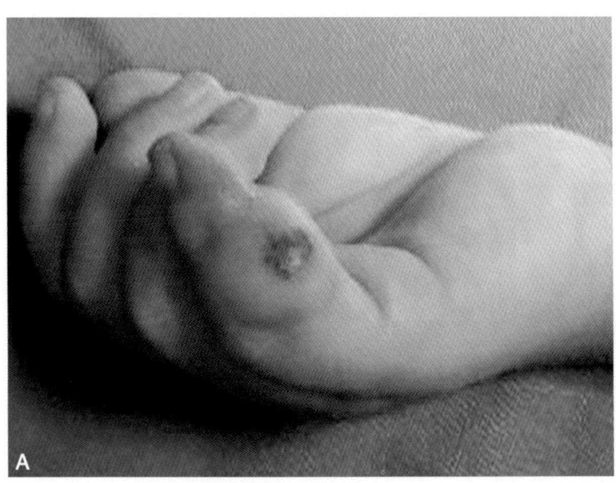

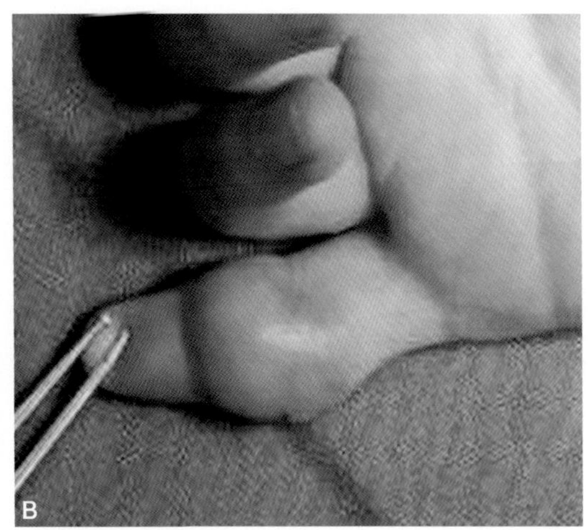

图 14-1-4　海绵状血管瘤病例 1

A. 左小指毛细血管海绵状血管瘤，出生不久即发现该肿瘤，随生长肿瘤范围渐扩广，可见皮肤浅表毛细血管瘤与皮下深层海绵状血管瘤共存；B. 瘤体几乎围绕手指一周不规则生长

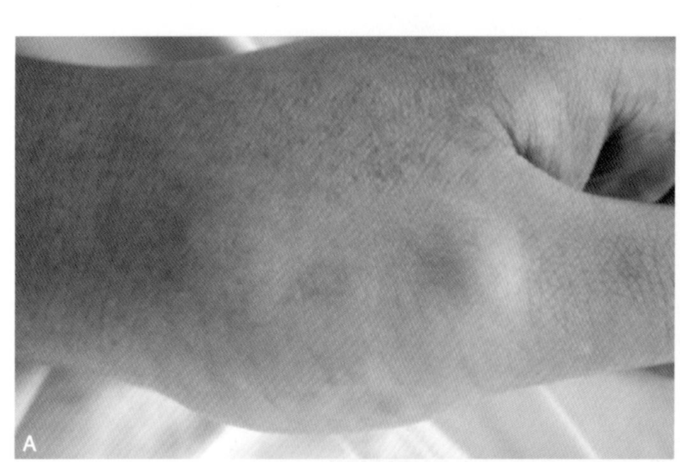

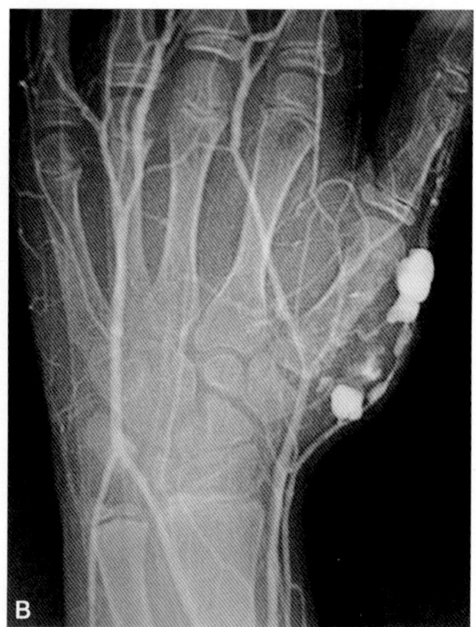

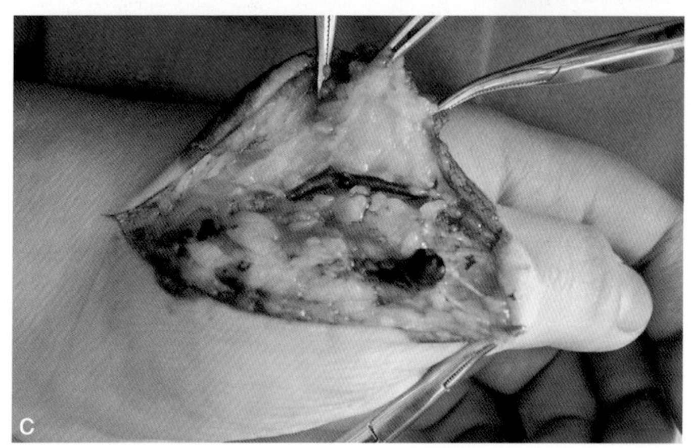

图 14-1-5　海绵状血管瘤病例 2

A. 左侧拇指可见多发蓝紫色肿物，质地柔软，手下垂后肿物可变大；B. 血管造影显示肿瘤分布范围；C. 手术中可见到多发散在的静脉血窦及发育不正常的静脉

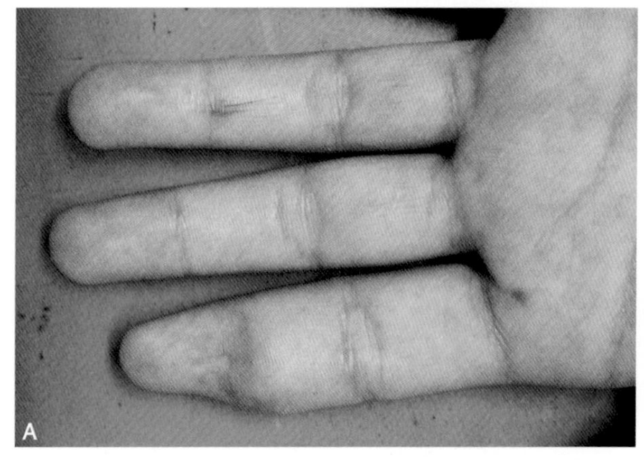

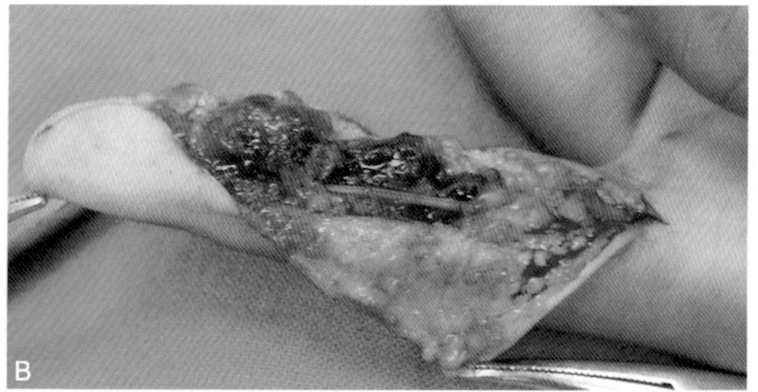

图 14-1-6　海绵状血管瘤病例 3

A. 右侧小指掌侧可见到蓝紫色肿物，界限不清；B. 手术探查发现大量静脉血窦，包绕指神经、腱鞘生长

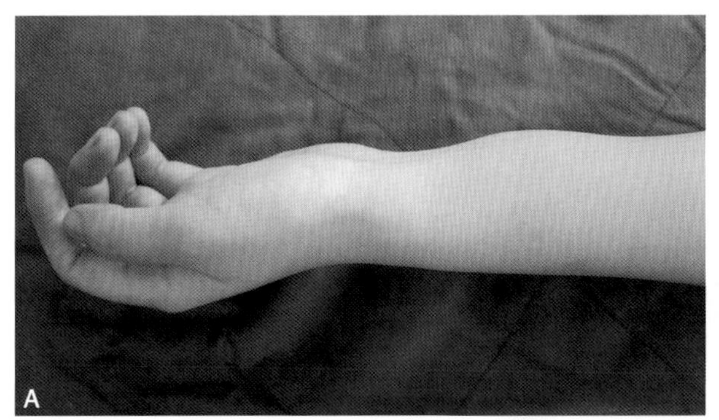
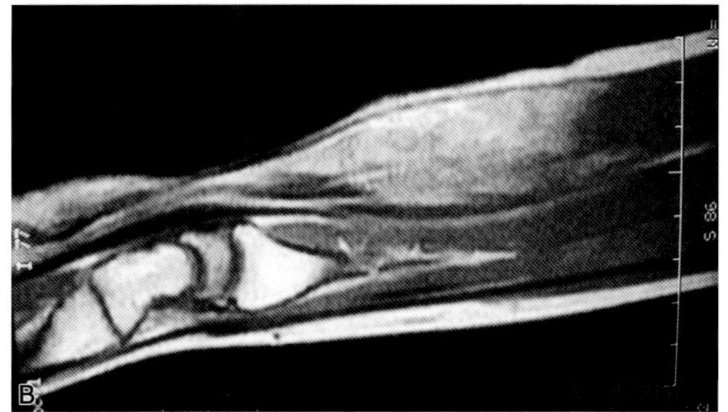
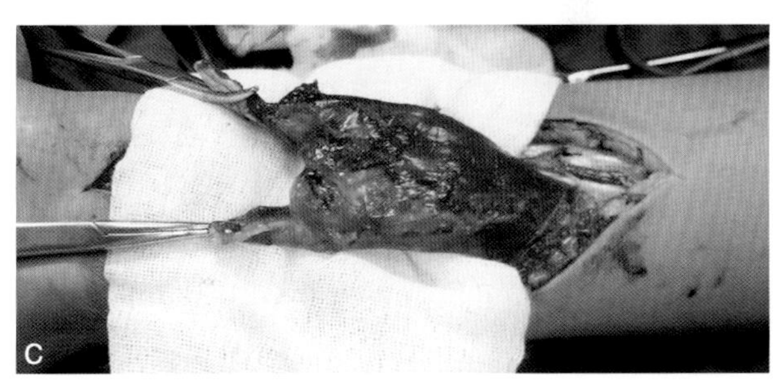
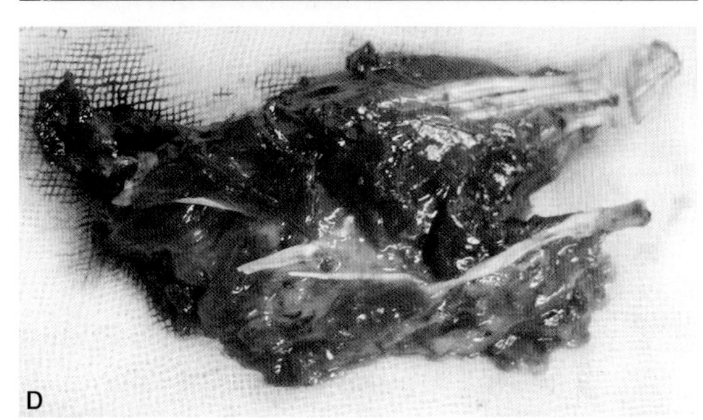

图 14-1-7 海绵状血管瘤病例 4

A. 左侧前臂中远端可见到界限不清的隆起，质地软，随手指活动向远近端移动；B. MRI 扫描可见到屈肌内有大量液态回声；C. 手术探查发现前臂指屈肌肌肉内大量紫红色血窦；D. 切除肿瘤后的标本，剖面可见肌肉组织内充满血窦，病理证实为肌肉海绵状内血管瘤

第二节 淋巴管瘤

一、概述

淋巴管瘤为一种先天性的淋巴管错构瘤，为良性病变。一般出生后即可发现，基本表现与血管瘤相似，区别在于其腔隙内为淋巴液而非血液，无恶性变的可能。其瘤体内有时混有静脉窦结构，因而又有淋巴血管瘤之称。

二、形态学特点及诊断

病理分类和临床表现：

1. 单纯性淋巴管瘤　是由毛细淋巴管和小囊密集成球组成。多位于皮肤浅层，凸出于皮肤表面，在股部、上臂、胸壁、头皮等处多见，也可生长在口腔、舌、唇、外生殖器黏膜上；外表呈小泡状颗粒，有针尖到豌豆大，透明或淡红色，压迫时可溢出带有黏性的淋巴。

2. 海绵状淋巴管瘤　由较大的淋巴管和小的多房性淋巴腔隙组成。多见于四肢、颈、腋窝、面颊、口腔、唇、舌等处；位于肢体者使该部呈橡皮肿样畸形，面颊部的淋巴管瘤，可使容貌完全改变，唇部的可引起巨唇，舌部的形成巨舌；通常肿瘤是一个质软肿块，表面覆有增厚的皮肤，对外观和功能均有影响。

3. 囊状淋巴管瘤（囊状水瘤）　由大房性淋巴腔隙结构形成，单房性者少见，多有副囊，相互交通，内含大量淋巴液。约有 3/4 发生在颈部，特别是颈后三角，也有位于颈前三角的，有些延伸到锁骨后进入胸腔或胸骨后进入前纵隔，在腋窝、前胸壁也不少见；常见的如橘子大小，但也有像饭碗大小，表面光滑，质地柔软，波动明显，覆盖的皮肤由于薄的囊壁内大量潴留清液，可呈淡蓝色，透光实验阳性（图 14-2-1）。

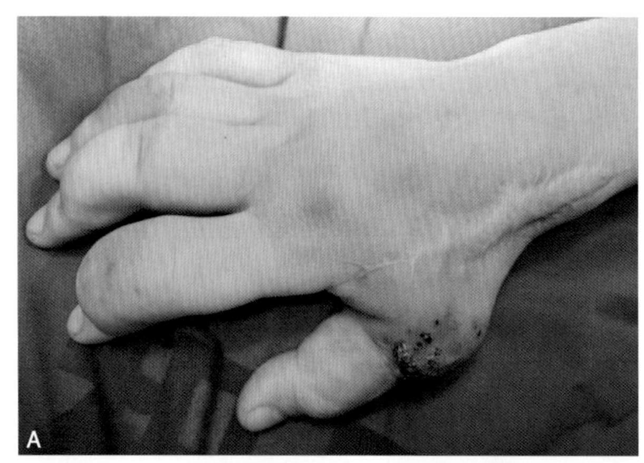

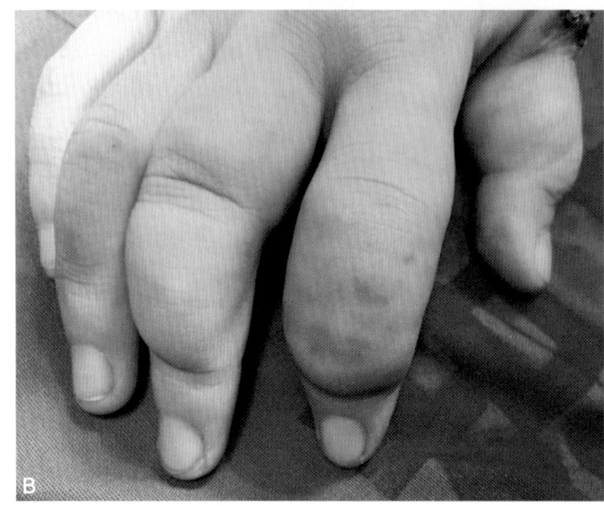

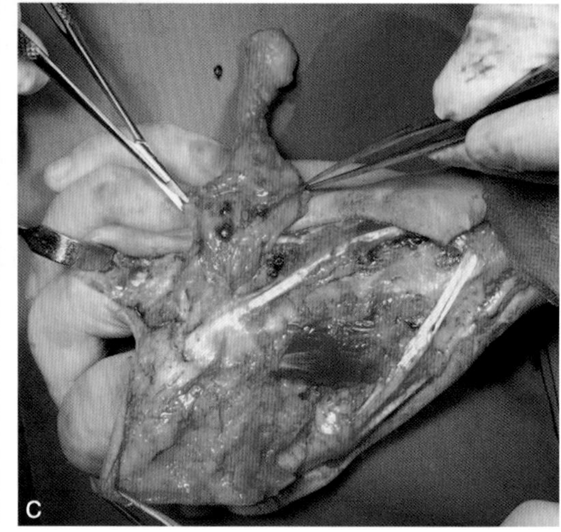

图 14-2-1 淋巴管瘤

A. 右手淋巴管瘤，弥漫性生长，波及手指、手背，该例 5 个月前手术治疗，术后肿物继续生长；B. 肿物表面可见散在的紫红色病变；C. 手术探查发现瘤体内有充满淡黄色透明液体的囊腔，同时又散在的小的血管窦，术后病理证实为淋巴血管瘤

第三节 动静脉瘘

一、概述

先天性动静脉瘘是一种先天性的脉管系统发育不良性疾患，较其他脉管性疾患少见，往往出生后即可发现，随着年龄增长或受到轻微外伤后，病情会逐渐加重，同时会出现不同的临床症状。

二、形态学特点及诊断

病理分类及临床表现。病例上有三种类型：①干状动静脉瘘；②瘤样动静脉瘘；③混合型动静脉瘘。主要临床表现：静脉迂曲、肿胀、疼痛，部分病人出现运动功能障碍，可出现受累肢体粗大、水肿、震颤，可触及或听到血管杂音，严重时可引起心血管、呼吸系统功能障碍，由于肢体缺血，可出现指端皮肤营养不良、破溃、瘀斑等（图 14-3-1、图 14-3-2）。

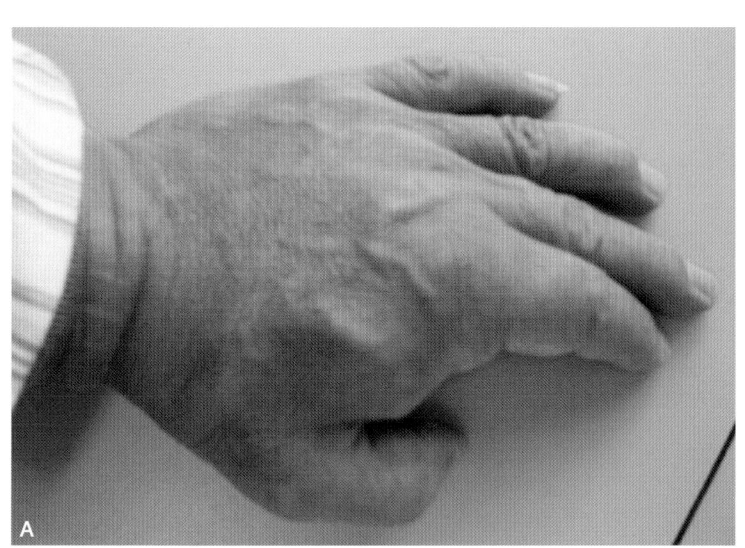

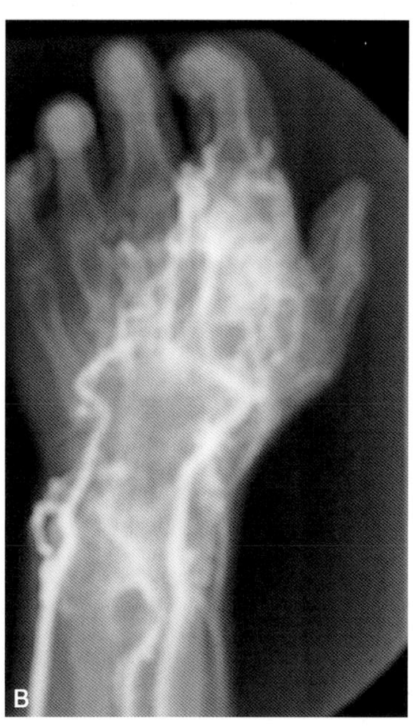

图 14-3-1 动静脉瘘病例 1

A. 左手可见广泛的静脉怒张、迂曲；B. 血管造影可见广泛的血管畸形

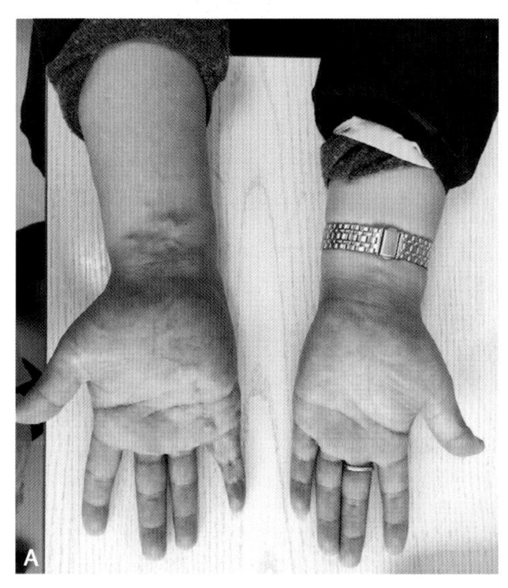

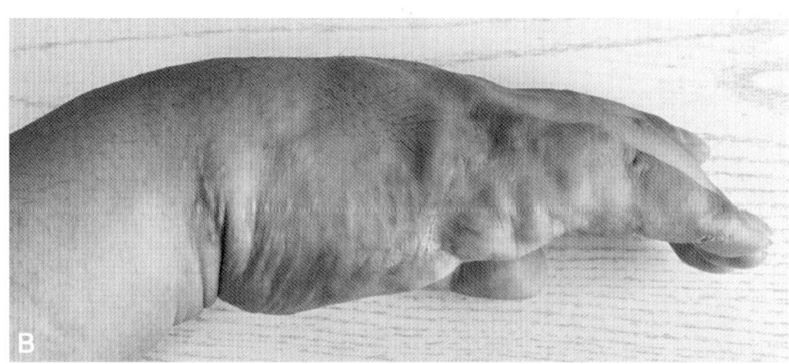

图 14-3-2 动静脉瘘病例 2

A. 右上肢较左侧增粗，手外形大于左侧，皮肤大量静脉迂曲，肤色发紫，皮肤营养状况差；B. 病人曾手术治疗，但效果不佳

第十五章

三节指骨拇

一、概述

三节指骨拇畸形临床并不少见。有研究者认为一半以上为双侧发病，部分病人有家族史，笔者临床所见以散发者多见，发生在多拇指畸形中的三节指骨拇明显多于单纯三节指骨拇畸形，可见于wassel分型中大部分类型的多拇指畸形中，尤其以Ⅳ、Ⅴ、Ⅵ、Ⅶ型多见，以及某些还没有分型的复杂多拇指畸形。三节指骨拇畸形常常合并其他手部畸形（如严重的并指畸形、分裂手畸形等）或其他内脏畸形。

临床上三节指骨拇畸形可以单独出现，或出现在多拇指畸形中。三节指骨拇畸形病人大鱼际发育往往不正常，大鱼际肌萎缩或缺如，其骨关节结构也可发育不良，如指骨或掌骨发育细小、形态不规整或关节侧偏等。因此，此类畸形治疗上并不简单，需考虑各种因素，甚至需多次手术矫治。

二、形态学特点

（一）单纯三节指骨拇畸形

Buck-Gramcko分型是目前较为详细的分型，临床上使用较为广泛。

1. Ⅰ型　中节指骨为一较小的豆形，有轻重不等的偏斜畸形（图15-0-1、图15-0-2）。

2. Ⅱ型　其畸形的中节指骨为一楔形或三角形骨，拇指有偏斜（图15-0-3）。

3. Ⅲ型　畸形的中节指骨为一不规则的梯形骨，拇指向侧方偏斜（图15-0-4、图15-0-5）。

4. Ⅳ型　畸形的中节指骨具备完整的指骨形态，形成五指畸形手，畸形拇指细长，周围肌肉、肌腱结构发育不良（图15-0-6）。

5. Ⅴ型　畸形拇指发育不良，可与示指并指，拇指蹼狭窄或完全消失，中节指骨发育不规则，大鱼际等周围组织同时发育不良，也可发生在桡侧纵列发育不良中（图15-0-7、图15-0-8）。

（二）发生在多拇指畸形的三节指骨拇

见第二章多拇指畸形。

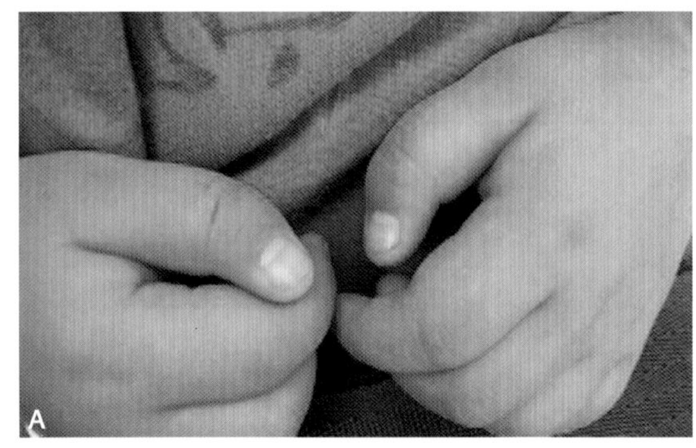

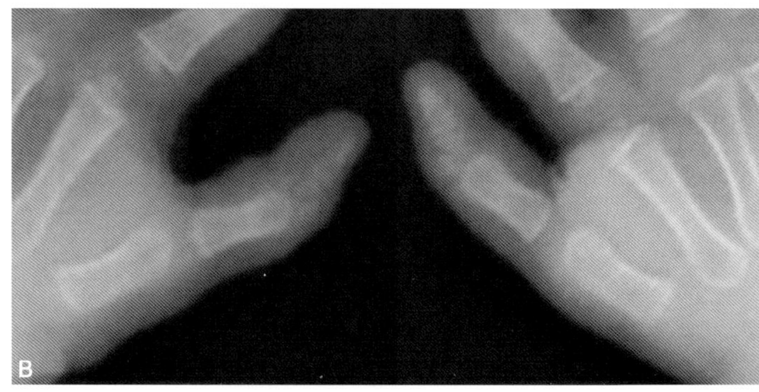

图15-0-1　三节指骨拇畸形Ⅰ型病例1

A. 双侧拇指对称性尺侧偏斜畸形；B. X线片显示双侧拇指远节及近节指骨之间桡侧可见到豆形中节指骨，指间关节尺偏，手术切除畸形骨，指间关节复位，同时修复桡侧关节囊韧带即可

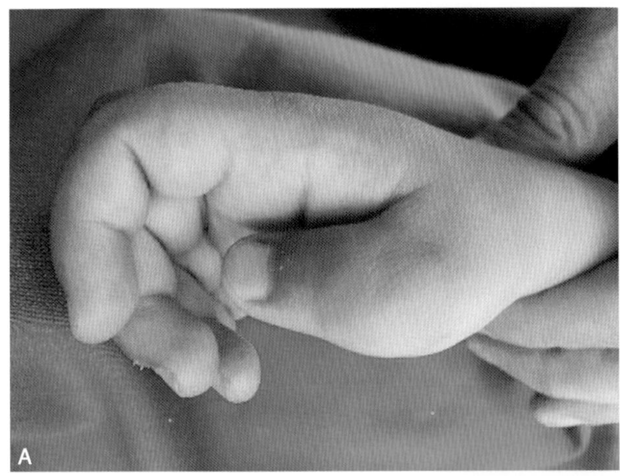

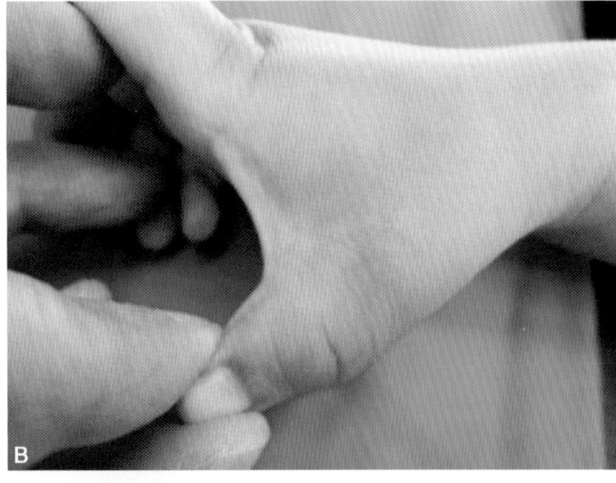

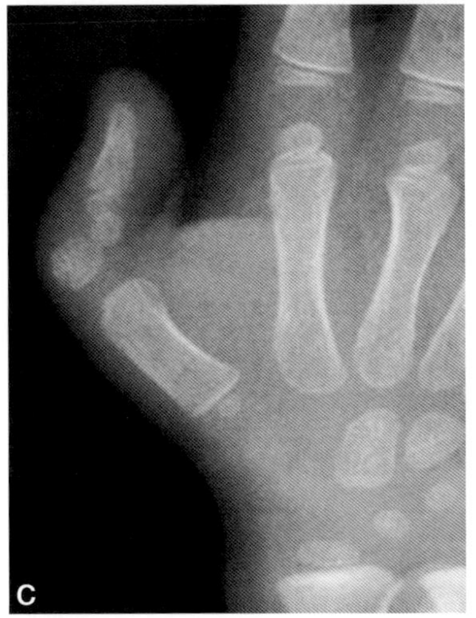

图 15-0-2　三节指骨拇畸形Ⅰ型病例 2

A. 右拇指侧偏畸形，偏斜水平位于掌指关节；B. 同时伴发拇指蹼挛缩，可采用动态支具牵拉纠正或手术纠正；C. X 线片显示近节指骨、中节指骨为双豆形骨，松解拇指蹼后，双豆形骨可融合为一个，手术后掌指关节及指间关节均可保留，手术操作要求较高

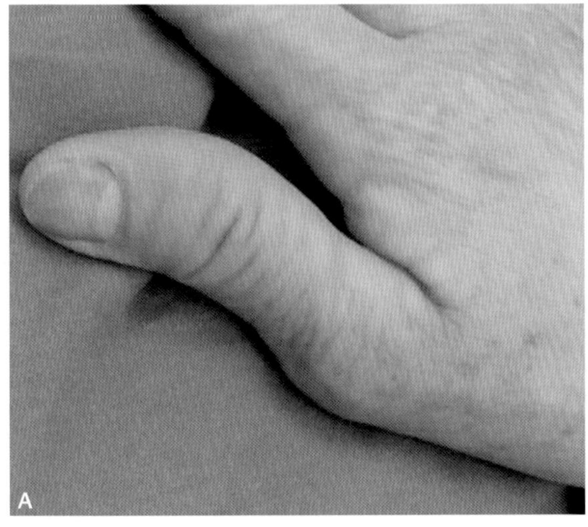

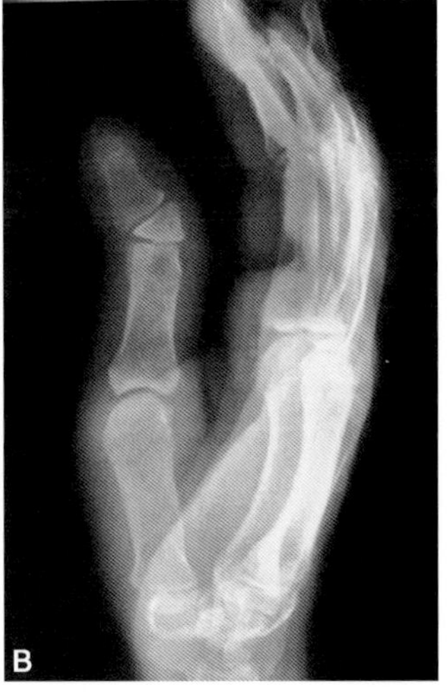

图 15-0-3　三节指骨拇畸形Ⅱ型病例

A. 右侧拇指偏斜（成人），指间关节桡偏；B. X 线片显示中节指骨为楔形，末节向桡侧偏斜，此类畸形有两个指间关节，截骨融合没有运动功能的一个即可，往往远侧的指间关节没有功能

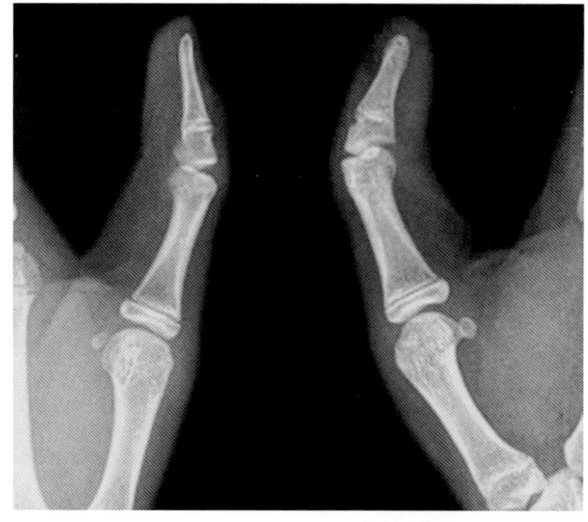

图 15-0-4　三节指骨拇畸形Ⅲ型病例 1
X 线片显示双侧拇指中节骨为不规则的梯形骨，可选择远侧指间关节截骨融合纠正侧偏畸形

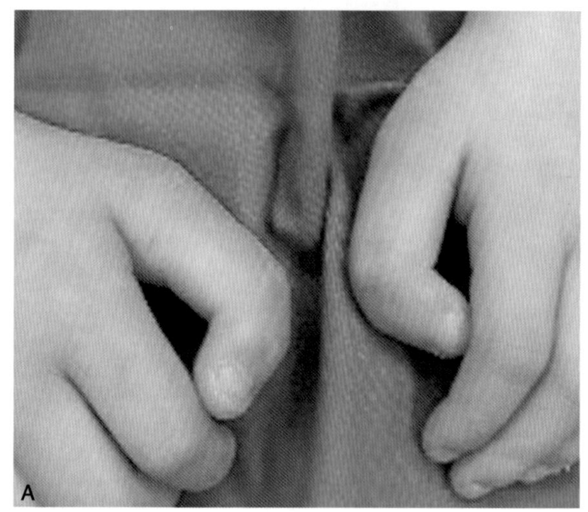
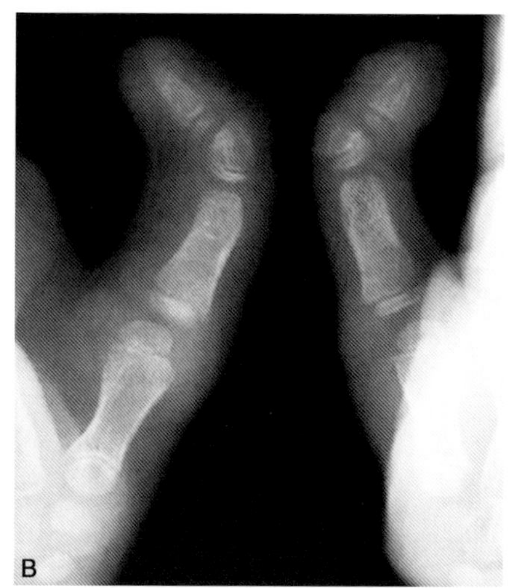

图 15-0-5　三节指骨拇畸形Ⅲ型病例 2
A. 双侧拇指侧偏畸形，指间关节尺偏畸形；B. 双侧拇指中节指骨 Delta 骨骺，左侧外形接近梯形，右侧类似三角形（Ⅱ型），此类病人近侧指间关节一般具有运动功能，可截骨融合远侧指间关节，同时去除中节指骨部分异常骨骺，仅保留近端骨骺即可，如为成人则行远侧指间关节截骨融合

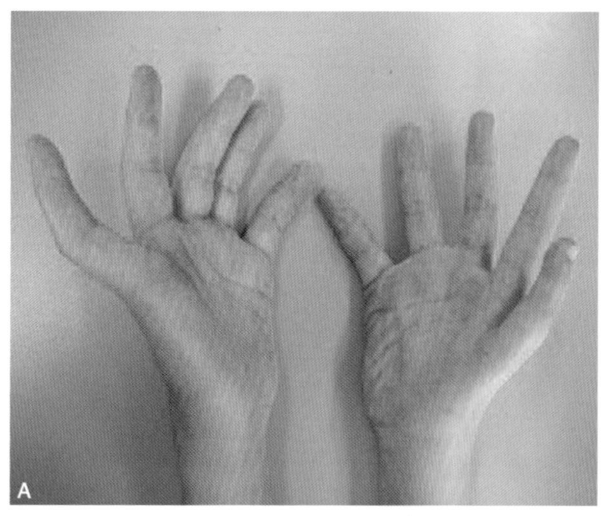
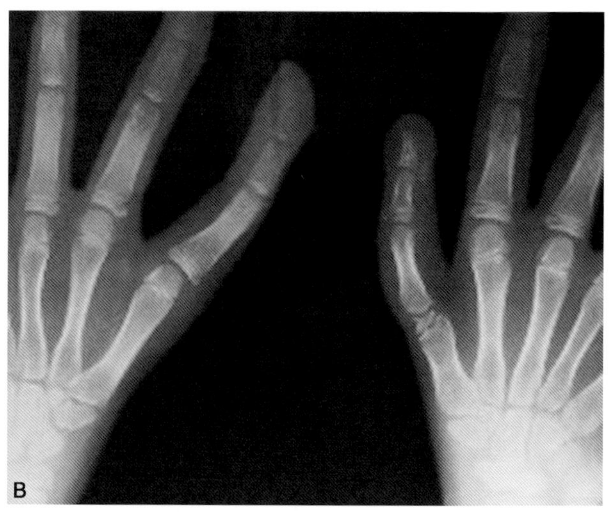

图 15-0-6　三节指骨拇畸形Ⅳ型病例
A. 双侧拇指细长，外形上可见到拇指为三节，大鱼际肌明显发育不良；B. X 线片显示双侧拇指三节指骨，中节指骨形态完整，左拇指发育好于右拇指，短缩融合近侧指间关节，同时行拇指外展功能重建及掌骨旋转截骨，注意两侧短缩的程度有所不同

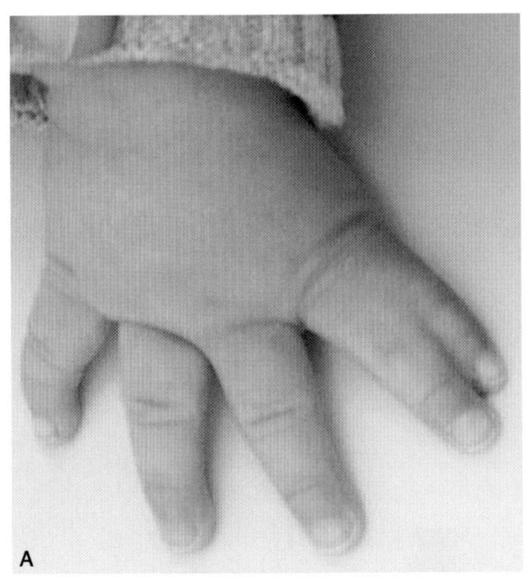

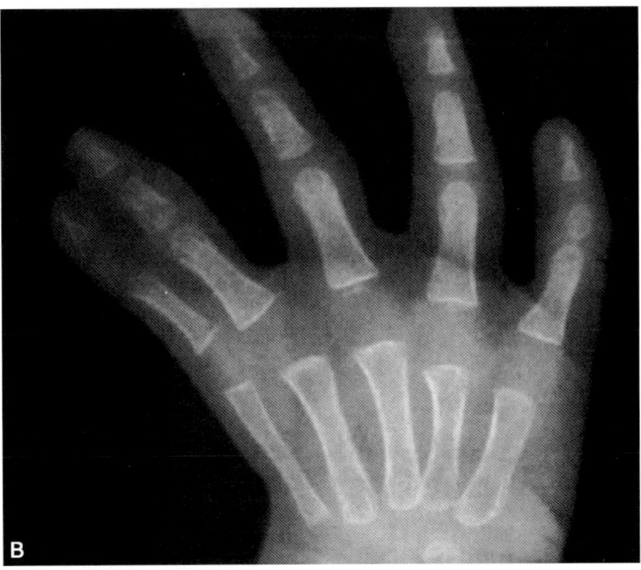

图 15-0-7　三节指骨拇畸形Ⅴ型病例 1

A. 右拇、示指完全性并指，拇指发育不良，大鱼际发育不良明显；B. X 线片显示拇指骨关节结构发育不良，中节指骨发育不规则，病人需分指重建拇指蹼、近侧或远侧指间关节融合、拇指外展功能重建

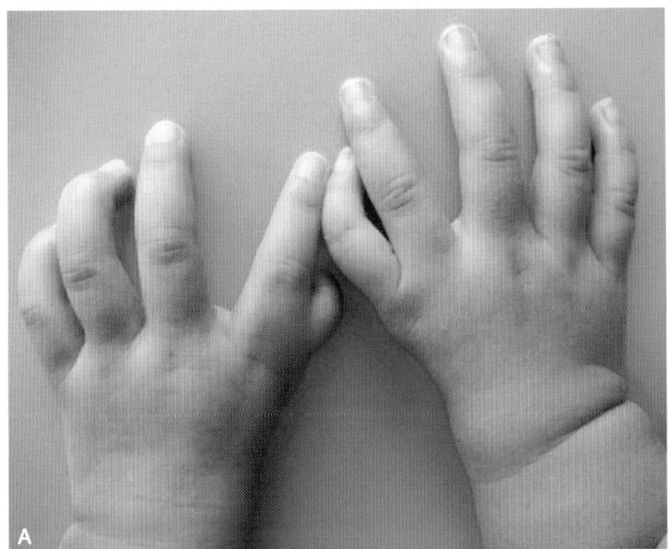

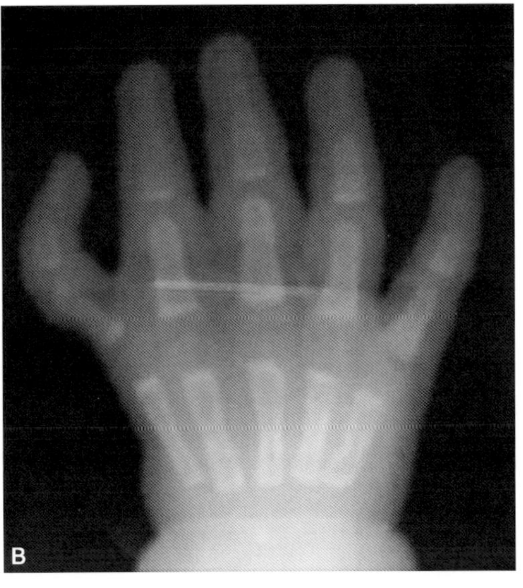

图 15-0-8　三节指骨拇畸形Ⅴ型病例 2

A. 双侧拇指发育不良，拇指蹼狭窄；B. X 线片显示右侧拇指为三节指骨，拇指列骨关节发育不良，侧偏畸形，治疗原则同图 15-0-7 病例

第十六章

肌肉、肌腱发育不良或变异

一、概念

先天性肌肉或肌腱发育异常临床上较为少见，大部分对手的功能或外形影响不大，因此往往仅在手术或进行医疗检查时才有所发现，这种类型的肌肉或肌腱先天性缺陷有时并不需要外科干预。某些情况下，手部先天畸形是由于严重的肌肉或肌腱发育不良引起，比如肢体肌源性肥大综合征、某些多发关节挛缩症等，类似畸形常导致病人严重的手部畸形和功能障碍，这类先天的异常则需手术治疗。也有肌肉异常引起其他继发临床症状，如指浅屈肌肌腹过低，进入腕管引起腕管综合征，在手术探查中发现。

二、形态学特点

理论上，任何肌肉或肌腱均可能发生先天的肌肉或肌腱的发育不良或先天异常，但可能有的被发现，有的可能因为没有功能和外形的异常而没有被发现。下面为作者临床中常见到的一些肌肉或肌腱的先天性问题。

1. 掌长肌腱止点异常（图 16-0-1、图 16-0-2）。
2. 指屈肌腱（肉）缺如（图 16-0-3）。
3. 先天性鹅颈畸形（图 16-0-4）。
4. 指伸肌腱发育不良（图 16-0-5）。
5. 指浅屈肌肌腹异常（图 16-0-6）。
6. 拇长屈肌腱腱鞘炎（图 16-0-7）。
7. 掌指关节侧副韧带挛缩（图 16-0-8）。

其他肌肉或肌腱先天异常可见第十一章多发关节挛缩症及第四章先天性肌源性肢体肥大综合征章节。

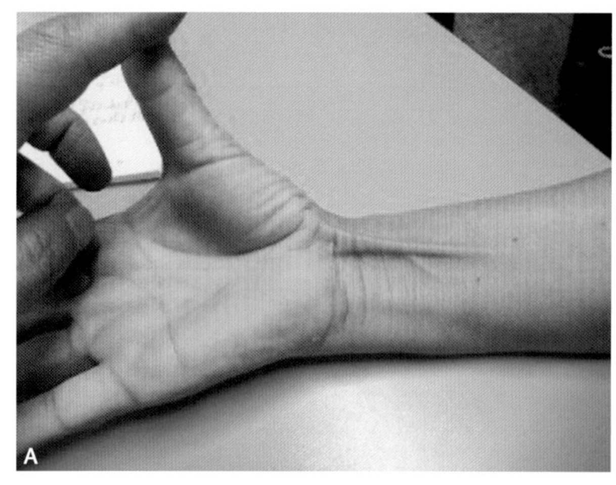

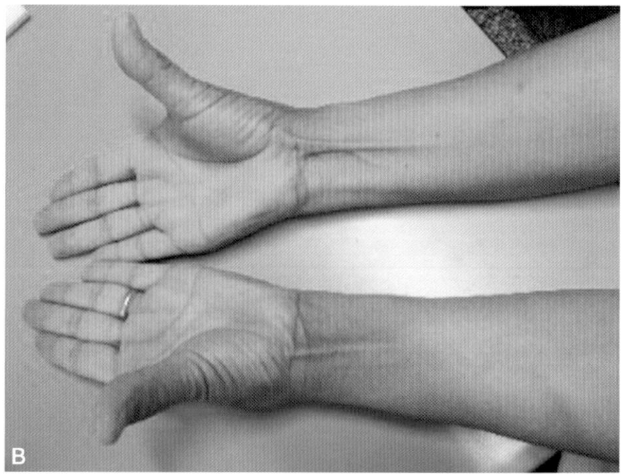

图 16-0-1　掌长肌腱止点异常病例 1

A. 右侧掌长肌腱分为两束，其中较粗大的一束进入大鱼际桡侧，而进入手掌的一束则非常细小，从临床检查看，进入大鱼际一束具有有力的拇指掌侧外展功能；B. 双侧均有同样的“异常”

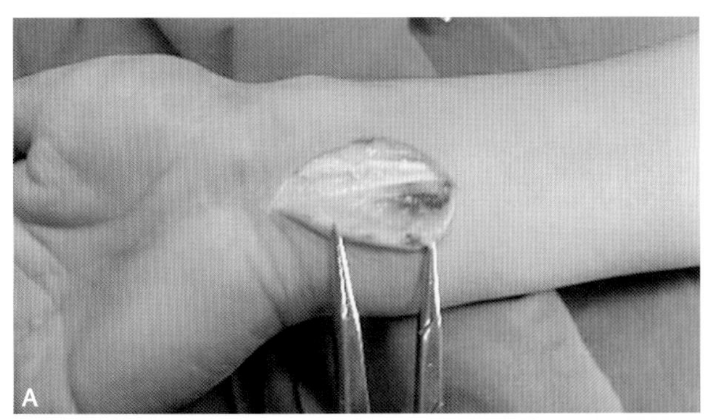
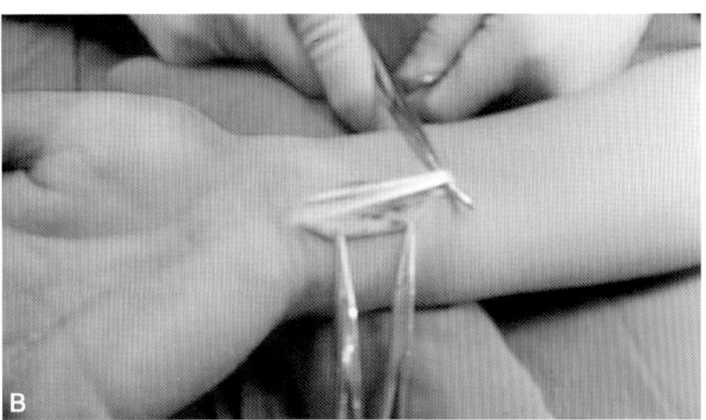

图 16-0-2　掌长肌腱止点异常病例 2

A. 病人右手掌正中神经损伤，手术探查中发现掌长肌腱先天变异，即图 16-0-1 病例中见到的情况；B. 术中牵拉掌长肌腱可见到两束腱条

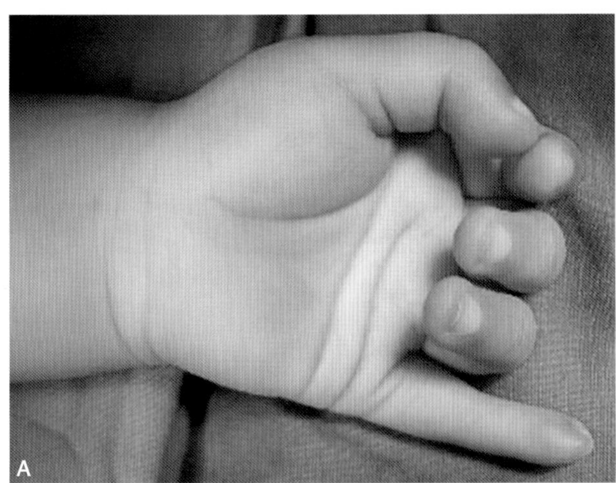
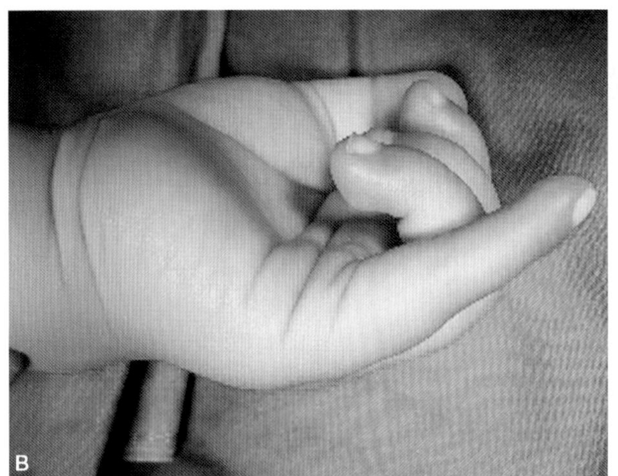
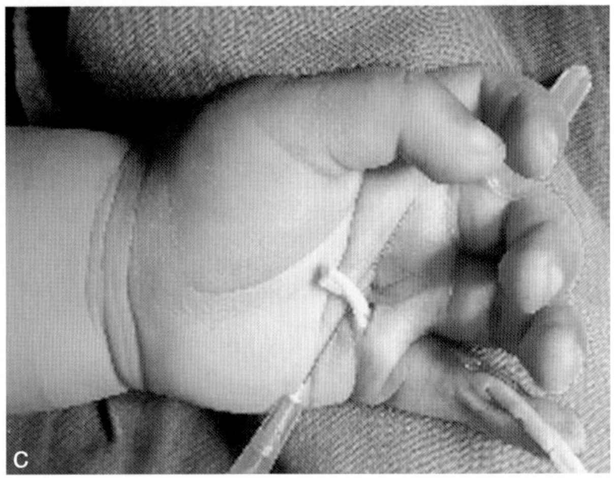

图 16-0-3　指屈肌腱（肉）缺如

A. 病人出生后左侧小指无主动屈曲活动，远、近侧指间横纹均无发育，被动屈曲良好；B. 侧面观；C. 手术探查发现指屈浅、深肌腱均缺如，行环指指浅屈肌腱移位加异体肌腱移植术，重建小指指深屈肌功能

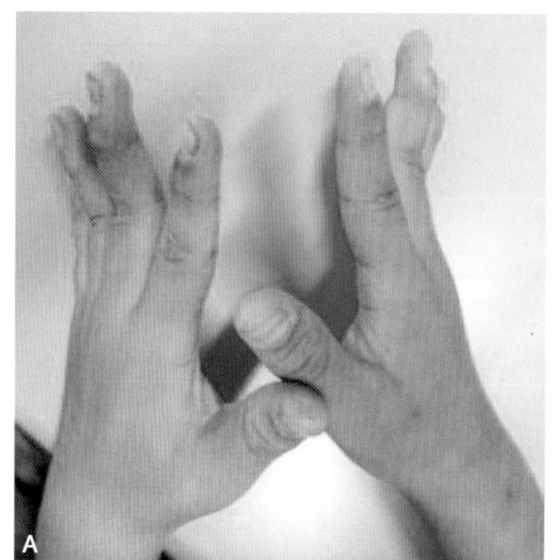
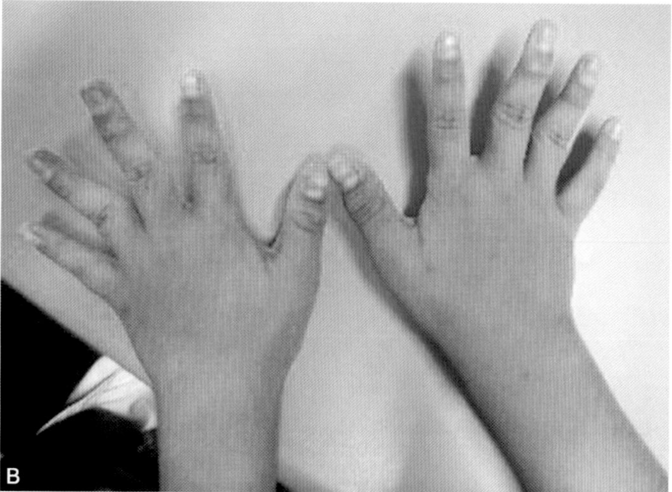
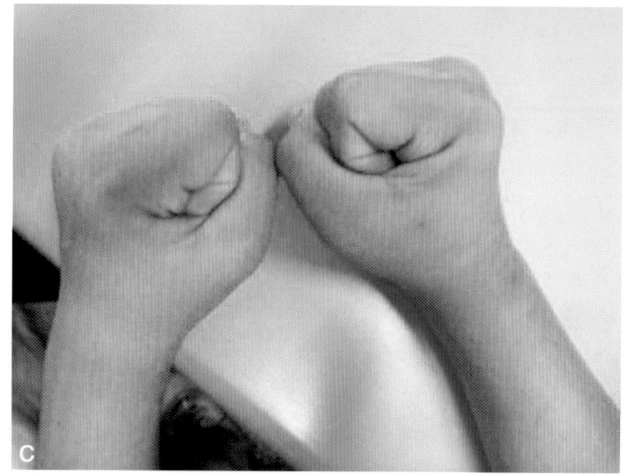

图 16-0-4 先天性鹅颈畸形

A. 双手除拇指外，示至小指近侧指间关节过伸，远侧指间关节屈曲，强力伸指时更为明显，表现为典型的鹅颈畸形，常因先天的指浅屈肌发育不良或缺如或掌板发育不良等原因，导致近侧指间关节掌背侧应力失衡造成；B. 背面观；C. 病人手功能良好，常常因为美观原因求治，除特殊原因，此畸形可不予治疗，也可佩带矫形支具控制畸形发展

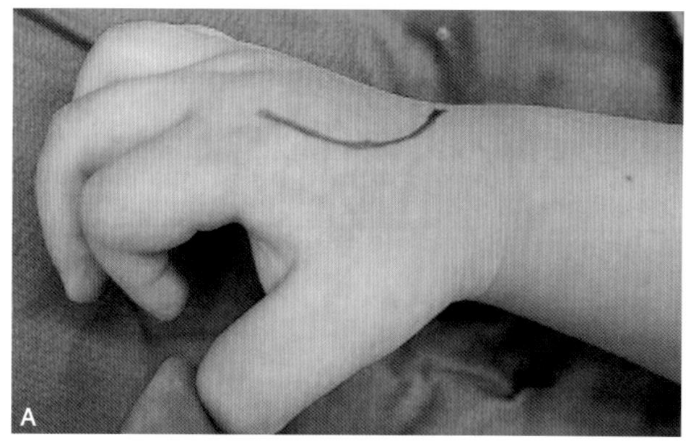
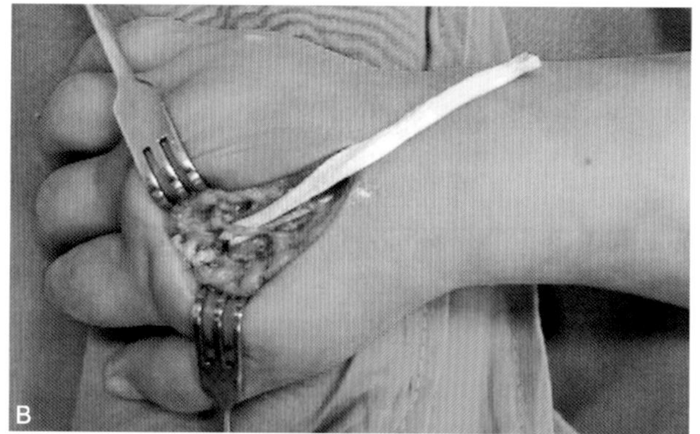

图 16-0-5 指伸肌腱发育不良

A. 病人出生后不久发现右示指掌指关节主动伸直不能；B. 手术探查发现示指指固有伸肌腱缺如，仅可见纤细的示指指总伸肌腱，由于肌腱纤细无法完成应力传导功能，手术行异体肌腱移植，远端固定在指伸肌腱腱帽，近端缝合在中指指伸肌腱(新的动力)

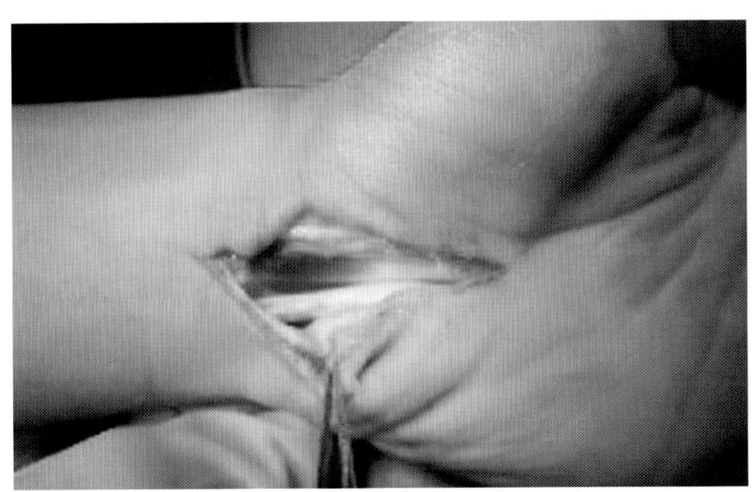

图 16-0-6　指浅屈肌肌腹异常

病人女性，26 岁，未婚，术前诊断双手腕管综合征，手术探查发现指浅屈肌肌腹过低，随屈伸活动不断在腕管内滑动，切除进入腕管的异常肌肉组织，术后症状消失，可以解释该例非好发年龄腕管综合征病人的发病原因

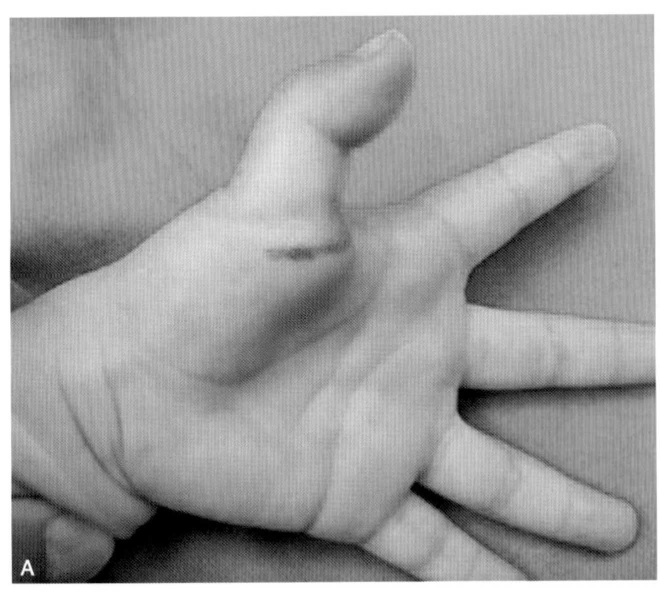

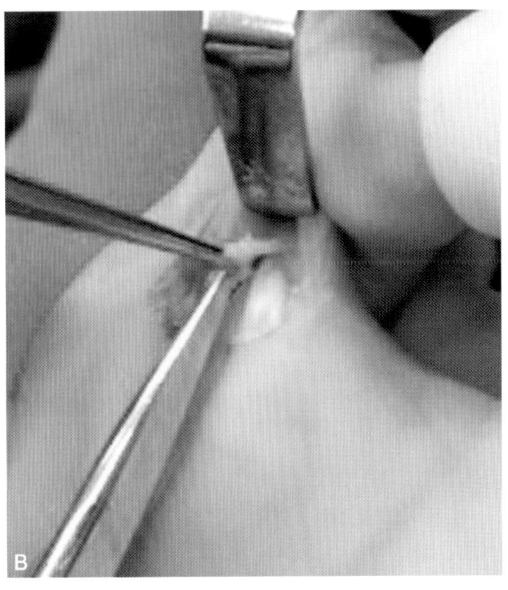

图 16-0-7　拇长屈肌腱腱鞘炎

A. 病人 2 岁，出生不久发现左拇指指间关节主动伸直受限，但可逆，近半年畸形固定；B. 术中探查发现拇长屈肌腱腱鞘入口处鞘管壁纤维化增厚，入口近端肌腱水肿膨大，此为典型的腱鞘炎改变

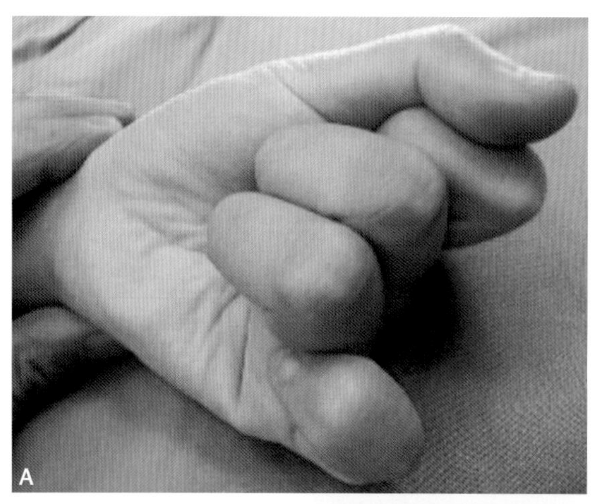
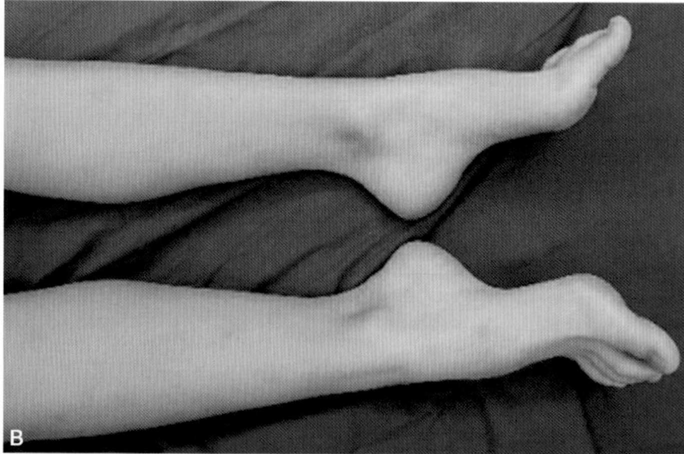
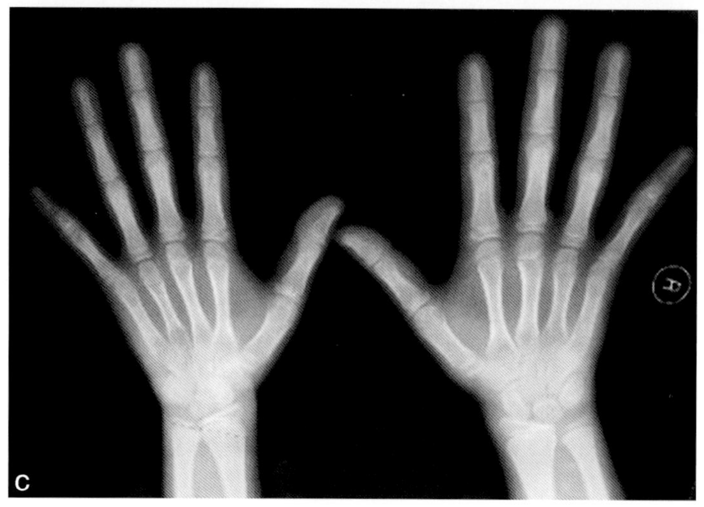

图 16-0-8　掌指关节侧副韧带挛缩

A. 病人出生后不久发现双手示、小指掌指关节主、被动屈曲受限，图示左手主动屈曲情况；B. 同时合并双足跖趾关节过度背伸；C. 双手骨关节 X 线表现正常除外骨性因素引起的关节疾患，该例通过手术松解掌指关节侧副韧带症状解除

第十七章

长指、短指及缺指畸形

一、概述

长指(趾)畸形是少见的先天性畸形,有些是由于单纯骨骼生长过度所致,也可发生在其他先天畸形中,如巨指(趾)症;或为多指(趾)节骨畸形所造成的,如三节拇指畸形。此种畸形的手指(趾)长度超过正常范围,有的病例为双侧对称畸形,部分病人与染色体异常或基因突变有关,尤其当畸形发生在双侧且对称时。此类畸形也可并发于其他严重的复合畸形或畸形综合征。短指及缺指畸形常常并发在其他严重手畸形或手畸形综合征。

二、形态学特点

(一) 长指畸形的分型

1. Ⅰ型　骨关节单纯生长过度(图 17-0-1、图 17-0-2)。

2. Ⅱ型　指节增多引起(图 17-0-3)。

(二) 短指畸形分为四型

1. Ⅰ型　掌骨短小引起(图 17-0-4 ~ 图 17-0-7)。

2. Ⅱ型　指骨短小引起的短指(图 17-0-8 ~ 图 17-0-12)。

3. Ⅲ型　掌、指骨同时短小引起短指(图 17-0-13 ~ 图 17-0-16)。

4. Ⅳ型　合并于其他畸形的短指畸形(图 17-0-17 ~ 图 17-0-19)。

(三) 缺指畸形

缺指可以发生在手的不同平面。

1. 经指骨水平(图 17-0-20 ~ 图 17-0-22)。

2. 经掌骨水平(图 17-0-23、图 17-0-24)。

3. 腕关节水平(图 17-0-25 ~ 图 17-0-27)。

4. 纵裂缺如(缺如延续向前臂)(图 17-0-28、图 17-0-29)。

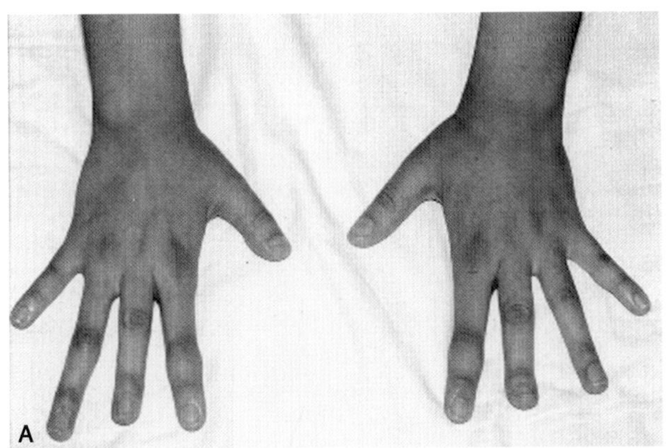

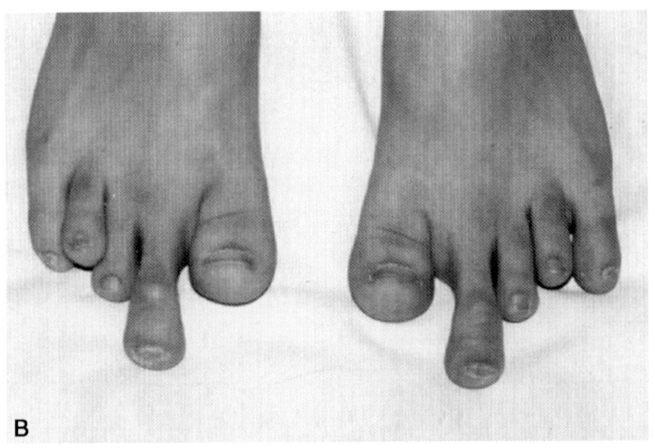

图 17-0-1　长指畸形Ⅰ型病例 1

A. 双侧示、环指长指,软组织结构正常;B. 同时伴发双侧足第 2 趾长指,第 4 趾短指,此类病人常因穿鞋困难就医,可适当短缩矫形

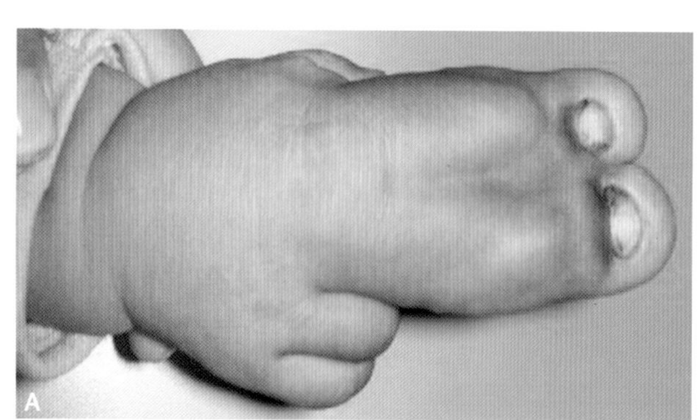

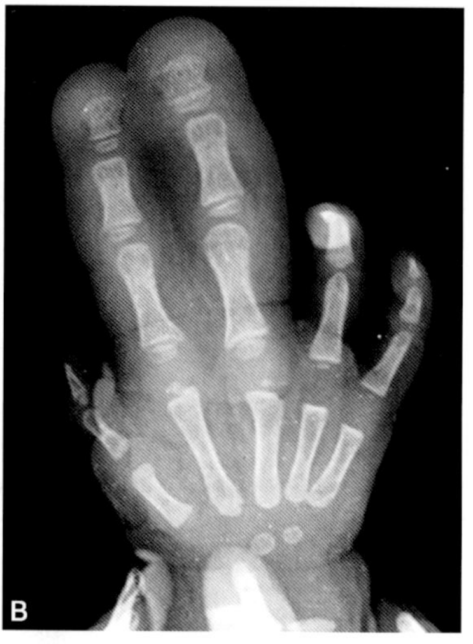

图 17-0-2　长指畸形Ⅰ型病例 2
A. 右手示、中指巨指伴发并指畸形；B. X 线片显示示、中指指骨肥大增长，软组织阴影明显

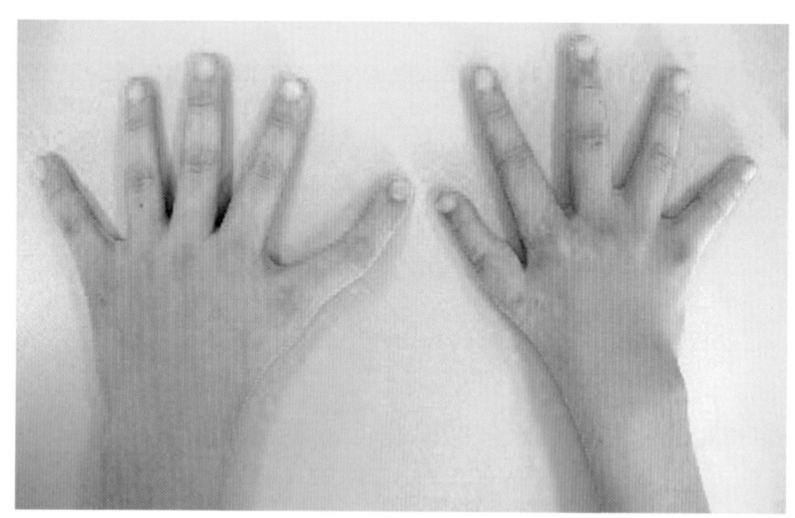

图 17-0-3　长指畸形Ⅱ型病例
双拇指细长，左侧拇指明显长于正常，为双侧拇指三节指骨

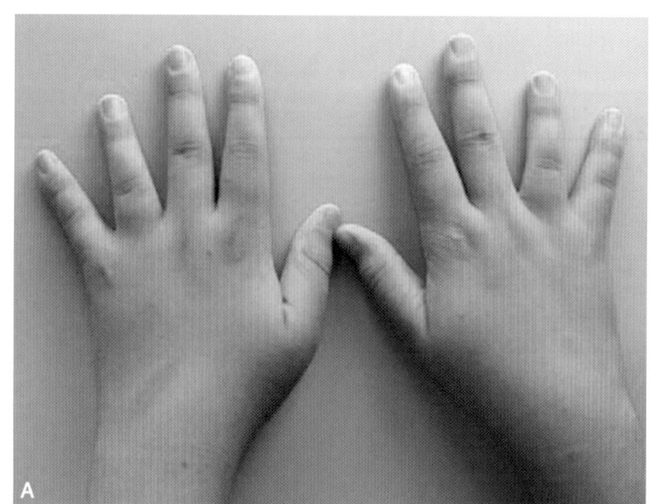

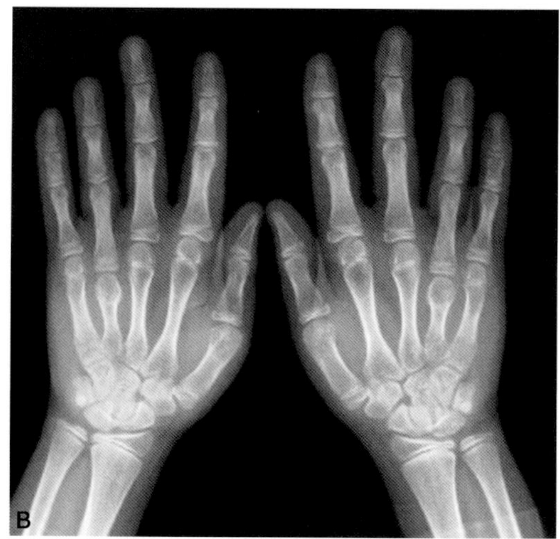

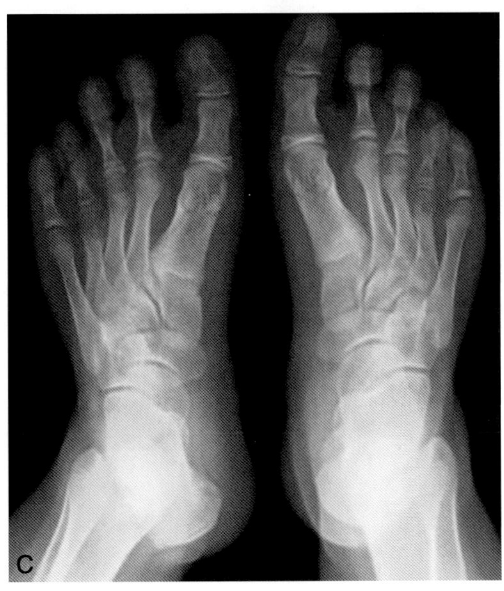

图 17-0-4　短指畸形Ⅰ型病例 1
A. 双手环指短小；B. X 线片显示环指短小原因为双手第四掌骨短小，病人有治疗要求时，可行掌骨延长术；C. 同时合并双足第四跖骨短小

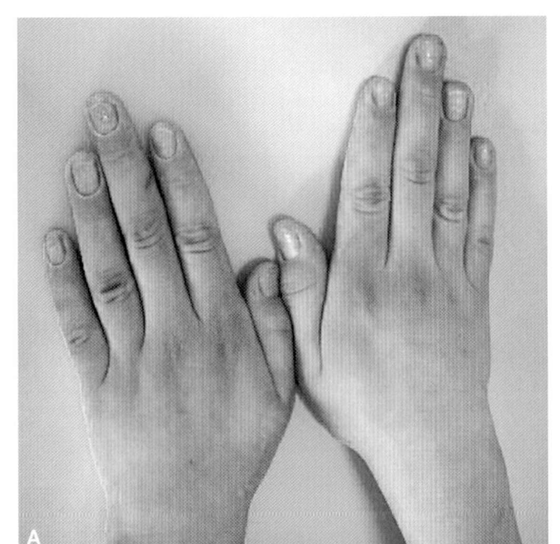

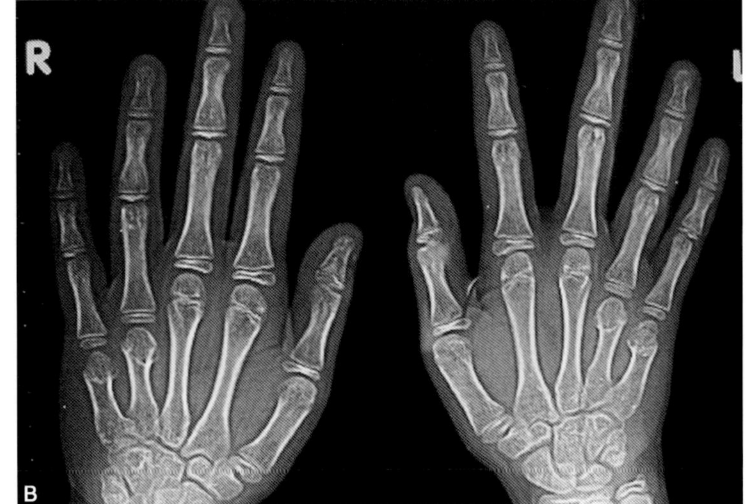

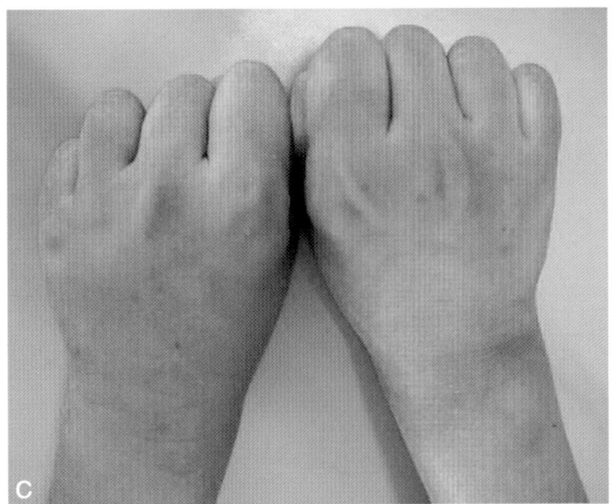

图 17-0-5　短指畸形Ⅰ型病例 2
A. 双手环小指短小；B. X 线片显示短小原因为双手第四、五掌骨短小；C. 握拳时，短小的环小指掌骨头消失，相应的掌指关节屈曲功能受限，一般伸直功能正常

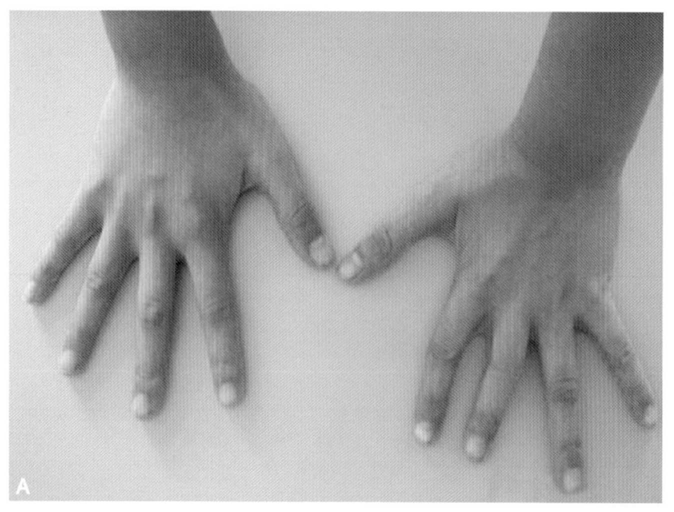

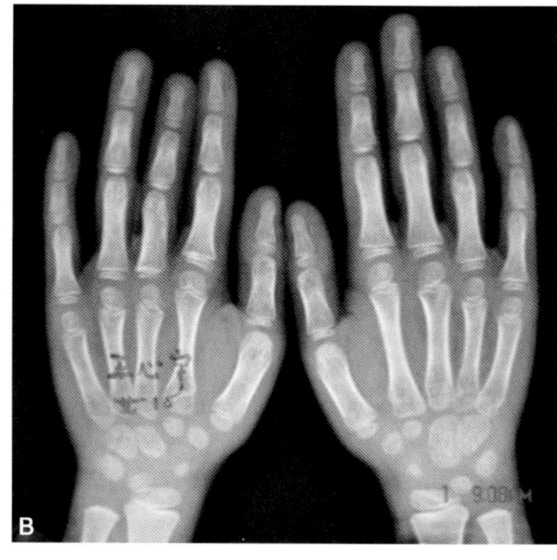

图 17-0-6　短指畸形Ⅰ型病例 3

A. 左手中指短小；B. X 线片显示左中指掌骨、指骨纵列短小

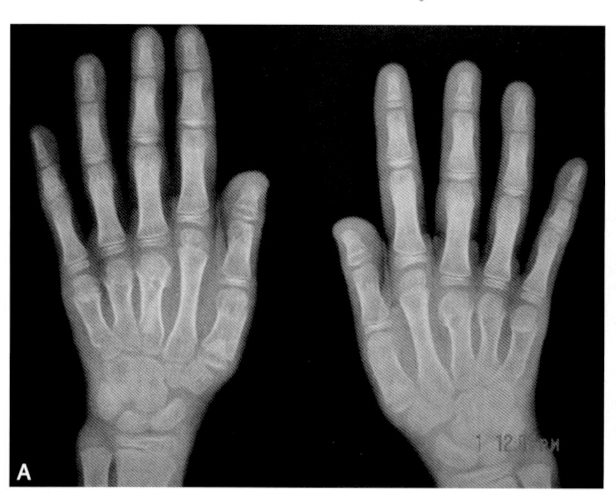

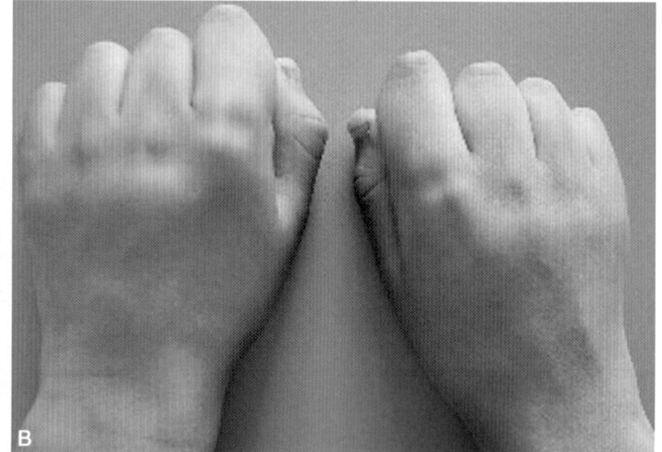

图 17-0-7　短指畸形Ⅰ型病例 4

A. X 线片显示双手第三、四、五掌骨短小；B. 体位像显示双侧中、环、小指的掌指关节屈曲受限，掌骨头消失

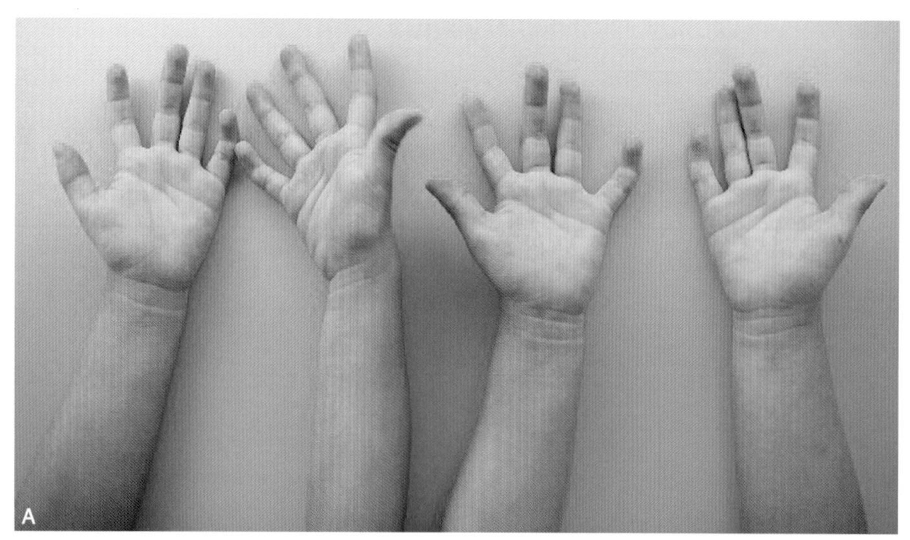

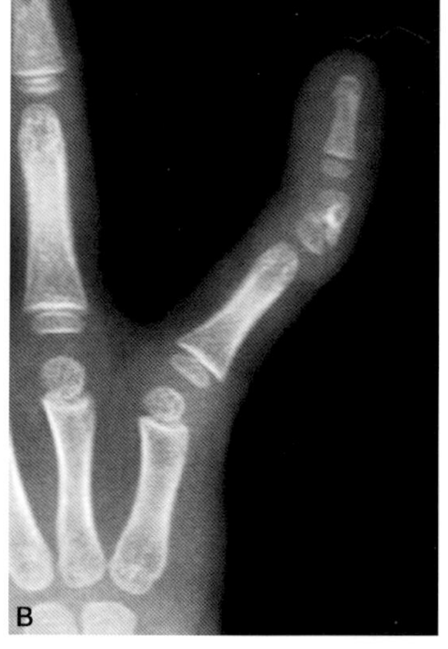

图 17-0-8　短指畸形Ⅱ型病例 1

A. 孪生兄弟分别双手小指短小，伴屈曲桡偏；B. X 线片显示短小原因为小指中节指骨发育不良，截骨可纠正畸形

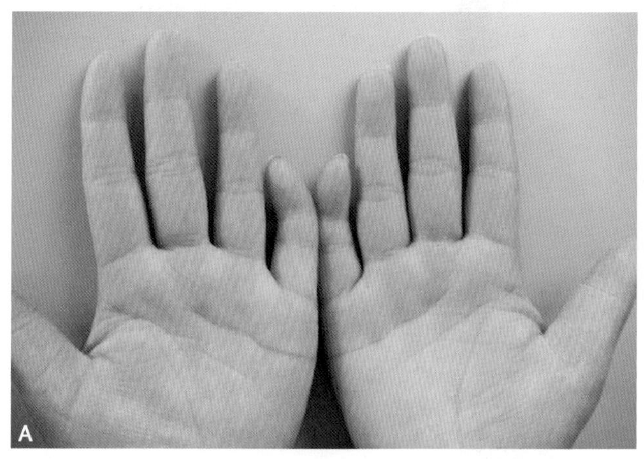

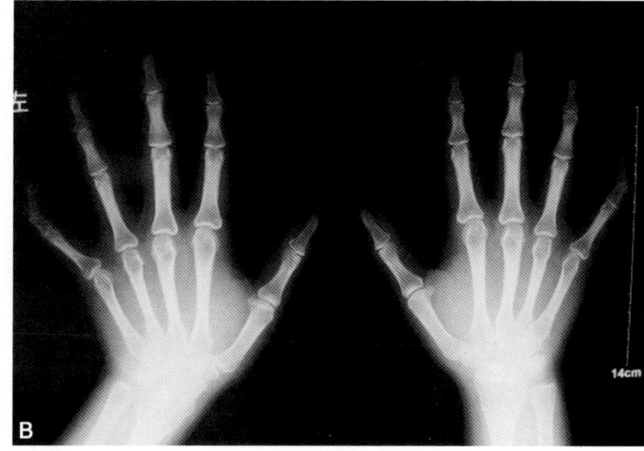

图 17-0-9　短指畸形Ⅱ型病例 2

A. 双侧小指短小，合并屈曲桡偏（成人）；B. X 线片显示双小指中节指骨发育不良，引起小指短及关节屈曲偏斜

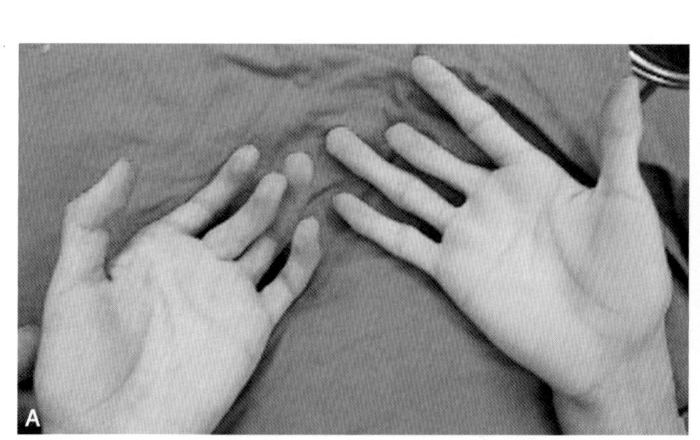

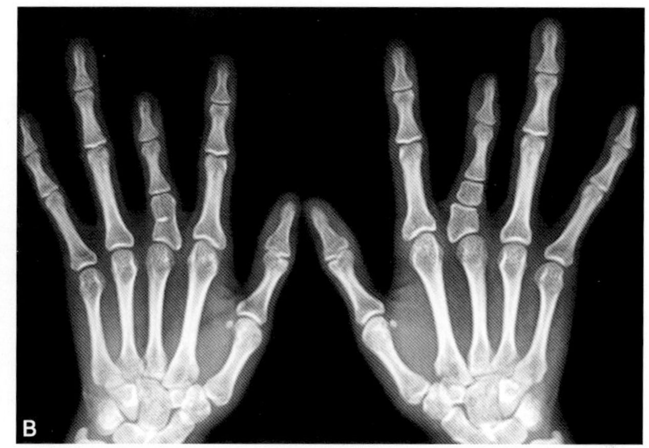

图 17-0-10　短指畸形Ⅱ型病例 3

A. 双侧中指短小（成人）；B. X 线片显示双侧中指指骨均为四节，且短小，左中指近端两节指骨已融合

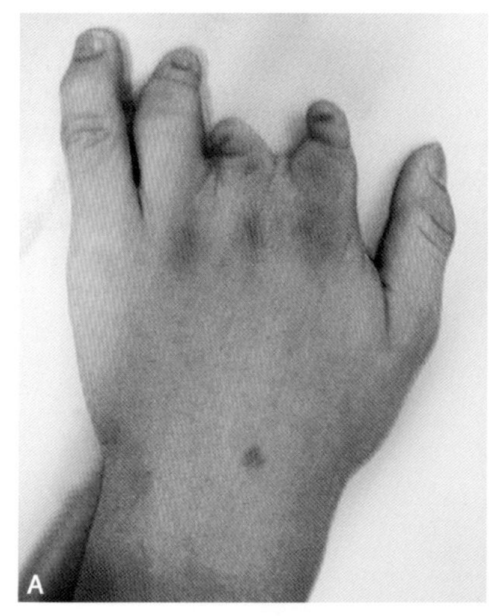

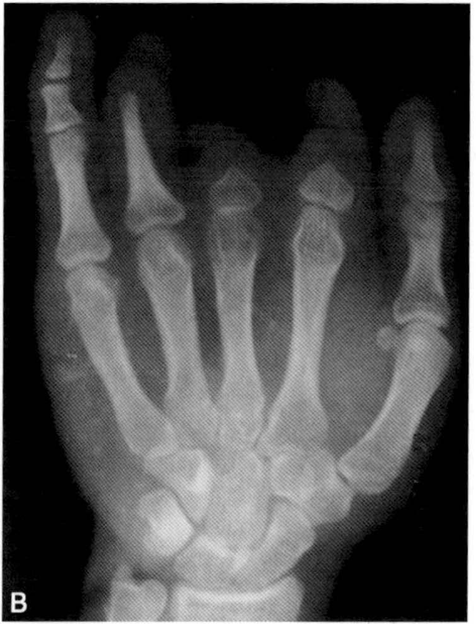

图 17-0-11　短指畸形Ⅱ型病例 4

A. 左手示、中、环、小指短指，指甲纤小；B. X 线片显示示、中指近节指骨以远，环指中节指骨以远骨关节结构缺如，残留部分近节指骨，小指中、远节指骨短小

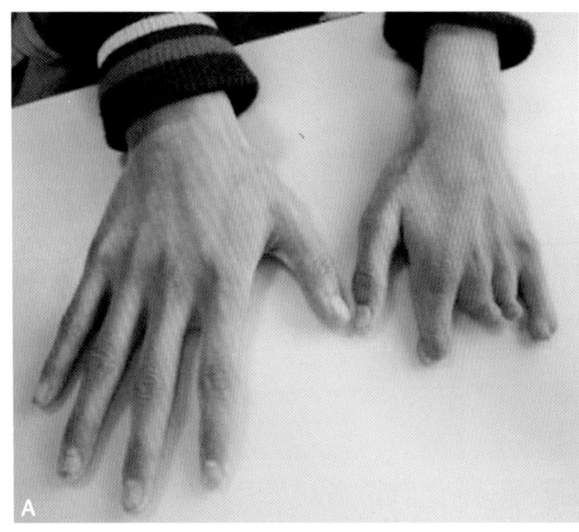
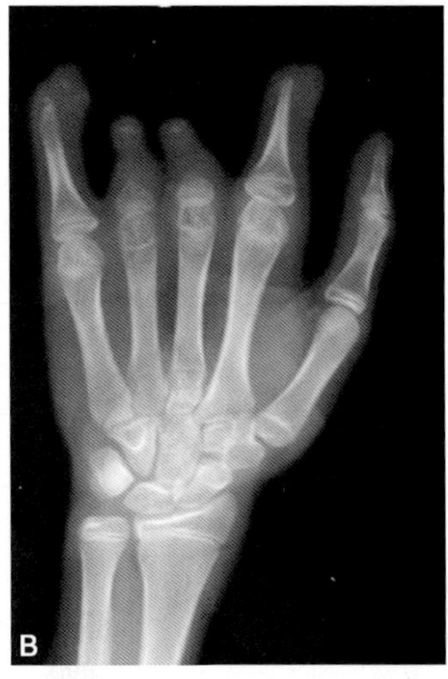

图 17-0-12　短指畸形Ⅱ型病例 5

A. 左手全手短小，尤以示、中、环、小指短小明显，残留指甲；B. 示、小指中远节指骨缺如，中、环指掌指关节以远骨关节结构缺如，残留少量指骨组织

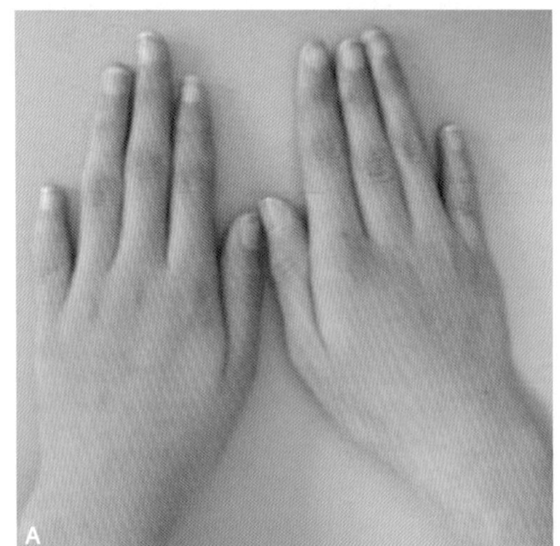
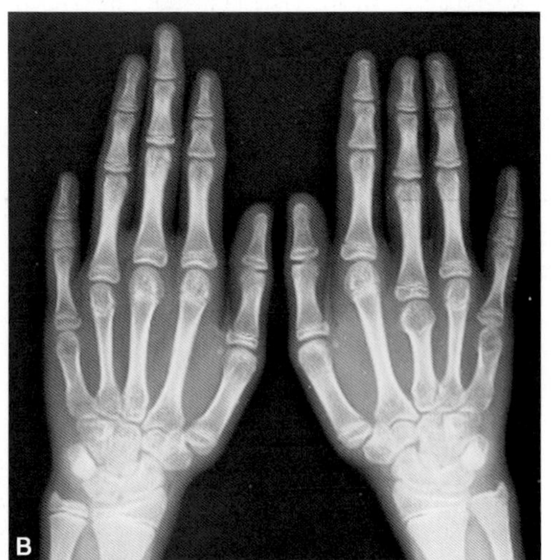
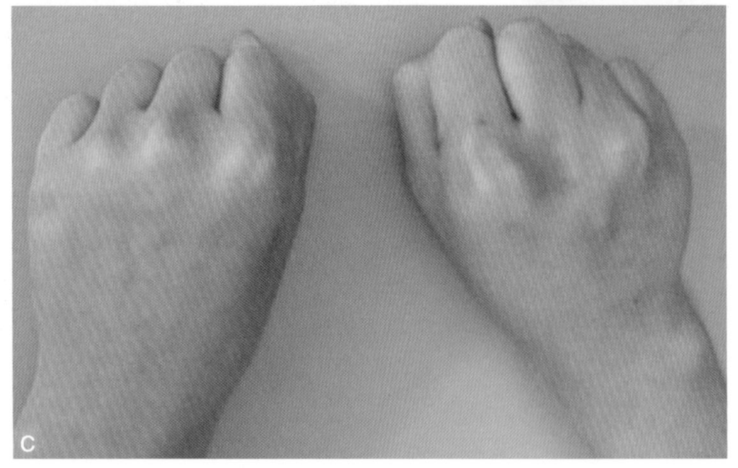

图 17-0-13　短指畸形Ⅲ型病例 1

A. 左手小指短小，右手中、小指短小；B. X 线片显示左手第五掌骨、小指中节指骨短小，右手第三、五掌骨、小指中节指骨短小；C. 短小手指的掌骨头消失，相应的掌指关节关节屈曲功能受限

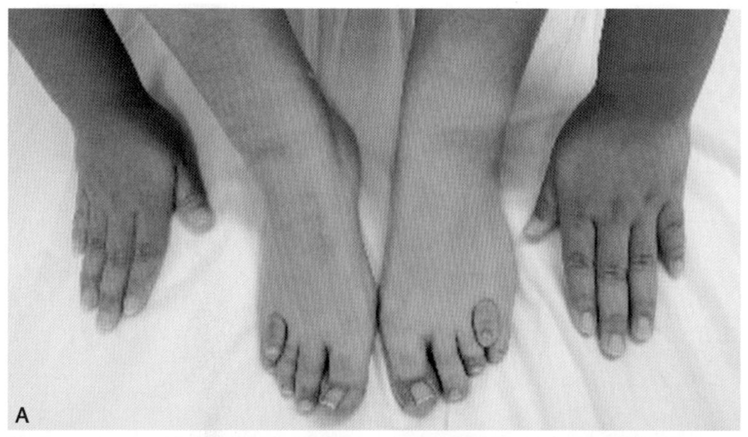

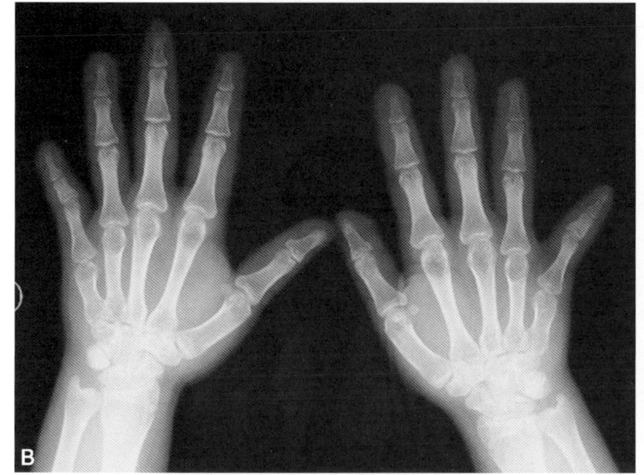

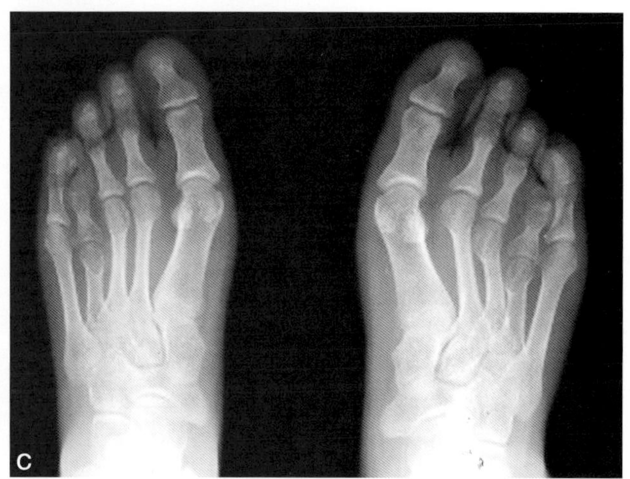

图 17-0-14 短指畸形Ⅲ型病例 2

A. 双手小指、双足第四趾短小；B. X 线片显示双手第五掌骨、小指中节指骨短小；C. 双足第四跖骨短小

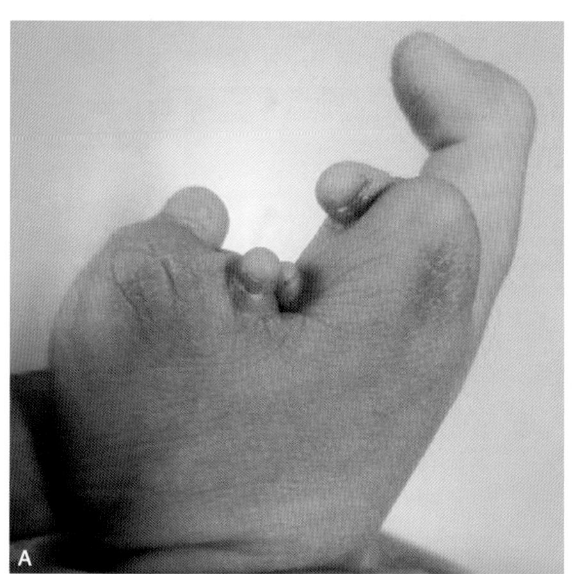

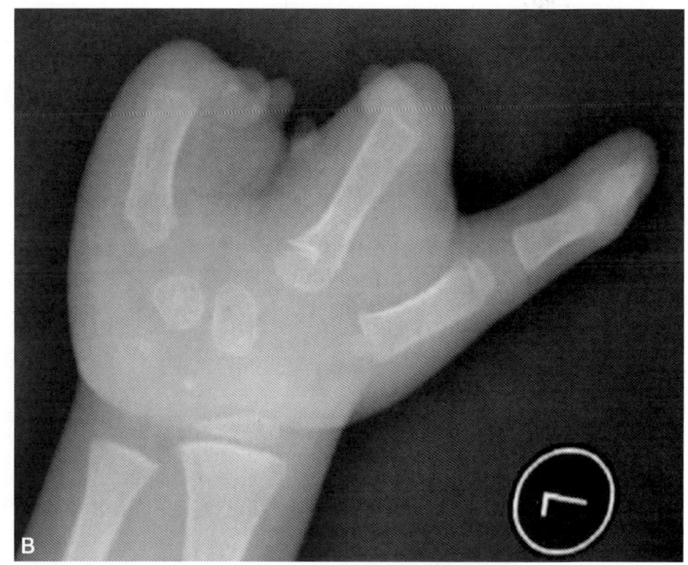

图 17-0-15 短指畸形Ⅲ型病例 3

A. 左手示、中、环、小指肢芽样短指；B. 除第二、五掌骨外，示至小指其他掌指骨骨关节结构均缺如，此类病人可择机行手指再造

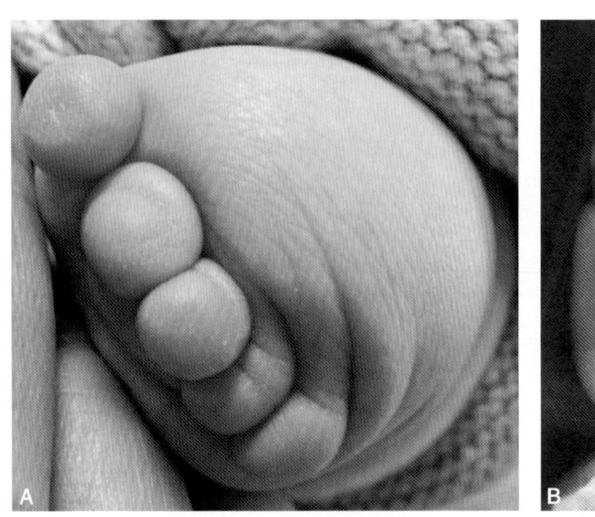

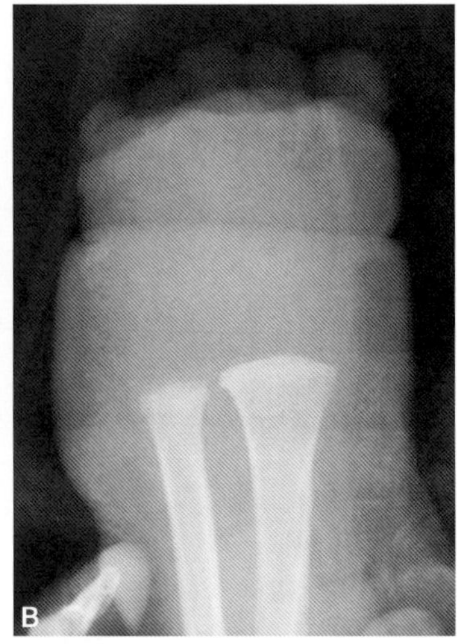

图 17-0-16　短指畸形Ⅲ型病例 4

A. 左手全手短小，拇至小指肢芽样短指；B. X 线片显示全手、腕骨结构发育不良（1 岁）

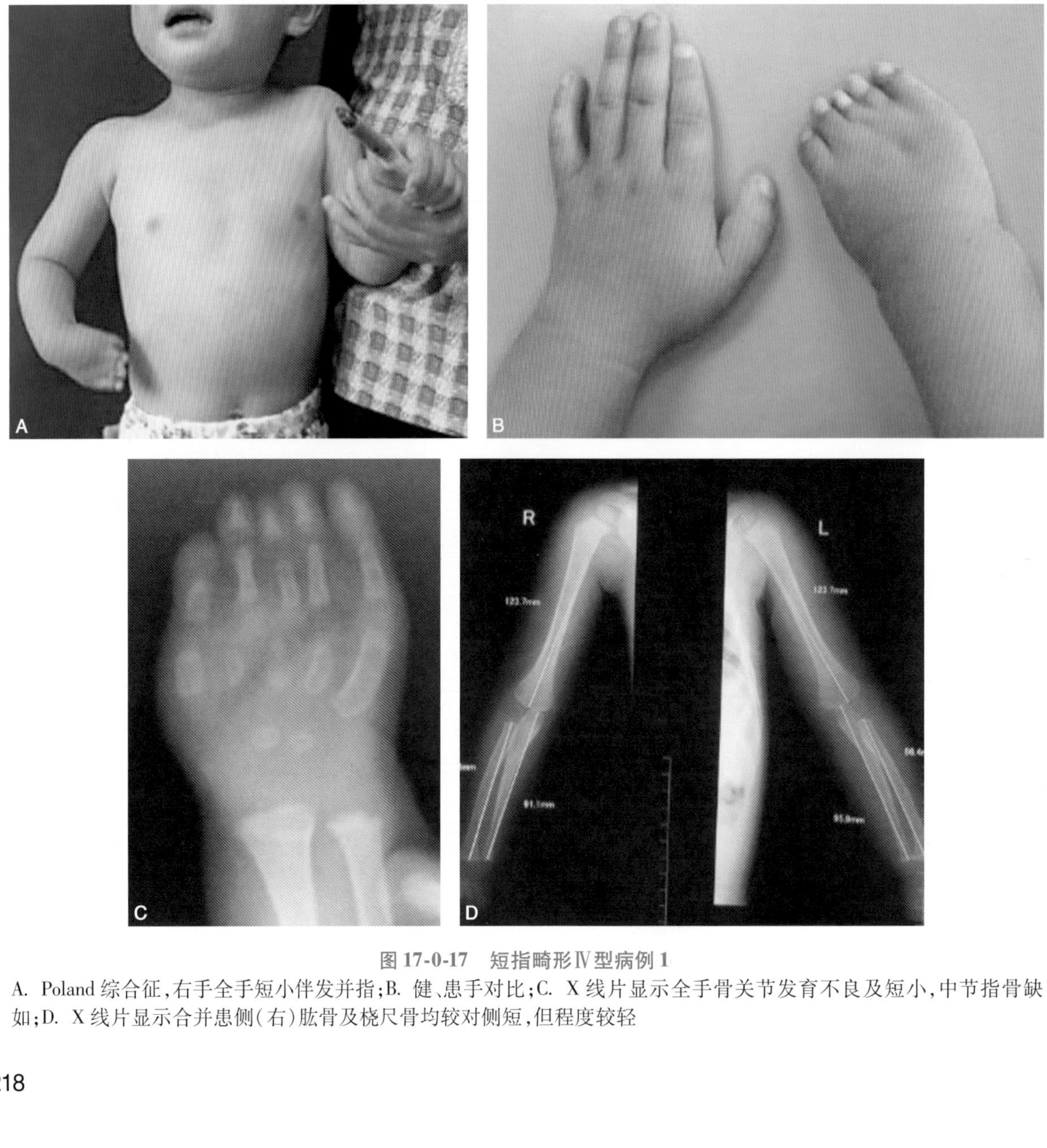

图 17-0-17　短指畸形Ⅳ型病例 1

A. Poland 综合征，右手全手短小伴发并指；B. 健、患手对比；C. X 线片显示全手骨关节发育不良及短小，中节指骨缺如；D. X 线片显示合并患侧（右）肱骨及桡尺骨均较对侧短，但程度较轻

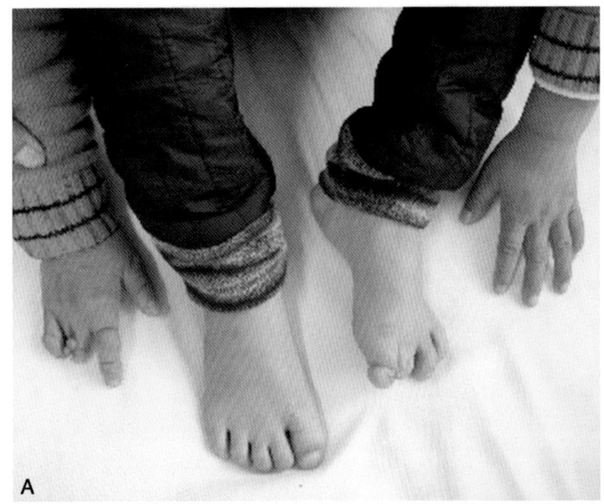

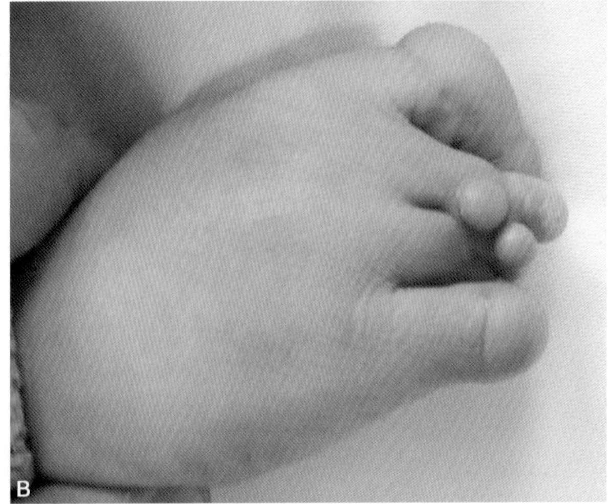

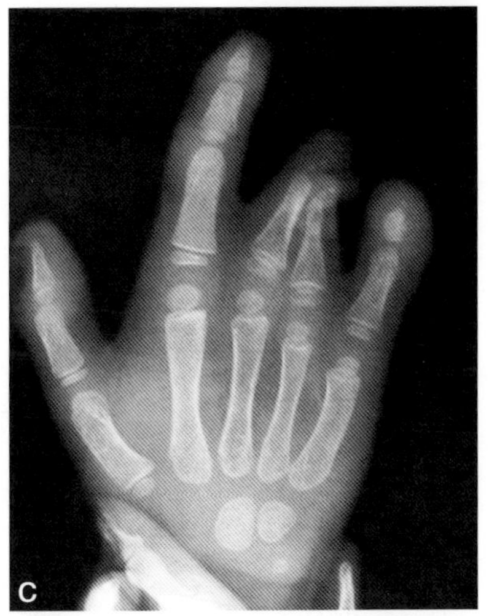

图 17-0-18　短指畸形Ⅳ型病例 2

A. 双手、双足束带综合征，短指畸形；B. 右手体位像，可见手指短小或缺如；C. X 线片显示患手骨关节结构发育不良或缺如

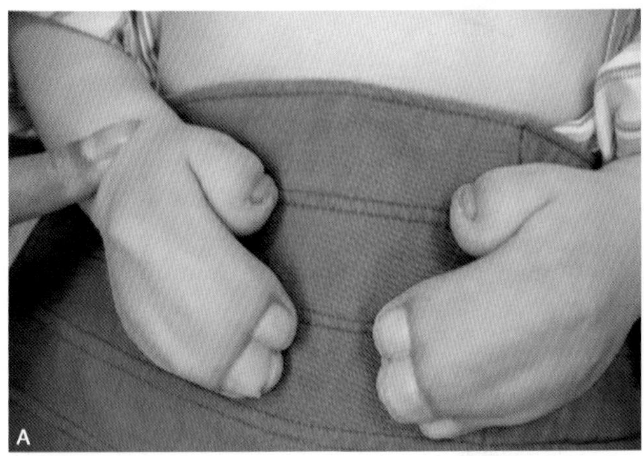

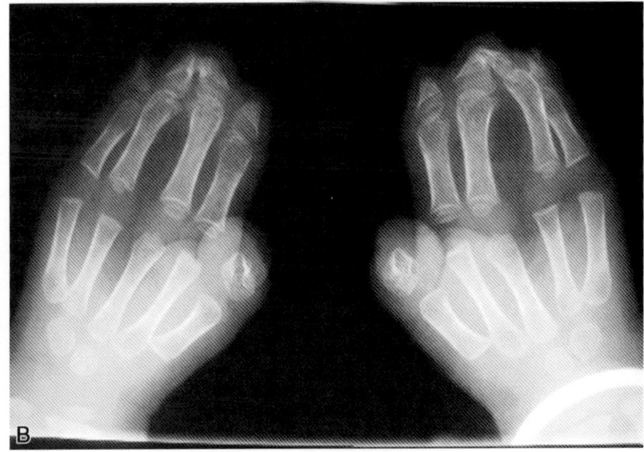

图 17-0-19　短指畸形Ⅳ型病例 3

A. Apert 综合征手畸形，手指短，拇指明显；B. X 线片显示双手中远节指骨发育不良，拇指指骨发育不良更为严重

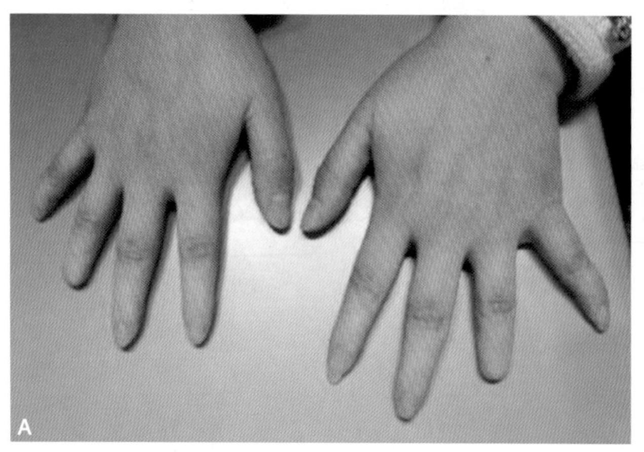

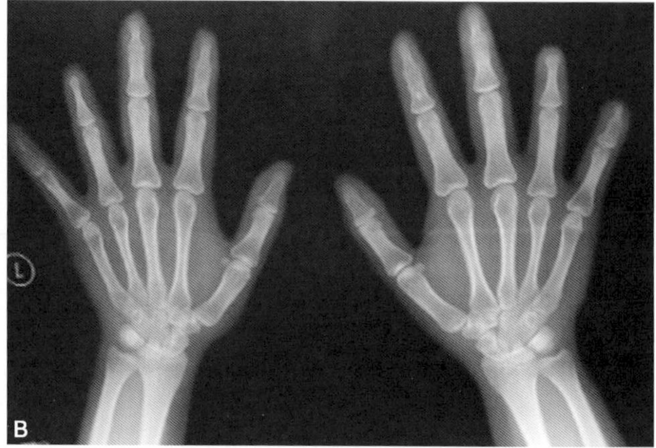

图 17-0-20 经指骨水平缺指畸形病例 1

A. 双手手指远节发育不良，其中环指远节缺如；B. X 线片显示除环指远节指骨缺如外，其余各指远节指骨也发育不良

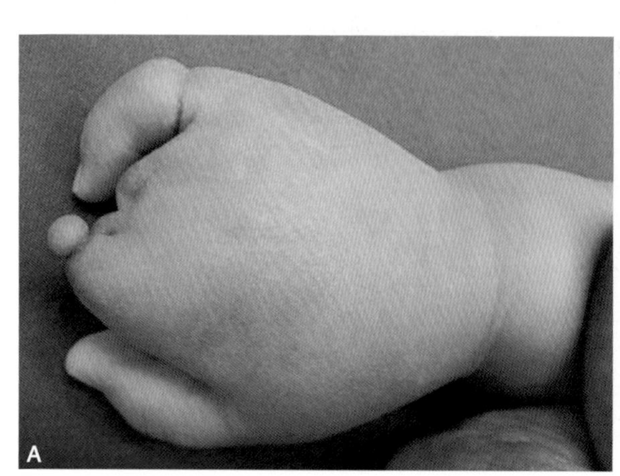

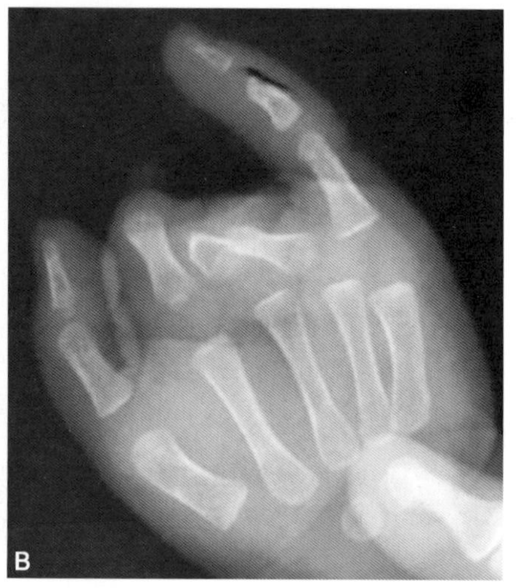

图 17-0-21 经指骨水平缺指畸形病例 2

A. 右手束带综合征合并手指缺如、并指；B. X 线片显示患手示、中、环指中节指骨以远骨关节结构缺如

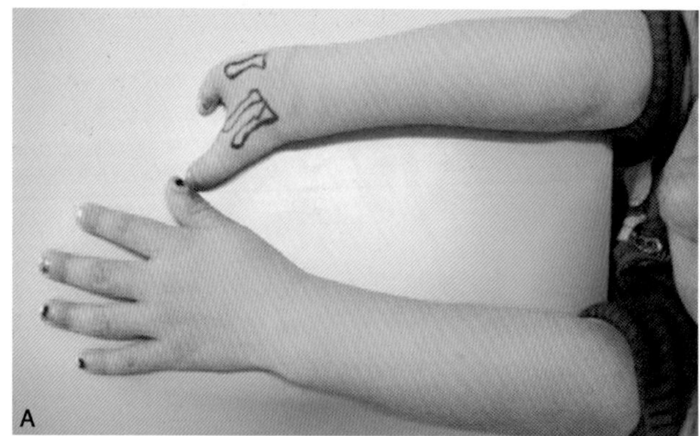

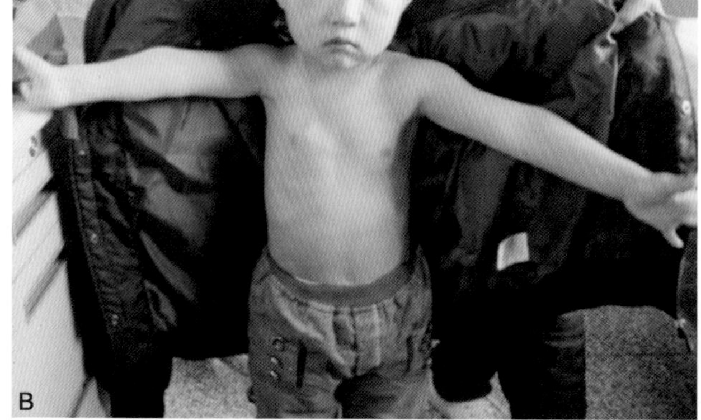

图 17-0-22 经指骨水平缺指畸形病例 3

A. 右手示、中、环指近节以远缺如，伴上肢短小；B. X 线片显示同侧（右）胸壁、胸肌发育不良，此例为 Poland 综合征

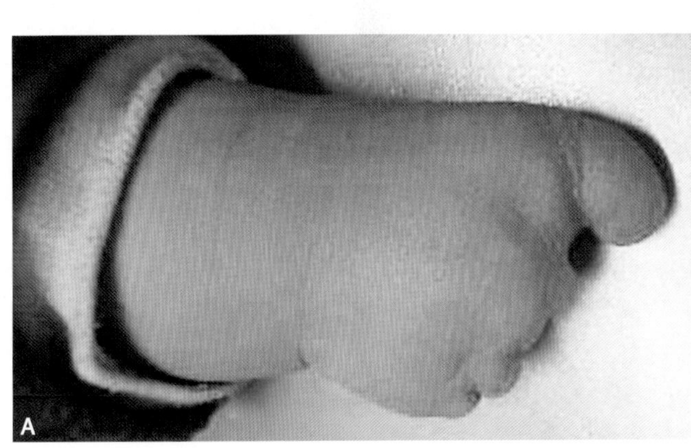
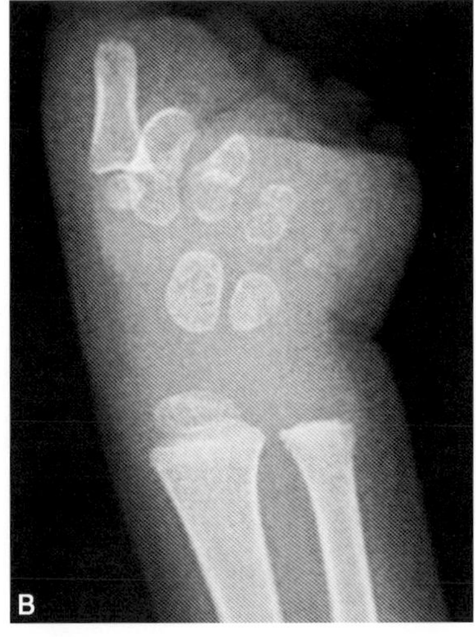

图 17-0-23　经掌骨水平缺指畸形病例 1
A. 右手拇指至小指手指大部分缺如；B. X 线片显示经掌骨水平拇至小指大部分骨关节结构缺如

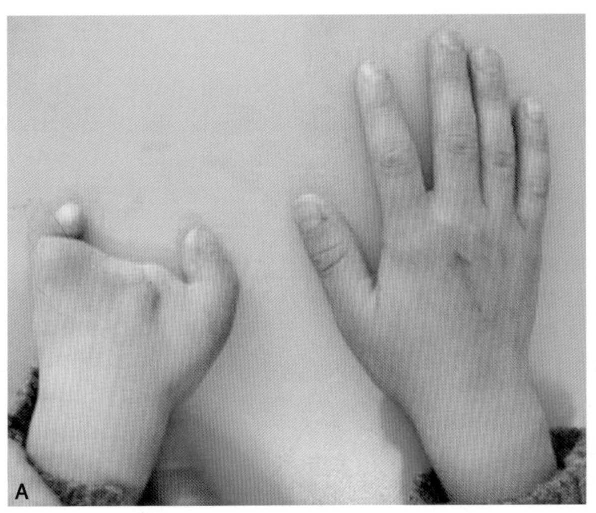
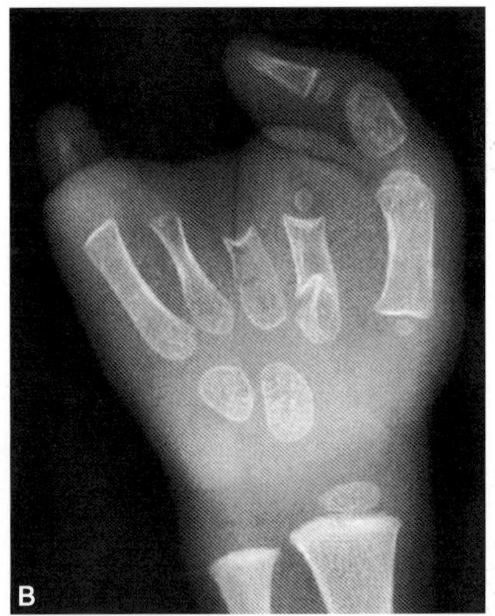

图 17-0-24　经掌骨水平缺指畸形病例 2
A. 左手短小，示、中、环指缺如；B. X 线片显示全手骨关节结构发育不良，示、中、环、小指骨关节结构缺如位于掌骨远端水平

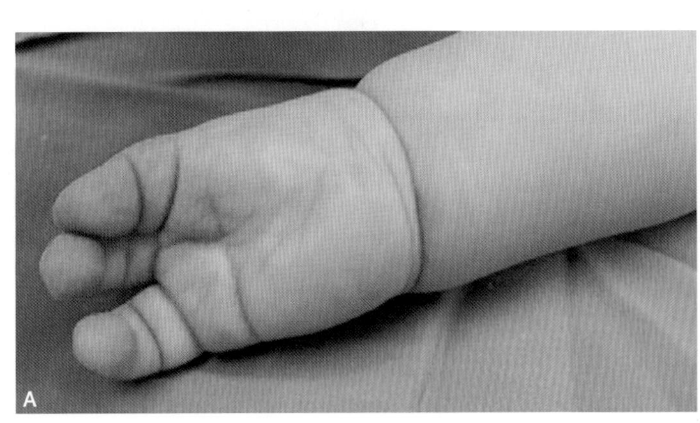
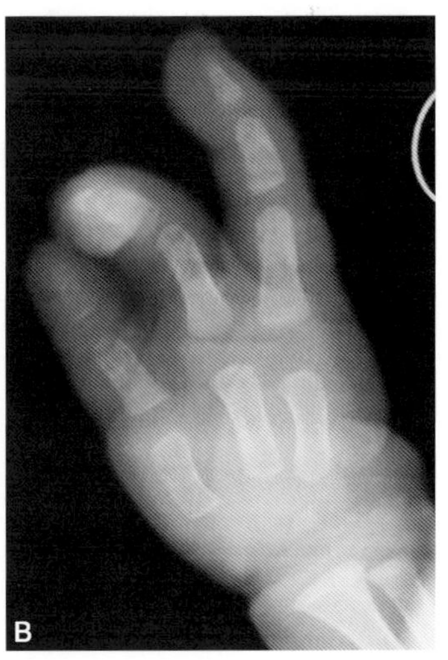

图 17-0-25　经腕关节水平缺指畸形病例 1
A. 右侧环、小指缺如（腕骨水平）；B. X 线片显示环、小指从腕骨水平完全缺如

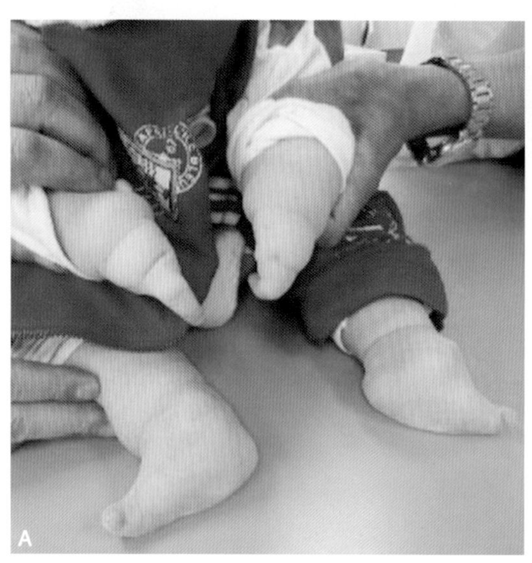
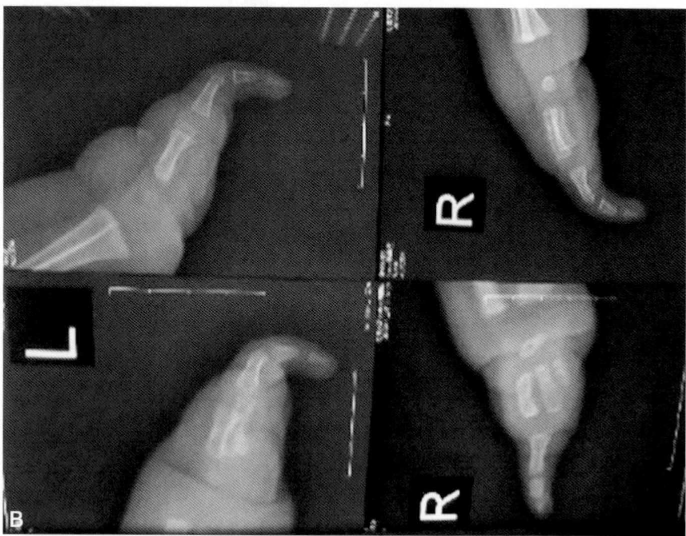

图 17-0-26　经腕关节水平缺指畸形病例 2

A. 双手及双足对称性指、趾缺如；B. 双手 X 线片见桡侧四个手指骨关节缺如对称，缺如水平位于腕关节和掌骨近端水平

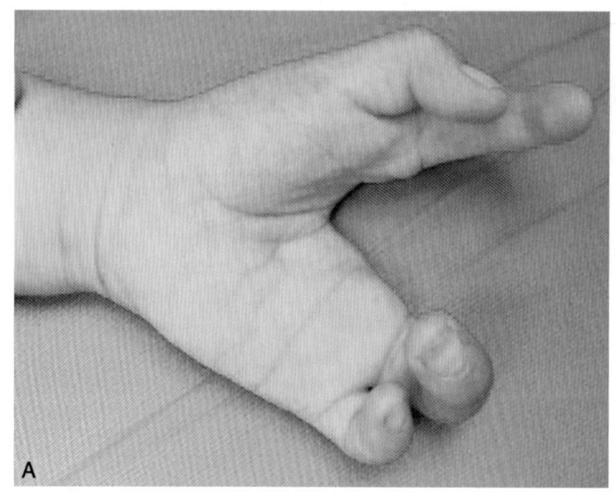
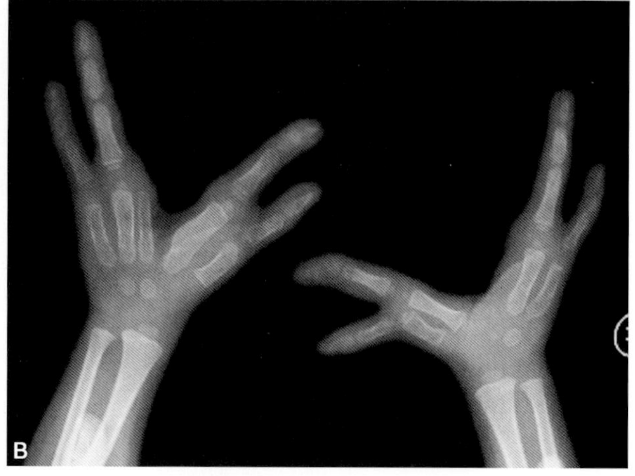

图 17-0-27　经腕关节水平缺指畸形病例 3

A. 双手分裂手畸形，中央列手指缺如；B. X 线片显示双手中指列缺如，左手缺如水平位于掌骨水平，右手缺如水平位于腕关节水平

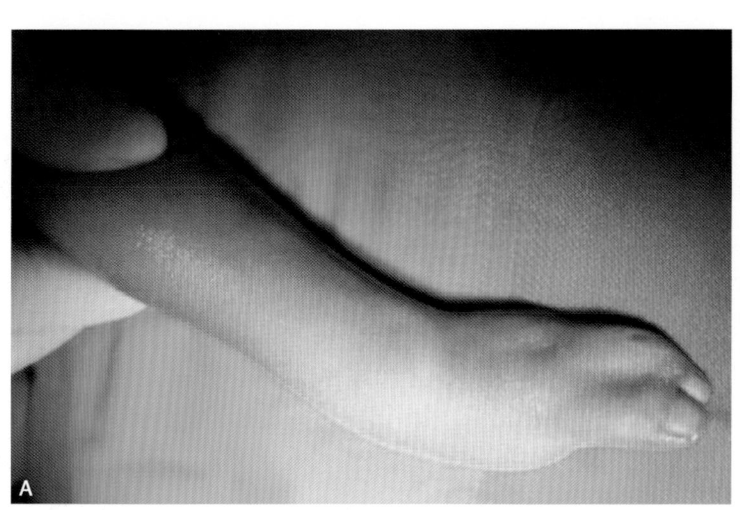

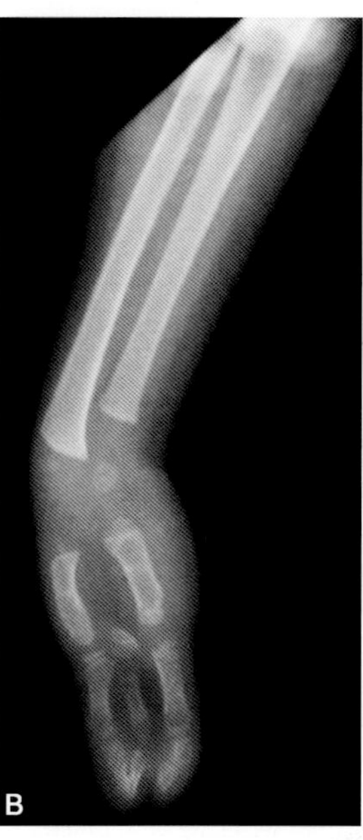

图 17-0-28　纵裂缺如病例 1
A. 左手尺侧手指完全缺如；B. X 线片显示尺侧手指纵列缺如伴发尺骨发育不良

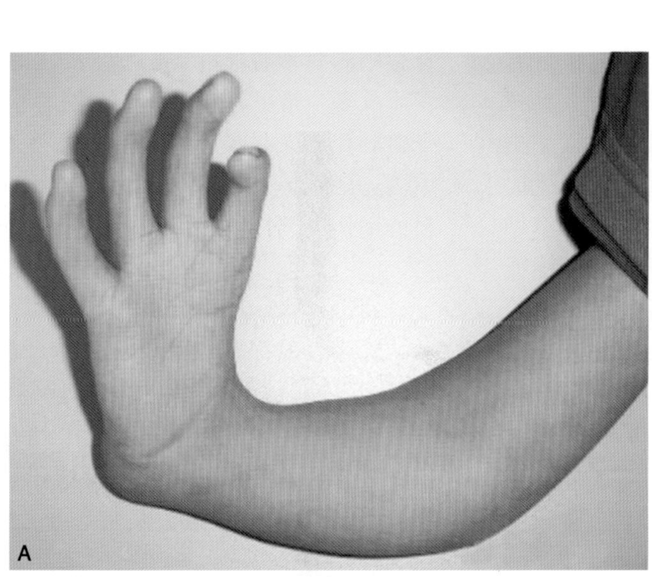

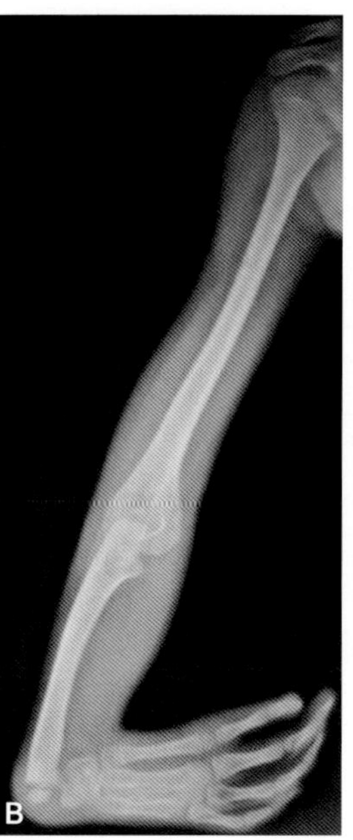

图 17-0-29　纵裂缺如病例 2
A. 右侧桡侧纵列发育不良，拇指缺如；B. X 线片显示桡骨完全缺如，拇指列完全缺如，腕关节极度不稳定

第十八章

肿瘤性疾患

一般来讲，肢体各部位的肿瘤，在手部均有发生的可能，包括各种骨组织、软组织肿瘤及类肿瘤样疾患，而良性肿瘤及类肿瘤样疾患占据绝大多数。近年发现，与先天因素有关的肿瘤或瘤样病变在手部的发生也有逐渐增加的趋势，比如色素痣、内生软骨瘤病、周围神经肿瘤、婴幼儿纤维瘤病等。对于这部分肿瘤性疾患，其发生、发展规律及其临床特征、治疗选择及预后的判断目前还有相当多的工作需要去做，对手外科临床医生来说，不可不予以重视。

第一节　甲下色素痣

一、概述

色素痣也简称色痣、斑痣或黑痣，是由正常含有色素的痣细胞所构成的，是较为常见的皮肤良性肿瘤，偶见于黏膜表面。甲下色素痣就是色素痣生长在手指或足趾的甲床上，这些色素痣多在出生时出现，一段时期内并未被家长发现，往往在儿童期才被发现。随着儿童年纪的增大，色素可以变浅或变深。即使文献报道先天性甲下色素痣在年龄较小时少有恶变，但笔者确有类似病例在患儿长大后发生恶变的临床经验。鉴于甲床的色素痣有潜在恶变的风险，应对患儿进行长期随访；在他们长大后做活检也是一种选择，但这样做需要与患儿和家长协商。对甲床的色素痣取活检后，可能会造成指甲的畸形。如果活检发现异型性细胞，要将病变的甲床切除，可能需要进行甲床移植。需要注意的是，其他原因也会出现甲下色素分泌增多，出现贯穿指甲的纵形色素带，是一种良性的纵形色素带，多累及多个指甲，往往与全身性病理原因有关。甲下血肿在成人是最常见的引起甲下色素样改变的原因，儿童也有类似病例，有些病人可能并没有明显的创伤史，对这种情况需要进行密切的复查。

二、形态学特点及诊断依据

临床表现有多种类型，有颜色呈深褐或墨黑色(图 18-1-1A)，也有无颜色的无色痣。指甲的表面一般比较光滑，但会有翘起或甲嵴(图 18-1-1B)。拔除甲板后，往往可见到色素痣团(图 18-1-1C)。病变活跃时，病变范围扩大速度可突然加快(图 18-1-2)。

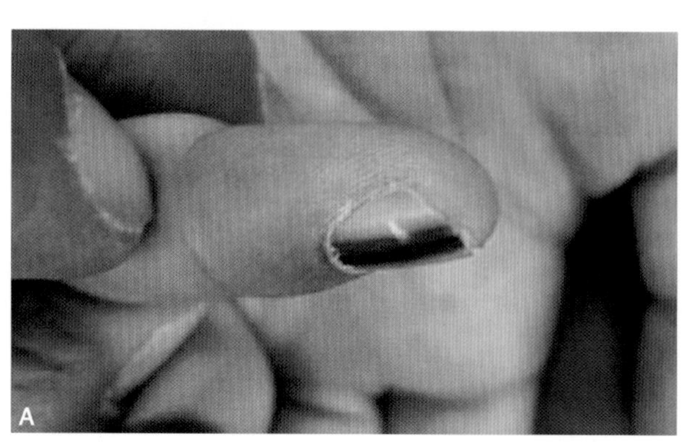
A

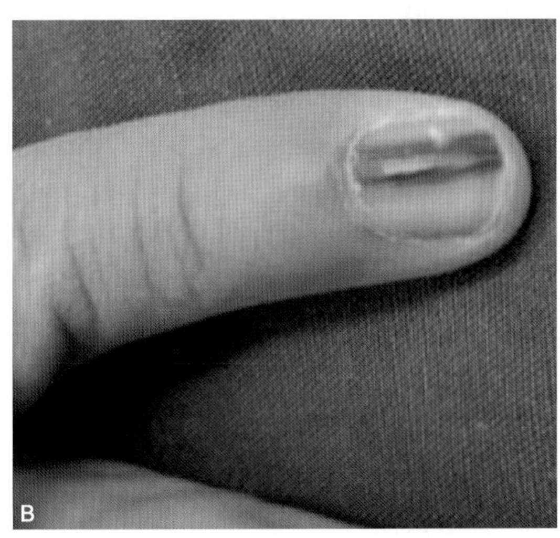
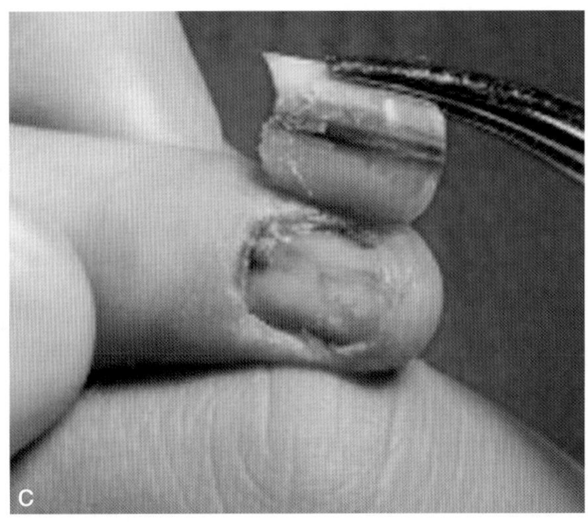

图 18-1-1　甲下色素痣病例 1

A. 左小指指甲上的纵形色素带,贯穿整个指甲,部分色染较深;B. 指甲可见隆起的甲嵴;C. 甲板及甲床被色素深染,色素痣痣团位于近端甲基质

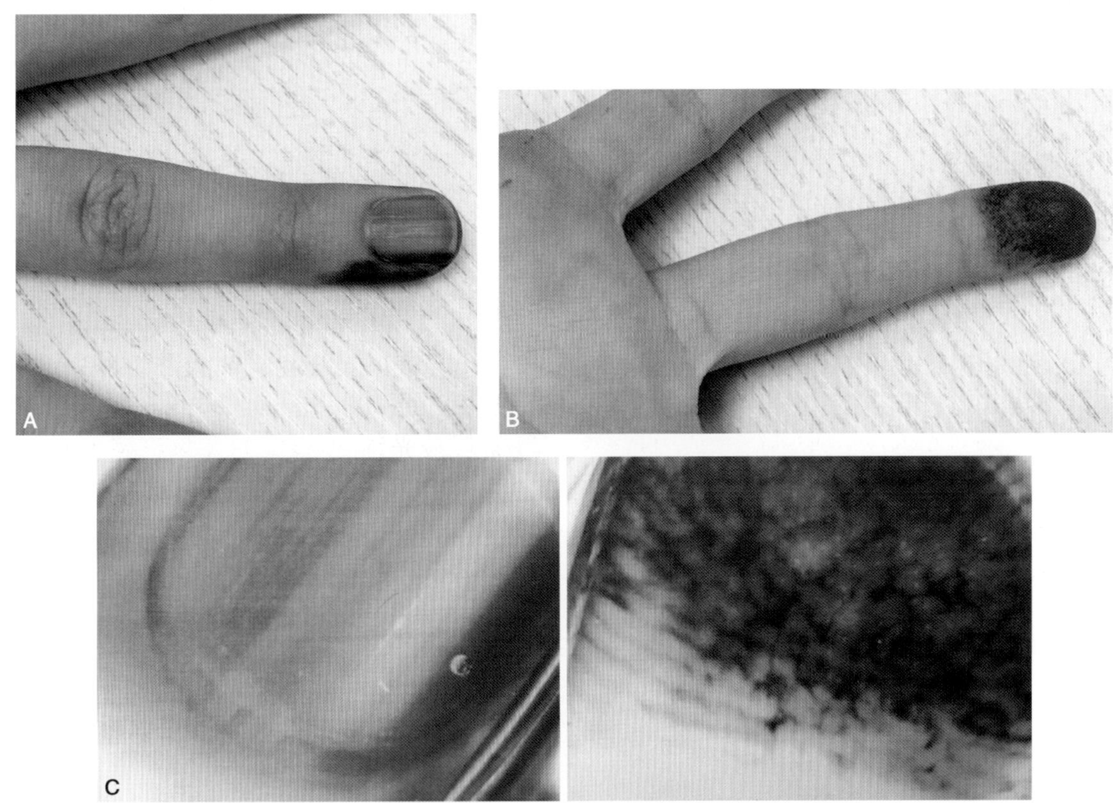

图 18-1-2　甲下色素痣病例 2

A. 患儿 10 岁,甲下纵形色素带 7 年,近 3 个月增长速度加快,可见色素广泛波及指腹;B. 掌面观发现指腹几乎被色素深染,呈现墨黑色;C. 病变皮肤镜表现,考虑为甲下复合痣,增生活跃

第二节　Ollier 病

一、概述

多发内生软骨瘤伴发肢体骨关节畸形者（骨生长发育区异常）称 Ollier 病或 Ollier 综合征。发病率约 1/10 万，多为散发性发病，少数有常染色体显性遗传倾向，多发生于手、足部小管状骨，四肢长骨、骨盆、肩胛骨、肋骨、颅骨等，腕骨少见，可能与基因突变有关（染色体 *3p21-22*）。

该肿瘤是来源于透明软骨的良性肿瘤，多发生于干骺端，并向骺端及骨干延伸，在四肢短骨最为多见，四肢长骨、骨盆、椎体等部位也可以发生。由于发病部位常伴有骨畸形，因此多数病人自幼年即发现患有此病。一般来说，在骨骼停止发育后该疾病可能不再发展。主要体格检查可发现局部结节状肿块，质地较硬，局部压痛。关节活动一般无障碍，有时会引起关节变形。肿瘤多侵及手部或足部，病变可能影响的骨骺板不能正常生长，因此肢体可以出现肢体短缩、屈曲畸形，如手指严重变形、前臂向尺侧屈曲畸形、下肢膝外翻等。X 线检查可见受累部位呈现多发低密度病灶，密度不均匀，内有点状钙化，向骨外膨胀性生长，明显压迫皮质从而出现硬化，或者造成皮质变薄，甚至明显侵蚀。成人 Ollier 病可以发生恶变，终生恶变率为 5% ~25%。另外，行全身核素骨扫描是发现其他多发部位内生软骨瘤比较常用的方法（图 18-2-1、图 18-2-2）。

病理学角度来看，内生软骨瘤是一种由分叶状透明软骨构成的肿瘤，外有纤维包膜，多呈分叶状，小叶间隙的血管附近和肥大软骨层的基质内常有程度不一钙化，偶见液化坏死及囊变（图 18-2-3）。

治疗上，如果肿物生长加快或肿物严重影响患手功能，可采用肿瘤刮除植骨，小儿可采用刮除肿瘤组织皮质骨成型术进行治疗。如发生恶性变，则需要截肢（指），术后在肿瘤内科行其他辅助药物等治疗。

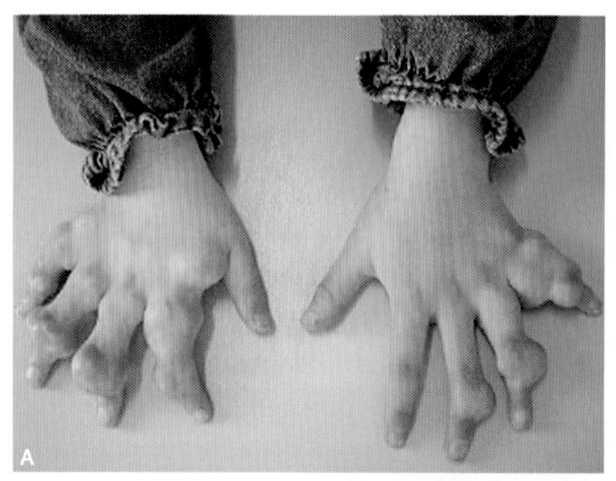

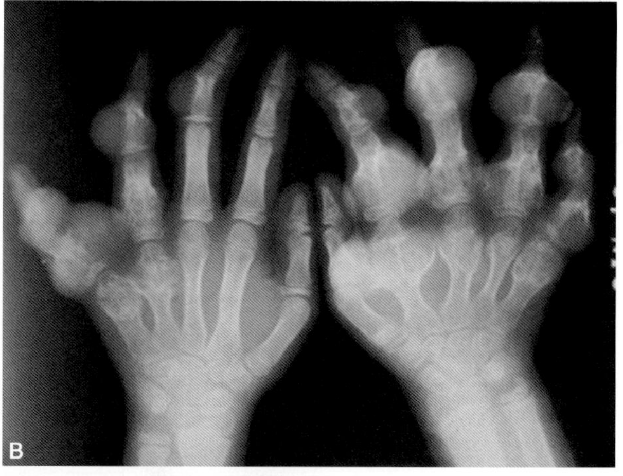

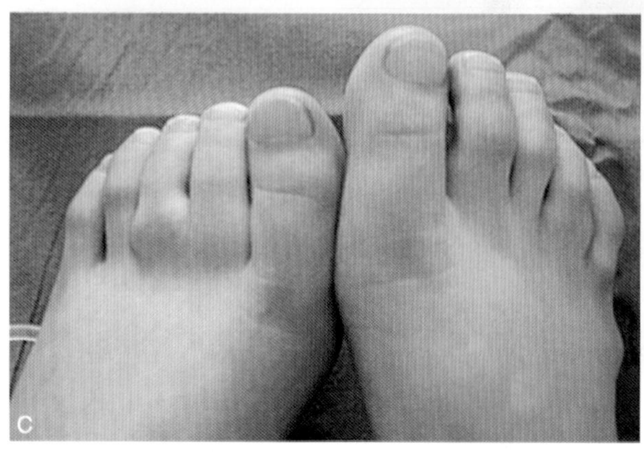

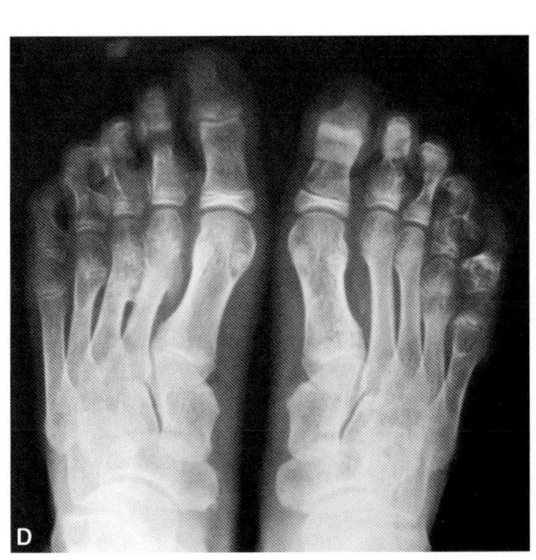

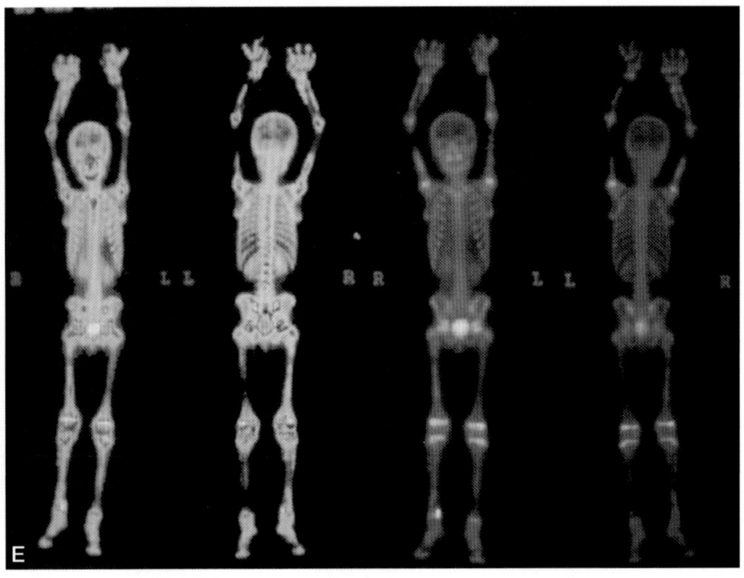

图 18-2-1　Ollier 病病例 1

A. Ollier 病累及双手；B. X 线片显示双侧多发掌指骨内生软骨瘤，膨胀性生长且皮质变薄；C. 同时累及双侧足趾；D. 双侧趾骨影像学改变；E. 全身核素骨扫描发现病变累及长管状骨

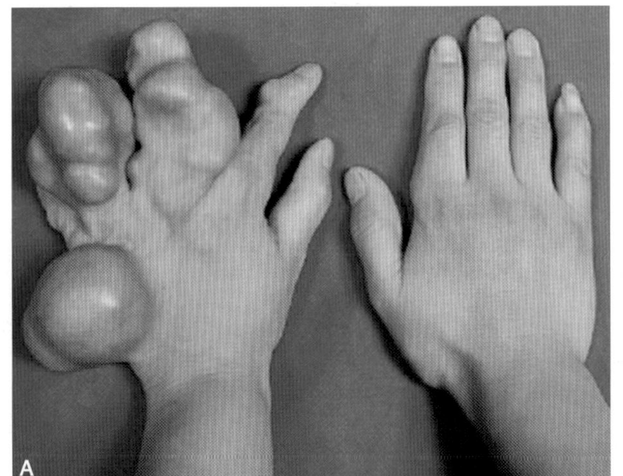

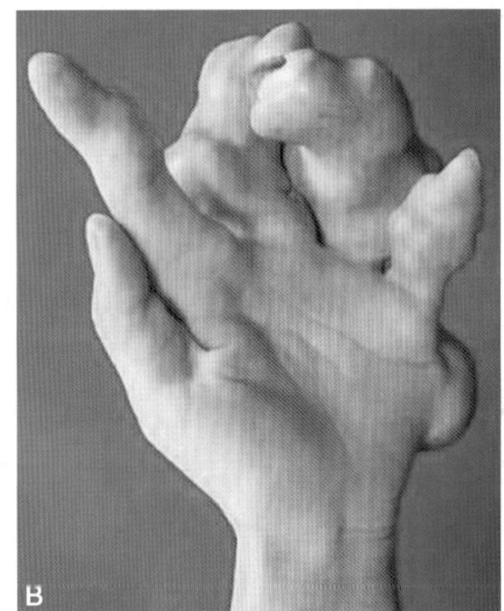

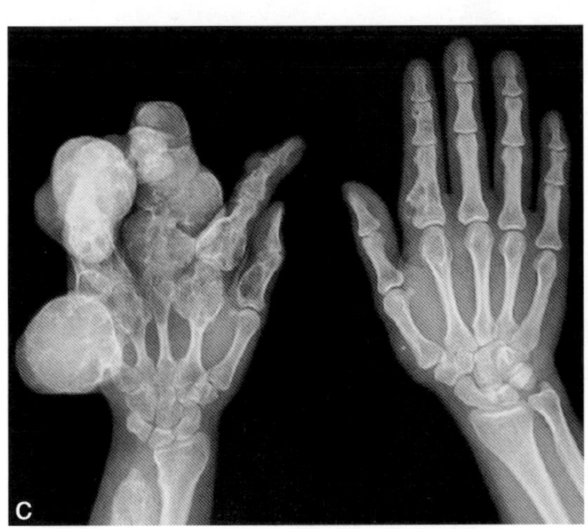

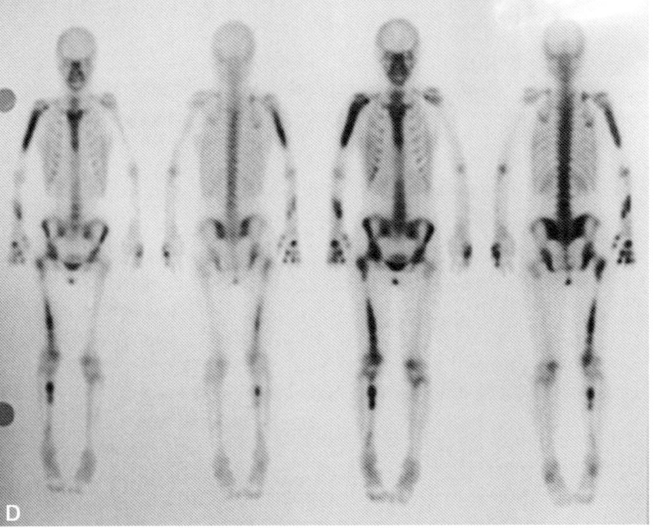

图 18-2-2　Ollier 病病例 2

A. 病人 36 岁，发现肿瘤 34 年，近 3 年肿瘤生长速度加快；B. 掌侧面观，皮肤可见明显的静脉曲张；C. X 线片显示骨破坏明显（手术后病理证实为内生软骨肉瘤）；D. 病人全身骨扫描显示，多发内生软骨瘤

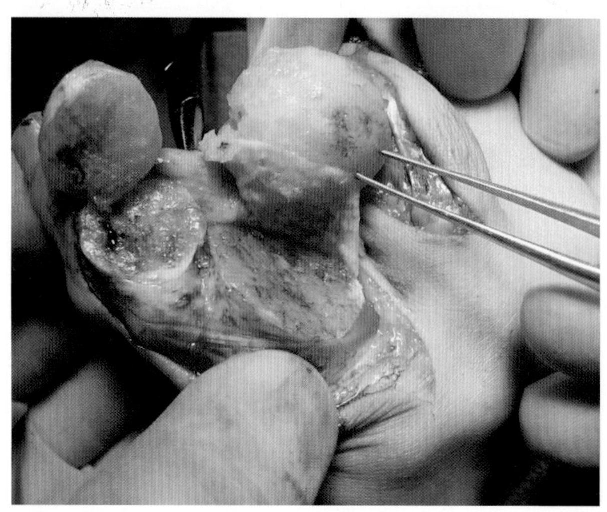

图 18-2-3　典型 Ollier 病病变肉眼下特征

二、形态学特点及诊断依据

放射学表现为多囊、膨胀性骨破坏区，可侵犯骨生长区。根据肿瘤的生长方式，笔者将其X线表现分为四类，即内膨胀生长、中心性膨胀生长、偏心性膨胀生长、混合性膨胀生长。同一个病变部位往往皆有两种以上的上述肿瘤生长方式。

1. 内膨胀生长　肿瘤组织在髓腔内膨胀生长，两侧皮质骨变薄、不规则，但不向外膨胀，骨外形及大小正常或近正常（图 18-2-4）。

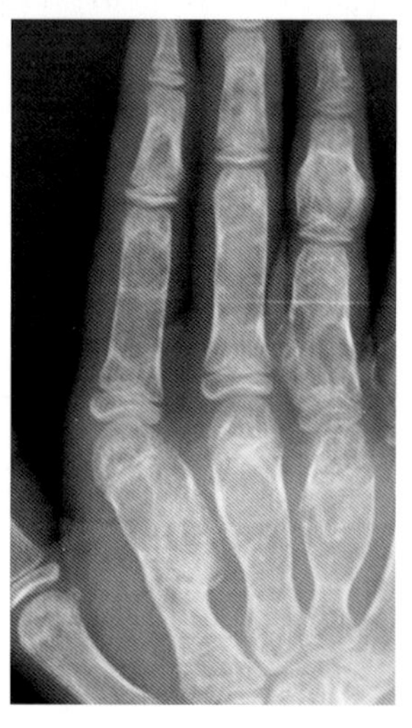

图 18-2-4　Ollier 病病例 3
右手 Ollier 病，X 线片显示肿瘤组织在示指、中指的近节指骨、中节指骨为内膨胀生长

2. 中心性膨胀生长　肿瘤组织从髓腔内向外对称均匀膨胀生长，髓腔内受侵犯，骨皮质变薄，向外扩展，管腔变粗，但外形基本对称（图 18-2-5、图 18-2-6）。

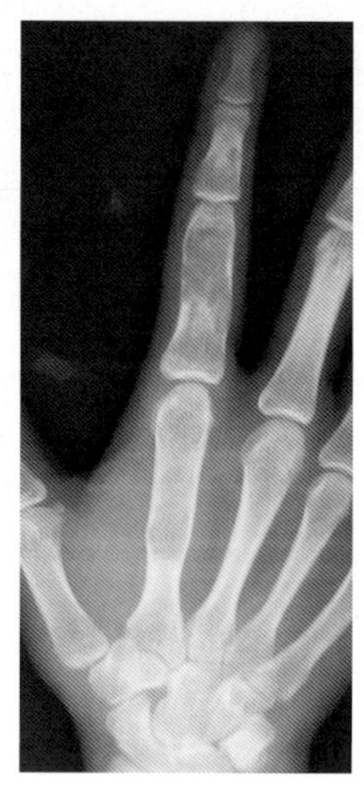

图 18-2-5　Ollier 病病例 4
X 线片显示右手示指近节指骨、掌骨为中心性膨胀生长

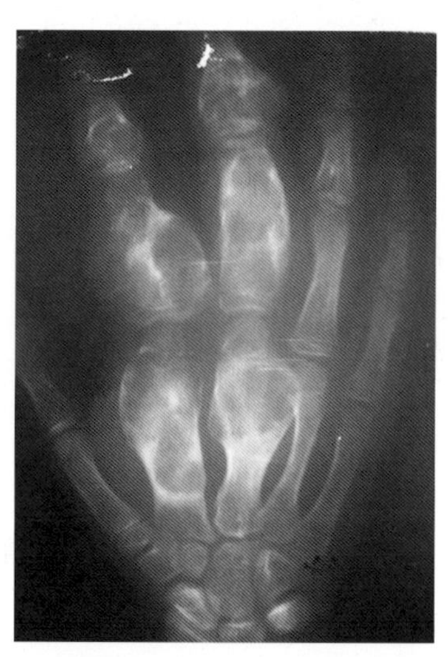

图 18-2-6　Ollier 病病例 5
X 线片显示右手示指近节及中节指骨、掌骨，中指近节及中节指骨、掌骨为中心性膨胀生长

3. 偏心性膨胀生长　肿瘤组织从髓腔内向一侧膨胀生长，髓腔内受侵犯有限，该侧皮质骨变薄、不规则，另一侧皮质正常，骨外形严重不对称（图 18-2-7、图 18-2-8）。

4. 混合性膨胀生长　内膨胀、中心性膨胀、偏心性膨胀生长混合存在（图 18-2-9、图 18-2-10）。

5. 恶性变的 X 线表现　进行性侵袭性骨质破坏、大量骨组织增生、骨膜反应、软组织肿块或浸润、钙化点模糊或消失（图 18-2-11）。

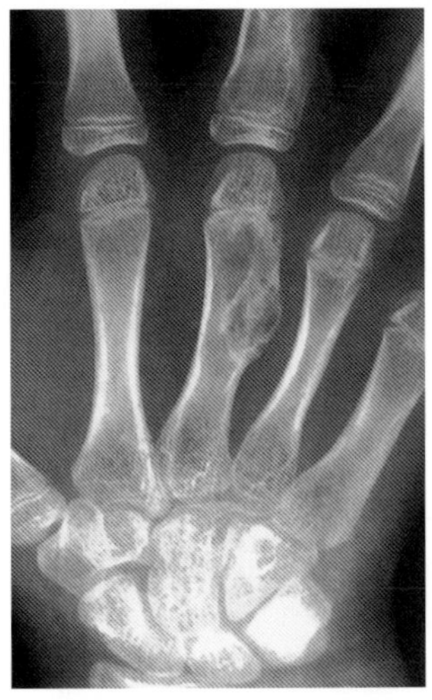

图 18-2-7　Ollier 病病例 6
X 线片显示右手中指掌骨为偏心性膨胀性生长

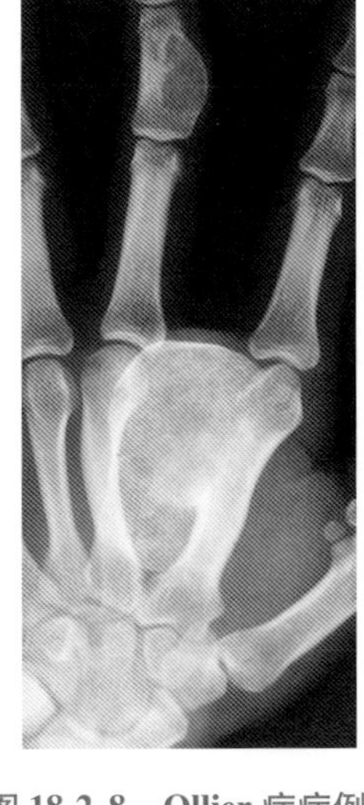

图 18-2-8　Ollier 病病例 7
X 线片显示左手示指掌骨为偏心性膨胀性生长

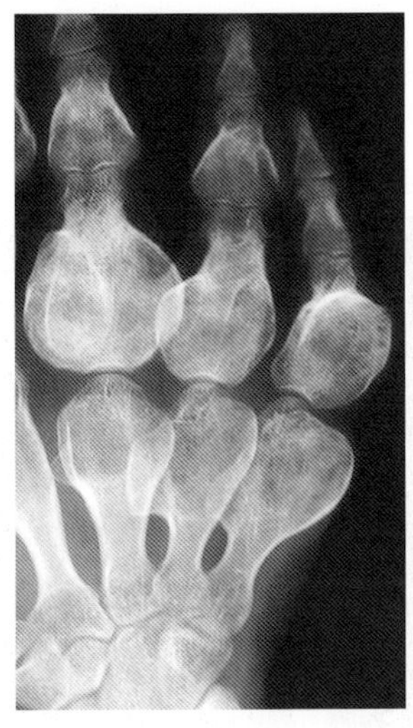

图 18-2-9　Ollier 病病例 8
X 线片显示右手环小指近节指骨、掌骨为混合性膨胀生长（成人）

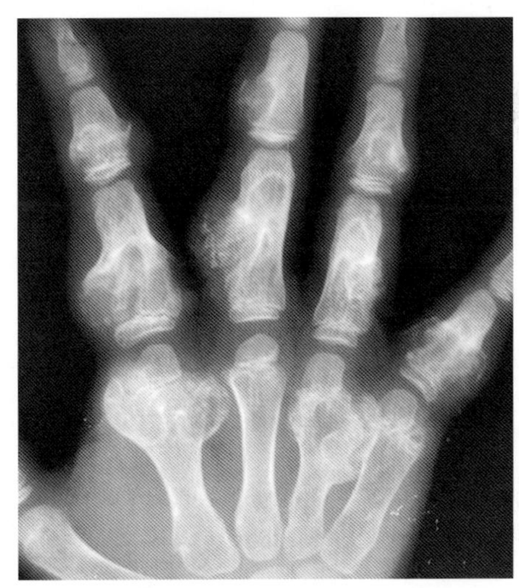

图 18-2-10　Ollier 病病例 9
X 线片显示右手多发掌指骨混合性膨胀生长

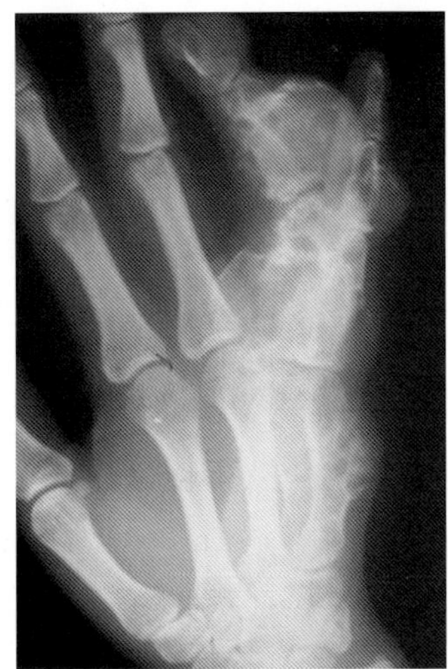

图 18-2-11　Ollier 病病例 10
X 线片显示右手环、小指掌指骨多发内生软骨瘤恶性变

第三节　Maffucci 综合征

一、概述

多发内生软骨瘤并发软组织血管瘤称为 Maffucci 综合征,海绵状血管瘤居多,毛细血管瘤较少,并发的血管瘤也有发生恶性变的可能,可见到软组织内的大量静脉石。发生恶性变的几率比 Ollier 病高,约 20% ~50% 发展为软骨肉瘤,也可并发其他恶性肿瘤。因此,早期进行肿瘤的完整切除甚至对功能严重受影响的肢体进行截肢,可能是一个安全的选择。

二、形态学特点及诊断依据

除了有多发的皮下软组织血管瘤外,骨骼外观改变及影像学表现与其他多发内生软骨瘤并无明显差别。在 X 线片上可以看到在软组织血管瘤中有明显的钙化影。诊断此病的意义在于,Maffucci 综合征的病人发生软骨肉瘤的可能性比 Ollier 病明显高很多,有报道指出这类病人恶病的几率>40%。(图 18-3-1)。

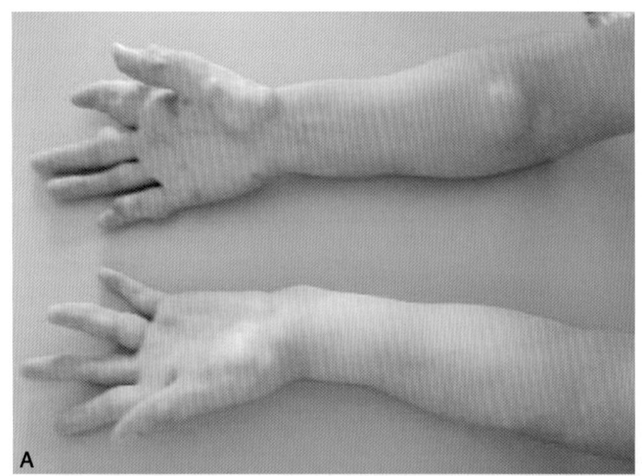

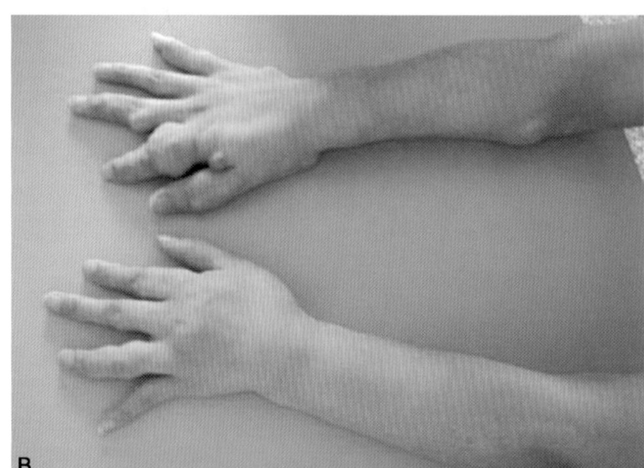

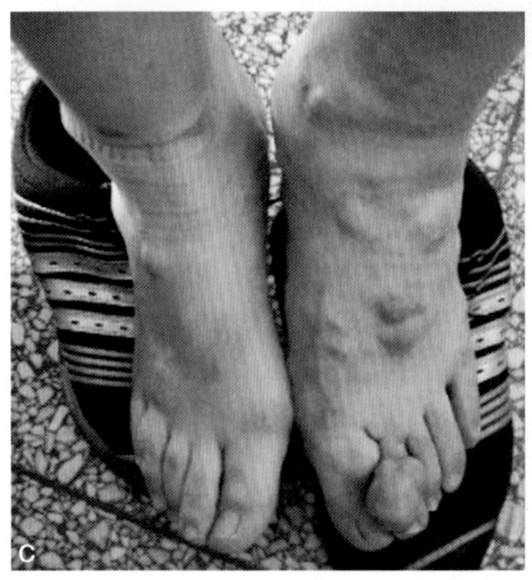

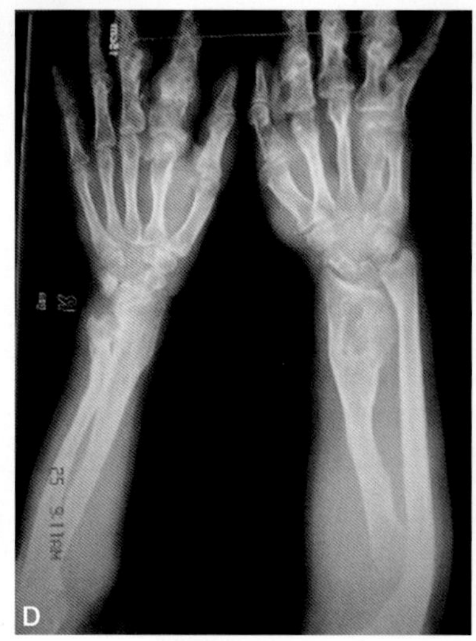

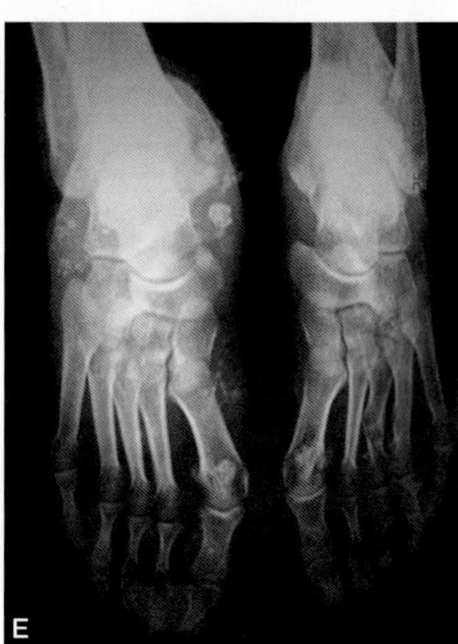

图 18-3-1　Maffucci 综合征

A. 双侧 Maffuci 综合征,病人上肢可见软组织血管瘤;B. 背面观;C. 同时病人也可见双足软组织血管瘤;D. 病人双上肢多发内生软骨瘤表现与 Ollier 病相同;E. 双足软组织血管瘤中有明显的钙化影

第四节 神经纤维瘤病

一、概述

根据其临床表现和基因定位位点不同，1988 年美国国立卫生研究院（National Institute of Health，NIH）将其神经纤维瘤病分两型，即神经纤维瘤病 1 型（neurofibromatosis type 1，NF1）和神经纤维瘤病 2 型（neurofibromatosis type 2，NF2）。

二、形态学特点及诊断依据

1. 神经纤维瘤病 1 型

（1）牛奶咖啡斑：几乎所有的病人都有皮肤色素斑，呈淡棕色、暗褐色或咖啡色，又称牛奶咖啡斑，常见于躯干，特别在腰背部，数厘米大小的褐色斑片，卵圆形，境界清楚，部分病例甚至出现大片状的牛奶咖啡斑。

（2）多发性神经纤维瘤：病人常诉在儿童时期发病，全身出现无痛性皮下肿物，并逐渐增加和扩大。躯干及四肢近端为主多发性数毫米至数厘米的半球状或带蒂的肿瘤，柔软，皮色、粉红色或褐色，随年龄增多增大，成年发展较慢。橡皮病样多发性神经纤维瘤的皮损常沿神经干分布，多发，为皮内及皮下软性结节、斑块。约 10% 病人产生恶变，特别是生长快、较大的损害，损害发展成神经纤维肉瘤。

（3）神经症状：多数病人无不适主诉，仅少数病人出现智力下降、记忆力障碍、癫痫发作、肢体无力、麻木等。

（4）骨骼损害：少数病人出生时即出现骨骼发育异常，或肿瘤生长过程中压迫骨骼引起异常，例如肿瘤的压迫造成椎间孔增大。

（5）内脏损害：生长于胸腔、纵隔、腹腔或盆腔的神经纤维瘤可引起内脏症状，其中消化道受累可引起胃肠出血或梗阻，还可引起内分泌异常。

2. 神经纤维瘤病 2 型 首发症状以双侧进行性听力下降最为常见，亦有部分病人表现为单侧严重的听力障碍或波动性听力丧失或突发性听力丧失。最常见的临床表现为耳鸣、听力下降，头晕、眩晕少见，其次为手颤、走路摇摆、语调异常等共济失调表现，口角歪斜、面部麻木感等，这些症状多为单侧。少数病人诉持续性头痛，伴恶心、呕吐和视物不清等颅内压增高表现（图 18-4-1 ~ 图 18-4-4）。

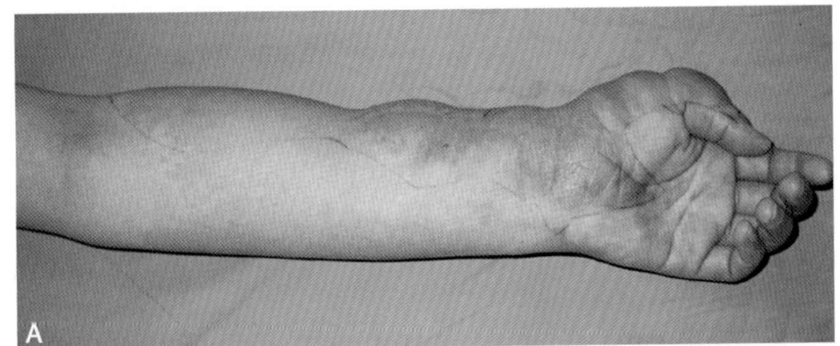

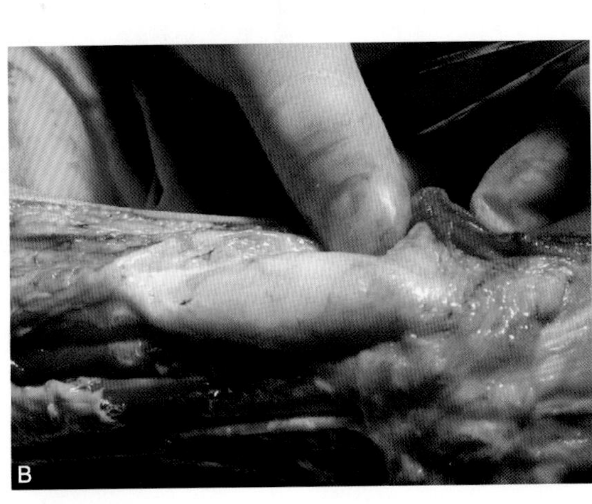

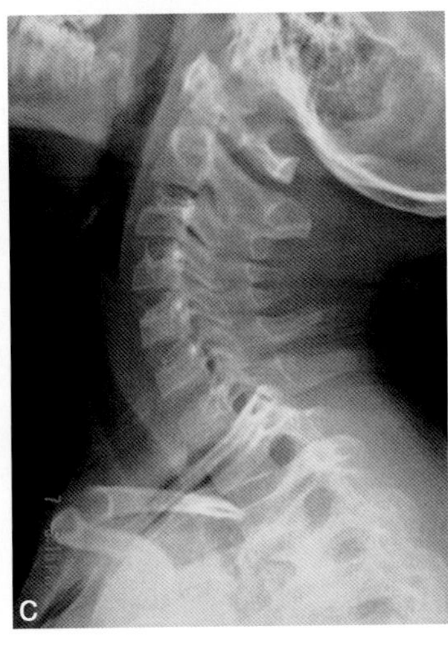

图 18-4-1 神经纤维瘤病病例 1
A. 左侧，前臂、腕关节及手的神经纤维瘤，外观呈粉红色，质地软；B. 神经纤维瘤可沿神经分布；C. 肿瘤的压迫造成胸椎段椎间孔增大

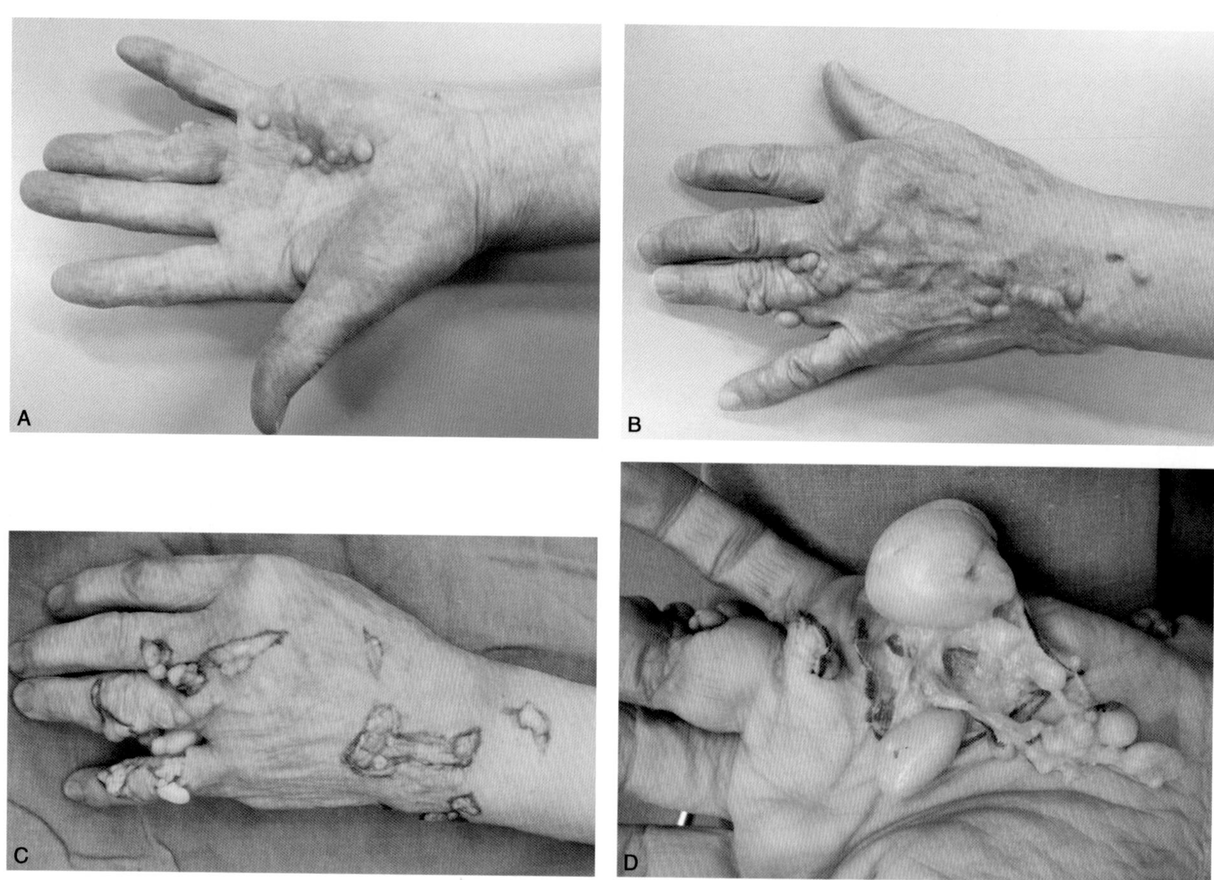

图 18-4-2　神经纤维瘤病病例 2
A. 左手，肿瘤分布在手的尺侧；B. 背面观；C. 手术切除背侧肿瘤；D. 掌侧，肿瘤沿神经分布

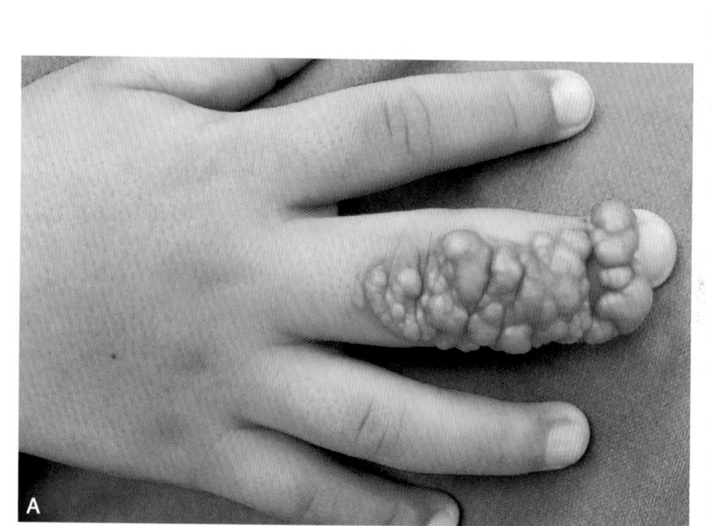

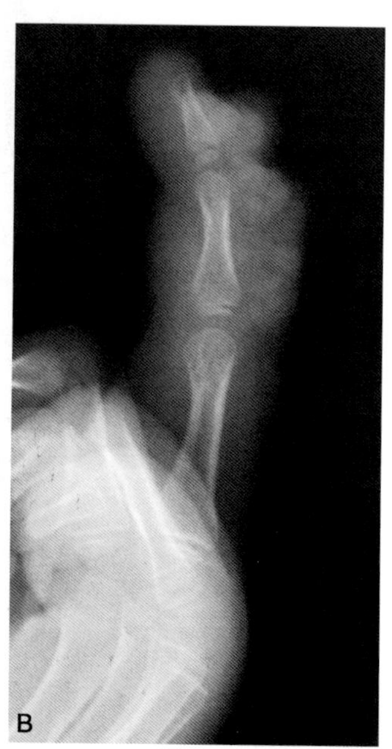

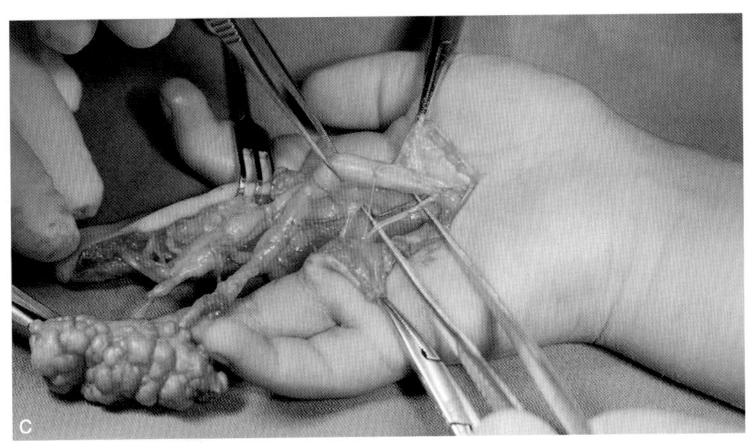

图 18-4-3　神经纤维瘤病病例 3

A. 右侧，肿瘤分布在中指背侧；B. X 线片显示明显的软组织阴影；C. 手术中显示肿瘤与神经的关系

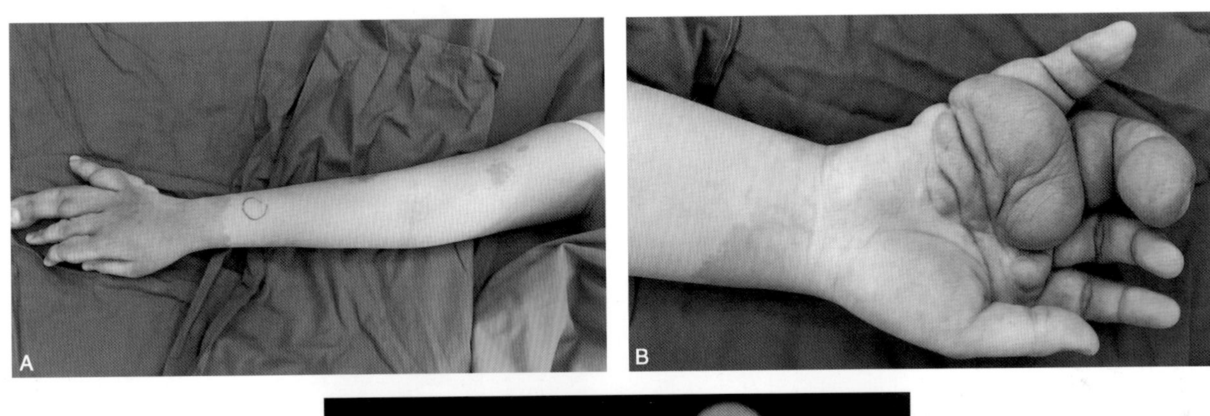

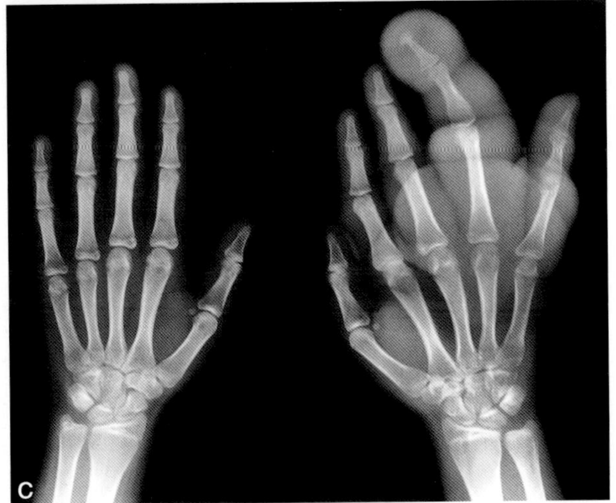

图 18-4-4　神经纤维瘤病病例 4

A. 右上肢色素沉着、牛奶咖啡斑；B. 手掌部肿瘤；C. X 线片显示右手广泛软组织阴影，骨组织有吸收

第十九章

手 指 偏 斜

一、概述

手指偏斜畸形在先天性手部畸形中并不少见，可以是单独出现，也可以合并在其他严重的手部畸形或畸形综合征，前者较后者少见，多表现为手指在某一水平向侧方倾斜，有时也可合并屈曲畸形，如 Kirner 畸形。散发或家族性发病者均可见到，后者为常染色体显性遗传。发生手指偏斜的主要原因为骨骺发育不良或骨骺异常骨化，也有小儿创伤或感染造成骨发育不良者。

二、形态学特点

先天性手指偏斜畸形可单独发生，更多的是伴发于其他严重畸形或畸形综合征，偏斜可发生在远节、近节指骨或掌骨水平，骨发育不良发生在中节者最多见，发生在掌骨者少见。多为双手发病。本章仅介绍单纯性手指偏斜畸形（图 19-0-1 ~ 图 19-0-11）。

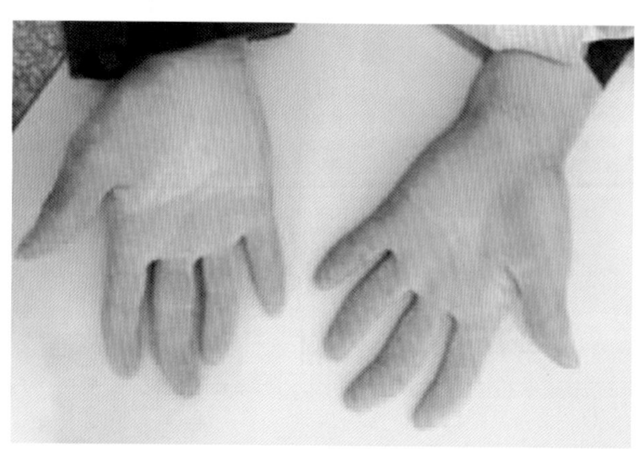

图 19-0-1　手指偏斜畸形病例 1
双手示、中、环指远节对称性侧偏畸形，示、中指偏斜向尺侧，环指偏斜向桡侧，此类畸形往往对手指功能无明显影响，可以截骨矫正畸形

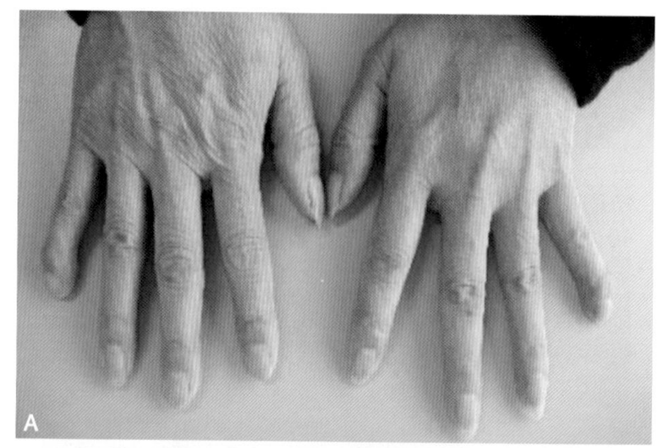

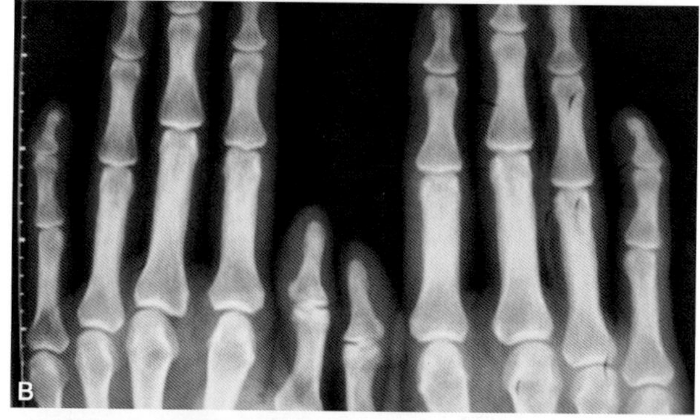

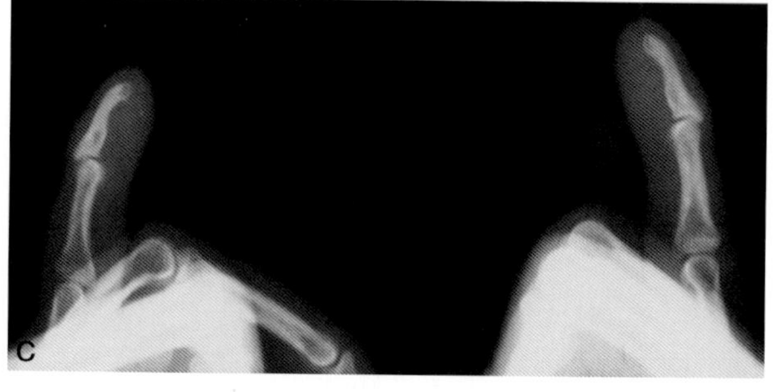

图 19-0-2　手指偏斜畸形病例 2
A. 双侧小指远节桡偏掌屈畸形（成人），又称 Kirner 畸形；B. 正位 X 线片显示小指远节指骨基底桡侧发育不良造成远节指骨桡侧偏斜；C. 侧位 X 线片见小指远节指骨基底掌侧也发育不良，Kirner 畸形是由于远节指骨基底骨骺发育异常所致，可行远节指骨近端截骨纠正

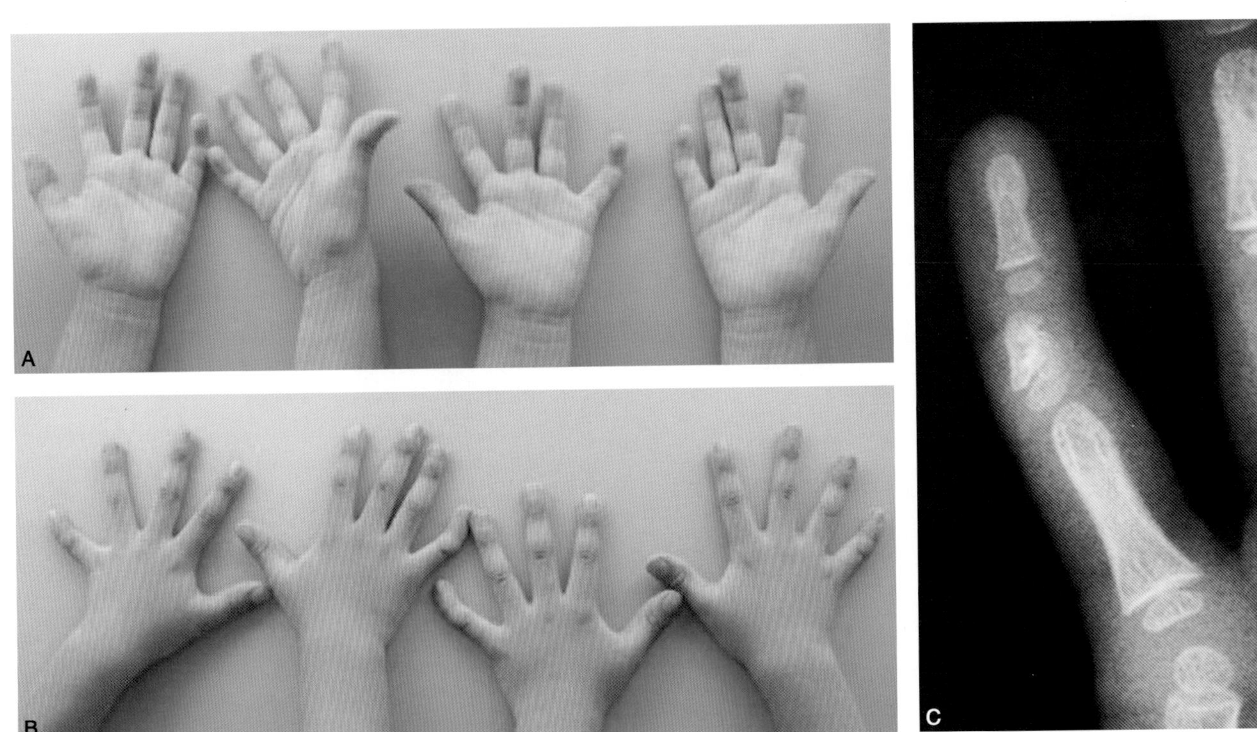

图 19-0-3　手指偏斜畸形病例 3

A. 孪生兄弟双手小指中远节桡偏畸形，伴轻度屈曲及短小；B. 背侧面；C. X 线片显示小指中节指骨骨骺发育不良

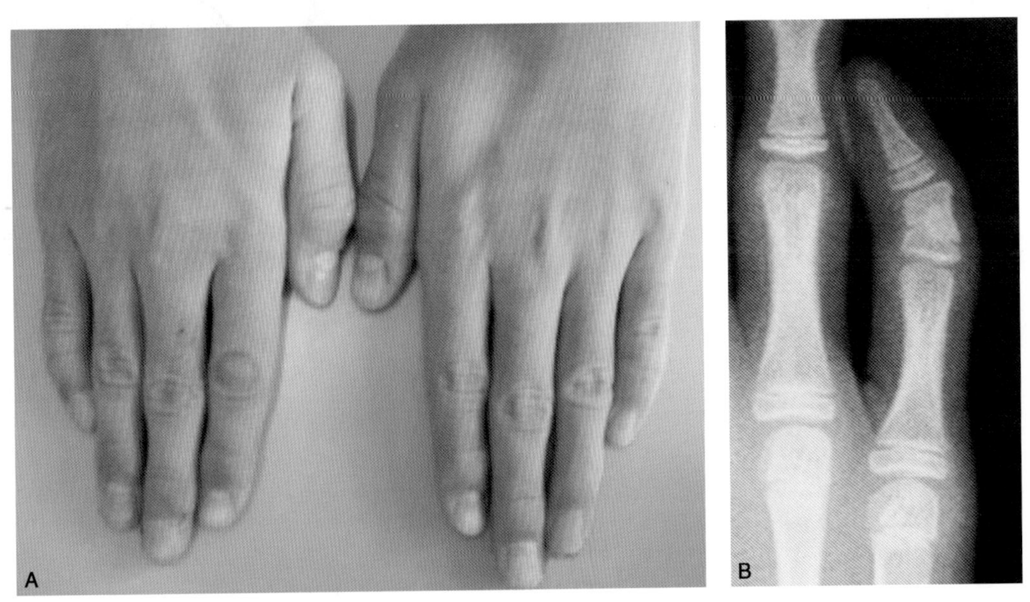

图 19-0-4　手指偏斜畸形病例 4

A. 双手小指中远节以远桡偏畸形；B. 小指中节指骨骨骺发育不良

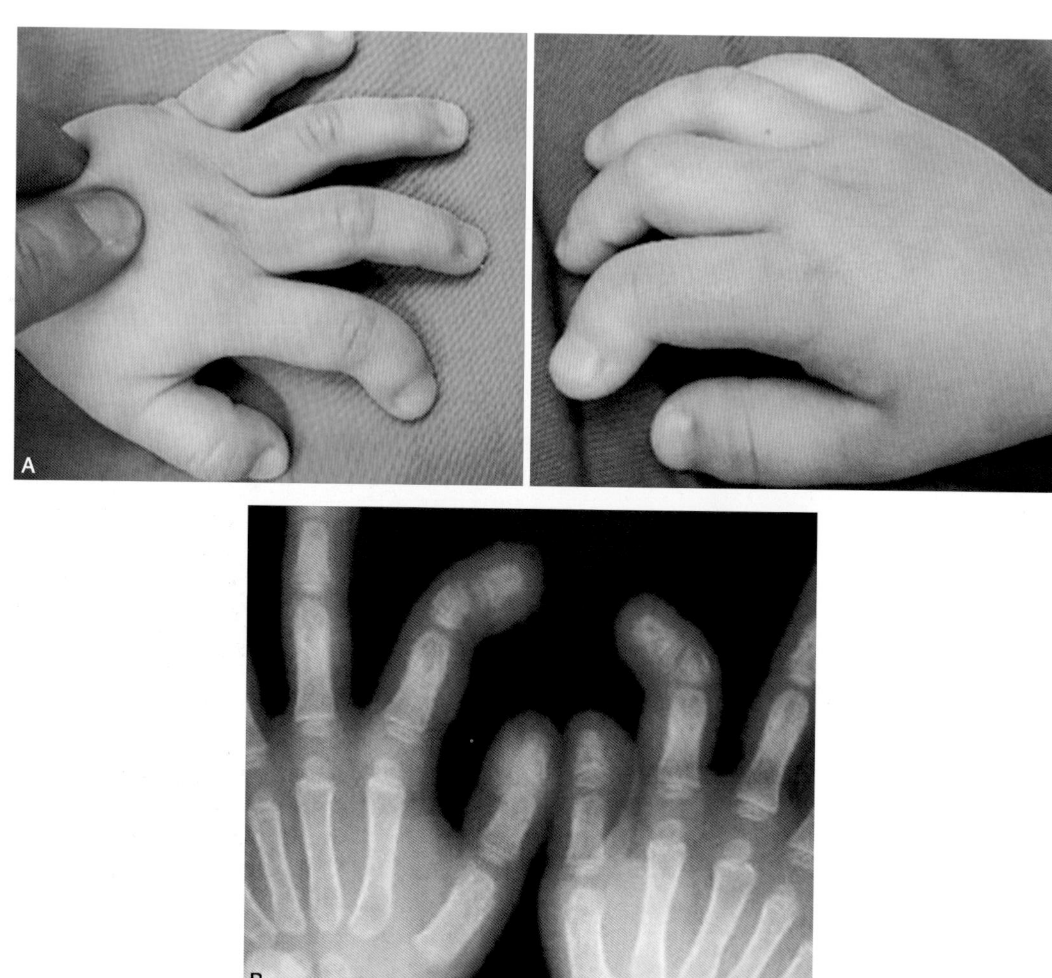

图 19-0-5 手指偏斜畸形病例 5

A. 双侧示指近侧指间关节水平桡偏畸形；B. X 线片显示双侧示指中节指骨骨骺发育不良，基底骨骺桡侧已闭合，中节指骨截骨可纠正畸形，中节指骨过小时，可适当延后手术时间，非手术期间可佩带支具控制畸形发展

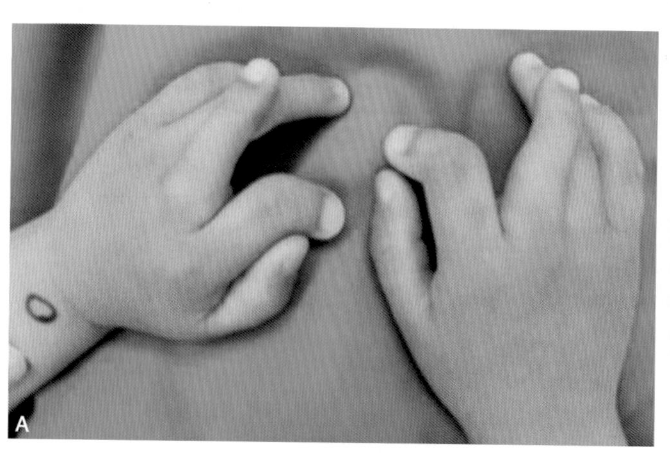

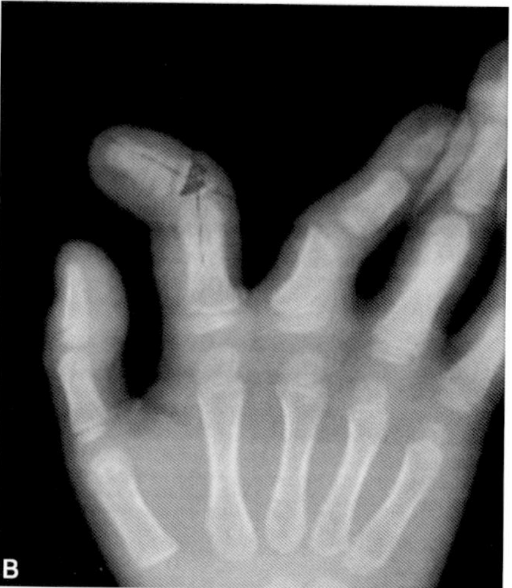

图 19-0-6 手指偏斜畸形病例 6

A. 双手示指近侧指间关节水平桡侧偏斜，中指掌指关节水平尺偏，双手畸形对称；B. X 线片显示示指(右)中节指骨为三角形，中指近节指骨基底骨骺发育异常

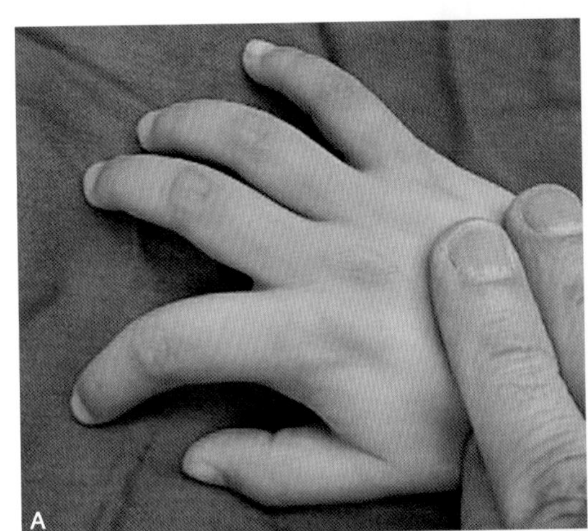

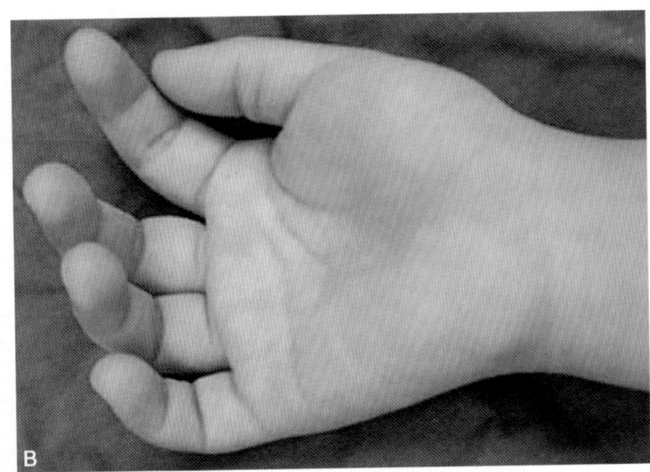

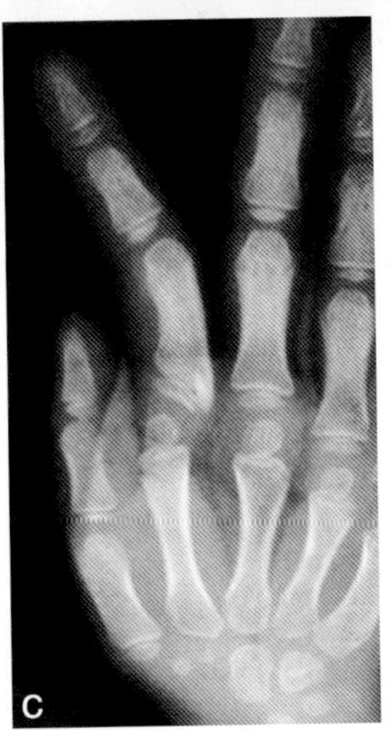

图 19-0-7 手指偏斜畸形病例 7

A. 右手示指掌指关节水平桡偏畸形；B. 掌侧面；C. X 线片显示示指近节指骨基底骨骺发育不良，导致近节指骨近端关节面倾斜，近节指骨基底开放或闭合楔形截骨可纠正畸形

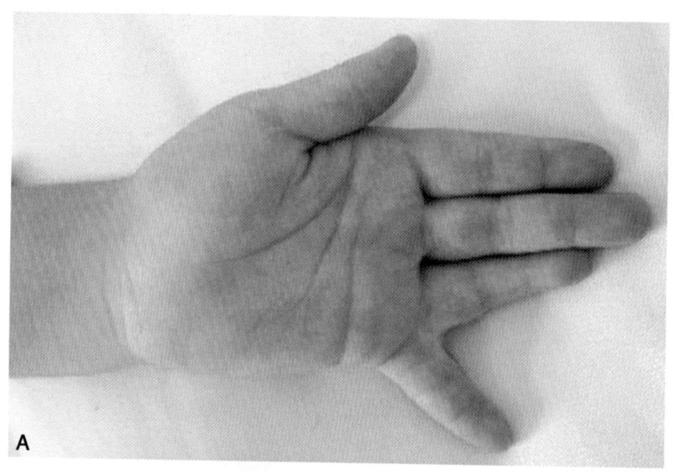

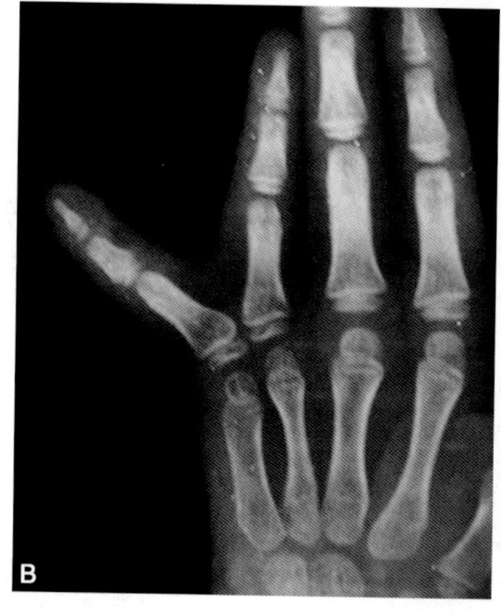

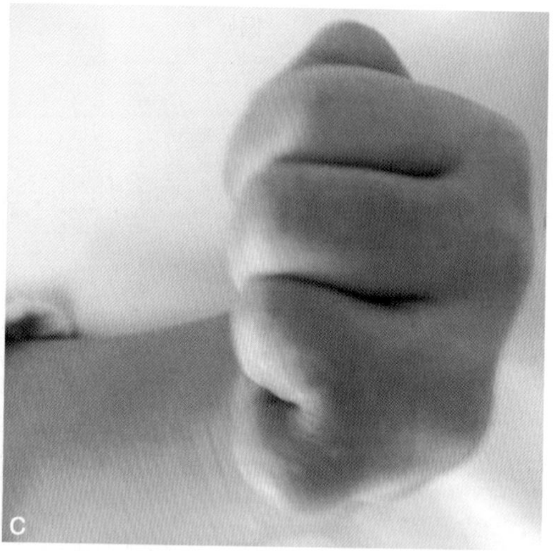

图 19-0-8 手指偏斜畸形病例 8

A. 左侧小指掌指关节水平尺侧偏斜；B. X线片显示第五掌骨纵列整体向桡侧倾斜，导致手指掌指关节水平向尺侧偏斜，第五掌骨基底楔形截骨可纠正畸形；C. 患手握拳时

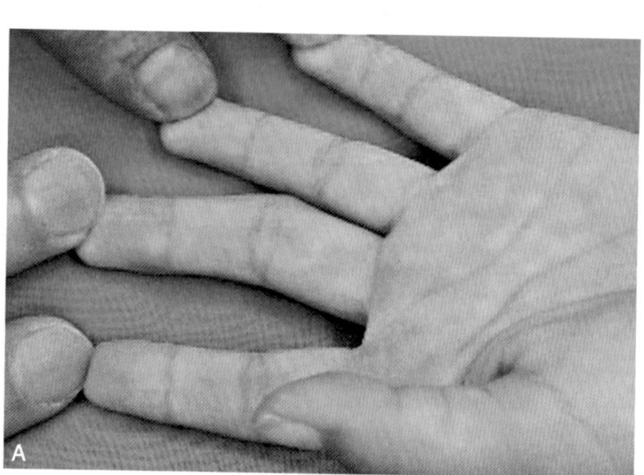

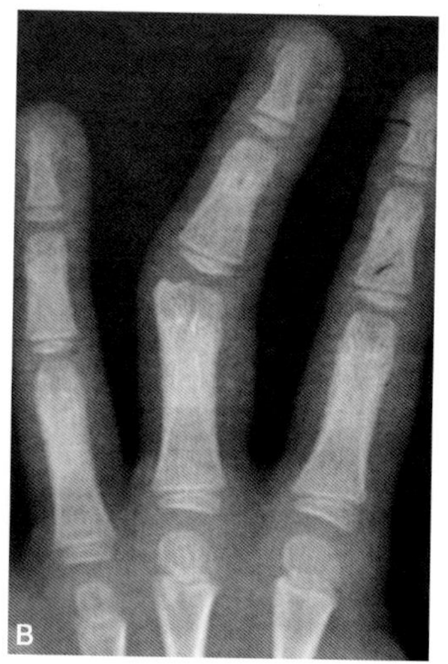

图 19-0-9 手指偏斜畸形病例 9

A. 左侧中指近侧指间关节水平桡侧偏斜；B. X线片显示中指近节指骨远端尺侧生长骨性肿物，手术后病理证实为骨软骨瘤

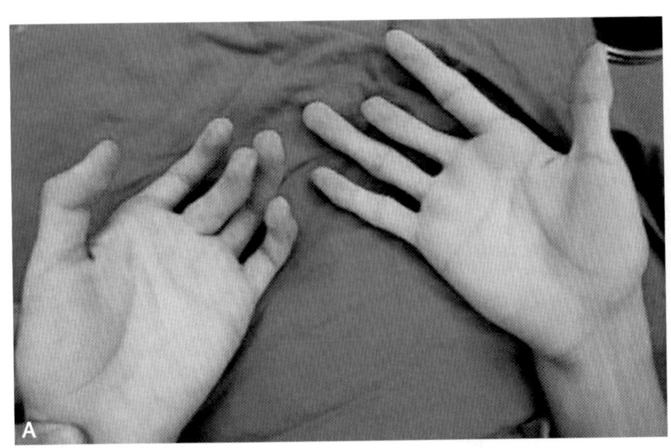

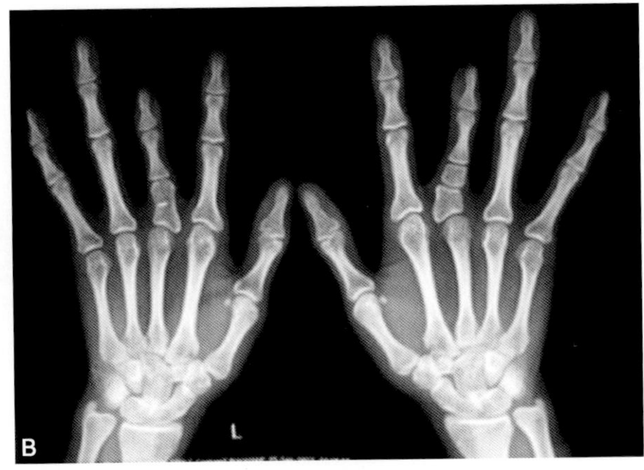

图 19-0-10　手指偏斜畸形病例 10

A. 双侧中指短指、尺偏屈曲畸形；B. X 线片显示双侧中指四节指骨畸形（成年）

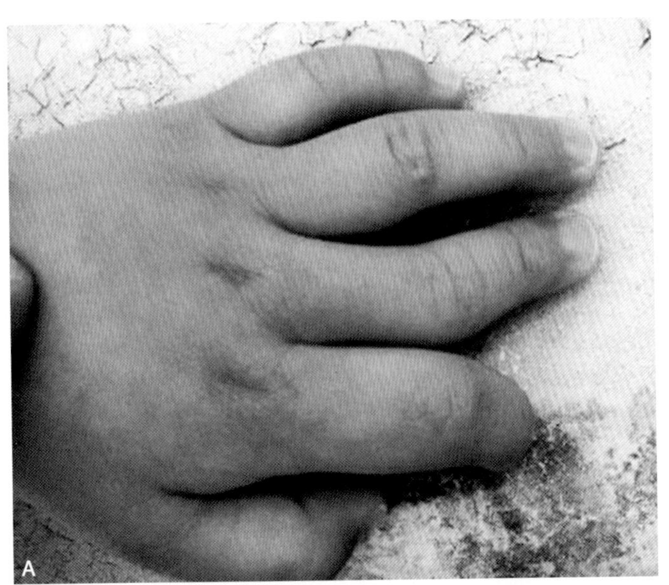

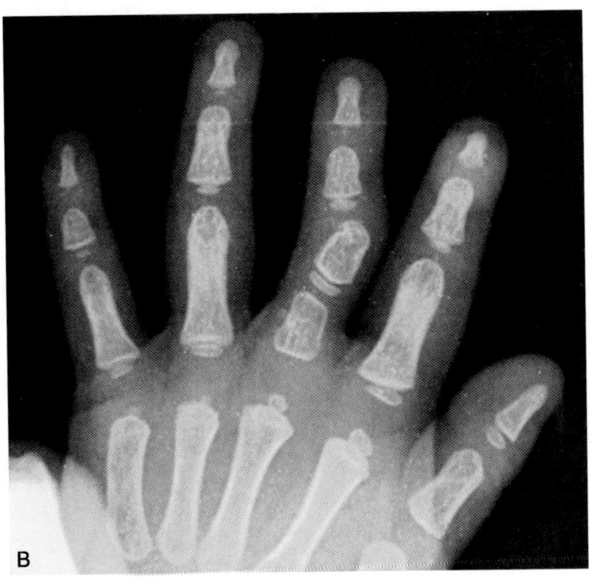

图 19-0-11　手指偏斜畸形病例 11

A. 左侧中指近侧指间关节水平尺偏畸形；B. X 线片显示中指为四节指骨畸形

第二十章

关节发育不良

一、概述

单纯性先天性手部关节发育不良临床上不多见，大多数关节发育不良往往伴发在其他严重的手部畸形或畸形综合征中，如 Poland 综合征、Apert 综合征、复杂性多指或并指畸形、分裂手畸形、多关节挛缩症及上肢纵列发育不良等。主要临床表现为关节僵直在伸直位，屈伸活动功能丧失，关节横纹消失，也有关节僵直在屈曲位。部分病人为常染色体显性遗传。腕骨间关节也可发生关节发育不良，可两块腕骨融合，也可多块腕骨融合，多发生在畸形综合征。本章节主要介绍单纯手部关节发育不良。

二、形态学特点

发育不良的关节僵直在伸直或屈曲位，其可能的病理表现有纤维融合、软骨融合或骨性融合，骨性融合发生时，其关节间隙完全消失，骨结构完全生长在一起。病变关节处，关节横纹消失(图 20-0-1 ~图 20-0-4)。

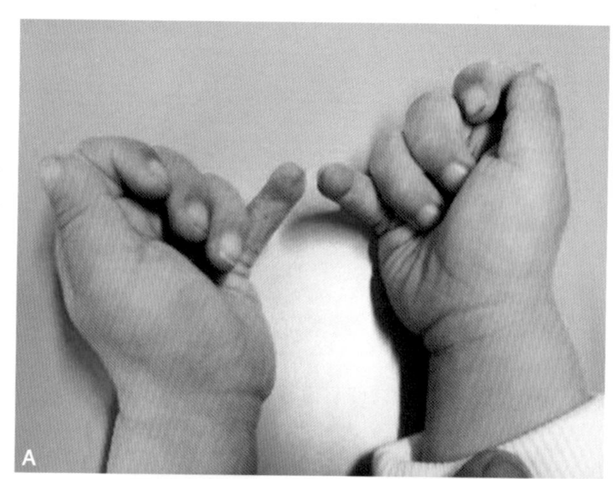

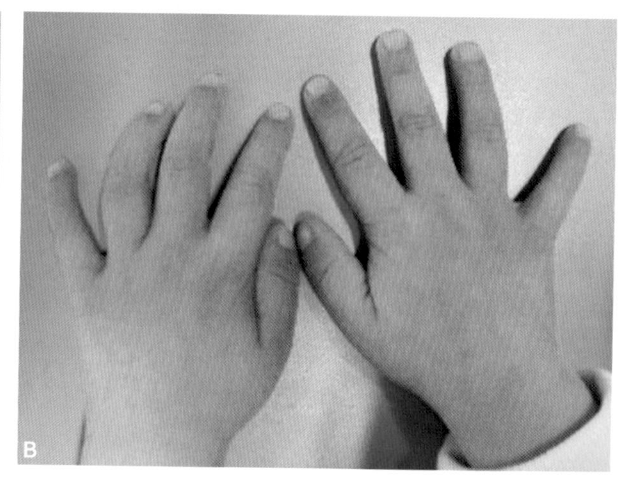

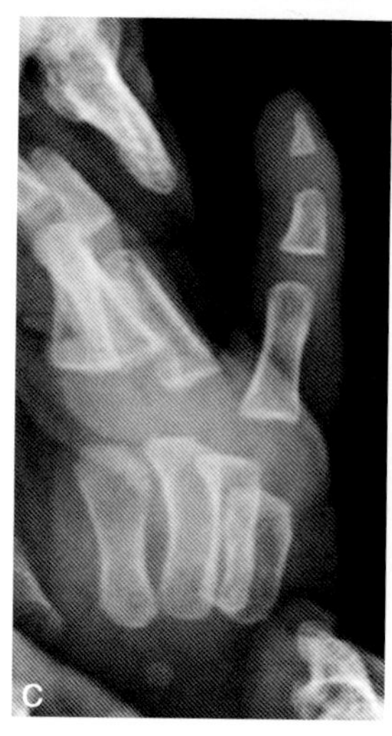

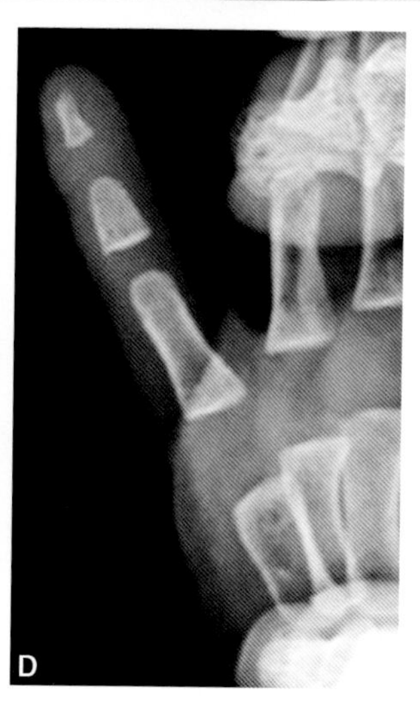

图 20-0-1　手部关节发育不良病例 1

A. 双手小指近侧指间关节僵直在伸直位，掌侧指间横纹消失，关节主、被动屈曲功能丧失；B. 背侧面；C. 右侧小指 X 线片显示小指近侧指间关节间隙存在，可能为纤维融合或软骨融合；D. 左侧 X 线片表现同右侧，病人成年后可能演变为骨性融合

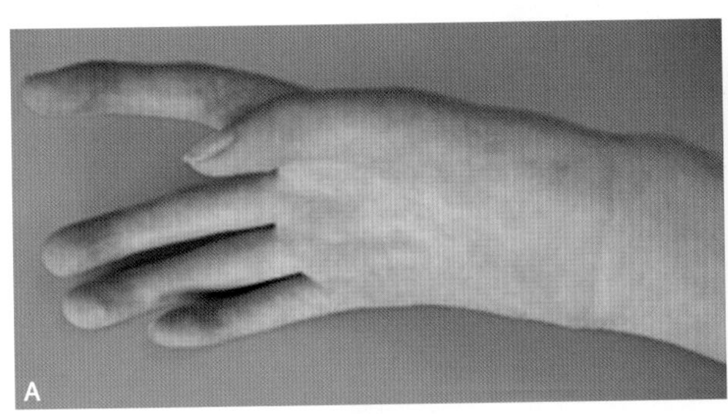
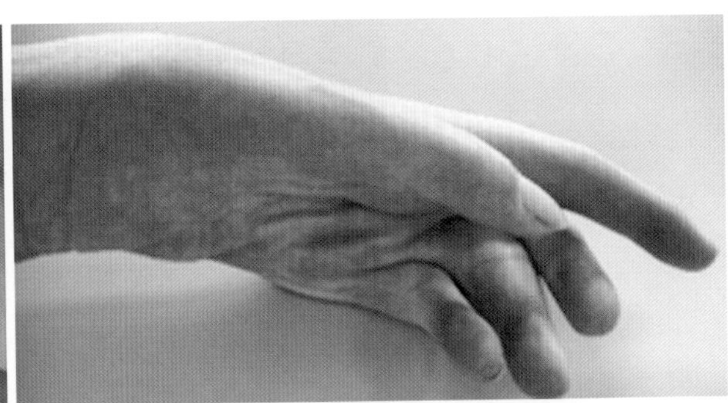
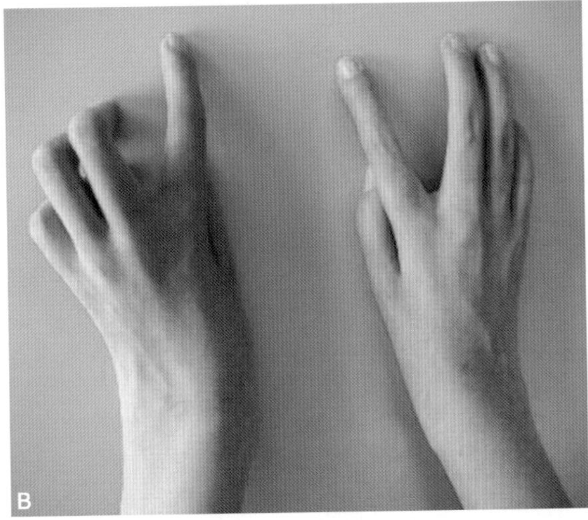
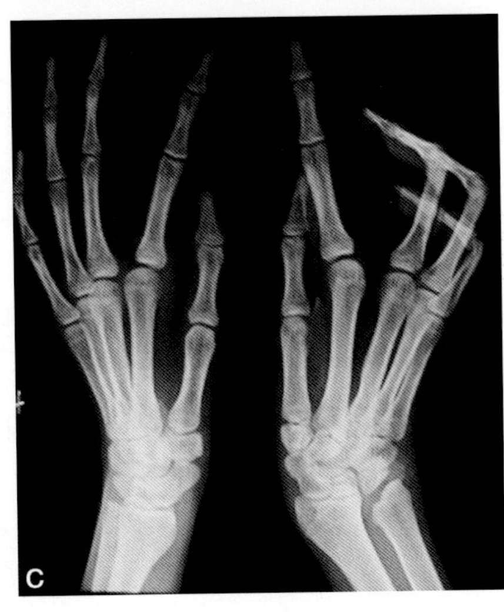

图 20-0-2　手部关节发育不良病例 2

A. 双手指间关节及拇指掌指关节僵直，远侧指间关节及拇指指间关节有少量主动活动，余指间关节主被动活动丧失，左手中、环、小指近侧指间关节屈曲位僵直，畸形关节关节横纹消失；B. 背侧面；C. X 线片显示各关节间隙均存在，考虑为纤维或软骨融合

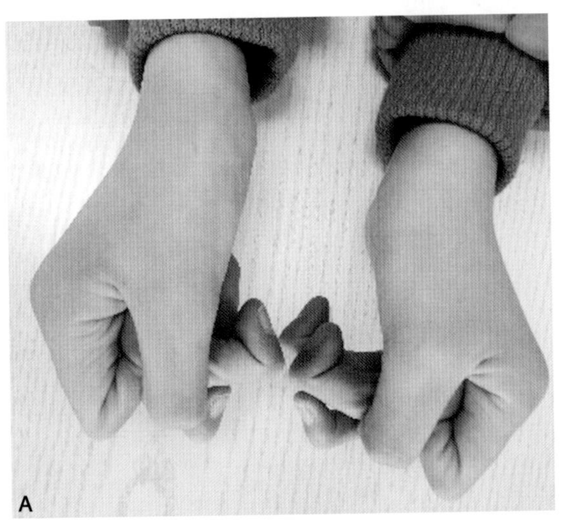
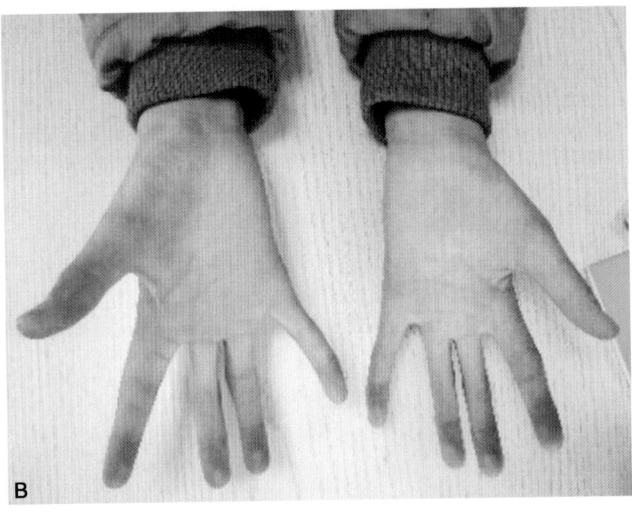

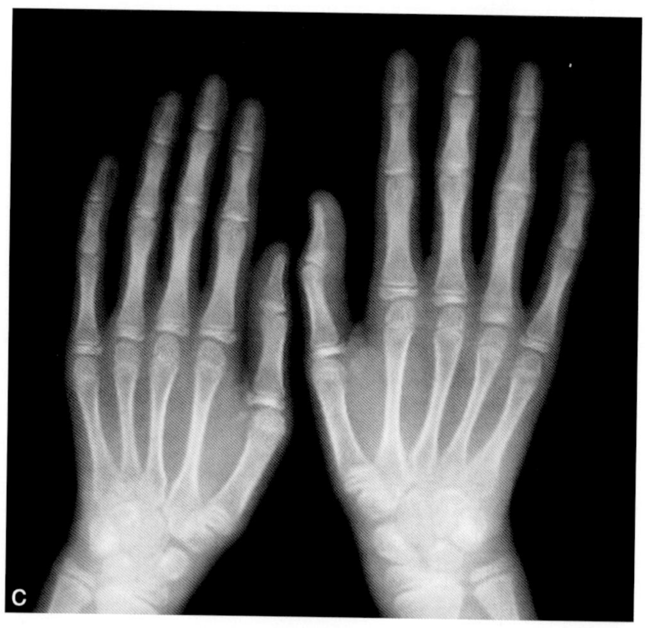

图 20-0-3　手部关节发育不良病例 3

A. 双手中、环、小指近侧指间关节僵直在伸直位，远侧指间关节主动屈曲功能正常；B. 掌侧面手指伸直位，可见掌侧关节横纹消失，中、环、小指发育较小；C. X 线片显示指间关节间隙仍存在，提示关节纤维融合或软骨融合

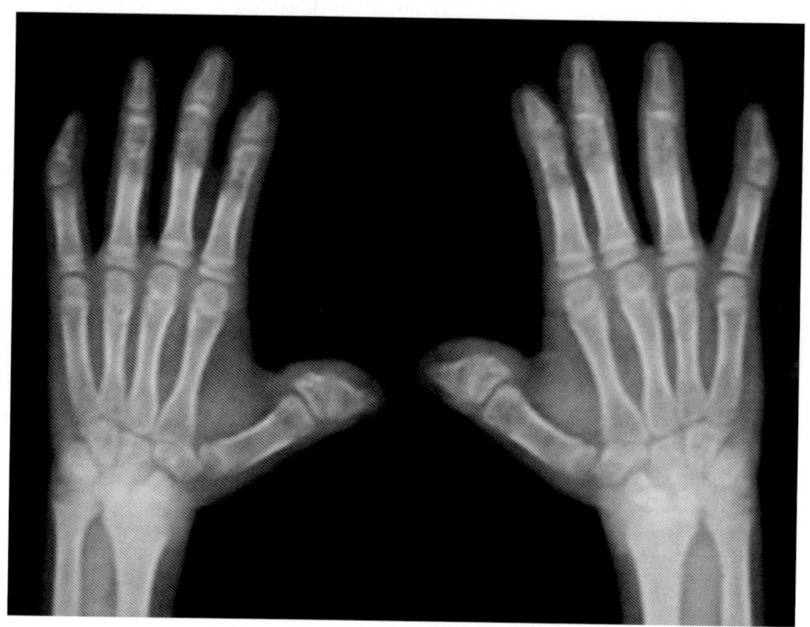

图 20-0-4　手部关节发育不良病例 4

双侧示中环指近侧指间关节骨性融合，关节间隙消失，双拇指指间关节骨性融合，此例为 Apert 综合征

第二十一章

营养不良性大疱性表皮松解症

一、概述

营养不良大疱性表皮松解症是一种先天性发疱性疾患，由于不同层次的皮肤组织之间黏附能力发生改变，导致皮肤组织结构严重破坏。由于真皮组织反复损伤，并引起鳞状上皮瘢痕化，导致手及肢体皮肤瘢痕增生，严重者引起手指瘢痕性并指，以及屈曲挛缩，导致手功能严重受损。目前认为可能与常染色体显性或隐性遗传有关。治疗以松解挛缩组织和并指分指为主。

二、形态学特点及诊断依据

临床可见肢体及身体其他部位的皮肤严重营养不良，表皮疱性脱落，局部皮肤充血明显，手指发育差，指甲变形、增厚，严重时手指屈曲挛缩，甚至形成蚕茧样手（手指挛缩卷曲成一体）（图 21-0-1）。

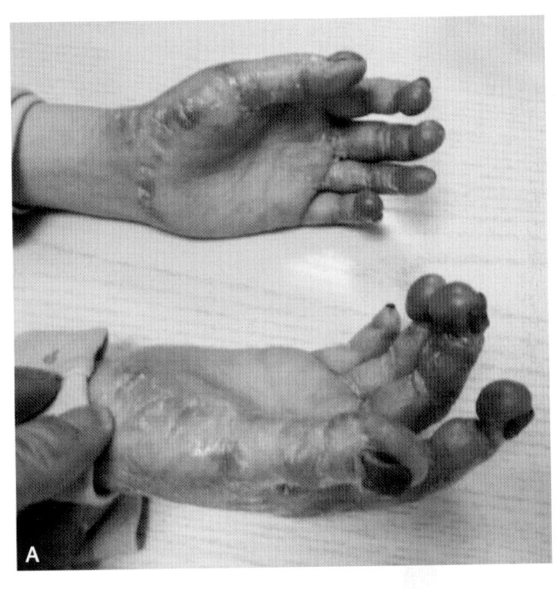

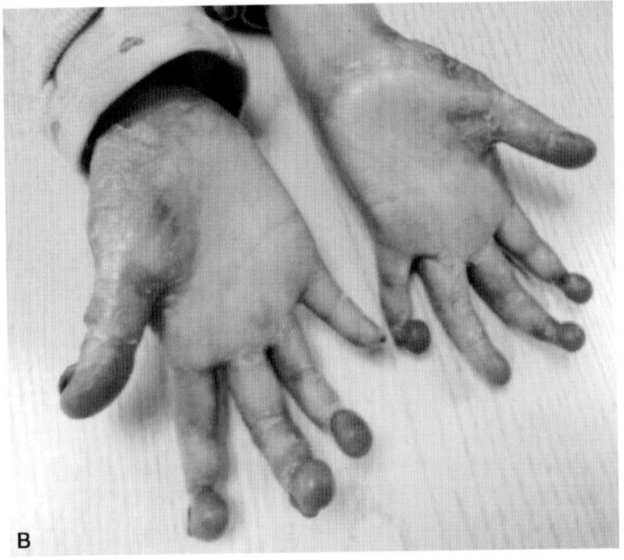

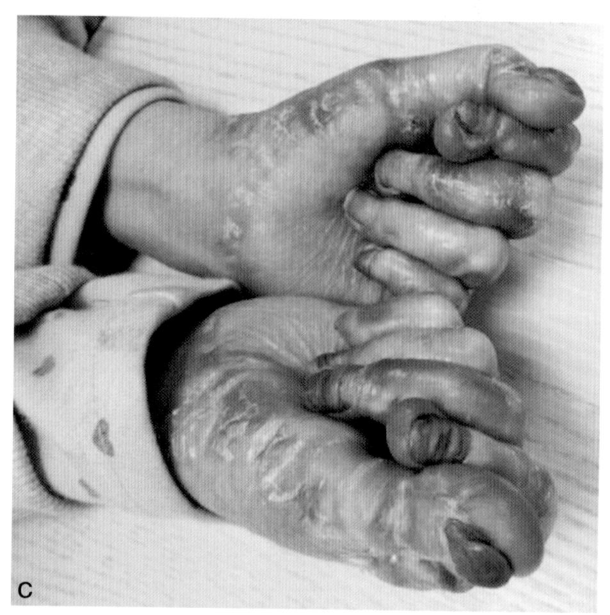

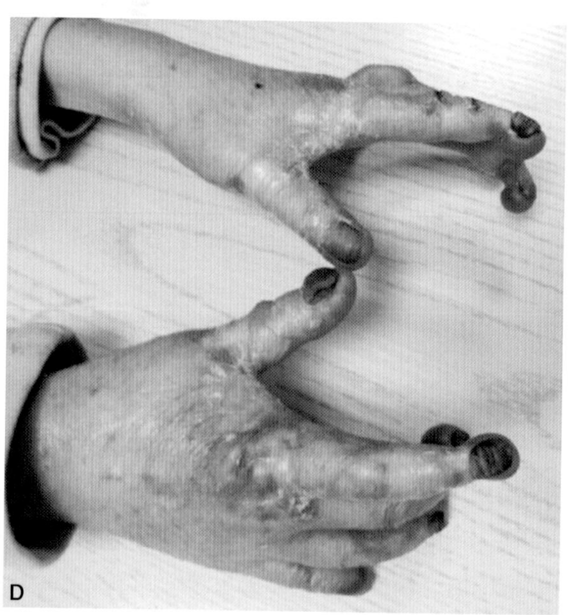

图 21-0-1　营养不良大疱性表皮松解症

A. 双手发病，皮肤严重营养不良，充血明显，表皮疱性脱落，手指变形；B. 手指远节被瘢痕索条狭窄，血液供应受严重影响；C. 手指尚具有一定的屈曲功能，远侧指间关节屈曲受限明显；D. 双侧虎口已有挛缩发生

参考文献

1. 王澍寰主编. 手外科学. 第二版. 北京:人民卫生出版社,1999:749-750
2. 洪光祥,王炜. 手部先天性畸形. 第一版. 北京:人民卫生出版社,2004:4-42
3. 王承武主译. 先天性手畸形. 第一版,哈尔滨:黑龙江科学技术出版社,1989:33-51
4. 傅松宾主译. 人类先天性畸形图谱-分类、判定标准与遗传咨询. 第六版. 北京:人民卫生出版社,2007:464-465
5. 邱贵兴,戴尅戎主编. 骨科手术学. 第三版. 北京:人民卫生出版社,2005:1184-1209
6. 陶芳标主编. 出生缺陷-环境病因及其可控性研究. 安徽:合肥工业大学出版社,2010:1-20
7. 陈竺主编. 医学遗传学. 北京:人民卫生出版社,2006:1-10
8. Wolfe SW, Hotchkiss RN, Pederson WC, et al. Green's Operative Hand Surgery. 6th Edition. New York:Churchill Livingstone,2012:1197-1346
9. 田文,赵俊会,田光磊,等. 先天性复合性并指畸形. 中华手外科杂志,2007,23:82-84
10. 田文,赵俊会,田光磊,等. 先天性缩窄带综合征并指畸形的临床分型及治疗策略. 中华手外科杂志,2010,26:85-88
11. 薛云皓,田文,赵俊会,等. 先天性缩窄带畸形的治疗. 中华手外科杂志,2009,19:173-175
12. 田文,赵俊会,田光磊,等. Poland 综合征手部畸形的分型及治疗策略中华手外科杂志,2012,28(4):206-210
13. 田文,赵俊会,田光磊,等. 先天性皮肤桥并指畸形临床分型及治疗策略. 中华手外科杂志,2012,28:322-324
14. 陈勇,张涤生. 原发性颅缝早闭症的分子遗传学研究进展. 国外医学遗传学研究进展,2000,23:160-163
15. 关德宏,焦尔康,韩竹,等. 手先天性并指畸形的治疗. 中华手外科杂志,2003,19:173-175
16. Allam KA, Wan DC, Khwanngern K, et al. Treatment of Apert syndrome: a long-term follow-up study. Plast Reconstr Surg,2011,127:1601-1611
17. Upton J. Apert syndrome: classification and pathologic anatomy of limb anormalies. Clin Plast Surg, 1991,18:321-355
18. Kawamura K, Chung KC. Constriction Band Syndrome. Hand Clin,2009,25:257-264
19. Poland A. Deficiency of the pectoral muscles. Guy's Hospital Rep,1841,6:191-193
20. Ogino T, Satake H, Takahara M, et al. Aberrant muscle syndrome: hypertrophy of the hand and arm due to aberrant muscles with or without hypertrophy of the muscles. Congenit Anom,2010,50(2):133-138
21. Gilhuis HJ, Zöphel OT, Lammens M, et al. Congenital monomelic muscular hypertrophy of the upper extremity. Neuromuscul Disord, 2009, 19(10):714-717
22. Goldfarb CA, Sathienkijkanchai A. Amniotic constriction band: a multidisciplinary assessment of etiology and clinical presentation. J Bone Joint Surg (Am),2009,91 suppl 4:68-75
23. Allam KA, Wan DC, Khwanngern K, et al. Treatment of Apert syndrome: a long-term follow-up study. Plast Reconstr Surg,2011,127:1601-1611

06检